高等职业学校"十四五"规划书证融通特色教材

数字案例版

▶ 供护理、助产、医学检验技术、医学影像技术、康复治疗技术等医学相关专业使用

正常人体功能
（数字案例版）

主　编　刘少华　黄颖浩　刘义成

副主编　马　艳　景　红

编　者　（以姓氏笔画为序）

马　艳　青海卫生职业技术学院

刘义成　汉中职业技术学院

刘少华　汉中职业技术学院

李敏艳　汉中职业技术学院

张　迁　汉中职业技术学院

张晓宇　上海东海职业技术学院

林　平　赣南卫生健康职业学院

侯　玲　宁夏医科大学

黄颖洁　孝感市中心医院

黄颖浩　湖北职业技术学院

景　红　宁夏医科大学

华中科技大学出版社

http://www.hustp.com

中国·武汉

内 容 简 介

本教材是高等职业学校"十四五"规划书证融通特色教材（数字案例版）。

本教材共十五章，主要包括绪论、生物大分子结构与功能、细胞的基本功能、血液、血液循环、呼吸、消化和吸收、物质代谢、生物氧化与能量代谢、肾的排泄功能、水盐代谢及酸碱平衡、感觉器官、神经系统、内分泌、生殖与衰老。教材编写秉承现代护理高职教育新理念，以医学生综合职业能力培养为根本，紧密结合国家执业资格考试大纲，注重思想性、科学性、先进性、启发性和适用性，体现创新性。

本教材可供护理、助产、医学检验技术、医学影像技术、康复治疗技术等医学相关专业学生使用，也可供基础医学教师、病理医生及临床医生参考。

图书在版编目(CIP)数据

正常人体功能：数字案例版/刘少华，黄颖浩，刘义成主编.—武汉：华中科技大学出版社，2021.7(2022.10重印)
ISBN 978-7-5680-7181-9

Ⅰ.①正…　Ⅱ.①刘…　②黄…　③刘…　Ⅲ.①人体生理学-高等职业教育-教材　Ⅳ.①R33

中国版本图书馆 CIP 数据核字(2021)第 142786 号

正常人体功能（数字案例版）　　　　　　　　　　刘少华　黄颖浩　刘义成　主编
Zhengchang Renti Gongneng(Shuzi Anli Ban)

策划编辑：周　琳
责任编辑：郭逸贤　张　曼
封面设计：原色设计
责任校对：刘　竣
责任监印：周治超
出版发行：华中科技大学出版社（中国·武汉）　　　电话：(027)81321913
　　　　　武汉市东湖新技术开发区华工科技园　　　邮编：430223
录　　排：华中科技大学惠友文印中心
印　　刷：武汉市洪林印务有限公司
开　　本：889mm×1194mm　1/16
印　　张：21.25
字　　数：540 千字
版　　次：2022 年 10 月第 1 版第 2 次印刷
定　　价：62.00 元

高等职业学校"十四五"规划书证融通特色教材（数字案例版）

编委会

网络增值服务使用说明

欢迎使用华中科技大学出版社医学资源网yixue.hustp.com

1.教师使用流程

（1）登录网址：**http://yixue.hustp.com** （注册时请选择教师用户）

（2）审核通过后，您可以在网站使用以下功能：

管理学生

建立课程　　　　　　　　　布置作业

下载教学　　　　　**教师**　　　　　查询学生学习
资源　　　　　　　　　　　　　　　记录等

2.学员使用流程

建议学员在PC端完成注册、登录、完善个人信息的操作。

（1）PC端学员操作步骤

①登录网址：**http://yixue.hustp.com** （注册时请选择普通用户）

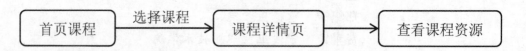

②查看课程资源

如有学习码，请在个人中心-学习码验证中先验证，再进行操作。

```
首页课程 ──选择课程──▶ 课程详情页 ──▶ 查看课程资源
```

（2）手机端扫码操作步骤

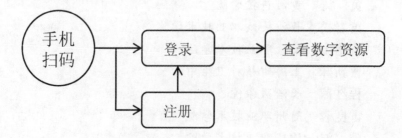

2019 年国务院正式印发《国家职业教育改革实施方案》(下文简称《方案》),对职业教育改革提出了全方位设想。《方案》明确指出,职业教育与普通教育是两种不同的教育类型,具有同等重要地位,要将职业教育摆在教育改革创新和经济社会发展中更加突出的位置。职业教育被提高到了"没有职业教育现代化就没有教育现代化"的地位,作为高等职业教育重要组成部分的高等卫生职业教育,同样受到关注。

高等卫生职业教育既具有职业教育的普遍特性,又具有医学教育的特殊性。其中,护理专业的专科人才培养要求以职业技能的培养为根本,以促进就业和适应产业发展需求为导向,与护士执业资格考试紧密结合,突出职业教育的特色,着力培养高素质复合型技术技能人才,力求满足学科、教学和社会三个方面的需求。

为了进一步贯彻落实文件精神,适应护理专业高职教育改革发展的需要,满足"健康中国"对高素质复合型技术技能人才培养的需求,充分发挥教材建设在提高人才培养质量中的基础性作用,经调研后,在全国卫生职业教育教学指导委员会专家和部分高职高专示范院校领导的指导下,华中科技大学出版社组织了全国近 50 所高职高专医药院校的 200 多位老师编写了这套高等职业学校"十四五"规划书证融通特色教材(数字案例版)。

本套教材强调以就业为导向、以能力为本位、以岗位需求为标准的原则。按照人才培养目标,遵循"三基"(基本理论、基本知识、基本技能)、"五性"(思想性、科学性、先进性、启发性、适用性)、"三特定"(特定目标、特定对象、特定限制)的编写原则,充分反映各院校的教学改革成果和研究成果,教材编写体系和内容均有所创新,在编写过程中重点突出以下特点。

(1)紧跟教改,接轨"1+X 证书"制度。紧跟高等卫生职业教育的改革步伐,引领职业教育教材发展趋势,注重体现"学历证书

＋若干职业技能等级证书"制度(即"1＋X 证书"制度),提升学生的就业竞争力。

(2)坚持知行合一、工学结合。教材融传授知识、培养能力、提高技能、提高素质为一体,注重职业教育人才德能并重、知行合一和崇高职业精神的培养。

(3)创新模式,提高效用。教材大量应用问题导入、案例教学、探究教学等编写理念,将"案例"作为基础与临床课程改革的逻辑起点,引导课程内容的优化与传授,适应当下短学制医学生的学习特点,提高教材的趣味性、可读性、简约性。

(4)纸质数字,融合发展。教材对接科技发展趋势和市场需求,将新的教学技术融入教材建设中,开发多媒体教材、数字教材等新媒体教材形式,推进教材的数字化建设。

(5)紧扣大纲,直通护考。紧扣教育部制定的高等卫生职业教育教学大纲和最新护士执业资格考试要求,随章节配套习题,全面覆盖知识点和考点,有效提高护士执业资格考试通过率。

本套教材得到了相关专家和领导的大力支持与高度关注,我们衷心希望这套教材能在相关课程的教学中发挥积极作用,并得到读者的青睐。我们也相信这套教材在使用过程中,经过教学实践的检验和实际问题的解决,可以不断得到改进、完善和提高。

高等职业学校"十四五"规划书证融通特色教材
(数字案例版)编写委员会

以高等职业教育的快速发展为契机,医药卫生类高职教育教学改革要充分汲取高职教育的理论精华,围绕技能型人才的培养目标,实现"五个对接",构建科学、合理、富有专业特色的课程体系,加大课程开发建设的力度,这就需要不断地更新完善教材,而努力打造精品教材正是其中必不可少的重要一环。

本教材正是秉承现代护理高职教育新理念而编写的。在编写过程中,以医学生综合职业能力培养为根本,紧密结合国家执业资格考试大纲,注重思想性、科学性、先进性、启发性和适用性,体现创新性。内容编写力求提纲挈领、言简意赅、深入浅出、通俗易懂,并且将"三基"(基本理论、基本知识、基本技能)、"三严"(严格要求、严密组织、严谨作风)思想融入其中,力争体现"以应用为目的,以必需够用为度",突出"传授知识、培养能力、提高素质",适应社会经济发展和人群健康需求变化,体现"生物-心理-社会"医学模式的教育教学改革要求。本教材秉承传统,注重创新,保持高职医学类专业教材特色,力争贴近社会需要、贴近职业标准、贴近学生需求。

"正常人体功能"是研究人体物质组成与结构、物质代谢和正常生命活动发生机制、条件、过程的一门医学基础课程,在介绍生物体的分子结构与功能、物质代谢及其在生命活动过程中的作用的基础上,重点阐述各组织、器官的功能活动,包括生命活动的现象、过程、规律及影响因素等。教材的创新之处是打破了传统的按学科编写"生理学""生物化学"的常规框架,以人的整体功能进行编写,对"生理学"和"生物化学"2门专业基础课程进行整合和精简,把人体正常的生理功能和物质代谢紧密联系,突出知识学习与人体整体功能的一致性,力求知识的循序渐进,减少知识的交叉与重复,为探索高职医学专业基础课程教材改革迈出了新的一步。课程的整合,弱化了学科与学科之间的界限,达到优势互补,减少了知识的交叉与重复,并且提倡人体整体化,可更好地适应整体化护理的理念。

本教材适应信息时代的快速发展，顺应学生的学习需要，配套有数字教学内容。教材总体布局包括能力目标、具体内容、知识拓展、直通护考等。各章开头按教学大纲提出"能力目标"，以"掌握、熟悉、了解"三级要求分别叙述。正文按照教学要求循序渐进、突出重点、易化难点，方便学生学习。"知识拓展"等提供相关背景知识，增加学生的学习兴趣，提高学生综合素质。"直通护考"参考护士执业资格考试内容，帮助学生及时进行自我测评。

十多位具有丰富教学经验的骨干教师参与了本教材的编写工作，在编写过程中得到了编委所在院校的大力支持。

在本教材编写过程中参考借鉴了许多同行的研究成果及文献资料，同时得到了许多同行、专家和华中科技大学出版社相关编辑的大力支持，谨此一并致谢！

由于编写时间仓促，疏漏、不妥之处在所难免，敬请读者在使用过程中批评指正，以便今后修订改进。

编　者

目　录

第一章 绪 论

  能力目标

1. 掌握:生命的基本特征;人体内环境和稳态的概念;神经调节、体液调节的概念及特点。

2. 熟悉:正常人体功能的概念、研究内容;负反馈和正反馈的概念及意义;人体功能自动控制的机制及生理意义。

3. 了解:认识正常人体功能在护理学专业中的重要性。

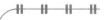

本章 PPT

案例 1-1

患者,男,1岁。发热、呕吐、腹泻3天。患者3天前开始发热39 ℃,起病半天即开始吐泻,每日呕吐3～5次,为胃内容物,非喷射性,大便每天10余次,为黄色稀水便,蛋花汤样,无黏液及脓血,无特殊臭味,偶有轻咳。发病后食欲差,2天来尿少,10 h无尿,曾用新霉素治疗好转。查体:T 38.3 ℃,P 138 次/分,R 40 次/分,BP 80/50 mmHg,体重9 kg,身长75 cm。急性病容,面色发灰,精神萎靡,烦躁,全身皮肤无黄染,未见皮疹,皮肤弹性差,右颈部可触及黄豆大小淋巴结1个,心率138次/分,律齐,心音低钝,肺(一),腹稍胀,肝肋下1 cm,肠鸣音存在。眼窝明显凹陷,哭无泪。肢端凉,皮肤略发花,呼吸深,急促,口唇樱桃红,神经系统检查无异常。化验:血 Hb 110 g/L,WBC 8.6×10⁹/L,PLT 250×10⁹/L,大便常规偶见白细胞。临床诊断:①婴儿腹泻:小儿肠炎,轮状病毒感染;②重度等张性脱水;③代谢性酸中毒,中-重度?

案例解析 1-1

具体任务:

1. 患儿身体发生了哪些非生理改变?

2. 以脱水这一诊断为例,根据所掌握知识,说说发生的原因及诊断的依据。

3. 根据经验及所学知识,针对本案例提出一些可行的治疗及护理措施,并说明理由。

4. 通过对本案例的讨论,谈谈学习正常人体功能与医学及护理学的关系。

第一节　概　述

一、正常人体功能的概念及其研究内容

　　正常人体功能是研究正常状态下人体生命活动本质和规律的一门学科，是现代护理学教育中一门重要的医学基础课程。它融合了传统的"生理学"和"生物化学"的基本知识，将宏观的整体功能与微观的代谢机制有机结合起来，以人体及组成人体的各系统、器官、组织细胞及生物大分子为研究对象，研究人体的物质组成、物质代谢原理及各种生命活动的规律等，以此来阐明人体正常生命活动的现象、过程、发生机制及影响因素等，从而掌握各种生命活动的发展及变化规律，揭示各种功能活动对维持人体健康的意义。

　　由多种生物大分子构成的细胞是组成人体最基本的结构和功能单位，不同的细胞构成不同的组织和器官，行使某一生理功能的不同器官互相联系，构成一个功能系统，各功能系统之间相互协调共同构成一个统一的整体。因此，正常人体功能的研究是在细胞和分子、器官和系统以及整体三个水平上进行的。细胞和分子水平的研究，可以分析构成细胞的分子或基因的特性、功能及其调节机制；器官和系统水平的研究，可以了解一个器官或一个系统的活动规律、调节机制及其影响因素，以及它们在整体活动中的地位和作用；而整体水平的研究则是以完整的机体为研究对象，观察和分析在环境因素改变和不同生理条件下各器官和系统之间的联系，以及完整机体所做出各种反应的规律。这三个水平的研究相互间不是孤立的，而是互相联系、互相补充的。要阐明某一生理功能的机制，一般需要对细胞和分子、器官和系统以及整体三个水平的研究结果进行分析和综合，才能得出比较全面的结论。学习正常人体功能就要把这三个水平有机地结合起来，才能全面地掌握正常人体功能的基本知识和基本技能，为更好地学习和理解护理学的专业知识和专业技能奠定坚实的基础。

二、正常人体功能与护理学的关系

　　随着人们生活方式和医学模式的转变，护理人员将成为初级卫生保健和大众保健教育的重要力量，是医生和其他保健人员重要的合作者。护理模式也将由疾病护理转变为整体护理、程序护理、健康护理。护理工作将从单纯被动执行医嘱的治疗型护理服务方式延伸为治疗、护理、教育和咨询复合型护理服务方式。

　　在护理学专业领域中，要求护理人员能够依据护理对象的生理、心理、行为等各种因素采取积极的措施，维护或促进健康，评述护理品质与效果，独立地对护理对象提供照顾或与医生合作共同处理护理对象的健康问题等。这些都要求护理人员必须有丰富的正常人体功能领域的知识和技能。一方面正常人体功能学为认识、维护和促进健康提供基础知识，为了解疾病、有效预防和治疗疾病提供理论基础；另一方面正常人体功能学迅猛发展，新知识、新理论、新技能不断涌现，且又迅速应用到临床和护理实践中，促进了医学和护理学的不断发展和进步。

第二节　生命活动的基本特征

生命与非生命的本质区别是生命科学最基本的问题。从生物的化学基本构成角度观察，不同生物之间有很大的同一性；无论从生物的基本结构还是生命的基本活动来看，生命都表现出严密的组织性和高度的秩序性；从进化论观点出发，生物又表现出明确的、不断演变和进化的趋势。我们从正常人体功能学的角度，分析和研究人类生命活动的基本特征，主要包括新陈代谢、兴奋性、生殖和适应性等，其中新陈代谢是生命活动最基本的特征。

一、新陈代谢

新陈代谢是指机体不断与环境之间进行物质和能量交换、实现自我更新的过程。它包括合成代谢和分解代谢两个相辅相成的过程。

合成代谢指机体不断地从外界环境中摄取各种营养物质，将其转化、合成为自身所需要的新物质，摄取并储存能量的过程，又称同化作用；分解代谢是指机体不断地分解自身物质并把代谢终产物排出体外，同时释放能量以供机体各项生理功能需要的过程，又称异化作用。因此，新陈代谢过程中，既有物质代谢又有能量代谢，两者相互联系，同时进行。机体的一切生命活动都是建立在新陈代谢的基础上，新陈代谢一旦停止，生命活动也随即终止。所以新陈代谢是生命活动的最基本特征。

人体内各种物质的合成、分解、转化和利用，都是各种生物分子在体液中进行的一系列生物化学反应。这些反应都是由生物催化剂——酶所催化的。目前认为，体内绝大多数的酶是蛋白质，酶促反应既服从于无机物化学反应的一般规律，又具有复杂的特殊表现形式。例如，1 g 碳水化合物在体内氧化和在体外燃烧所消耗的氧、产生的二氧化碳及释放的能量相同，但是，体内的氧化过程是在生理体温条件下，通过一系列复杂的酶促反应完成的。由于酶的催化作用对于底物具有高度的特异性，因而，细胞内可以同时进行多种不同的、互不干扰的反应。从机体内所进行的反应看，生物体内的新陈代谢实际上是一种高级的、复杂的物质运动形式，生命活动就是这种高级物质运动形式的具体表现。

二、兴奋性

兴奋性是指机体的组织或细胞接受刺激后发生反应的能力或特性。兴奋性是一切生物体所具有的基本特征，能使生物体对环境的变化做出应变，因此兴奋性是生物体生存的必要条件。

（一）刺激

刺激是指机体或细胞所处环境的变化。刺激按性质可分为：①物理性刺激：如声、光、电、机械、温度、放射线等；②化学性刺激：如酸、碱、盐、药物等；③生物性刺激：如细菌、病毒、寄生虫等；④社会心理性刺激：如语言、文字、情绪、公共事件等。在所有刺激中，电刺激较容易控制，且可重复使用而不易损伤组织，故其为正常人体功能课程实验和医疗实践中常用的刺激方法。

刺激作用于机体或细胞后能否使其产生反应，必须具备三个基本条件，即刺激强度、刺激作用的时间和刺激强度-时间变化率。刺激必须达到一定的强度才能引起组织或细胞产生反应。但是如果刺激作用的时间太短，即使刺激强度再大也不能引起组织产生反应。因此，刺激作用于可兴奋组织的时间也是引起反应的必要条件。除了刺激强度和刺激作用的时间以外，刺激强度-时间变化率也是引起组织产生反应必不可少的基本条件之一。把刺激的三个要素进行不同形式的组合，可以得到各种各样的刺激。

能引起组织发生反应的最小刺激强度称为阈强度，简称阈值（threshold）。强度等于阈值的刺激称为阈刺激，强度高于阈值的刺激称为阈上刺激，强度低于阈值的刺激称为阈下刺激。组织的兴奋性高低可用阈值来衡量，组织的兴奋性与阈值成反比，即兴奋性 $\propto 1/$阈值。说明阈值越小，组织的兴奋性越高；相反阈值越大，组织的兴奋性越低。不同组织的兴奋性高低是不同的，阈值可以作为衡量组织兴奋性高低的客观指标。在机体各种组织中，由于神经、肌肉和腺体组织兴奋性较高，对刺激产生的反应迅速而明显，生理学家习惯上称其为可兴奋组织。

（二）反应

反应是指机体或细胞接受刺激后所出现的理化过程和生理功能的变化，是刺激引起的结果。反应有两种表现形式，即兴奋和抑制。

1. 兴奋　兴奋是指组织或细胞接受刺激后由相对静止状态转变为活动状态，或活动状态加强。如肌肉受到刺激发生收缩，肾上腺素使心跳加快、心收缩力加强、心输出量增多等，都是相应组织兴奋的表现。

2. 抑制　抑制是指组织或细胞接受刺激后由活动状态转变为相对静止状态，或活动状态减弱。如乙酰胆碱作用于心脏，引起心跳减慢、心收缩力减弱、心输出量减少等，都是相应组织抑制的表现。

一种刺激究竟引起组织或细胞兴奋还是抑制，取决于刺激的质和量以及组织或细胞当时的功能状态。同样刺激，由于刺激的强度不同，反应可不同。例如，中等强度的疼痛刺激可以引起兴奋，表现为心跳加强、呼吸加快、血压升高等；但剧烈的疼痛反而引起抑制，表现为心跳减慢、减弱，呼吸变慢，血压下降，甚至意识丧失。同样的刺激，由于机体功能状态不同，引起的反应也不一样。例如，饥饿和饱食的人，对食物的反应是不同的。

三、生殖

生物体生长发育到一定阶段后，通过雄性、雌性成熟生殖细胞的结合，能够产生与自己相似的子代个体，这种功能称为生殖。机体的寿命是有限的，只有通过生殖功能才能实现生物体的种族延续，即生命活动的延续。所以，生殖是生命活动的基本特征之一。

四、适应性

适应性是指机体根据内、外环境变化不断调整机体各部分的功能活动和相互关系的功能特征。正常生理功能条件下，机体的适应分为行为性适应和生理性适应两种情况。行为性适应是生物界普遍存在的本能。生理性适应是指身体内部的协调性反应，以体内各器官、系统的协调活动和功能变化为主。人类的行为性适应更具有主动性。

第三节 人体与环境

一、外环境

人体所处的不断变化着的外界环境称为外环境,包括自然环境和社会环境。存在于人们周围的客观物质世界为自然环境。自然环境中各种条件变化(例如:温度、气压、光照、湿度等)不断作用于人体,机体能够对这种外环境的变化做出适应性反应以维持正常的生理活动。过于剧烈的外环境变化,超过人体适应能力时将会对机体造成不良影响。

社会环境变化也是影响人体生理功能的重要因素之一,如社会制度、居住条件、文化教育、经济状况、生活习惯、人际关系等都可能对人体的身心健康产生影响。优越的社会制度、适宜的居住条件、良好的文化教育、安全的生活氛围、和谐的人际关系等可促进健康。目前,由于社会心理因素而导致的疾病越来越多,如随着工作压力的增大和受不良生活方式的影响,高血压、糖尿病的发病率逐年上升。因此,我们也应注重社会心理因素对人体生命活动的影响。

知识拓展
环境激素的危害

二、内环境

(一) 体液及其组成

人体内的液体称为体液。正常成人体液约占体重的 60%,其中存在于细胞内的称为细胞内液,约占 $2/3$(体重的 40%);存在于细胞外的称为细胞外液,约占 $1/3$(体重的 20%),细胞外液主要包括组织液(约体重的 15%)和血浆(约体重的 5%),此外还有少量的淋巴液、脑脊液等。

体液的各部分彼此隔开而又互相沟通。细胞膜既是分隔细胞内液与组织液的屏障,又是两者之间相互交换沟通的窗口。同样,毛细血管管壁既是分隔血浆与组织液的屏障,又是两者之间相互交换沟通的门户。血浆是沟通各部分体液并与外界环境进行物质交换的重要媒介,是各部分体液中最为活跃的部分,其组成与性质不仅可以反映机体与外环境之间的物质交换情况,而且能反映组织代谢与内环境各部分之间的物质交换情况。

(二) 内环境及其稳态

人体内绝大多数细胞并不与外环境直接接触,而是生活在细胞外液之中,因此细胞外液是细胞直接接触和赖以生存的环境。我们把体内细胞直接生活的环境即细胞外液,称为机体的内环境,以区别于人体所处的外环境。细胞新陈代谢所需的氧和营养物质如葡萄糖、氨基酸等必须通过细胞外液才能进入细胞,而细胞代谢产生的二氧化碳和终产物也是首先排至细胞外液,然后再通过排泄器官排出体外。

内环境不同于外环境的一个重要特征是细胞外液中的化学成分及其理化特性,如各种离子浓度、温度、酸碱度和渗透压等,经常保持相对的恒定。这种内环境中各种理化因素保持相对恒定的状态称为内环境稳态。内环境稳态的维持是机体自我调节的结果。维持内环境稳态是细胞进行正常功能活动的必要条件。因为细胞代谢的各种酶促反应和细胞的兴奋性等,都必须在内环境相对稳定的条件下才能正常。如果内环境稳态

Note

遭到破坏,如高热、低氧、水与电解质以及酸碱平衡紊乱等,将导致细胞功能的严重损害,引发疾病,甚至危及生命。所以机体的一切调节活动的最终生物学意义在于维持内环境的稳态。

第四节　人体生理功能的调节

人体由各种器官系统构成,不同器官系统的功能活动各不相同。但人体内任何器官系统的功能活动都是在人体这个整体内进行的,因此,人体内各个器官系统的功能活动必须相互协调、紧密配合,才能使人体的功能活动与内、外环境的变化相适应。人体各器官系统功能的这种适应性的变化过程称为人体生理功能的调节。调节使机体内部各器官系统功能协调一致,机体与环境之间保持协调一致。

一、人体生理功能的调节方式

机体对各种功能活动进行调节的方式主要有三种,即神经调节、体液调节和自身调节。其中以神经调节最为重要。

（一）神经调节

神经调节是指通过神经系统的活动对机体的生理功能进行调节。神经调节是人体最主要的调节方式。神经调节的基本方式是反射。反射是指机体在中枢神经系统的参与下,对内、外环境刺激所做出的规律性应答。例如,肢体被锐器刺痛时立即回避就是一种反射。反射的结构基础是反射弧,由感受器、传入神经、神经中枢、传出神经和效应器五个部分组成。感受器是指接受内、外环境变化刺激的特殊装置,能将各种刺激的能量转化为神经冲动,沿传入神经纤维传向神经中枢;效应器是产生效应的器官。神经中枢简称中枢,是指位于脑和脊髓灰质内的调节某一特定功能的神经元群,是反射弧的整合部分,对传入神经信息进行分析、整合处理,并发出传出信号,沿传出神经纤维到达效应器,改变效应器的功能状态。传入神经是指从感受器到中枢的神经通路;传出神经是指从中枢到效应器的神经通路。只有保证反射弧各部分结构和功能的完整性,反射活动才能完成。反射弧任何一个部分的结构或功能受到破坏,反射活动都会减弱或消失。

反射分为非条件反射和条件反射两大类。非条件反射是先天的、出生后便存在的一系列反射,如瞳孔对光反射、吮吸反射、角膜反射、逃避反射等。其反射弧和反射活动较为固定,数量有限,是一种较低级的神经活动,多与维持生命的本能活动有关,其生理意义是使机体具有基本的适应能力,以维持个体生存和种族延续,是形成条件反射的基础。条件反射是个体在生活过程中后天获得的,是在非条件反射的基础上根据个体生活实践而建立起来的一种高级的神经活动,例如望梅止渴、谈虎色变、画饼充饥等。条件反射具有极大的易变性,反射活动灵活可变,数量无限,并具有预见性,能随环境变化不断建立新的反射,能高度精确地适应内、外环境的变化,可以提高机体适应环境变化的能力。条件反射能控制非条件反射活动。

神经调节的特点是作用迅速而准确、范围局限和短暂。

（二）体液调节

体液调节是指体内某些特殊的化学物质通过体液途径对人体生理功能进行的调节。

知识拓展
经典条件反射
实验——分泌
唾液的狗

Note

根据参与调节的化学物质的不同,可分为两种:以激素作为调节物通过血液循环运送至组织器官发挥调节作用的方式称为全身性体液调节。例如,甲状腺产生的甲状腺激素,通过血液循环运输到全身各组织细胞,主要促进物质代谢和能量代谢,也促进生长和发育过程。此外,由组织细胞产生的代谢产物(H^+、CO_2、乳酸、腺苷等)和某些细胞分泌的生物活性物质(组胺、激肽等)可在局部组织液中扩散,调节邻近细胞的生理功能,这一调节方式称为局部性体液调节。

体液调节的特点是相对缓慢,作用弥散而持久。

在完整机体内,神经调节和体液调节相辅相成,密切相关。神经调节在多数情况下处于主导地位。参与体液调节的大多数内分泌腺或内分泌细胞直接或间接地接受中枢神经系统的控制,这种情况下体液调节就成为神经调节的一个传出环节,是反射传出途径的延伸,这种调节称为神经-体液调节。如肾上腺髓质受交感神经节前纤维的支配,交感神经兴奋时,可引起肾上腺髓质释放肾上腺素和去甲肾上腺素,从而使神经与体液因素共同参与机体的调节活动。

(三) 自身调节

自身调节是指机体的组织细胞不依赖于神经或体液因素,自身对环境刺激发生的一种适应性反应。例如,在一定范围内增加骨骼肌的初长度可增强肌肉的收缩力;肾动脉灌注压在 $80 \sim 180$ mmHg($10.7 \sim 24.0$ kPa)范围内变动时,肾血流量基本保持稳定,从而保证肾脏泌尿活动在一定范围内不受动脉血压改变的影响,这一现象在去神经支配的肾脏或离体的肾脏灌注实验中仍然存在,表明它是一种自身调节现象。

自身调节的特点是作用准确、稳定,调节幅度小,灵敏度较差,但对维持细胞、组织、器官功能的稳定仍有一定的意义。

二、人体功能调节的自动控制系统

(一) 反馈控制系统

机体生理功能的调节系统可以看作是一个自动控制系统,任何控制系统都由控制部分和受控部分组成。每一个控制系统都是一个闭合回路,形成反馈控制系统。在人体,神经中枢和内分泌腺相当于控制部分,效应器和靶器官相当于受控部分,控制部分与受控部分之间存在着双向联系。由受控部分发出的反馈信息反过来影响控制部分活动的调节方式称为反馈调节(图 1-1)。反馈有负反馈和正反馈两种形式。

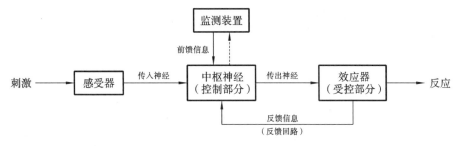

图 1-1 反馈控制系统和前馈控制系统模式图

1. 负反馈 负反馈是指受控部分发出的反馈信息调整控制部分的活动,最终使受控部分的活动朝着与它原先活动相反的方向改变。它是正常生理功能调节中重要而又常见的方式。其意义在于使机体某项生理功能保持相对稳定状态。内环境稳态的维持就是许多负反馈控制系统发挥的作用。机体的体温调节是典型的负反馈调节的例子。例如,在正常生理情况下,由于某种原因使机体的体温高于正常水平,这时体内的温度感受器就会监测到这种变化,并将信息反馈到体温调节中枢,体温调节中枢发出指令通过不同途径来调节效应器的活动,导致机体的产热减少,散热增加,使升高的体温降至正常水平;反之,如果体温低于正常水平,则可以通过这种负反馈调节机制使体温回到正常范围,从而维持体温的相对稳定。其他如血压、呼吸等功能的相对稳定,也都是通过负反馈调节机制完成的。

2. 正反馈 正反馈是指受控部分发出的反馈信息促进与加强控制部分的活动,最终使受控部分的活动朝着与它原先活动相同的方向改变。正反馈能使这一过程最后到达极端或结束,是一个不可逆的过程。其意义在于促使某些生理功能一旦发动起来就迅速加强直至完成。例如,排尿过程中,尿液通过尿道时,对尿道感受器的刺激信息可返回排尿中枢,后者发出信息使膀胱进一步收缩,直到将尿液全部排出体外。人体的正反馈现象很少,主要有排尿、排便、分娩、血液凝固等生理过程。

(二) 前馈控制系统

控制部分在反馈信息尚未到达前已受到纠正信息(前馈信息)的影响,及时纠正其指令可能出现的偏差,这种自动控制形式称为前馈(图 1-1)。例如,大脑通过传出神经向骨骼肌(屈肌)发出收缩信号的同时,又通过前馈控制系统制约(抑制)相关肌肉(伸肌)的收缩,使它们的活动适时、适度,从而使肢体活动更加准确、更加协调。某些条件反射也是一种人体调节的前馈控制,如食物的外观、气味等有关信号可在食物进入口腔之前就引起唾液、胃液分泌;运动员在到达运动场地尚未开始比赛之前,呼吸和循环活动就已经发生改变等。由此可见,前馈控制系统可以使机体的反应具有一定的超前性和预见性。一般来说,反馈控制需要的时间要长些,而前馈控制更为迅速。但是前馈控制有时也会出现失误,这成为它的一个缺点,如见到食物后引起唾液和胃液的分泌,却可能因为某种原因没有吃到食物,使胃液及唾液的分泌成为一种失误。

(刘义成)

第二章　生物大分子结构与功能

能力目标

1. 掌握：蛋白质的基本组成单位、分子结构及功能；核酸的基本组成单位、分子结构及功能；酶的概念，酶促反应特点及影响酶促反应速率的因素。

2. 熟悉：肽、多肽、肽键，蛋白质的理化性质；核酸的组成成分；酶的分类，酶的活性中心。

3. 了解：蛋白质的分类；核酸的理化性质；酶与医学的关系。

生物大分子是指存在于生物体内的分子量很大的蛋白质（包括酶）、核酸、多糖及复合脂等物质。蛋白质是构成机体的成分，也是在生命活动中起重要作用的基础的物质。酶是生物催化剂，在体内代谢过程中对各种化学反应起催化作用。核酸中的 DNA 储存遗传信息，RNA 在蛋白质合成过程中起重要作用。体内蛋白质与核酸的存在与相互作用，是机体进行各种生命活动，如机体生长、繁殖、运动、遗传等活动的物质基础。

本章PPT

第一节　蛋白质的结构与功能

蛋白质（protein）是由氨基酸（amino acid）组成的一类生物大分子。在人体内蛋白质种类繁多（有 10 万余种），含量丰富（约占人体干重的 45%），结构复杂，功能多样，是组成细胞的必需成分，也是决定各种细胞和组织进行生理活动的主要物质基础，没有蛋白质就没有生命活动。

一、蛋白质的组成

（一）蛋白质的元素组成

蛋白质虽然种类繁多，但其元素组成基本相似。所有蛋白质都含有碳（50%~55%）、氢（6%~8%）、氧（19%~20%）、氮（13%~19%）、硫（0%~4%）等元素，有的蛋白质还含有少量的磷、硒、铁、铜、锌、锰、钴和碘等元素。其中，各种蛋白质的含氮量很接近，平均为 16%，因此可以用测定生物样品中氮元素含量的方法，间接按下式推算出生物样品中蛋白质的大致含量。

样品中蛋白质含量＝样品中含氮量×6.25（其中 6.25 为 16% 的倒数）

（二）蛋白质的基本组成单位——氨基酸

蛋白质的水解产物是氨基酸，即氨基酸是蛋白质的基本组成单位。自然界中的氨基酸有 300 多种，但参与组成人体蛋白质的氨基酸仅有 20 种。

1. 氨基酸的分子式　氨基酸的分子式见图 2-1。

2. 氨基酸的结构式　氨基酸的结构式见图 2-2。

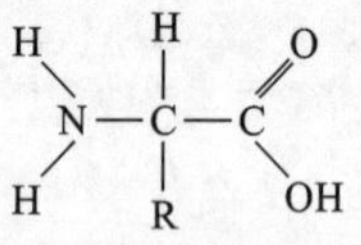

图 2-1　氨基酸的分子式（R 为氨基酸的侧链基团） 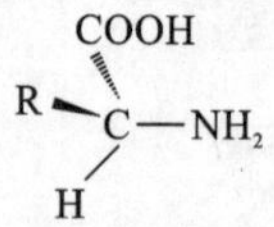　　　图 2-2　氨基酸的结构通式

结构特点：①除脯氨酸为亚氨基酸外，其余氨基酸都是氨基连接在羧基的 α-碳原子上，故称为 α-氨基酸；②除甘氨酸的 R 基团为氢原子外，其余氨基酸的 α-碳原子上，连接有四个不同的基团，因此称为不对称碳原子或手性碳原子，具有手性碳原子的分子有旋光异构现象，有 D-构型和 L-构型两种旋光异构体，组成天然蛋白的氨基酸都属于 L-α-氨基酸（图 2-3）。

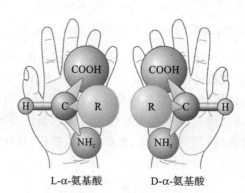

L-α-氨基酸　　　　D-α-氨基酸

图 2-3　氨基酸的旋光异构体

3. 氨基酸的分类　根据氨基酸侧链 R 基团的结构和性质分为四类（表 2-1）。

表 2-1　氨基酸的分类

中文名称	英文名称	缩写符号	结构式	等电点(pI)
（1）非极性疏水性氨基酸				
甘氨酸	glycine	Gly　G	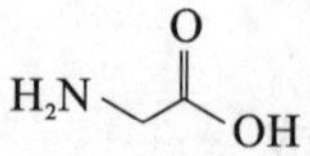	5.97
丙氨酸	alanine	Ala　A	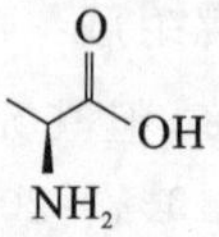	6.00
缬氨酸	valine	Val　V	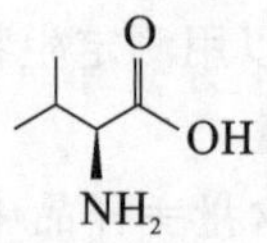	5.96

10

续表

中文名称	英文名称	缩写符号	结　构　式	等电点(pI)
亮氨酸	leucine	Leu　L		5.98
异亮氨酸	isoleucine	Ile　I		6.02
苯丙氨酸	phenylalanine	Phe　F		5.48
脯氨酸	proline	Pro　P		6.30
蛋氨酸	methionine	Met　M		5.74

（2）极性中性氨基酸

中文名称	英文名称	缩写符号	结　构　式	等电点(pI)
色氨酸	tryptophan	Try　W		5.89
丝氨酸	serine	Ser　S		5.68
酪氨酸	tyrosine	Tyr　Y		5.66
半胱氨酸	cysteine	Cys　C		5.07

11

续表

中文名称	英文名称	缩写符号	结 构 式	等电点(pI)
天冬酰胺	asparagine	Asn N		5.41
谷氨酰胺	glutamine	Gln Q		5.65
苏氨酸	threonine	Thr T		5.60

(3) 酸性氨基酸

天冬氨酸	aspartic acid	Asp D		2.97
谷氨酸	glutamic acid	Glu E		3.22

(4) 碱性氨基酸

赖氨酸	lysine	Lys K		9.74
精氨酸	arginine	Arg R		10.76
组氨酸	histidine	His H		7.59

4. 蛋白质分子中氨基酸之间的连接方式

(1) 肽键:肽键是一分子氨基酸的 α-羧基(—COOH)和另一分子氨基酸的 α-氨基

（—NH₂）脱水缩合形成的酰胺键，即—CO—NH—。

（2）肽：通过肽键将氨基酸连接所形成的化合物称为肽（peptide）。氨基酸脱水缩合见图 2-4。

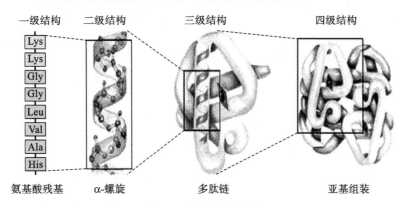

图 2-4　氨基酸脱水缩合

其中的氨基酸分子因脱水而缺少一部分原子，故称为氨基酸残基。由两个氨基酸残基形成的最简单的肽称为二肽。通常将 10 个以内氨基酸残基形成的肽称为寡肽。10 肽以上称为多肽。多肽分子形成的长链称为多肽链。

多肽链有两端，其中一端有自由氨基称为氨基末端或者 N-末端，另一端有自由羧基称为羧基末端或者 C-末端。按照惯例，多肽中氨基酸残基的编号顺序从 N-末端开始。

二、蛋白质的分子结构与功能

蛋白质分子很大，结构复杂，可分为一级结构和二、三、四级结构。其一级结构为基本结构，二、三、四级结构合称为空间结构。氨基酸的结构见图 2-5。

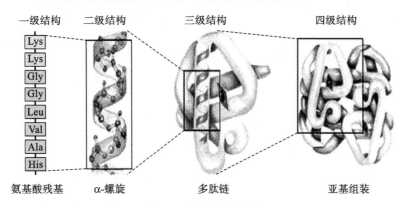

一级结构　二级结构　三级结构　四级结构

Lys
Lys
Gly
Gly
Leu
Val
Ala
His

氨基酸残基　α-螺旋　多肽链　亚基组装

图 2-5　氨基酸的结构

（一）蛋白质分子的一级结构

蛋白质分子的一级结构指蛋白质多肽链中氨基酸的排列顺序，蛋白质多肽链中氨基酸残基通过肽键相连形成主链，此外，多肽链侧链上的巯基（—SH）之间，还可形成二硫键。例如胰岛素分子的一级结构。

胰岛素由 51 个氨基酸残基组成 A 链和 B 链两个多肽链，A 链有 21 个氨基酸残基，B链有 30 个氨基酸残基。A 链中第 6 个氨基酸和第 11 个氨基酸侧链上巯基之间形成一个链内二硫键，A 链第 7 个氨基酸与 B 链第 7 个氨基酸，A 链第 20 个氨基酸和 B 链第 19个氨基酸的侧链上巯基之间，形成两个链间二硫键。

由于蛋白质一级结构中氨基酸残基是由化学键——肽键维持的，因此蛋白质一级结构又称为蛋白质的化学结构。蛋白质的一级结构决定着蛋白质的生物学功能及特异空间构象，因此蛋白质的一级结构也被称为蛋白质的基本结构。蛋白质不同，首先是蛋白质的一级结构不同，这种不同是由遗传因素决定的。蛋白质一级结构的分析，对揭示某种疾病的发病机制及指导疾病的治疗，有着十分重要的意义。胰岛素分子的一级结构见图 2-6。

知识拓展
生物活性肽

知识拓展
胰岛素

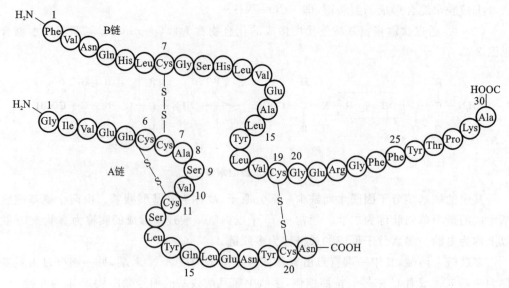

图 2-6　胰岛素分子的一级结构

（二）蛋白质分子的空间结构

蛋白质分子的多肽链并非总是呈直线伸展的，而是在三维空间通过旋转、卷曲、折叠后，聚集形成特定的空间立体结构。根据蛋白质多肽链的旋转、卷曲、折叠和聚集等不同状态，蛋白质空间结构又分为三个层次，分别称为蛋白质分子的二级结构、蛋白质分子的三级结构和蛋白质分子的四级结构。

1. 蛋白质分子的二级结构　蛋白质分子的二级结构是指蛋白质分子中某一段多肽链的主链旋转、卷曲和折叠形成的空间结构，其主要形式有 α-螺旋、β-折叠、β-转角及无规卷曲四种类型。

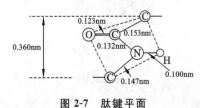

图 2-7　肽键平面

在多肽分子中，由于空间位阻效应，肽键的 C—N 连接键较短，不能自由旋转，组成肽键的四个原子以及两边的两个 α-碳原子形成一个刚性平面，构成一个肽单元，称为肽键平面（图 2-7）。以肽键平面为基本单位，以 α-碳原子为转折点旋转、卷曲，多肽链在三维空间中折叠，从而形成各种结构。

（1）α-螺旋：多肽链以肽键平面为单位，以 α-碳原子为转折点，按一定规律卷曲、折叠形成的稳定右手螺旋构象（图 2-8）。螺旋每圈含 3.6 个氨基酸残基，残基跨距 0.15 nm，螺距 0.54 nm。肽键的 C—O 与相邻螺纹上的 N—H 形成氢键，氢键与螺旋长轴平行。各氨基酸残基的 R 基团均伸向螺旋外侧。

（2）β-折叠：多肽链充分伸展，各肽键平面之间折叠成锯齿状结构，两平面夹角 110°（图 2-9）。两条以上肽链，或者一条肽链内部若干段平行排列，两条肽链走向相同，称为顺向平行结构，反之，则称为反向平行结构。后者更为稳定。R 基交替位于锯齿状结构上下方。

（3）β-转角：肽链出现 180° 回折的部分形成 β-转角，多见于球状蛋白质分子中（图 2-10）。通常由 4 个氨基酸组成，第一个氨基酸的 C—O 与第四个残基 N—H 之间形成氢键，维持稳定。脯氨酸常出现在 β-转角。

（4）无规卷曲：其他不能归入以上几种明确的二级结构，但其本身也具有一定的稳定性，结构比较松散，相对没有规律性的排布的环或者卷曲结构，称为无规卷曲。这些部位往往是蛋白质分子功能实施和构象的重要区域。

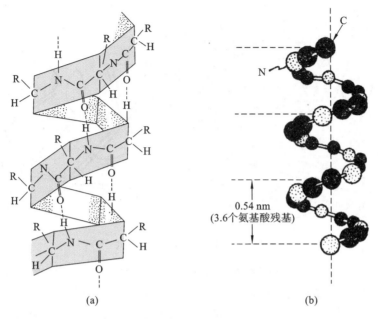

(a)   (b)

图 2-8 α-螺旋

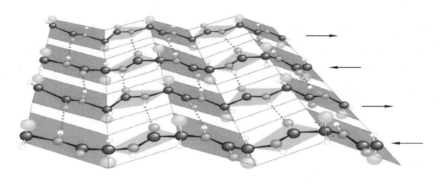

图 2-9 β-折叠

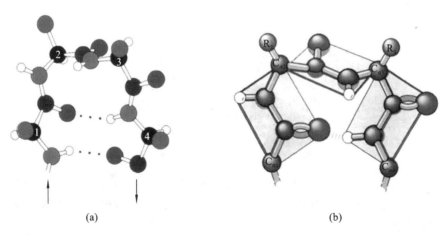

(a)   (b)

图 2-10 β-转角

2. 蛋白质分子的三级结构　蛋白质分子的三级结构是指蛋白质分子中一条多肽链内所有原子的空间排布,即在主链二级结构的基础上,侧链 R 基团相互作用,进一步折叠形成的空间构象。例如,肌红蛋白的三级结构(图 2-11)。

Note

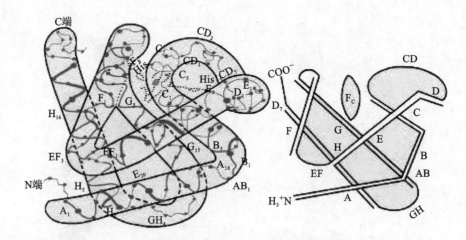

图 2-11　肌红蛋白的三级结构

肌红蛋白是由 153 个氨基酸残基构成的单链蛋白质,含有一个血红素辅基,能可逆地结合氧与脱氧。其多肽链中形成 A 至 H 共 8 个 α-螺旋区,每两个螺旋区之间有一段无规卷曲,脯氨酸残基位于拐角处。侧链亲水 R 基团大部分分布在球状分子表面,疏水 R 基团位于分子内部,形成一个疏水口袋,血红素位于口袋中,肌红蛋白在空间结构上形成紧密的球状结构。

3. 蛋白质分子的四级结构　蛋白质分子的四级结构存在于有两条或多条具有独立三级结构的多肽链构成的蛋白质分子中,其中每条具有独立三级结构的多肽链称为一个亚基,蛋白质分子的四级结构是指蛋白质分子中各亚基之间的立体排布构成的空间构象。例如,血红蛋白分子的四级结构(图 2-12)。

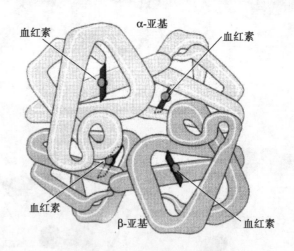

图 2-12　血红蛋白分子的四级结构

血红蛋白是含有 2 个 α-亚基和 2 个 β-亚基的四聚体($\alpha_2\beta_2$),这 4 个亚基通过盐键等相互作用,构成血红蛋白的四级结构。维系蛋白质分子四级结构的力,是亚基之间的疏水键、氢键及盐键。

具有四级结构的蛋白质,其亚基之间可相同也可不同,亚基相同者称为同聚体,亚基不同者称为异聚体。亚基数量较少时统称为寡聚体,含有较多亚基的蛋白质称为多聚体。

（三）蛋白质分子结构与功能的关系

蛋白质是生命最基本的物质，一切生命活动都是由蛋白质体现的，不同蛋白质具有各自特定的生物学功能，而蛋白质特定的功能又都与蛋白质分子特异结构密切相关。

1. 蛋白质一级结构与功能的关系　蛋白质一级结构决定蛋白质的空间结构，继而决定蛋白质的生物学功能。

（1）蛋白质一级结构的改变，会导致生物学功能的改变甚至丧失。例如，镰状细胞贫血患者，由于基因突变，血红蛋白 β-亚基 N 端的第 6 个氨基酸残基由谷氨酸(Glu)突变为缬氨酸(Val)。一级结构的改变引起血红蛋白空间结构发生变化，失去运输氧气的功能。红细胞的形状也因此由双凹圆盘碟形形变成镰刀状，许多变形的红细胞还会破裂造成贫血，严重情况下会导致患者死亡。这种遗传物质的突变或缺失，导致蛋白质一级结构变化而引起的疾病，称为分子病(图 2-13)。

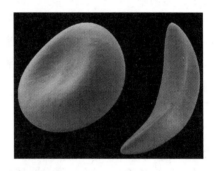

DNA	$\dfrac{\text{GAA}}{\text{CTT}}$	突变 → $\dfrac{\text{GTA}}{\text{CAT}}$
mRNA	GAA	GUA
氨基酸	谷氨酸	缬氨酸
蛋白质	正常	异常

图 2-13　镰状细胞贫血

（2）种属来源不同而功能相同的蛋白质的一级结构，可能有某些差异，但与功能相关的一级结构都总是相同的。

2. 蛋白质空间构象与功能的关系　蛋白质空间构象直接决定蛋白质的生物学功能。例如，肌红蛋白与血红蛋白的亚基具有相似的三级结构，且都具有运输氧气和二氧化碳的功能。

蛋白质空间构象决定蛋白质生物活性的大小。当某种物质与某种蛋白质特异性结合后引起该蛋白质的空间构象发生变化，从而引起其生物活性的改变，这种现象称为蛋白质的别构效应或变构效应。

三、蛋白质的理化性质

蛋白质是由氨基酸组成的，可发生两性解离、紫外吸收和呈色反应。蛋白质又是生物大分子，具有胶体性质，可以发生沉淀、变性和凝固等反应。

（一）蛋白质的两性解离和等电点

蛋白质分子中多肽链两端含有氨基和羧基，多肽链的侧链 R 基团上又有氨基、羧基、巯基、胍基和咪唑基等等。其中，羧基、巯基等为酸性基团，可发生酸式电离。氨基、胍基、咪唑基为碱性基团，可发生碱式电离。因此，蛋白质可发生两性解离(图 2-14)，蛋白质分子为两性电解质。

当蛋白质溶液处于某 pH 值时，蛋白质解离成正负离子的数目相等，即成为两性离子或兼性离子，此时蛋白质分子净电荷为零，该溶液的 pH 值称为该蛋白质的等电点(isoelectric point,pI)。当蛋白质溶液 pH 值＞pI 值时，该蛋白质颗粒带负电荷，成为阴

知识拓展
蛋白质的
电泳、层析

Note

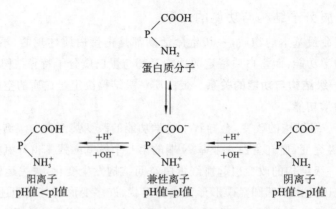

图 2-14 蛋白质的两性解离

离子;当蛋白质溶液 pH 值<pI 值时,该蛋白质颗粒带正电荷,成为阳离子。当溶液中 pH 值=pI 值时,蛋白质的净电荷为零,呈中性,易从该溶液中沉淀析出。由于不同蛋白质的 pI 值不同,可以利用蛋白质的 pI 值来分离纯化蛋白质。在同一个 pH 值的溶液中,不同的蛋白质所带的净电荷性质及电荷量不同,可以通过电泳、层析等方法分离和纯化蛋白质。

（二）蛋白质的胶体性质

蛋白质是生物大分子,分子量大,$10^4 \sim 10^6$ kD,分子直径可达 $1 \sim 100$ nm,属胶体范围,故蛋白质溶液具有胶体性质。表现如下。

1. 蛋白质溶液稳定 蛋白质溶液是稳定的,其维持稳定的因素包括:①蛋白质分子表面带同种电荷相斥;②蛋白质表面积大且分布亲水极性基团,可吸引水分子形成水化膜,因此蛋白质分子在溶液中不会相互聚集,防止蛋白质从溶液中沉淀析出。

2. 蛋白质不易透过半透膜 半透膜是只允许小分子物质通过,而大分子物质不能通过的薄膜。当蛋白质溶液中含有小分子物质时,可选用孔径不同的半透膜(透析袋)将蛋白质与小分子物质分离。这种利用半透膜把大分子蛋白质与小分子物质分离的方法称为透析。

（三）蛋白质的变性

蛋白质的变性是指在某些理化因素作用下,蛋白质的空间结构被破坏,理化性质改变和生物活性丧失的现象。可以使蛋白质变性的理化因素包括:高温(70~100 ℃)、超声波、紫外线、X 射线、有机溶剂(如酒精)、强酸、强碱、尿素、重金属离子、生物碱试剂等。

蛋白质变性的结果是溶解度降低,易出现蛋白质沉淀,溶液黏度增加,蛋白质的生物活性丧失(如鸡蛋煮熟以后再也不能孵出小鸡),易被蛋白酶水解(如肉煮熟易消化)等。

医学上利用蛋白质变性的原理,进行紫外线照射、高温加热使微生物的蛋白质变性失活,可以达到消毒灭菌的目的,相反低温环境下蛋白质不易变性,可以保存以蛋白质为主要成分的疫苗、酶和激素等制剂。

（四）蛋白质的沉淀

在水溶液中,蛋白质分子的表面在水化层和同性电荷的作用下,可以成为稳定的胶体颗粒。在某些理化因素的作用下,蛋白质分子表面带电性质会发生变化,失去水化层,甚至发生蛋白质变性,会导致蛋白质以固态形式从溶液中析出,这个过程称为蛋白质的沉淀反应。

蛋白质的沉淀反应可分为以下两种类型。

可逆沉淀反应:可逆沉淀反应是指发生沉淀反应后,蛋白质分子内部结构没有显著变化,去除沉淀因素后,又可恢复其亲水性。属于这类沉淀反应的有盐析作用、等电点沉淀等。

不可逆沉淀反应:不可逆沉淀反应是指蛋白质的空间结构发生大的改变,甚至发生变性作用导致其沉淀,并丧失生物活性,即使去除沉淀因素,蛋白质也不会恢复其亲水性和生物活性。重金属盐、生物碱试剂、强酸、强碱、加热、强烈震荡、有机溶剂等都能使蛋白质发生不可逆沉淀反应。

引起蛋白质沉淀的方法及其原理如下。

1. 盐析 蛋白质是亲水胶体,在高浓度的中性盐影响下,一方面蛋白质会脱去水化层,另一方面蛋白质分子所带的电荷被中和,使蛋白质的胶体稳定性遭到破坏而沉淀析出。盐析沉淀蛋白质一般不引起蛋白质变性,故常用于分离各种天然蛋白质。蛋白质的组成及性质不同,盐析时所需中性盐的浓度也不相同。例如,半饱和的硫酸铵可以沉淀球蛋白,饱和的硫酸铵则可以沉淀清蛋白。

2. 重金属盐沉淀蛋白质 溶液的 pH 值大于蛋白质的 pI 值时,蛋白质带负电荷。使用带正电荷的重金属离子,如 Ca^{2+}、Hg^{2+}、Ag^+、Pb^{2+} 等,可以与蛋白质结合成盐而沉淀。

3. 生物碱试剂与某些酸沉淀蛋白质 溶液的 pH 值小于蛋白质的 pI 值时,蛋白质带正电荷,使用带负电荷的生物碱试剂(鞣酸、苦味酸、磷钨酸等)或某些酸(三氯醋酸、过氯酸、硝酸等),带负电荷的酸根离子可以和蛋白质结合成盐而沉淀。

4. 有机溶剂沉淀蛋白质 加入乙醇能破坏蛋白质的胶体性质而使蛋白质沉淀。一方面,乙醇作为脱水剂可与蛋白质争夺水化层;另一方面,乙醇可使蛋白质解离度降低,带电量减少。在低温环境中使用乙醇沉淀可使蛋白质保持其理化特性和生物活性,在室温中乙醇可使蛋白质变性,形成不可逆沉淀。

（五）蛋白质的紫外吸收性质

蛋白质分子中含有酪氨酸和色氨酸,这两种氨基酸残基的侧链中均具有共轭双键,在 280 nm 波长的紫外线照射时有特定的吸收峰,且在此波长处的蛋白质的吸光度与其浓度成正比,可利用此性质来进行定性、定量测定蛋白质。

（六）蛋白质的呈色反应

蛋白质可以与某些化学试剂作用而产生颜色反应,称为蛋白质的呈色反应。利用此性质可对蛋白质进行定性、定量分析。常用的有双缩脲反应、茚三酮反应和 Folin-酚试剂反应。

四、蛋白质的分类

蛋白质的种类繁多,可根据蛋白质的分子形状、组成成分、生物学功能和溶解度差异等进行分类。

（一）根据蛋白质的分子形状分类

1. 球状蛋白质 分子比较对称,接近球形或椭球形。溶解度较好,能结晶。大多数蛋白质属于球状蛋白质,如血红蛋白、肌红蛋白、酶、抗体等。

2. 纤维蛋白质 分子对称性差,类似于细棒状或纤维状。溶解性质各不相同,大多数不溶于水,如胶原蛋白、角蛋白等。有些则溶于水,如肌球蛋白、纤维蛋白原等。

（二）根据蛋白质的组成成分分类

1. 简单蛋白质　分子中只含有氨基酸，没有其他成分。例如，清蛋白、球蛋白、组蛋白、精蛋白等。

2. 结合蛋白质　由蛋白质部分和非蛋白质部分结合而成。主要的结合蛋白质有 6 种：核蛋白、糖蛋白、脂蛋白、色蛋白、金属蛋白、磷蛋白。

（三）根据蛋白质的生物学功能分类

根据蛋白质的生物学功能分类可分为酶、调节蛋白、转运蛋白、储存蛋白、收缩和游动蛋白、结构蛋白、支架蛋白、保护和开发蛋白、异常蛋白等。

（四）根据蛋白质的溶解度分类

1. 可溶性蛋白质　可溶于水、稀中性盐、稀碱，如精蛋白、清蛋白。

2. 醇溶性蛋白质　不溶于水、稀盐，溶于 70%～80% 的乙醇，如玉米醇溶蛋白、小麦醇溶蛋白。

3. 不溶性蛋白质　不溶于水、中性盐、稀酸、稀碱和有机溶剂，如角蛋白、纤维蛋白。

第二节　核酸的结构与功能

核酸是首先从细胞核中发现的，具有酸性的物质。核酸是存在于细胞中的一类大分子物质，根据核酸分子组成中所含的戊糖不同，将核酸分为脱氧核糖核酸（DNA）和核糖核酸（RNA）两种类型。在真核细胞中，98% 以上的 DNA 存在于细胞核的染色质中，并与组蛋白结合在一起，细胞质内的 DNA 主要存在于线粒体中。90% 的 RNA 存在于细胞质中，10% 的 RNA 存在于细胞核中。DNA 储存遗传信息，是生物遗传的物质基础，生物体的遗传特性主要由 DNA 决定。RNA 在蛋白质生物合成中起着极为重要的作用，在 RNA 和蛋白质的参与下，DNA 可将遗传信息复制、转录，并指导特定蛋白质的生物合成（翻译）。核酸与生长、发育、繁殖、遗传、变异等诸多生命过程有密切关系，也与遗传病、代谢病、肿瘤等疾病的发病过程息息相关。由此可见，认识核酸对认识疾病的发生、诊断和治疗具有极其重要的意义。

一、核酸的化学组成

（一）核酸的元素组成

组成核酸的元素有 C、H、O、N、P 等，与蛋白质比较，其组成上有两个特点：一是核酸一般不含 S 元素，二是核酸中 P 元素的含量较多并且恒定，占 9%～10%。因此，核酸定量测定的经典方法是以测定 P 含量来代表核酸量。

（二）核酸的基本结构单位——核苷酸

核酸分子很大，但水解产物只有核苷酸。核苷酸由核苷和磷酸组成，核苷又由戊糖和含氮碱基组成。可见核酸的基本结构单位是核苷酸，核酸的组成成分是磷酸、戊糖（核糖或脱氧核糖）和含氮碱基（嘌呤和嘧啶）（图 2-15）。

1. 磷酸　磷酸基团是生物大分子中的一种修饰基团。在核酸中，磷酸基团起重要的桥梁作用，通过磷酸酯键与戊糖连接，形成核酸大分子的骨架结构。在多磷酸核苷中，高能磷酸键具有储存和传递能量的作用。磷酸的结构式见图 2-16。

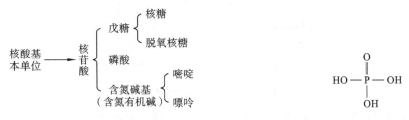

图 2-15　核酸的基本单位　　　　　　　图 2-16　磷酸的结构式

2. 戊糖　戊糖是分子中含有 5 个碳原子的单糖。核酸分子中的戊糖有两种,即核糖和脱氧核糖,二者的区别在于 $2'$ 位碳原子上连接的基团不同,核糖 $2'$ 位碳原子上连接一个—OH,脱氧核糖 $2'$ 位碳原子上仅有 H 原子。

在核酸分子中,根据有机化合物的碳原子编号规则,戊糖的 5 个碳原子分别编号 1～5,为了与核苷酸中含氮碱基的原子编号相区别,通常给编号数字加上"$'$"符号。戊糖的结构式见图 2-17。

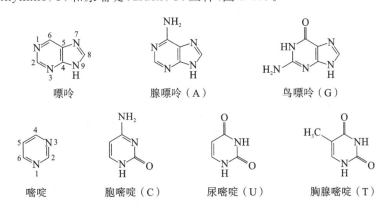

(a) 核糖　　　　　　　　　(b) 脱氧核糖

图 2-17　戊糖的结构式

3. 含氮碱基　含氮碱基分为嘌呤(purine)和嘧啶(pyrimidine)两类。核酸中的嘌呤主要有腺嘌呤(adenine,A)和鸟嘌呤(guanine,G)两种,嘧啶主要有胞嘧啶(cytosine,C)、胸腺嘧啶(thymine,T)和尿嘧啶(uracil,U)三种(图 2-18)。

嘌呤　　　　　　腺嘌呤（A）　　　　　　鸟嘌呤（G）

嘧啶　　　　胞嘧啶（C）　　　尿嘧啶（U）　　　胸腺嘧啶（T）

图 2-18　含氮碱基的结构式

DNA 与 RNA 中含有的碱基有差异。在 DNA 中含有的碱基主要有腺嘌呤(A)、鸟嘌呤(G)、胞嘧啶(C)和胸腺嘧啶(T)四种,在 RNA 中含有的碱基主要有腺嘌呤(A)、鸟嘌呤(G)、胞嘧啶(C)和尿嘧啶(U)四种。

此外,部分核酸分子中含有少量的稀有碱基如次黄嘌呤、二氢尿嘧啶、5-甲基胞嘧啶等。

4. 核苷和脱氧核苷　核苷是碱基与核糖通过糖苷键相连而成的化合物,脱氧核苷是碱基与脱氧核糖通过糖苷键相连而形成的化合物,在 DNA 分子中有四种脱氧核苷(图 2-19)。

21

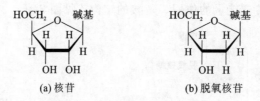

(a) 核苷　　　　　　　(b) 脱氧核苷

图 2-19　核苷和脱氧核苷的结构式

5. 核苷酸(核糖核苷酸和脱氧核糖核苷酸)　核糖核苷酸是由核苷与磷酸通过磷酸酯键相连而成的化合物,脱氧核糖核苷酸是脱氧核糖与磷酸通过磷酸酯键相连而成的化合物(图 2-20)。

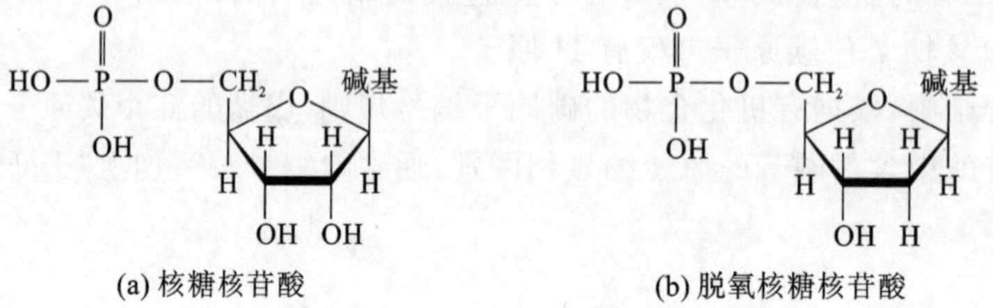

(a) 核糖核苷酸　　　　　　　(b) 脱氧核糖核苷酸

图 2-20　核糖核苷酸和脱氧核糖核苷酸的结构式

综上所述,DNA 与 RNA 结构单位的区别如表 2-2 所示。

表 2-2　**DNA 与 RNA 结构单位的区别**

项　　目	DNA	RNA
戊糖	脱氧核糖	核糖
碱基	A　G　C　T	A　G　C　U
磷酸	磷酸	磷酸
核苷酸种类	脱氧腺苷酸(dAMP)	腺苷酸(AMP)
	脱氧鸟苷酸(dGMP)	鸟苷酸(GMP)
	脱氧胞苷酸(dCMP)	胞苷酸(CMP)
	脱氧胸苷酸(dTMP)	尿苷酸(UMP)

6. 体内重要的游离核苷酸及其衍生物　生物体内的核苷酸,除了作为核酸的基本组成单位参与核酸的构成外,还有一些游离的核苷酸,在物质代谢和细胞信息传递过程中发挥了重要的作用。

(1) 多磷酸核苷:三磷酸腺苷(adenosine triphosphate)简称 ATP,是一种不稳定的高能化合物,由 1 分子腺嘌呤、1 分子核糖和 3 分子磷酸基团组成,后两个磷酸基团形成高能磷酸键,水解时可以释放出大量能量(图 2-21)。生物体内经过生物氧化代谢,最终将能量以化学能的形式储存在 ATP 中,可以直接供给生物体各种组织细胞使用,通常被比喻为"能量货币"。

(2) 环磷酸核苷:环磷酸腺苷(cyclic AMP,cAMP),即 3′,5′-环腺苷酸,是细胞内参与调节物质代谢和生物学功能的重要物质,被称为"第二信使"(图 2-22)。细胞内的信号转导过程是由复杂的化学物质网络完成的,其结构基础是一些关键的蛋白质分子和小分子活性物质。在 G 蛋白耦联受体参与的细胞信号转导过程中,腺苷酸环化酶传递 G 蛋白接受的化学物质信息,催化 ATP 形成 cAMP 并释放出焦磷酸。cAMP 进一步调控细胞内的信号转导过程,引起各种生物学效应。

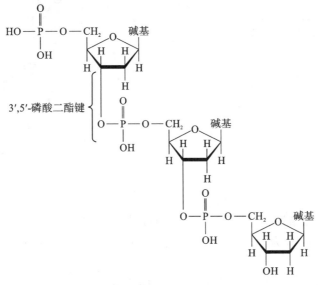

图 2-21　三磷酸腺苷(ATP)　　　　　图 2-22　环磷酸腺苷(cAMP)

二、核酸的结构与功能

(一) 核酸分子中核苷的连接方式

单核苷酸之间是通过 $3',5'$-磷酸二酯键连接的,即一个单核苷酸戊糖的第 3 位碳原子上的—OH 与另一个单核苷酸戊糖的第 5 位碳原子上的磷酸中的一个—OH 之间脱去 1 分子 H_2O 后形成的酯键,称为 $3',5'$-磷酸二酯键。

以此类推,第 2 个单核苷酸戊糖的第 3 位碳原子上的—OH 再与第 3 个单核苷酸戊糖上的第 5 位碳原子上磷酸中的一个—OH 之间脱去 1 分子 H_2O 后形成另一个 $3',5'$-磷酸二酯键,这样就把第 3 个单核苷酸与第 2 个单核苷酸连接起来……许多单核苷酸之间都通过 $3',5'$-磷酸二酯键相连,形成一个长链,称为多核苷酸链(图 2-23)。

知识拓展
DNA 一级结构
的研究意义
——人类
基因组计划

图 2-23　多核苷酸链

可见多核苷酸链由多个单核苷酸通过 $3',5'$-磷酸二酯键相连,此链有两端,分别为有一个自由—OH 的 $3'$ 末端和有一个自由磷酸的 $5'$ 末端。多聚核苷酸链有方向性,通常以 $5' \rightarrow 3'$ 方向为正向,书写时将 $5'$ 末端写在左侧,$3'$ 末端写在右侧。由于核苷酸之间的主要差异在于碱基的不同,因此可用碱基顺序来表示核苷酸的顺序。

(二) 核酸的一级结构

核酸的一级结构是指核酸分子中核苷酸的排列顺序,可用碱基组成顺序来表示(图 2-24)。由于核苷酸间的差异主要是碱基不同,所以核酸的一级结构也称为碱基序列。

A G T G C T

5′ P P P P P P OH 3′

↓

5′ PAPGPTPGPCPT-OH 3′

↓

5′ A G T G C T 3′

图 2-24 核酸的一级结构

(三) DNA 的空间结构

1. DNA 的二级结构 DNA 的二级结构即 DNA 双螺旋结构(图 2-25),由 Watson 和 Crick 于 1953 年提出。

DNA 通常由方向相反的两条多核苷酸链构成。两条链通过碱基之间的氢键吸引,形成反向平行结构,扭转成右手双螺旋的形状。其结构特点如下:①合成 DNA 双螺旋的两条链反向平行排列,即其中一条链以 5′→3′的正方向排列,另一条链以 3′→5′的反方向平行排列;②双螺旋直径 2 nm,每个碱基之间距离 0.34 nm,每 10 个核苷酸残基旋转一周,螺距 3.4 nm;③有大沟小沟,磷酸与脱氧核糖在外侧,碱基在内侧;④A 与 T 之间形成两个氢键,C 与 G 之间形成 3 个氢键。

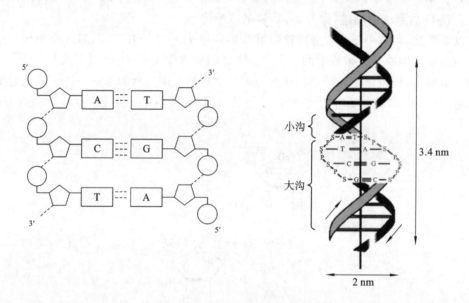

图 2-25 DNA 的二级结构

2. DNA 的三级结构 DNA 分子在双螺旋结构的基础上,进一步绕同一中心轴扭转,形成额外的螺旋,称为 DNA 的三级结构。在不同生物细胞内 DNA 的三级结构有不同的类型。

(1) 超螺旋:DNA 三级结构的主要形式,环状 DNA 容易产生超螺旋结构。其旋转方向与双螺旋相反(左手螺旋),为负超螺旋,较为常见。其旋转方向与双螺旋相同(右手螺旋),为正超螺旋,不常见。原核生物 DNA 的三级结构见图 2-26。

(2) 核小体:真核细胞中,DNA 与组蛋白结合在一起形成的串珠样结构称为核小体,是形成染色质的基本结构单位。组蛋白的四种亚基(H_2A、H_2B、H_3、H_4)各两分子,构成八聚体的核小体核心,DNA 缠绕其上 1.75 圈,延伸出的 DNA 和 H_1 构成连接区。在细胞有丝分裂过程中,核小体进一步盘曲,形成螺线管和超螺线管,进而形成染色体。真核生物 DNA 的三级结构——核小体见图 2-27。

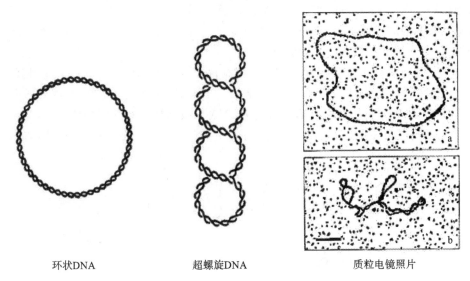

环状DNA　　　　　　　超螺旋DNA　　　　　　　质粒电镜照片

图 2-26　原核生物 DNA 的三级结构

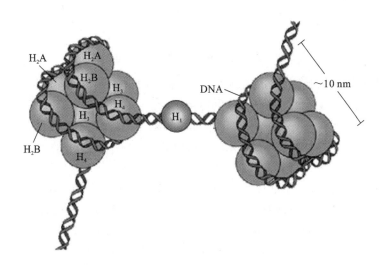

图 2-27　真核生物 DNA 的三级结构——核小体

（四）DNA 的功能

DNA 大分子中的一些片段被称为基因（gene），是控制生物性状的遗传物质的功能单位和结构单位。一部分基因可以控制合成与之相应结构的蛋白质，从而实现对生物性状的控制。DNA 的主要功能即储存和传递遗传信息。

（五）RNA 的功能及结构

（1）RNA 与 DNA 结构的区别：RNA 与 DNA 相比，在结构上有许多区别。RNA 的碱基组成为 A、G、C、U，DNA 的碱基组成为 A、G、C、T；RNA 分子中存在稀有碱基，DNA 分子中不含稀有碱基；RNA 分子中的戊糖是核糖，DNA 分子中的戊糖是脱氧核糖；RNA 分子通常为单链，DNA 分子一般以双链形式存在。

（2）存在于细胞中的 RNA 主要有三种类型：信使 RNA（mRNA）、转运 RNA（tRNA）和核糖体 RNA（rRNA）。它们在蛋白质的生物合成中起着非常重要的作用，RNA 和蛋白质共同负责基因的表达调控。

①mRNA 主要存在于细胞核中，占细胞内 RNA 总量的 2%～3%，承担由 DNA 到蛋

白质的信息传递功能,是蛋白质生物合成的模板。mRNA 分子中编码区的核苷酸序列组成是氨基酸编码的遗传密码,每三个核苷酸组成一个密码子,编码一种氨基酸。mRNA 的种类多,含量少,代谢活跃,半衰期短。

真核生物 mRNA 的 $5'$-末端有特殊"帽子"结构——7-甲基鸟苷三磷酸,同时,相邻核苷酸的 $2'$ 位碳原子甲基化,形成 m^7GpppN^m 结构。$3'$-末端有一段长约 200 个腺苷酸残基的"尾巴",即多聚 A(poly A)尾部。真核细胞 mRNA 二级结构没有共同规律,其本身可以折叠,形成局部双螺旋区域或发夹结构。真核生物 mRNA 的 $5'$-末端和 $3'$-末端见图 2-28。

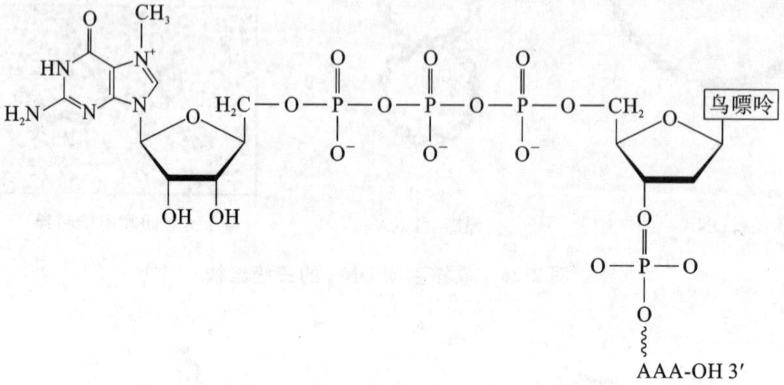

图 2-28　真核生物 mRNA 的 $5'$-末端和 $3'$-末端

②tRNA 分散在细胞质中,占细胞内 RNA 总量的 $10\%\sim25\%$,其主要功能是转运活化的氨基酸到核糖体上,参与蛋白质的生物合成。

tRNA 的一级结构:tRNA 一般由 $70\sim90$ 个核苷酸组成,分子中含有较多的稀有碱基,包括双氢尿嘧啶、假尿嘧啶、甲基化的嘌呤和次黄嘌呤等,分子的 $5'$ 末端多被磷酸化为 pG,而 $3'$ 末端的碱基顺序是 CCA-OH。

tRNA 的二级结构:三叶草形状,可分为五个部分,氨基酸臂、胸苷假尿嘧啶（TψC）环、额外环、反密码环及二氢尿嘧啶（DHU）环。在蛋白质合成过程中,已被激活的氨基酸连接在氨基酸臂的 $3'$-OH 上,还要通过反密码环上的反密码来辨认 mRNA 上与之互补的密码子,从而保证其携带的氨基酸正确转录到正在合成的肽链上。

tRNA 的三级结构:"倒 L 形",其中氨基酸臂与 TψC 环形成一个连续的双螺旋区,构成 L 的一横,DHU 臂与反密码臂及反密码环共同构成 L 的一竖。tRNA 的空间结构见图 2-29。

③rRNA 是细胞中含量最多的一类 RNA,占细胞总 RNA 的 $75\%\sim80\%$,主要功能是与多种蛋白质结合成核糖体,在细胞中参与蛋白质的合成,起着"装配机"的作用。原核生物含有 3 种 rRNA:5S rRNA、16S rRNA 和 23S rRNA,23S rRNA 和 5S rRNA 组成大亚基,16S rRNA 位于小亚基。真核生物含有 4 种 rRNA:5S rRNA、5.8S rRNA、18S rRNA 和 28S rRNA。28S rRNA、5.8S rRNA、5S rRNA 组成大亚基,18S rRNA 位于小亚基。对 rRNA 的二级结构正在深入研究中。

三、核酸的理化性质

1. 核酸的一般理化性质　核酸是线形生物大分子,其溶液黏度较大,微溶于水,不溶于乙醇、乙醚、三氯甲烷等有机溶剂。核酸的分子中既有酸性的磷酸基团,又有碱性的嘌呤嘧啶碱基,因此是两性电解质,又因磷酸基团的酸性较强,故核酸常表现为酸性。在中性或偏碱性的溶液中,核酸常带负电荷,利用此性质可对核酸进行电泳分离。核酸分子

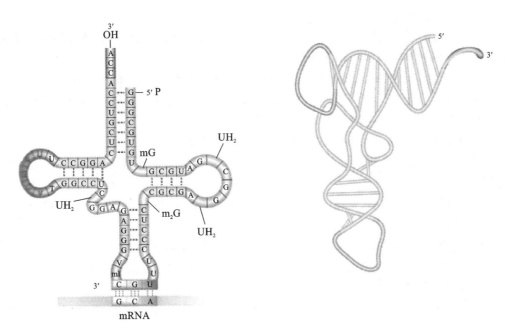

图 2-29　tRNA 的空间结构

组成成分中嘌呤和嘧啶碱基含共轭双键,因此核酸有强烈的紫外线吸收性质,最大吸收峰在 260 nm 处,利用此性质可以对核酸进行定性、定量和纯度分析。

2. 核酸的变性与复性　核酸的变性是指在某些理化因素的作用下,DNA 分子中互补碱基之间的氢键断裂,双螺旋被解开,形成单链的过程。引起核酸变性的因素很多,如加热、化学处理(有机溶剂、酸、碱、尿素、酰胺等)。

DNA 的热变性是指 DNA 分子在加热条件下由稳定的双螺旋结构松解为无规则线形结构的现象。使 DNA 分子双链解开 50% 所需的温度称为熔解温度(melting temperature,简写 Tm)。在变性过程中,DNA 在 260 nm 处的吸光度增加,称为增色效应,是检测是否发生变性的一个常用指标。

DNA 的变性是可逆的,当变性后,若温度缓慢下降,解开的两条链又可重新结合,恢复为完整的双螺旋结构分子,这个过程称为复性或退火。伴随着复性出现的核苷酸溶液在 260 nm 处吸收峰降低的现象,称为减色效应。

第三节　酶

生物体内一切生命活动都是由化学反应完成的,而体内所有的化学反应都是在特异性催化剂的作用下进行的,这些生物催化剂中最主要的是酶。酶是由活细胞产生的,具有特异性催化功能的蛋白质。酶所催化的反应称为酶促反应,其反应物常被称为底物,生成物被称为产物。

一、酶的组成、分类与酶促反应的特点

1. 酶的组成　酶的化学本质是蛋白质。只由一条肽链组成,具有完整三级结构的酶称为单体酶。由多条肽链组成,具有四级结构的酶称为寡聚酶。根据酶分子的组成,酶

可以分为单纯酶和结合酶两大类。

（1）单纯酶：仅由氨基酸残基构成的酶，胃蛋白酶、淀粉酶、脂肪酶、核糖核酸酶等均属此列。单纯酶本身就具有催化作用。

（2）结合酶：由蛋白质部分和非蛋白质部分组成，前者称为酶蛋白，后者称为辅助因子。辅助因子主要包括金属离子或小分子有机化合物。酶蛋白与辅助因子结合形成的复合物称为全酶。结合酶只有形成全酶时才有催化作用。

2. 酶的分类　按照酶促反应的性质，酶可分为六大类。

（1）氧化还原酶类：催化底物进行氧化还原反应的酶类。例如，乳酸脱氢酶、过氧化氢酶等。

（2）转移酶类：催化底物之间进行某些基团的转移或交换的酶类。例如，氨基转移酶、己糖激酶等。

（3）水解酶类：催化底物发生水解反应的酶类。例如，淀粉酶、蛋白酶等。

（4）裂解酶类：催化从底物移去一个基团并留下双键的反应或其逆反应的酶类。例如，碳酸酐酶、柠檬酸合酶等。

（5）异构酶类：催化各种同分异构体之间相互转化的酶类。例如，磷酸丙糖异构酶、消旋酶等。

（6）合成酶类：催化两分子底物生成一分子化合物，同时耦联有 ATP 的磷酸链断裂释能的酶类。例如，谷氨酰胺合成酶等。

国际系统分类法按上述六类将酶依次编号，同时根据酶所催化的化学键的特点和参加反应的基团不同，将每一大类又进一步分类。每种酶的分类编号均由四个数字组成，数字前冠以 EC。编号中第一个数字表示该酶属于六大类中的哪一类；第二个数字表示该酶属于哪一亚类；第三个数字表示该酶属于哪一亚-亚类；第四个数字是该酶在亚-亚类中的排序。酶的命名与分类见表 2-3。

<table>
<tr><td colspan="5" align="center">表 2-3　酶的命名与分类</td></tr>
<tr><th>酶 的 分 类</th><th>催化的化学反应</th><th>系 统 名 称</th><th>编　号</th><th>推 荐 名 称</th></tr>
<tr><td>氧化还原酶类</td><td>乙醇＋NAD^+ ⇌ 乙醛＋$NADH+H^+$</td><td>乙醇:NAD^+氧化还原酶</td><td>EC 1.1.1.1</td><td>乙醇脱氢酶</td></tr>
<tr><td>转移酶类</td><td>L-天冬氨酸＋α-酮戊二酸 ⇌ 草酰乙酸＋L-谷氨酸</td><td>L-天冬氨酸:α-酮戊二酸氨基转移酶</td><td>EC 2.6.1.1</td><td>天冬氨酸转氨酶</td></tr>
<tr><td>水解酶类</td><td>L-精氨酸＋H_2O ⟶ L-鸟氨酸＋尿素</td><td>L-精氨酸脒基水解酶</td><td>EC 3.5.3.1</td><td>精氨酸酶</td></tr>
<tr><td>裂解酶类</td><td>酮糖-1-磷酸 ⇌ 磷酸二羟丙酮＋醛</td><td>酮糖-1-磷酸裂解酶</td><td>EC 4.1.2.7</td><td>醛缩酶</td></tr>
<tr><td>异构酶类</td><td>D-葡萄糖-6-磷酸 ⇌ D-果糖-6-磷酸</td><td>D-葡萄糖-6-磷酸酮-醇异构酶</td><td>EC 5.3.1.9</td><td>磷酸葡萄糖异构酶</td></tr>
<tr><td>合成酶类</td><td>L-谷氨酸＋ATP＋NH_3 ⟶ L-谷氨酰胺＋ADP＋磷酸</td><td>L-谷氨酸:氨连接酶</td><td>EC 6.3.1.2</td><td>谷氨酰胺合成酶</td></tr>
</table>

3. 酶促反应的特点　酶是催化剂，具有一般催化剂的特征：仅能催化热力学允许的化学反应；只能加速反应的过程，不能改变反应的平衡点，即不能改变反应的平衡常数；酶本身在反应前后没有发生质和量的改变。酶又是生物催化剂，因此具有一般催化剂所

知识拓展
B 族维生素

不具有的特征,即酶促反应的特点。

（1）高效的催化活性:酶促反应具有极高的催化效率,通常比非催化反应高 $10^8 \sim$ 10^{20} 倍,比一般化学催化剂高 $10^7 \sim 10^{13}$ 倍。催化剂加速反应的机制是降低反应的活化能。在任何一种热力学允许的反应体系中,底物分子所含能量的平均水平较低,只有活化分子,即能量较高,超过一定能量水平的分子才能发生化学反应。活化能也就是底物分子从初态转变到活化态所需的能量。酶通过其特有的作用机制,比一般化学催化剂能更有效地降低反应的活化能,使底物只需较少的能量便可进入活化状态。

（2）高度的特异性:酶促反应具有高度的特异性。与一般催化剂不同,酶对其所催化的底物具有较严格的选择性。即一种酶仅作用于一种或一类化合物,或一定的化学键,催化一定的化学反应并产生一定的产物,酶的这种特性称为酶的特异性或专一性。根据酶对其底物结构选择的严格程度不同,酶的特异性可大致分为以下三种类型。

①绝对特异性:有的酶只能作用于特定结构的底物,进行一种专一的反应,生成一种特定结构的产物,这种特异性称为绝对特异性。例如,脲酶仅能催化尿素水解生成 CO_2 和 NH_3,琥珀酸脱氢酶仅能催化琥珀酸脱氢生成延胡索酸。

②相对特异性:有一些酶的特异性相对较差,这种酶作用于一类化合物或一种化学键,这种不太严格的选择性称为相对特异性。例如,磷酸酶对一般的磷酸酯键都有水解作用,可水解甘油或酚与磷酸形成的酯键;脂肪酶不仅能水解脂肪,也能水解简单的酯;蔗糖酶不仅能水解蔗糖,也能水解棉子糖中的同一种糖苷键。虽然不同的消化道蛋白酶对肽键两旁氨基酸残基组成的要求有所不同,但对其催化的蛋白质却无严格要求。

③立体异构特异性:一种酶仅作用于立体异构物中的一种,酶对立体异构物的这种选择性称为立体异构特异性。例如,乳酸脱氢酶仅催化 L-乳酸脱氢,而不催化 D-乳酸;L-氨基酸氧化酶仅作用于 L-氨基酸,对 D-氨基酸则无作用。

（3）酶活性的不稳定性:酶的化学本质是蛋白质,能够导致蛋白质变性的因素均能使酶变性而失活。因此酶作用一般都要求比较温和的条件,如常温、常压、接近中性的 pH 值等。

（4）酶活性的可调节性:酶促反应受多种因素的调控,以适应机体不断变化的内、外环境和生命活动的需要。酶在长期进化过程中形成酶与代谢产物在细胞内的区域化分布、多酶体系和多功能酶,基因分化形成各种类型的同工酶;代谢产物通过对酶活性的抑制与激活,对系列酶中的关键酶进行调节,包括变构调节、酶共价修饰的级联调节等,以及通过对酶生物合成的诱导与阻遏作用等对酶进行量的调节。

二、酶的结构与功能

1. 酶的活性中心 酶分子中能与底物特异性结合,并且将底物转化为产物的区域称为酶的活性中心。酶的活性中心往往位于酶分子表面的凹陷处或裂缝处,也可通过凹陷或裂缝深入至酶分子内部,且多为疏水氨基酸残基组成的疏水环境,形成疏水性"口袋"。

研究发现,酶的活性中心总有一些特定的基团,这些基团有的能与底物结合,有的能够催化底物转化为产物,这些基团称为活性中心的必需基团。其中能与底物结合的称为结合基团,催化底物转化为产物的基团称为催化基团。结合基团和催化基团共同组成活性中心。活性中心的必需基团在酶的一级结构上可能相距甚远,但肽链经过缠绕、折叠形成空间结构以后,可彼此靠近形成酶的活性中心(图 2-30)。

常见的必需基团有丝氨酸和苏氨酸的—OH,组氨酸的咪唑基,半胱氨酸的—SH,谷氨酸和天冬氨酸的—COOH 等,对于全酶来讲,必需基团也包括辅助因子中的某些基团。

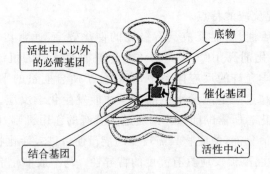

图 2-30　酶的活性中心

此外,一些位于活性中心外,维持活性中心空间构象的必需基团称为活性中心外的必需基团。

　　酶的活性中心,如果被非底物占据,或受某些理化因素的影响,其空间构象发生改变或破坏,则酶的催化活性也会发生改变甚至丧失活性。

　　2. 酶原与酶原的激活　有一些酶在细胞内合成或初分泌时没有活性,这种无活性的酶的前体称为酶原。消化道中的酶类,如胃蛋白酶、胰蛋白酶等,在起作用前均是以酶原的形式分泌出来。血液凝固过程中起作用的各种酶类及纤溶系统的酶类也是以酶原形式存在于血液中。

　　无活性的酶原在一定条件下能够变成有活性的酶的过程,称为酶原的激活。例如,胰蛋白酶原的激活。

　　胰蛋白酶原是在胰腺细胞内合成的,随胰液分泌到肠道后,受肠道中的肠激酶或胰蛋白酶、糜蛋白酶激活,即切去其 N 末端的一个六肽片段,分子构象改变,形成酶的活性中心,才能转变为具有催化活性的胰蛋白酶,使肠道中的蛋白质消化水解。胰蛋白酶原的激活过程见图 2-31。

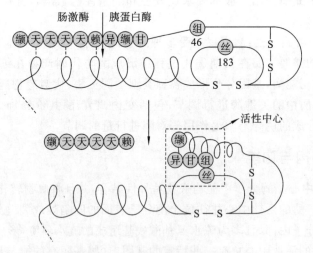

图 2-31　胰蛋白酶原的激活过程

　　机体内酶原的存在与酶原的激活具有重要的生理意义。酶原只是在特定的部位、环境和特定条件下才能够被激活,既避免了分泌细胞自身的消化,又便于酶原运输到特定部位发挥作用,从而保证体内代谢过程的正常进行。急性胰腺炎的发病原因之一就是存在于胰腺中的胰蛋白酶原等非正常激活。另一方面,酶原可视为酶的储存形式,如血液中参与凝血过程的酶类在正常情况下,均以酶原的形式存在,从而保证了血流畅通,在出血时,凝血酶原被激活,使血液凝固,以防止出血过多。

3. 同工酶　同工酶是指催化相同化学反应,但酶蛋白的分子结构、理化性质以及免疫学性质不同的一组酶。同工酶存在于同一种属或同一生物体内的不同组织,甚至同一细胞的不同细胞器中也有同工酶。现在已经发现了一百多种同工酶。大多数的同工酶,是由不同亚基组成的寡聚酶,因其亚基种类、数量或比例不同,同工酶在性质上也存在差异。

例如,乳酸脱氢酶是由两种不同亚基——骨骼肌型(M 型)和心肌型(H 型)组成的四聚体。这两种亚基以不同的比例组成五种同工酶,即 $LDH_1(H_4)$、$LDH_2(H_3M)$、$LDH_3(H_2M_2)$、$LDH_4(HM_3)$和 $LDH_5(M_4)$。这五种同工酶能够催化相同的化学反应,即乳酸脱氢生成丙酮酸,但组成不同,电泳速度不同。同工酶在同一个体的各器官组织中分布和含量不同,心肌中以 LDH_1 较为丰富,肝和骨骼肌中含 LDH_5 较多。因此在临床中,同工酶常被用来作为疾病的辅助诊断的指标。例如,心肌受损患者的血清中 LDH_1 含量上升,肝细胞受损患者的血清中 LDH_5 含量增高。

又例如,肌酸激酶(CK)是由两种亚基组成的二聚体,即肌型亚基(M)和脑型亚基(B)。脑中含有 $CK_1(BB)$,骨骼肌中含有 $CK_3(MM)$,心肌中含有 $CK_2(MB)$,因此临床上对血清中 CK_2 活性的测定,有助于心肌梗死的早期诊断。

4. 酶催化作用的机制

(1) 诱导契合学说:反应过程如下所示。

$$E+S \longleftrightarrow ES \longrightarrow P+E$$

酶的催化作用是通过其与底物形成酶-底物复合物(即中间产物),降低反应阈能来实现的(图 2-32)。酶是一个大分子蛋白质,而底物往往是小分子化合物,现已证实,酶分子表面不是任何部位都能与底物相结合的。只有酶的活性部位才能与底物结合并进行催化作用。在酶与底物相互接近时,其结构相互诱导、相互变形和相互适应,进而相互结合。酶的构象改变有利于其与底物结合;底物在酶的诱导下也会发生变形,处于不稳定的过渡态,易受酶的催化攻击。过渡态的底物与酶的活性中心结构最吻合。

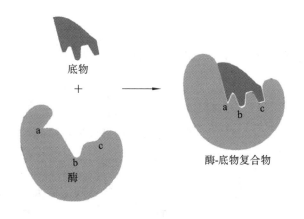

图 2-32　诱导契合学说

(2) 邻近效应与定向排列:在两个以上底物参加的反应中,底物之间必须以正确的方向相互碰撞,才有可能发生反应。酶在反应中将各种底物结合到酶的活性中心,使它们相互接近并形成有利于反应的正确定向关系。这种邻近效应与定向排列实际上是将分子间的反应变成类似于分子内的反应,从而大大提高反应速率。

(3) 多元催化:一般催化剂通常仅有一种解离状态,只有酸催化,或只有碱催化。酶是两性电解质,所含的多种功能基团具有不同的解离常数。即使同一种功能基团在不同的蛋白质分子中处于不同的微环境，其解离度也有差异。因此，同一种酶常常兼有酸、碱双重催化作用。这种多功能基团（包括辅酶或辅基）的协同作用可极大提高酶的催化效能。

（4）表面效应：前已述及，酶的活性中心多为疏水性"口袋"。疏水环境可排除水分子对酶和底物功能基团的干扰性吸引或排斥，防止在底物与酶之间形成水化膜，有利于酶与底物的密切接触。

一种目的催化反应常常是多种催化机制的综合作用，这是酶促反应高效率的重要原因。

三、影响酶催化作用的因素

（一）底物浓度对反应速率的影响

在其他因素不变的情况下，单底物、单产物的酶促反应中，底物浓度的变化对反应速率影响的作图呈矩形双曲线。当底物浓度很小时，增加底物浓度，反应速率迅速加快，反应速率加快的速度与底物浓度增大的速度成正比，反应为一级反应；随着底物浓度的不断增大，反应速率继续加快，但反应速率加快的幅度有所减小，反应速率加快的速度不再与底物浓度增大的速度成正比；当底物浓度增加到一定程度的时候，反应速率达到最大，此时再增大底物浓度，反应速率不再加快，达到了最大速度，表现出零级反应，此时酶的活性中心已被底物饱和。所有的酶均有此饱和现象，只是达到饱和时所需的底物浓度不同而已。

根据中间产物学说，底物浓度很低时，酶的活性中心未完全与底物结合，底物浓度增大，酶与底物中间体浓度增大，产物增加，反应速率增大；底物达到一定浓度后，酶的活性中心完全被底物结合，底物浓度继续增大，酶与底物中间体不增加，产物不增加，反应速率恒定。

1913 年 Michaelis L. 和 Menten M. 根据中间产物学说提出了单底物酶促反应的快速平衡模型或平衡态模型，也称为米-曼氏模型（Michaelis-Menten model）。根据该模型可推导出米氏方程式：

$$v_0 = \frac{V_{max}[\text{S}]}{K_m + [\text{S}]}$$

式中：v_0 为反应起始速度；V_{max} 为反应最大速度；$[\text{S}]$ 为底物浓度；K_m 为米氏常数。

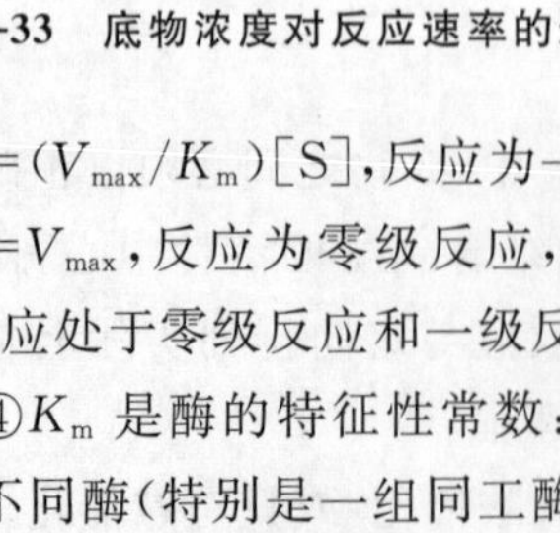

底物浓度对反应速率的影响见图 2-33。

①当 $V = \frac{1}{2}V_{max}$ 时，$K_m = [\text{S}]$。因此，K_m 等于酶促反应速率达最大值一半时的底物浓度。

②当 $k_{-1} \gg k_2$ 时，$K_m = \frac{k_{-1}}{k_1} = K_s$。因此，$K_m$ 可以反映酶与底物亲和力的大小，即 K_m 值越小，酶与底物的亲和力越大；反之，则越小。

图 2-33 底物浓度对反应速率的影响

③K_m 可用于判断反应级数：当 $[\text{S}] < 0.01 K_m$ 时，$v = (V_{max}/K_m)[\text{S}]$，反应为一级反应，即反应速率与底物浓度成正比；当 $[\text{S}] > 100 K_m$ 时，$v = V_{max}$，反应为零级反应，即反应速率与底物浓度无关；当 $0.01 K_m < [\text{S}] < 100 K_m$ 时，反应处于零级反应和一级反应之间，为混合级反应。

④K_m 是酶的特征性常数：在一定条件下，某种酶的 K_m 值是恒定的，因而可以通过测定不同酶（特别是一组同工酶）的 K_m 值，来判断是否为不同的酶。

⑤K_m 可用来判断酶的最适底物：当酶有几种不同的底物存在时，K_m 值最小者，为该

酶的最适底物。

⑥K_m可用来确定酶活性测定时所需的底物浓度：当$[S]=10K_m$时，$v=91\%V_{max}$，为最合适的测定酶活性所需的底物浓度。

⑦V_{max}可用于酶的转换数的计算：当酶的总浓度和最大速度已知时，可计算出酶的转换数，即单位时间内每个酶分子催化底物转变为产物的分子数。

（二）酶浓度对反应速率的影响

当底物浓度远大于酶浓度时，酶完全被底物结合，增大酶浓度，反应速率随之增大（图 2-34）。

（三）温度对反应速率的影响

低温时反应速率较小，随着温度升高，反应速率加快，当温度升高到某一值的时候，反应速率达到最大，若再升高温度，反应速率会迅速下降。其中使酶促反应速率达到最大的温度称为最适温度。温度对酶促反应速率有双重影响，温度升高可以使反应速率增大，但是过高的温度又会导致酶变性失活（图 2-35）。人体内多数酶的最适温度在 35~40 ℃。酶的活性随温度的降低而降低，但低温一般不会破坏酶，温度回升以后，酶又可恢复其活性。其原理可以用于指导临床操作，在护理脑出血患者的时候，常会给患者头部戴冰帽，以减慢组织代谢的速度，提高脑组织对氧和营养物质缺乏的耐受力。

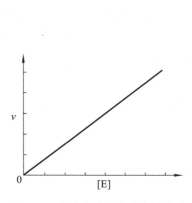

图 2-34　酶浓度对反应速率的影响

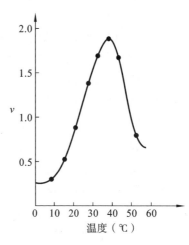

图 2-35　温度对酶活性的影响

（四）pH 值对酶促反应速率的影响

酶分子中的许多极性基团，在不同的 pH 值条件下解离状态不同，其所带电荷的种类和数量也各不相同，酶活性中心的某些必需基团往往仅在某一解离状态时才最容易同底物结合或具有最大的催化作用。此外，许多底物与辅酶也具有解离性质，pH 值的改变也可影响它们的解离状态，从而影响它们与酶的亲和力。因此，pH 值的改变对酶的催化作用影响很大。酶催化活性最大时的环境 pH 值称为酶促反应的最适 pH 值。虽然不同酶的最适 pH 值不相同，但除少数（如胃蛋白酶的最适 pH 值约为 1.8，肝精氨酸酶最适 pH 值为 9.8）外，动物体内多数酶的最适 pH 值接近中性（图 2-36）。

最适 pH 值不是酶的特征性常数，它受底物浓度、缓冲液的种类与浓度以及酶的纯度等因素的影响。溶液的 pH 值高于或低于最适 pH 值时，酶的活性降低，远离最适 pH 值时甚至会导致酶变性失活。在测定酶的活性时，应选用适宜的缓冲液，以保持酶活性的相对恒定。

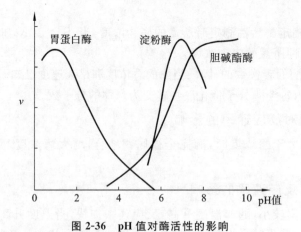

图 2-36　pH 值对酶活性的影响

(五) 激活剂对反应速率的影响

使酶由无活性变为有活性或使酶活性增加的物质称为酶的激活剂。激活剂大多为金属离子,如 Mg^{2+}、K^+、Mn^{2+} 等;少数为阴离子,如 Cl^- 等。也有许多有机化合物激活剂,如胆汁酸盐等。

大多数金属离子激活剂对于酶促反应是不可缺少的,否则将测不到酶的活性。这类激活剂称为必需激活剂。它们与酶、底物或酶-底物复合物结合参加反应,但不转化为产物。例如,己糖激酶催化的反应中,Mg^{2+} 与底物 ATP 结合生成 Mg^{2+}-ATP,后者作为酶的真正底物参加反应。有些激活剂不存在时,酶仍有一定的催化活性,这类激活剂称为非必需激活剂。非必需激活剂通过与酶或底物或酶-底物复合物结合,提高酶的活性。Cl^- 是唾液淀粉酶的非必需激活剂。许多有机化合物激活剂也属于此列。

(六) 抑制剂对反应速率的影响

凡能使酶的活性下降而不引起酶蛋白变性的物质称为酶的抑制剂,抑制作用分两种类型,即不可逆性抑制和可逆性抑制。

1. 不可逆性抑制(irreversible inhibition)　抑制剂通常以共价键形式与酶活性中心的必需基团相结合使酶失活,抑制剂不可用透析、超滤等方法去除。例如,有机磷中毒时有机磷物质抑制羟基酶活性,可用解磷定(PAM)解毒;重金属离子及砷中毒抑制巯基酶活性,可用二巯丙醇(BAL)解毒。

2. 可逆性抑制(reversible inhibition)　抑制剂通常以非共价键形式与酶或酶-底物复合物可逆性结合,使酶的活性降低或丧失;抑制剂可用透析、超滤等方法去除。

(1) 竞争性抑制(competitive inhibition):抑制剂与底物的结构相似,能与底物竞争酶的活性中心,从而阻碍酶-底物复合物(ES)的形成,使酶的活性降低。这种抑制作用称为竞争性抑制作用。

$$E + S \rightleftharpoons ES \longrightarrow E + P$$
$$+$$
$$I$$
$$\updownarrow$$
$$EI$$

反应模式特点:①竞争性抑制剂与底物结构类似,竞争酶的活性中心。②竞争性抑制剂与酶活性中心结合后,酶失去催化作用。③抑制程度取决于竞争性抑制剂与底物之间的相对浓度。④酶不能同时与竞争性抑制剂和底物结合。例如:磺胺类药物可与对氨基苯甲酸竞争二氢叶酸合成酶。

（2）非竞争性抑制（non-competitive inhibition）:非竞争性抑制剂与酶活性中心外的基团可逆性结合,导致酶的三维构象改变,降低酶的活性,但不影响酶与底物的结合。

$$
\begin{array}{ccc}
E+S & \longleftrightarrow ES & \longrightarrow E+P \\
+ & + & \\
I & I & \\
\updownarrow & \updownarrow & \\
EI+S & \longleftrightarrow EIS &
\end{array}
$$

反应模式特点:①非竞争性抑制剂与酶活性中心外的必需基团结合,底物与非竞争性抑制剂之间无竞争关系。②抑制程度取决于非竞争性抑制剂的浓度。③酶-底物-非竞争性抑制剂复合物不能进一步释放产物。

（3）反竞争性抑制（uncompetitive inhibition）:反竞争性抑制剂只能与酶-底物复合物(ES)结合,使 ES 不能分解成产物。

$$
\begin{array}{ccc}
E+S & \longleftrightarrow ES & \longrightarrow E+P \\
& + & \\
& I \longleftrightarrow EIS &
\end{array}
$$

反应模式特点:①反竞争性抑制剂只与酶-底物复合物结合。②抑制程度取决于反竞争性抑制剂的浓度及底物的浓度。③反竞争性抑制剂可增加 ES 之间的亲和力,与竞争性抑制作用相反。

四、酶与医学的关系

（一）酶与疾病的发生

酶的催化作用是机体代谢过程正常进行,以维持生命正常活动的必要条件。体内某种酶生成障碍或催化作用受阻就会引起疾病的发生。因酶的生成障碍使相应的正常代谢途径不能进行而引起的疾病称为酶遗传性缺陷病。现已发现 140 多种酶遗传性缺陷病。例如,酪氨酸酶遗传性生成障碍时,酪氨酸不能转化成黑色素,导致皮肤、毛发缺乏黑色素而患白化病。

酶的催化作用受阻引起的疾病有四种类型:①酶活性受到抑制,如有机磷农药中毒是由于抑制了胆碱酯酶活性;②酶原异常激活,如胰蛋白酶在胰腺内异常激活引起急性胰腺炎;③酶的辅助因子缺乏,如维生素 K 缺乏引起凝血因子不能成熟,导致血液凝固异常;④激素代谢异常,如胰岛素生成不足或功能障碍引起糖代谢关键酶失活,导致糖尿病。

（二）酶与疾病的诊断

测定血清、血浆或尿液等体液中酶活性的变化,以及用酶作为试剂测定疾病相关物质的含量,对于疾病的辅助诊断有重要意义。

血清酶的测定,可应用于肝胆、急性心肌梗死和肿瘤的诊断。常见血清酶活性异常的病因如下:①组织器官受损造成细胞破坏或细胞膜通透性增强,酶大量释放入血;②细胞转化率增高或细胞增殖加快,其特异性标志酶释放入血;③细胞内酶活性增加,进入血液的酶随之增高;④细胞内酶合成障碍,使血清酶活性降低;⑤细胞内酶排泄障碍,使血清酶活性增高;⑥酶活性受到抑制,使血清酶活性降低。

  利用酶作为试剂,对一些酶的活性、底物浓度、激活剂、抑制剂进行定量分析的方法称为酶法分析,已经广泛应用于临床检验,如利用葡萄糖氧化酶测定血糖,尿酶测定尿素氮等。临床常用的酶试剂还有胆固醇酯酶、胆固醇氧化酶、α-磷酸甘油脱氢酶、过氧化氢酶、己糖激酶等。

(三) 酶与疾病的治疗

  某些酶可以作为药物直接用于疾病治疗,如胰蛋白酶、糜蛋白酶等,能催化蛋白质分解,此原理已用于外科扩创,化脓伤口净化及胸、腹腔浆膜粘连的治疗等;在血栓性静脉炎、心肌梗死、肺梗死以及弥散性血管内凝血等病的治疗中,可应用纤溶酶、链激酶、尿激酶等,以溶解血块,防止血栓的形成等。

  某些药物可以影响酶活性。利用酶的竞争性抑制的原理,合成一些化学药物,可以进行抑菌、杀菌和抗肿瘤等的治疗。如磺胺类药物是二氢叶酸合成酶的竞争性抑制剂,从而影响细菌的叶酸代谢,达到抑制细菌生长的作用;硫氧嘧啶可抑制碘化酶,从而影响甲状腺素的合成,故可用于治疗甲状腺功能亢进等。

(张 迁)

直通护考
在线答题

Note

第三章　细胞的基本功能

能力目标

1. 掌握：细胞膜的物质转运功能；静息电位、动作电位的概念；骨骼肌神经-肌肉接头处兴奋的传递；兴奋-收缩耦联。

2. 熟悉：出胞和入胞；静息电位、动作电位的产生机制；兴奋的引起和传导。

3. 了解：细胞的跨膜信号转导功能；局部电位；骨骼肌的收缩机制；骨骼肌的收缩形式。

细胞是构成人体的基本结构和功能单位。人体的细胞多种多样，每种细胞都将执行一定的功能，人体的一切生命活动都是在细胞功能的基础上完成的。因此，学习细胞的基本功能，有助于理解和认识人体生命活动的基本规律。

案例 3-1

患儿，男，9 岁。因急性上呼吸道感染给予青霉素皮试"阴性"后静脉输入 0.9% 氯化钠注射液 250 mL 加青霉素钠 560 万 U 和病毒唑注射液 0.3 g，静脉点滴，约 10 min 即出现全身抽搐、呼之不应、两眼上翻、口吐白沫，立即停止输液并给予肾上腺素 0.5 mg，地塞米松注射液 5 mg 肌内注射。查体：T 36.7 ℃，R 40 次/分，P 160 次/分，BP 70/60 mmHg，神志不清，两眼上翻、口吐白沫、全身抽搐、瞳孔对光反射消失，瞳孔直径左侧约 4 mm，右侧约 3 mm，颜面及口唇发绀，颈软，无抵抗，两肺可闻及干、湿性啰音。心率 160 次/分，律齐，第一心音略低钝，各瓣膜听诊区未闻及杂音。腹软，肝肋下可及。四肢无畸形，两下肢无凹陷性水肿，双侧巴宾斯基征阳性。诊断：过敏性休克并脑水肿、喉头水肿、肺水肿。

具体任务：

用细胞生理的知识解释脑水肿（细胞毒性脑水肿）的发病机制。

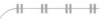

本章 PPT

案例解析 3-1

第一节 细胞膜的基本结构与功能

一、细胞膜的基本结构

细胞膜是一种特殊的生物膜,具有特殊的结构和功能,属于半透膜,把细胞内外的物质隔开,构成细胞的屏障,使细胞成为一个相对独立的单位。细胞膜可以保持细胞内物质成分的稳定,维持正常的新陈代谢,其与外界的物质转运、信息传递、能量转移、免疫功能等是分不开的。细胞膜主要由脂质、蛋白质和极少量的糖类组成。关于其基本结构和组成,现在最公认的是"液态镶嵌模型"学说,该学说的基本内容如下:细胞膜以液态脂质双分子层为基架,其中镶嵌着具有不同生理功能的蛋白质(图 3-1)。

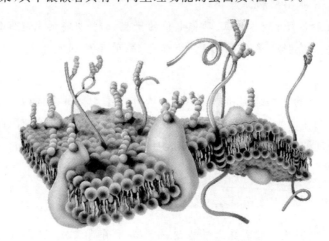

图 3-1 细胞膜的液态镶嵌模型

细胞膜的各种功能与膜上所含的蛋白质有关。蛋白质镶嵌在细胞膜的脂质双分子层中,镶嵌形式多样,有的两端露在细胞膜的两侧,贯穿整个脂质双分子层;有的埋在细胞膜的外侧面或内侧面,具有一定深度;有的附着在脂质双分子层的内侧、外侧。蛋白质的功能如下:物质转运,如通道蛋白,载体蛋白;识别特异性化学刺激,如膜外侧的糖蛋白;信号转导等功能。而细胞膜上糖类的主要功能如下:可作为特异性标志,特异性地与某种递质、激素等结合;可作为抗原物质。

二、细胞膜的物质转运功能

(一) 单纯扩散

单纯扩散(simple diffusion)是指脂溶性小分子物质由高浓度一侧向低浓度一侧跨膜转运的方式,这是一种简单的物理扩散现象。只有脂溶性物质才能以此方式转运,如 O_2、CO_2、尿素、乙醇等。单纯扩散的量主要取决于两个因素:①细胞膜两侧物质的浓度差,它与扩散的量成正比;②细胞膜的通透性即物质通过细胞膜的难易程度,通透性与扩散的量成正比。

单纯扩散的特点是转运的物质是顺浓度差的,不需要消耗能量。

（二）易化扩散

易化扩散（facilitated diffusion）是指非脂溶性小分子物质（水溶性或脂溶性很低的小分子物质）借助细胞膜上特殊蛋白质的帮助，由高浓度一侧向低浓度一侧跨膜转运的方式。根据参与的膜蛋白不同，可将易化扩散分为两种类型。

1. 载体易化扩散　水溶性小分子物质以载体蛋白质（载体）为介导，顺浓度差的跨膜转运称为载体易化扩散，简称为载体运输（carrier transport）。载体是贯穿于脂质双分子层的整合蛋白质，它在物质浓度高的一侧与被转运物质相结合，引起载体的分子构型改变，将物质转运至浓度低的另一侧，然后与物质分离，恢复原来的分子结构，以反复循环进行转运。葡萄糖、氨基酸就是以此方式进入细胞的（图 3-2）。

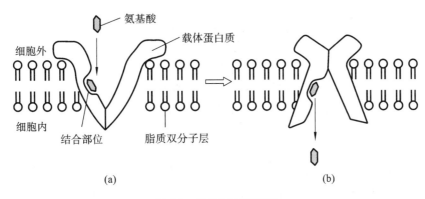

图 3-2　载体转运示意图

（a）载体蛋白质在膜的一侧与被转运物结合　（b）载体蛋白质在膜的另一侧与被转运物分离

载体运输具有以下特点：①特异性：一种载体只能选择转运某种特定结构的物质。②饱和现象：细胞膜两侧物质的浓度增加到一定限度时，扩散通量不会随之增加，这是因为载体的数量和结合位点是有限的；③竞争性抑制：若某一载体对 A 和 B 两种结构相似的物质都有转运能力，那么当环境中 A 物质增多将会减弱载体对 B 物质的转运能力，这是由于 A 物质占据了一定数量的结合位点的结果。

2. 通道易化扩散　各种离子以通道蛋白质（通道）为介导，顺浓度差的跨膜转运称为通道易化扩散，简称为通道运输（channel transport）。通道是一条贯穿于细胞膜并带有闸门装置的管道，开放时，离子经通道由高浓度一侧向低浓度一侧扩散；关闭时，即使细胞膜两侧存在某种离子的浓度差，该离子也不能通过（图 3-3）。通道运输主要转运各种离子，根据离子选择性不同，通道可分为 Na^+ 通道、K^+ 通道、Ca^{2+} 通道、Cl^- 通道等，通道具有闸门样的结构来控制通道的开放和关闭，故通道又称门控通道。根据引起闸门开闭的原因不同，分为不同的门控通道，如细胞膜两侧电位变化调控其开闭的通道，称为电压门控通道，Na^+ 通道、K^+ 通道、Ca^{2+} 通道属于此类；化学物质调控其开闭的通道，称为化学门控通道，如骨骼肌细胞终板膜上 N_2 型乙酰胆碱受体阳离子通道。

易化扩散的特点是顺浓度差转运，不消耗能量，需要膜蛋白的帮助。单纯扩散和易化扩散转运物质时，是顺浓度差（或电位差）进行的转运，不需要消耗能量，故属于被动转运。

（三）主动转运

主动转运（active transport）是指在膜蛋白（离子泵）的帮助下，通过细胞本身的耗能过程，将小分子物质或离子逆浓度差和（或电位差）转运的方式。主动转运可分为原发性主动转运和继发性主动转运两种。

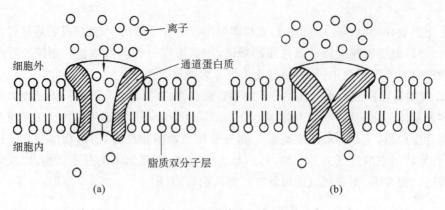

图 3-3　通道转运示意图

(a)通道开放　(b)通道关闭

(仿 A. J. Vander)

1. 原发性主动转运　原发性主动转运(primary active transport)是指细胞直接利用代谢产生的能量,通过"离子泵"将离子逆浓度差和(或)电位差转运的过程。离子泵是一种镶嵌在细胞膜上的特殊蛋白质,具有 ATP 酶的活性,可分解 ATP 为 ADP,并释放能量完成离子的转运。研究最为充分、对细胞的生命活动最为重要的是 Na$^+$-K$^+$泵简称为钠泵(sodium pump)。钠泵是由 α 和 β 两个亚单位组成的二聚体蛋白质,具有 ATP 酶的活性,又称为 Na$^+$-K$^+$依赖式 ATP 酶。当细胞内 Na$^+$浓度增高和(或)细胞外 K$^+$浓度增高时,可激活钠泵。一般情况下,每分解 1 分子 ATP,可将细胞内 3 个 Na$^+$泵出细胞外,将细胞外 2 个 K$^+$泵入细胞内。钠泵的活动可使细胞内的 K$^+$浓度约为细胞外液的 30 倍,细胞外液中的 Na$^+$浓度约为细胞内的 10 倍,从而形成并保持细胞内高 K$^+$,细胞外高 Na$^+$的不均衡的离子分布(图 3-4)。

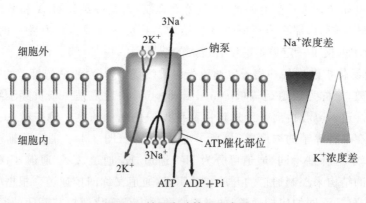

图 3-4　钠泵主动转运示意图

可见,钠泵的活动对维持细胞正常功能具有重要作用。钠泵的主要功能包括以下几个方面:①钠泵活动造成的细胞内高 K$^+$是细胞进行许多代谢反应的必要条件;②细胞内低 Na$^+$可维持细胞的正常渗透压和形态;③建立 Na$^+$的跨膜浓度梯度,为继发性主动转运的物质提供势能储备,保持细胞内外 Na$^+$、K$^+$不均匀分布;④钠泵活动形成的跨膜离子浓度梯度也是细胞发生生物电的前提条件(见第二节)。

离子泵有多种,除钠泵外,还有钙泵、氢泵等。这些离子泵在分子结构上和钠泵很相似,都以直接分解 ATP 为能量来源,将相应离子进行逆浓度转运,均属原发性主动转运。

2. 继发性主动转运　一些物质在进行逆浓度差或电位差转运时,不直接利用来自

ATP分解所释放的能量,而是利用来自钠泵分解ATP释放的能量建立势能储备,这种间接利用分解ATP释放能量的主动转运过程称为继发性主动转运(secondary active transport)。如小肠黏膜上皮细胞对葡萄糖和氨基酸的主动转运,是由于小肠黏膜上皮细胞基侧膜上钠泵的活动,造成细胞膜两侧Na^+的浓度梯度,在Na^+顺浓度梯度转运释放的势能驱动下,葡萄糖、氨基酸逆浓度差转至上皮细胞内,进入上皮细胞内的葡萄糖、氨基酸可经基侧膜上的相应载体扩散至细胞外液,再进入血液,完成葡萄糖、氨基酸在小肠的吸收过程(图3-5)。

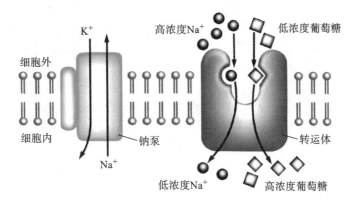

图 3-5　继发性主动转运示意图

继发性主动转运可分为同向转运和反向转运。若转运物质的方向与Na^+转运的方向相同称为同向转运,如葡萄糖、氨基酸在小肠黏膜上皮的吸收以及在肾小管上皮重吸收的过程;与Na^+转运的方向相反称为反向转运,如心肌细胞上的Na^+-Ca^{2+}交换。

(四) 入胞与出胞

以上三种转运方式转运的是小分子物质,大分子物质或团块状物质进出细胞膜,可通过一系列复杂的耗能过程,以入胞和出胞的方式来完成跨膜转运。

1. 入胞　大分子物质或团块物质从细胞外进入细胞内的过程称为入胞(endocytosis),也称内吞。如血浆中的蛋白质、大分子营养物质、细菌、异物等进入细胞。如果进入细胞内的物质为固体,则称为吞噬(phagocytosis);如果进入细胞内的物质为液态,则称为吞饮(pinocytosis)。

当大分子物质或团块物质作用于细胞时,首先被细胞识别并接触,接触处的细胞膜向内凹陷或伸出伪足包绕异物,此后包裹的细胞膜融合、断裂,使异物同包裹它的细胞膜一起进入细胞内形成吞噬体,吞噬体在细胞内与溶酶体融合,异物被其中的酶分解。如中性粒细胞将细菌等吞噬后,形成吞噬泡,这些吞噬泡与溶酶体融合,其内容物被溶酶体内的蛋白水解酶消化分解。

如果被转运的物质首先被细胞膜上相应的受体所识别,发生特异性结合,然后向细胞内凹陷,在胞内形成吞饮泡,称为受体介导式入胞。受体介导式入胞是最主要的入胞形式。通过此形式入胞的物质称之为配体,它们通过与受体结合才发挥作用。受体介导式入胞的速度快,特异性高,是一种很有效的转运形式(图3-6)。

2. 出胞　大分子物质或团块物质从细胞内排至细胞外的过程称为出胞(exocytosis)。如内分泌腺细胞分泌激素、消化腺细胞分泌消化酶、神经末梢释放递质等。大分子物质在细胞内的粗面内质网合成,在高尔基复合体转运过程中,被一层膜物质包裹形成分泌囊泡,储存在细胞质中。当分泌活动开始时,囊泡向细胞膜移动,与细胞膜接触、融合、破裂,将囊泡内的物质一次性全部排出细胞(图 3-6)。

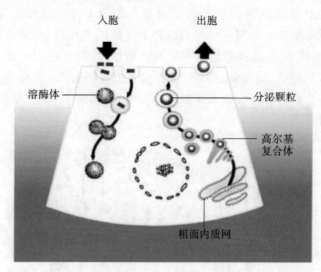

图 3-6　入胞和出胞示意图

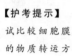

出胞与入胞都伴随着细胞膜的变形运动,都需要消耗能量(来自 ATP 的分解)。

综上所述,根据是否耗能,物质跨膜转运过程可分为被动转运和主动转运。单纯扩散和易化扩散属于被动转运,主动转运包括原发性主动转运和继发性主动转运及入胞、出胞。

三、细胞膜的受体及信号转导功能

机体各种器官、组织和细胞通过神经和体液调节彼此协调成为整体,并与内、外环境相适应。细胞间存在着完善、发达的信号传递系统,使细胞之间能互相联系与沟通,协调细胞的增殖、分化、代谢和功能活动,保证整体功能的正常顺利进行。细胞信号传递系统是指各种细胞外信号传导到靶细胞内,启动其生物效应所涉及的复杂生物系统。参与细胞间传递信息的物质称为配体,约有几百种,如神经递质、激素、细胞因子等。受体(receptor)是指细胞中能识别各种配体,并与配体特异性结合,从而引起各种生物效应的蛋白质。按分布的部位可分为膜受体、胞质受体和核受体。膜受体是将细胞外信号导入细胞内的重要枢纽,根据受体-配体复合物能否引起第二信使的产生及新式的种类,膜受体可分为三类:离子通道型受体、G 蛋白耦联受体、酶耦联受体。不同的跨膜信号转导方式由不同的膜受体介导。

(一)离子通道型受体介导的信号转导

目前,体内至少存在三种类型的通道样结构,即化学门控通道、电压门控通道、机械门控通道。离子通道型受体也称促离子型受体,受体蛋白本身就是离子通道,例如,在终板膜上的 N_2 型乙酰胆碱(ACh)受体是细胞膜上的化学门控通道;神经细胞和肌细胞膜上有 Na^+、K^+、Ca^{2+} 的电压门控通道分子结构,控制这类通道开放和关闭的因素是通道所在膜两侧跨膜电位的改变。耳蜗细胞膜上感受外来机械信号可使细胞膜局部变形或牵引直接刺激附近细胞膜中的机械门控通道,完成细胞内的信号转导。现以运动神经末梢释放的 ACh 引起骨骼肌兴奋为例,进一步说明通道在跨膜转导中的作用。当神经冲动到达神经末梢时,先是由神经末梢释放一定数量的 ACh,ACh 经间隙扩散后与肌细胞终板膜 N_2 型 ACh 受体相结合,引起终板膜化学门控通道开放,引起 Na^+ 和 K^+ 经通道易化扩散,产生终板电位,最后引起骨骼肌的兴奋和收缩,从而实现 ACh 的信号跨膜转导(见第三节)。离子通道型受体介导的信号转导特点是路径简单,速度快。

(二) G 蛋白耦联受体介导的信号转导

G 蛋白耦联受体介导的信号转导是通过膜受体、G 蛋白、G 蛋白效应器、第二信使等一系列存在于细胞膜和细胞质中的信号分子实现的。G 蛋白耦联受体是最大的表面受体家族。有 100 多种激素、神经递质和其他信号分子,靶细胞功能的调节是通过它来介导的。

膜受体要通过 G 蛋白才能发挥作用,故称为 G 蛋白耦联受体。G 蛋白是可与鸟苷酸结合的蛋白质的总称,是连接膜受体与细胞内效应器的膜蛋白,存在于细胞膜的胞质面。G 蛋白是由 α、β、γ 三个不同的亚单位组成。G 蛋白效应器包括催化生成第二信使的效应器酶和离子通道两类,主要的效应器酶有细胞膜上的腺苷酸环化酶(AC)、磷脂酶 C(PLC)、依赖 cGMP 的磷酸二酯酶(PDE)等,它们催化生成(或分解)第二信使,实现细胞外的信号向细胞内转导(图 3-7)。

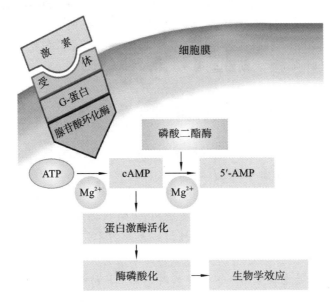

图 3-7　由膜受体-G 蛋白-效应器酶组成的跨膜信号转导系统

第二信使是指激素、神经递质、细胞因子等信号分子(第一信使)作用于细胞膜后产生的细胞内信号分子。目前已知的第二信使主要有环磷酸腺苷(cAMP)、三磷酸肌醇(IP_3)、二酰甘油(DG)、环磷酸鸟苷(cGMP)和 Ca^{2+} 等。根据第二信使及其作用途径的不同,有多种不同的细胞内信号转导途径。如 cAMP-PKA 途径,激素为第一信使,作用于靶细胞膜上的相应受体,经 G 蛋白耦联,激活 AC,在 Mg^{2+} 作用下,催化细胞质中的 ATP 转变为 cAMP,cAMP 作为第二信使,激活蛋白激酶 A(PKA),PKA 再使细胞内某些底物蛋白磷酸化,这些底物蛋白也是基因表达的调节因子,表达的蛋白质可使细胞发生各种生理效应(腺细胞的分泌,肌细胞的收缩,细胞膜通透性改变,以及细胞内某些酶促反应等)。

除上述途径,G 蛋白耦联受体介导的信号转导途径还有 IP_3-Ca^{2+} 途径,DG-PKC 途径等。

(三) 酶耦联受体介导的信号转导

酶耦联受体是指细胞膜上的一些蛋白质分子,这类受体膜外侧既有与配体特异结合的位点,又具有酶的活性。酶耦联受体可分为两类,即酪氨酸激酶受体和鸟苷酸环化酶受体两类。酪氨酸激酶受体具有酶的活性,大部分生长因子和一些肽类激素,如表皮生长因子(EGF)、神经生长因子(NGF)、胰岛素等,在与酪氨酸激酶受体结合后,可使细胞质侧酪氨酸激酶激活,导致受体自身和(或)细胞内酪氨酸残基磷酸化,受体的这种自身磷酸化在信号转导过程中起着重要的作用。鸟苷酸环化酶受体本身没有酶的活性,由结合亚单位和催化亚单位组成,当其与配体(如心房钠尿肽)结合,将激活鸟苷酸环化酶(GC),GC 使细胞质内的 GTP 环化,生成 cGMP,cGMP 结合并激活蛋白激酶 G(PKG),PKG 对底物蛋白磷酸化,从而实现信号转导。

第二节　细胞的生物电现象

一切活的细胞无论是在安静状态还是活动过程中都伴有电现象,称为生物电现象(bioelectricity phenomenon)。生物电发生在细胞膜的两侧,故也称为跨膜电位(transmembrane potential),简称膜电位(membrane potential),包括细胞安静时的静息电位和细胞受刺激时所产生的动作电位。

案例 3-2

患者,男,37 岁。因"进食河鲀后全身麻木乏力、恶心呕吐 1 h"步行入急诊科。患者于 2015 年 1 月 26 日上午进食河鲀约 250 g,1 h 后出现全身麻木、乏力,且渐进性加重,伴恶心呕吐,自觉轻度呼吸困难,呼吸频率 18 次/分,面部肌肉不自主抽动,无腹痛、腹泻,无头晕胸闷,无肢体偏瘫。既往体健,否认药物过敏史。心电图正常。初步诊断:急性河鲀毒素(TTX)中毒。

具体任务:

用细胞生物电现象的知识解释肌肉不自主抽动的发病机制。

案例解析 3-2

一、静息电位

(一) 静息电位的概念

静息电位(resting potential,RP)是指细胞处于安静状态下,存在于细胞膜内、外两侧的稳定的电位差。测量静息电位的实验方法如图 3-8 所示,将示波器的两个测量电极 A 和 B 置于安静状态下的神经细胞膜外表面或插入神经细胞膜内时(图 3-8(a)),示波器屏幕上的光点在等电位上进行横向扫描,说明细胞膜外表面的任意两点之间没有电流移动,不存在电位差。但如果把电极 A 置于细胞膜外表面,另一个电极 B 刺入细胞膜内(图 3-8(b)),就在电极 B 刺入细胞膜内的瞬间,屏幕上的光点迅速从等电位下降到一定水平并继续进行横向扫描,说明细胞膜内、外两侧存在着电位差,且细胞膜外的电位高,带正电荷,细胞膜内的电位低,带负电荷,若规定细胞膜外电位为零,则细胞膜内为负电位。一般以细胞膜内电位表示静息电位,为负值。

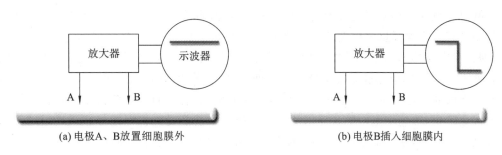

(a) 电极A、B放置细胞膜外　　　　　　　(b) 电极B插入细胞膜内

图 3-8　测定静息电位的示意图

大多数细胞的静息电位都稳定在某一相对恒定的水平,如哺乳动物的神经细胞和骨骼肌细胞的静息电位为 -90 mV~-70 mV;人的红细胞的静息电位约为 -10 mV 等。细胞处于静息电位时,存在于细胞膜两侧稳定的内负外正状态称为极化(polarization);以静息电位为基准,细胞膜内电位负值增大称为超极化(hyperpolarization)(表示细胞发生抑制);细胞膜内电位负值减小称为去极化(depolarization)(表示细胞发生兴奋);细胞发生去极化后,细胞膜电位再恢复到极化状态称为复极化(repolarization);细胞膜两侧电位发生倒转,细胞膜外为负,细胞膜内为正,称为反极化。静息电位和极化状态是一个现象的两种表达方式,均为细胞安静的标志。静息电位表示的是细胞膜内、外的电位差,而极化状态则表示的是细胞膜两侧电荷的分布情况。

（二）静息电位产生的机制

早在 1902 年,Bernstein 提出了离子流学说,静息电位的产生机制可用离子流学说来解释。该学说认为,生物电的产生有两个前提条件:①细胞膜内、外的离子分布不均衡,存在浓度差,见表 3-1;②细胞膜对各种离子的通透性不同,见表 3-1。

表 3-1　哺乳动物静息状态下神经细胞细胞膜内、外的主要离子分布及扩散趋势

主要离子	离子浓度/(mmol/L)		细胞膜内、外浓度比	扩散趋势	细胞膜对离子的通透性
	细胞膜内	细胞膜外			
K^+	140	5	28:1	外流	大
Na^+	10	130	1:13	内流	很小
Cl^-	4	120	1:30	内流	很小
A^-	多	少		外流	无

当细胞处于安静时,细胞膜对 K^+ 的通透性大,对 Na^+、Cl^- 的通透性很小,而对有机阴离子(A^-)没有通透性。而细胞内的 K^+ 浓度约为细胞外液 28 倍,带正电荷的 K^+ 在浓度差驱动下,以易化扩散的方式向细胞膜外流动,同时细胞膜内的 A^- 在正电荷的吸引下也有随 K^+ 外流的趋势,但细胞膜对 A^- 没有通透性,A^- 被阻隔在细胞膜内侧面。随着 K^+ 的不断外流,细胞膜外正电荷逐渐增加,使细胞膜外电位上升;细胞膜内 A^- 外流受阻,细胞膜内电位下降,因此,在细胞膜两侧出现了内负外正的电荷分布状态,导致电位差的形成。此电位差随着 K^+ 外流逐渐加大,形成电场力将阻止 K^+ 继续外流。当促使 K^+ 外流的浓度差和阻止 K^+ 外流的电场力达到平衡时,K^+ 的净外流停止,细胞膜两侧的电位差稳定在某一数值,此电位差为 K^+ 电-化学平衡电位,也称 K^+ 平衡电位。细胞安静时,细胞膜对 Na^+ 的通透性为 K^+ 的 $1/100$~$1/50$,对 Cl^- 有很小的通透性,由于 K^+ 外流造成的细胞膜内负电位阻碍和抵消了 Cl^- 内流趋势,故而静息电位主要是 K^+ 外流形成的电-化学平衡电位。

静息电位的大小主要受细胞内、外 K^+ 浓度的影响。一般情况下,细胞内 K^+ 浓度变动很小,因此,影响静息电位大小的主要因素是细胞外 K^+ 浓度。当增加细胞外 K^+ 浓度时,细胞膜内外的 K^+ 浓度差减小,向外扩散的驱动力减小,静息电位也随之降低,若降低细胞外 K^+ 浓度,则引起静息电位升高。此外,钠泵对维持细胞内、外的 Na^+、K^+ 浓度差,保持稳定的静息电位也有重要的作用。当细胞缺血、缺氧或 H^+ 增多(酸中毒)时,可导致细胞代谢障碍,影响细胞向钠泵提供能量。如果钠泵功能受到抑制或停止活动,K^+ 不能正常泵回细胞内,导致细胞内、外 K^+ 的浓度差降低,使静息电位逐渐减小甚至消失。

二、动作电位

(一)动作电位的概念

动作电位(action potential,AP)是指可兴奋细胞受刺激时,在静息电位的基础上发生的一次迅速可扩布性电位变化。

不同组织细胞受到刺激后所产生的动作电位形态不尽相同,神经纤维受刺激后产生动作电位的示意图如图 3-9 所示。安静时,神经纤维静息电位为 -70 mV,刺激后立即有一个刺激伪迹,经过短暂的潜伏期后出现一个明显的电位变化,即动作电位。动作电位由锋电位和后电位组成。锋电位是动作电位的主要组成部分,包括去极相(上升支)和复极相(下降支),上升支膜电位由原来的 -70 mV 增加到 $+35$ mV,发生了去极化,又称为去极相,其中由 0 mV 达到 $+35$ mV,细胞膜内电位均为正值,称为超射(overshoot),此时,膜电位转变为内正外负状态,出现了反极化。下降支膜电位从顶点 $+35$ mV 向 -70 mV 方向恢复,达到静息电位的水平,发生了复极化,又称为复极相。膜电位恢复到静息水平之前,细胞膜两侧出现微小而缓慢的电位变化,称为后电位。后电位由负后电位(膜电位小于静息电位)和正后电位(膜电位大于静息电位)组成。

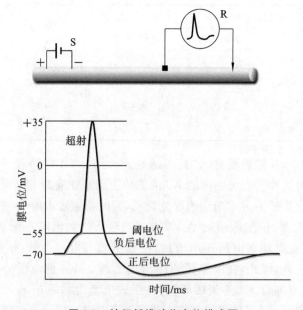

图 3-9　神经纤维动作电位模式图

动作电位是可兴奋细胞发生兴奋的共同标志,动作电位与兴奋是同义语。可兴奋细胞只有先产生兴奋,然后才能表现出各自特定的生理功能,如肌肉的收缩、腺体的分泌等。

细胞在发生一次动作电位的过程中,其兴奋性将出现一系列周期性的变化,即绝对不应期→相对不应期→超常期→低常期。动作电位与兴奋性变化的时间关系如图 3-10 所示。神经纤维兴奋过程中兴奋性的变化见表 3-2。

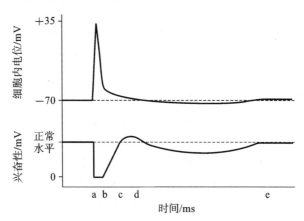

图 3-10　动作电位与兴奋性变化的时间关系

ab:锋电位(绝对不应期)

bc:负后电位的前部(相对不应期)

cd:负后电位的后部(超常期)

de:正后电位(低常期)

表 3-2　神经纤维兴奋过程中兴奋性的变化

分　期	与动作电位的相应关系	兴　奋　性	持续时间/ms	Na^+ 活动状态
绝对不应期	锋电位	降至零	0.3~0.5	失活
相对不应期	负后电位前段	逐渐恢复	3	部分恢复
超常期	负后电位后段	超过正常	12	大部分恢复,膜电位靠近阈电位
低常期	正后电位	低于正常	70	膜电位与阈电位的距离增大

(二) 动作电位的产生机制

动作电位的产生机制也可用离子流学说来解释。从表 3-1 可知,细胞外 Na^+ 浓度比细胞内高 13 倍,在静息电位的基础上,当细胞受到刺激时,细胞膜对 Na^+ 的通透性开始增大,细胞膜上少量 Na^+ 通道开放,Na^+ 顺浓度差和电位差少量内流,使细胞膜内电位负值减小,即产生轻度去极化。当去极化使膜电位负值减小到一定数值时,引起大量 Na^+ 通道激活开放,使 Na^+ 大量内流,导致细胞膜内正电荷迅速增加,使细胞膜内电位急剧上升,结果造成细胞膜内负电位消失,直至继续内流的 Na^+ 使膜电位发生逆转,形成内正外负的反极化状态,造成细胞膜内、外存在电位差,此电位差形成阻止 Na^+ 内流的电场力,当促使 Na^+ 内流的浓度差和阻止 Na^+ 内流的电场力达到平衡时,Na^+ 净内流停止,此时动作电位达到最大幅值,称为 Na^+ 电-化学平衡电位,简称 Na^+ 平衡电位,这是动作电位上升支形成的机制。

细胞膜在去极化的过程中,Na^+ 通道开放时间很短,随后 Na^+ 通道关闭而失活,使细胞膜对 Na^+ 通透性变小,与此同时细胞膜对 K^+ 的通透性增大,K^+ 通道开放,细胞膜内

K^+在浓度差和电位差的驱动下快速外流,使细胞膜内电位又从正值向负值转变,直到膜电位基本恢复到静息水平,这是动作电位下降支形成的机制。

复极化结束,这时膜电位虽然基本恢复,但离子分布状态并未恢复到静息水平,与安静时相比,Na^+内流导致细胞内多了Na^+,K^+外流导致细胞外多了K^+,这种微小的变化,足以激活细胞膜上的钠泵,它将内流的Na^+泵出,同时将外流的K^+泵入,使细胞内、外的离子分布完全恢复到原来的静息水平,为下一次兴奋做准备。所以,后电位的发生就是钠泵活动的结果。

总之,锋电位的上升支主要是由于Na^+大量、快速内流,形成Na^+平衡电位;下降支主要是由于K^+快速外流,形成K^+平衡电位,膜电位基本恢复后通过钠泵转运,恢复细胞内外Na^+、K^+的不均衡分布。

在临床上,有些药物可以选择性地阻断某种离子的跨膜移动,河鲀毒素(TTX)可以阻断Na^+通道,阻止动作电位的出现。而四乙基铵可阻断K^+通道,不影响Na^+通道。它们可以用作工具药来研究Na^+通道、K^+通道对动作电位产生的影响。

(三)动作电位的引起与传导

1. 动作电位的引起 细胞受到刺激后可以引起动作电位,但并不是任何刺激都能触发动作电位。当细胞接受一次阈刺激或阈上刺激时,引起细胞的一次兴奋,由于细胞膜上的Na^+通道是电压门控通道,只有细胞膜去极化达到某一临界值时,才能引起Na^+通道突然大量开放,使Na^+大量内流,产生Na^+再生性循环,使细胞膜迅速、自动去极化,从而爆发动作电位。这个使细胞膜上Na^+通道突然大量开放,触发动作电位的临界膜电位值称为阈电位(threshold potential,TP)。细胞膜去极化达到阈电位是产生动作电位的必要条件,而动作电位是细胞兴奋的客观标志。阈电位的数值比静息电位的绝对值小$10\sim20$ mV。静息电位和阈电位的差值与细胞兴奋性的高低呈反比例关系,差值越大,兴奋性越低;反之,兴奋性越高。可见,引起细胞产生动作电位的关键在于使静息电位减小到阈电位水平。

从生物电角度来看,阈强度是作用于细胞能使细胞膜去极化达到阈电位的刺激强度。膜电位一旦达到阈电位,膜本身将依其自身的特性进一步去极化,此时的去极化与刺激强度无关,不管刺激是否还存在,膜电位的变化都是一种自动的过程并直到动作电位结束。所以动作电位一旦产生,其幅值就达到最大,其时程和波形都非常恒定。因此,动作电位有以下特点:①"全或无"现象:刺激强度较小(阈下刺激)时,不产生动作电位;刺激强度一旦达到阈值,爆发的动作电位即达到最大幅值,其幅值不随刺激强度的增大而增大。也就是说,动作电位要么不产生(无),一旦产生就达到最大(全)。②不衰减性传导:动作电位在同一细胞上传导时,幅值不随传导距离的增大而减小。③脉冲式:由于绝对不应期的存在,连续的刺激产生的多个动作电位不会发生融合,总是有一定的间隔,形成脉冲式。

综上所述,只有阈刺激或阈上刺激才能产生动作电位,阈下刺激虽不能触发动作电位,但并不是细胞无反应。实验证明,细胞受到单个阈下刺激也会引起少量Na^+内流,从而产生较小的去极化,但这种去极化的幅度达不到阈电位的水平,而且只限于受刺激的局部。这种局部去极化的电位称为局部电位(local potential),也称为局部兴奋。局部电位与动作电位相比,有以下特点:①不是"全或无",局部去极化可随阈下刺激的增强而增大;②电紧张扩布,电位幅度小呈衰减性传导,扩布到很小距离即消失;③无不应期,可以总和。一次阈下刺激引起一次局部电位,不引起动作电位,但如果相邻部位同时接受多个阈下刺激,它们引起的去极化可以相加(空间总和),如果某一部位连续接受多个阈下刺激,则多个阈下刺激引起的去极化可以叠加(时间总和)。局部电位经总和达到阈电位水平时,即可产生动作电位(图 3-11)。

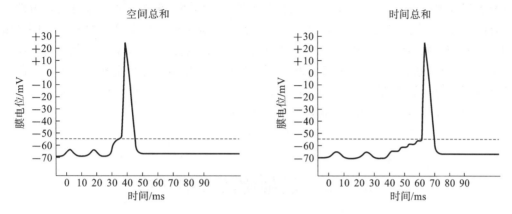

图 3-11　局部反应及其总和示意图

2. 动作电位的传导　在细胞膜的任何一处爆发动作电位,该动作电位都将沿着细胞膜向周围扩布,直到整个细胞膜都产生动作电位为止。这种动作电位在同一细胞上的扩布称为传导(conduction)。神经纤维上动作电位的传导称为神经冲动(nerve impulse)。

动作电位的传导机制用局部电流学说来解释。下面以无髓神经纤维为例,说明动作电位在同一细胞上的传导机制。图 3-12(a)显示神经纤维接受有效刺激产生动作电位,该处出现了内正外负的反极化状态,但与它相邻的未兴奋处仍处于内负外正的极化状态。由于细胞膜两侧的溶液都是导电的,于是在兴奋处和未兴奋处之间存在电位差而出现电荷移动,形成了局部电流。局部电流的方向如下:细胞膜外正电荷由未兴奋处流向兴奋处,细胞膜内正电荷由兴奋处流向未兴奋处。局部电流对未兴奋处形成有效刺激,

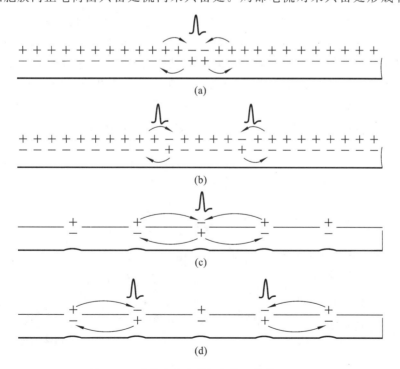

图 3-12　动作电位在神经纤维上的传导机制

使未兴奋处去极化,当去极化达到阈电位水平时,触发相邻未兴奋处爆发动作电位,使它转变为新的兴奋处。这样的过程沿着细胞膜连续、反复进行下去,就表现为动作电位在整个细胞上的传导(图 3-12(b))。兴奋在有髓神经纤维上的传导与上述过程有所区别。有髓神经纤维在轴突外面包有一层很厚的具有绝缘作用的髓鞘,两段髓鞘之间为郎飞结,郎飞结之间称为结间体。动作电位的传导只能在没有髓鞘的郎飞结处进行。郎飞结的 Na^+ 通道密集,易产生动作电位。而局部电流也就发生在具有高电阻和低电容的结间体上,这一局部电流对相邻的郎飞结起着刺激作用,使之兴奋,好像动作电位由一个郎飞结跳跃到另一个郎飞结,称为跳跃式传导(图 3-12(c))、图 3-12(d))。因此与无髓神经纤维相比,神经冲动在有髓神经纤维的传导速度要快得多。

第三节　肌细胞的收缩功能

人体各种形式的运动主要靠肌细胞的收缩活动来完成。人体的肌细胞分为骨骼肌细胞、平滑肌细胞、心肌细胞三种。它们在结构和功能上各有特点,但基本功能都是收缩,都有相同的物质基础和收缩原理。例如,躯体的各种运动和呼吸运动由骨骼肌的收缩来完成;心脏射血活动由心肌的收缩来完成;一些中空器官如胃肠、膀胱、子宫等器官的运动,则由平滑肌的收缩来完成。骨骼肌是体内最多的组织,约占体重的 40%,下面以骨骼肌为例说明肌细胞的收缩机制。

一、神经-肌肉接头的兴奋传递

(一) 神经-肌肉接头的结构

在人体内,骨骼肌的收缩受躯体运动神经支配,而神经-肌肉接头是运动神经将兴奋传递给其支配的骨骼肌所必需的结构。如图 3-13 所示,运动神经纤维在到达神经末梢时先失去髓鞘,裸露地嵌入到相应的肌细胞膜上,轴突末梢膨大,称为接头小体,接头小体里含有许多囊泡,为接头小泡,一个小泡内约含有 1 万个乙酰胆碱(acetylcholine, ACh)分子。神经-肌肉接头由接头前膜、接头后膜和接头间隙三部分组成。轴突末梢的膜称为接头前膜,与其相对的肌细胞膜称为接头后膜(终板膜),它比一般的肌细胞膜厚,并向细

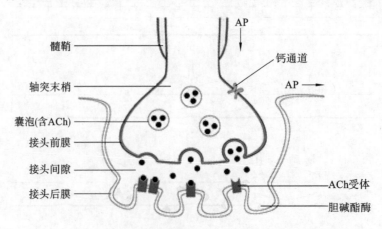

图 3-13　骨骼肌神经-肌肉接头的结构与化学传递过程示意图

胞内凹陷形成许多皱褶,以扩大它与接头前膜的接触面积,有利于兴奋的传递,在接头后膜上有与 ACh 相结合的 N_2 型 ACh 受体,它是化学门控通道蛋白,属于离子通道型受体。在接头后膜上还有大量的胆碱酯酶。接头前膜和接头后膜之间约有 50 nm 的间隙称为接头间隙,其中充满细胞外液。

(二) 神经-肌肉接头处兴奋的传递过程

当神经冲动传导到神经末梢时,使接头前膜去极化,膜上的电压门控 Ca^{2+} 通道开放,Ca^{2+} 流入神经末梢内,神经末梢轴浆内 Ca^{2+} 浓度升高,促使囊泡向接头前膜移动,并与接头前膜融合,继而囊泡破裂,将囊泡内 ACh 排放到接头间隙。接头前膜释放ACh 是以囊泡为单位倾囊释放,称为量子式释放。一次动作电位引起的 Ca^{2+} 内流,可导致 $200\sim300$ 个囊泡几乎同步地释放 ACh。ACh 通过接头间隙扩散到达接头后膜,并与 N_2 型 ACh 受体结合,通过蛋白构象的改变使 Na^+、K^+ 化学门控通道开放,引起接头后膜对 Na^+、K^+(以 Na^+ 为主)的通透性增加,出现 Na^+ 内流和 K^+ 外流,导致接头后膜去极化,这一电位变化称为终板电位。终板电位具有局部电位的特征,其大小与接头前膜释放的 ACh 的量呈正变关系,可表现总和现象,经过电紧张传播使邻近的肌细胞膜去极化,一次神经冲动所释放的 ACh 以及它所引起的终板电位,一般大于相邻肌细胞膜阈电位的 4 倍,所以很容易引起邻近肌细胞膜去极化达到阈电位,从而爆发动作电位,并迅速传导至整个肌细胞膜。ACh 发挥作用后被胆碱酯酶分解为胆碱和乙酸而失活。

综上所述,神经-肌肉接头处的兴奋传递特点:①单向传递,兴奋只能从神经末梢传给肌细胞;②时间延搁;③一对一的关系,亦即运动纤维每有一次神经冲动到达末梢,都能有效地使肌细胞兴奋一次,诱发一次收缩;④易受环境因素和药物的影响。

知识拓展
神经-肌肉
接头兴奋
传递与临床

二、骨骼肌的收缩机制

(一) 骨骼肌细胞的微细结构

骨骼肌纤维是机体完成机械活动的功能单位,含有大量的肌原纤维和发达的肌管系统。

1. 肌原纤维和肌节　每块肌肉内含有许多肌束,每根肌束是由许多肌细胞(肌纤维)组成,而每根肌纤维内含有大量与之平行排列的肌原纤维,纵贯于肌细胞的全长。在光学显微镜下观察,每条肌原纤维的全长都呈现规则的明、暗相间的横纹,分别称为明带和暗带;在暗带的中央,有一段相对透明的区域,称为 H 带;H 带的中央有一条暗线,称为M 线;明带中央也有一条暗线,称为 Z 线;位于相邻两条 Z 线之间的区域,称为肌小节,是肌肉收缩和舒张的基本单位。肌小节由中间暗带和两侧各 1/2 明带组成(图 3-14)。通常在体骨骼肌安静时肌小节的长度为 $2.0\sim2.2\ \mu m$。

电镜观察进一步证明,肌原纤维中的明带和暗带中含有更细的、平行排列的丝状结构,称为肌丝,分为粗肌丝和细肌丝。粗肌丝是暗带中平行排列、较粗的丝状结构,它主要由肌凝蛋白(也称肌球蛋白)分子组成,一条粗肌丝含有 $200\sim300$ 个肌凝蛋白分子,每个肌凝蛋白分子呈杆状,杆的一端有两个膨大的球状结构,形如豆芽(图 3-15(a))。杆部朝向 M 线平行排列并聚集成束,形成粗肌丝主干;头部突出于粗肌丝的表面形成横桥(图3-15(b)),每条粗肌丝上伸出的横桥有 $300\sim400$ 个。横桥在肌丝滑行过程中有重要作用:①在一定条件下,横桥可以和细肌丝上的肌动蛋白分子可逆性结合;②横桥具有 ATP酶的作用,能分解 ATP,释放能量,为横桥向 M 线扭动提供能量,牵拉细肌丝向粗肌丝方

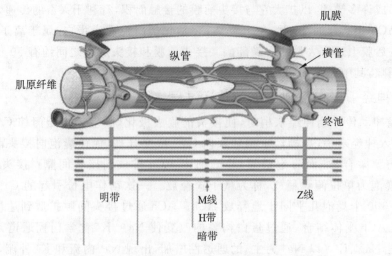

图 3-14　骨骼肌细胞的肌原纤维和肌管系统示意图

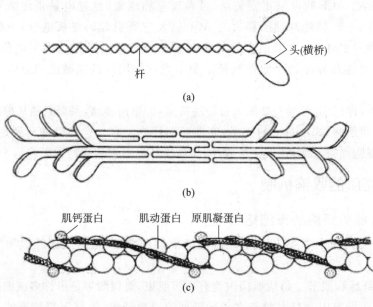

图 3-15　肌丝分子结构示意图

向滑行,使肌小节变短。

　　明带中的细肌丝是平行排列的、较细的丝状结构。在暗带,细肌丝和粗肌丝处于交错和重叠的状态。细肌丝由三种蛋白质构成(图 3-15(c)),即肌动蛋白(也称肌纤蛋白)、原肌凝蛋白(原肌球蛋白)和肌钙蛋白。肌动蛋白与肌丝滑行直接有关,它由两列球形的肌动蛋白分子聚合成双螺旋状,成为细肌丝的主干;原肌凝蛋白呈细长丝状双螺旋状态,与肌动蛋白双螺旋并行,但在肌肉安静时,原肌凝蛋白的位置在肌动蛋白和横桥之间,阻碍二者相互结合;肌钙蛋白是由三个亚单位组成的球形分子,以一定间隔分布在原肌凝蛋白的双螺旋结构上,对原肌凝蛋白起固定作用,以阻止肌动蛋白与横桥的结合。肌钙蛋白中的 T 亚单位将整个肌钙蛋白分子与原肌凝蛋白结合,C 亚单位是结合 Ca^{2+} 的亚单位,对肌质中出现的 Ca^{2+} 有很大的亲和力,当 Ca^{2+} 与它结合时,通过 I 亚单位把信息传递给原肌凝蛋白,引起原肌凝蛋白分子的构象改变和位置变化,暴露肌动蛋白与横桥的结合位点。

在细肌丝的滑行过程中,由于肌凝蛋白和肌动蛋白直接参与肌细胞收缩,故称为收缩蛋白;而原肌凝蛋白和肌钙蛋白虽然不直接参与肌细胞的收缩,但它们可影响和控制粗、细肌丝之间的相互作用,故称为调节蛋白。

2. 肌管系统 骨骼肌细胞有两套独立的肌管系统。如图 3-14 所示,肌管系统是指包绕在每一条肌原纤维周围的膜性囊管状结构,由横管和纵管组成。横管是与肌原纤维走行方向相垂直的管道,也称为 T 管,横管是由于肌细胞膜向细胞内凹陷形成的,在明带和暗带的交接处深入到肌细胞内,其作用是将肌细胞兴奋时细胞膜上出现的电位变化传导到肌细胞的深部。纵管是与肌原纤维长轴平行并相互吻合成网状的膜管结构,也称肌质网,肌质网包绕在肌原纤维周围,末端膨大称为终池,内含大量 Ca^{2+},与 T 管接触。一个横管与来自两侧纵管的终池构成三联管。三联管是把肌细胞膜上的电变化和肌细胞的收缩过程耦联起来的关键部位。

（二）骨骼肌收缩机制

目前,骨骼肌收缩的机制可用肌丝滑行学说来解释,该学说主要内容如下:肌细胞的收缩并不是肌丝本身的卷曲或缩短,而是细肌丝向粗肌丝之间滑行,肌小节缩短,造成整个肌原纤维、肌细胞以及整块肌肉收缩。肌肉收缩时,暗带长度不变,只有明带缩短,同时 H 带相应变窄。

当肌细胞兴奋时,终池释放 Ca^{2+},肌质中 Ca^{2+} 浓度升高到一定程度时,Ca^{2+} 与肌钙蛋白结合,引起肌钙蛋白的构型变化,这种变化又传递给原肌凝蛋白,使其构型也发生改变,产生位移,暴露出肌动蛋白与横桥的结合位点,使横桥与肌动蛋白结合,横桥的 ATP 酶被激活,分解 ATP,释放能量,供横桥向 M 线方向摆动,牵拉细肌丝向粗肌丝滑行,肌小节缩短,肌细胞收缩(图 3-16(b)所示)。

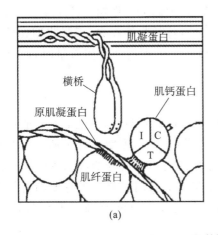
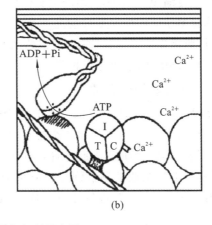

图 3-16　肌丝滑行机制示意图

当肌质中 Ca^{2+} 浓度降低时,Ca^{2+} 与肌钙蛋白分离,肌钙蛋白与原肌凝蛋白恢复构型并复位,肌动蛋白上与横桥结合的位点又被掩盖,阻碍横桥与肌动蛋白结合,横桥停止摆动,细肌丝从粗肌丝之间滑出,肌小节恢复长度,肌肉舒张(图 3-16(a))。

三、骨骼肌的兴奋-收缩耦联

肌细胞发生兴奋时,肌细胞膜首先出现动作电位,然后才发生肌细胞的收缩。这种将肌细胞的电兴奋和肌细胞的机械收缩联系起来的中介过程称为肌细胞的兴奋-收缩耦联。三联管是耦联的关键结构,而 Ca^{2+} 是关键的耦联因子。

【护考提示】
简述骨骼肌收缩的过程。

用放射性同位素自显影技术证明,肌肉安静时肌质中 Ca^{2+} 浓度低于 10^{-7} mol/L,Ca^{2+} 主要聚积在终池。当运动神经冲动通过神经-肌肉接头传递到肌细胞时,引起肌细胞膜产生动作电位,动作电位沿肌细胞膜迅速传播,经横管传到三联管,终池膜发生电位变化,继而引起终池膜上的 Ca^{2+} 通道开放,Ca^{2+} 由终池向肌质中扩散,导致肌质中 Ca^{2+} 浓度迅速升高(Ca^{2+} 浓度达到 10^{-5} mol/L),Ca^{2+} 与细肌丝上的肌钙蛋白结合,引发上述的肌丝滑行过程,使肌肉收缩。

肌质中 Ca^{2+} 浓度的升高,又激活了肌质网膜上的钙泵,它是一种 Ca^{2+} 依赖式 ATP 酶,可分解 ATP,释放能量,将肌质中的 Ca^{2+} 逆浓度差泵入肌质网并运回终池储存。因此,肌质中 Ca^{2+} 浓度降低,Ca^{2+} 与肌钙蛋白分离,引起肌肉舒张。

综上所述,骨骼肌的兴奋-收缩耦联过程分三个步骤:①肌细胞膜动作电位经横管传导到三联管;②信息在三联管处的传递;③终池对 Ca^{2+} 的释放、回收、再储存。

四、骨骼肌的收缩形式

肌肉收缩是指肌肉的机械活动,表现为肌肉长度缩短和(或)张力增加,按其负荷情况和刺激频率可表现为以下几类:等长收缩和等张收缩;单收缩和强直收缩。

(一)等长收缩和等张收缩

1. 等长收缩 肌肉收缩时长度保持不变,只有张力增加的收缩形式称为等长收缩。由于肌肉长短未缩短,只是产生了很大的张力,被肌肉作用的物体不会产生位移,因此,等长收缩的主要作用是维持人体姿势。例如,站立时为了对抗重力和维持身体姿势而发生的有关肌肉收缩。

2. 等张收缩 肌肉收缩时只有长度缩短而张力保持不变的收缩形式称为等张收缩。由于肌肉长度缩短了,等张收缩的主要作用是移动物体,完成做功。

人体骨骼肌的收缩大多数情况下是混合式的,等长收缩在先,等张收缩在后。如提起重物时,肌肉先进行等长收缩,当肌张力增加到等于或超过物体重量时,肌肉开始缩短,但张力不再增加,进行等张收缩。

(二)单收缩和强直收缩

1. 单收缩 整块肌肉或单个肌细胞受到一次短促刺激时,出现的一次收缩和舒张称为单收缩(图 3-17)。单收缩的全过程可分为潜伏期、缩短期和舒张期三个时期。潜伏期是从给予刺激到肌肉开始收缩的时间,缩短期是指肌肉开始收缩到收缩顶点的时间,舒张期是肌肉从收缩顶点恢复到原来静息状态的时间。整个单收缩的时间因肌肉不同而有显著差异,如人的眼外肌一次单收缩不超过 10 ms,而腓肠肌可长达 100 ms 以上。

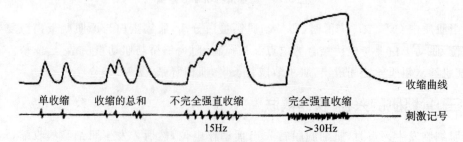

图 3-17 单收缩和强直收缩示意图

2. 强直收缩 整块肌肉或单个肌细胞受到连续刺激时,肌肉处于强而持久的收缩状态称为强直收缩。肌肉收缩情况随刺激频率有所不同,若刺激的频率过低,每一个新的刺激到达时,由前一个刺激引起的收缩和舒张过程已经结束,则产生一连串各自分开的单收缩。如果此时增加刺激频率,则各刺激所引起的单收缩可以相互融合起来,形成强直收缩。若后来的刺激落在前一次收缩的舒张期内,形成锯齿状的曲线称为不完全强直收缩。如果刺激频率继续增加,后一刺激落在前一次收缩的收缩期内,就会出现收缩的叠加现象,肌肉处于更强的持续收缩状态,曲线顶端呈一平线称为完全强直收缩(图3-17)。在生理条件下,支配骨骼肌的运动神经总是传出连续的神经冲动,故而,人体骨骼肌的收缩都是完全强直收缩。

五、骨骼肌收缩的影响因素

(一) 前负荷

前负荷是指肌肉收缩前所承受的负荷。前负荷可使肌肉在收缩前即处于某种被拉长的状态,使其具有一定的长度,称为初长度。在一定范围内,肌肉的初长度与前负荷成正比。在生理学中,用肌肉的初长度来表示前负荷,在后负荷固定不变的条件下,测定不同初长度时肌肉收缩产生的张力,而绘制的曲线称为长度-张力关系曲线(图3-18)。由曲线可看出,肌肉初长度在一定范围内与肌张力成正比。但肌肉初长度达到某一限度时,随着肌肉初长度的增加反而可使肌张力减小。能使肌肉收缩时产生最大张力的初长度,称为最适初长度,而此时的前负荷称为最适前负荷。肌肉在最适初长度条件下进行收缩可以产生最佳效果。

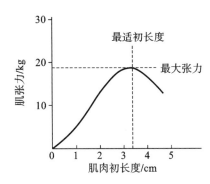

图 3-18 肌肉初长度对肌张力的影响

(二) 后负荷

后负荷是指肌肉在收缩过程中所承受的负荷,它阻碍肌肉的缩短,是肌肉收缩时遇到的阻力。在前负荷固定不变的情况下,用同一肌肉在不同后负荷条件下所产生的张力和缩短的速度,可绘制出张力-速度关系曲线。如图3-19所示,后负荷越大,肌肉产生的张力越大,而它收缩时缩短的速度越小;当后负荷增加到使肌肉不能缩短时,肌肉可产生最大等长收缩张力(P_o);随着后负荷减小,张力也减小,肌肉缩短的速度则逐渐加大。当后负荷为零时,肌肉可达最大缩短速度(V_{max})。

(三) 肌肉收缩能力

肌肉收缩能力是指肌肉不依赖前负荷、后负荷而改变其收缩效应的一种内在特性或肌肉内部功能状态。在其他条件不变的情况下,肌肉收缩能力提高,收缩时产生的张力和收缩速度都会提高。凡能影响兴奋-收缩耦联过程的因素都能影响肌肉收缩能力,其

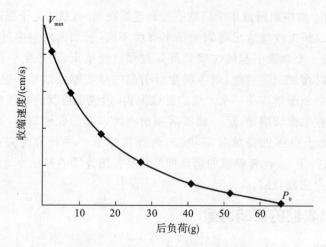

图 3-19　骨骼肌张力-速度关系曲线

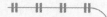

中，活化的横桥数目和肌凝蛋白头部的 ATP 酶活性是影响肌肉收缩能力的主要因素。如酸中毒、缺氧、低 Ca^{2+}、能量供应不足可使肌肉收缩能力下降，而 Ca^{2+}、肾上腺素、咖啡因可使肌肉收缩能力增强。

（马　艳）

第四章 血 液

能 力 目 标

1. 掌握：血液的组成；血浆渗透压的形成及临床意义；血细胞理化正常值、生理特性及功能；血细胞的生成及调节；血量稳定的意义；血液凝固的概念与基本流程；ABO血型系统、Rh血型系统的分型依据及临床意义。

2. 熟悉：等渗溶液的概念；血清与血浆的概念；ABO血型系统、Rh血型系统的测定；交叉配血实验。

3. 了解：内源性、外源性凝血的过程；血清中的主要抗凝物质。

案例4-1

患者，女，15岁。连续5个月都有月经量过多，近日面色苍白、头晕、乏力、心慌，且心慌日渐加重，家人送院就诊。血液常规：红细胞计数少于标准范围，血红蛋白总量低于正常指标。临床诊断：贫血。

具体任务：

利用血液的知识解释本案例患者贫血的发病机制，提出可能的治疗方法。

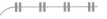

本章 PPT

案例解析 4-1

第一节 概 述

一、血液的组成

血液是一种流体组织，充满于血管循环系统中，在心脏的推动下不断循环流动。如果流经体内任何器官的血流量不足，均可能造成严重的组织损伤；人体大量失血或血液循环严重障碍，将危及生命。血液在医学诊断上有重要价值，因为很多疾病都可导致血液组成成分或性质发生特征性的变化。

人类的血液由血浆与血细胞组成。将新鲜血液放入玻璃试管内，经抗凝处理后，再经过离心、沉淀，可见试管内血液已分为较明显的两层，上层淡黄色透明液体即为血浆，

知识拓展
血浆与血清

下层暗红色不透明部分则为红细胞，两层之间可见灰白色薄层，主要为白细胞和血小板（图 4-1）。因此可知人类血液中的血细胞主要为红细胞、白细胞、血小板三类（血小板实际上并非细胞结构）。血细胞在全血中所占的容积百分比称为血细胞比容，可反映血细胞数量的相对值。正常成人血细胞比容如下：男性 40％～50％，女性 37％～48％，新生儿 55％左右。贫血患者的血细胞比容会低于正常范围，而严重脱水患者的血细胞比容则会高于正常范围。

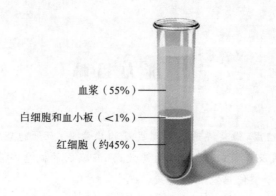

血浆（55%）

白细胞和血小板（<1%）

红细胞（约45%）

图 4-1　血液的成分组成（抗凝、离心处理后）

二、血液的理化特性

（一）血液的颜色

血液因其中的红细胞含有血红蛋白，常显现为红色，但动脉血与静脉血的颜色有一定的区别。动脉血因含有较多氧合血红蛋白而呈现鲜红色、亮红色。静脉血因含氧量较少，且含有较多二氧化碳和某些代谢产物而显现为暗红色、褐红色。如果在空腹时取血样并获取血浆，可见此时血浆为淡黄色清澈透明液体，而一旦进食后采集血浆，可见此时血浆非常混浊，所以临床需要做血液成分检测时，要求被检者空腹采血，以保证检测结果准确。

（二）血液的比重

血液的比重，是指把一定体积纯水的重量作为对比单位也就是 1 时，相同体积血液的重量与水相比较的结果，正常人血液的比重略比水的比重高。血液的比重为 1.050～1.060，血浆的比重为 1.025～1.030。血液中红细胞数越多则血液比重越大，血浆中蛋白质含量越多则血浆比重越大。血液比重大于血浆，说明红细胞比重大于血浆蛋白质。

（三）血液的黏滞性

通常在体外测定血液或血浆与水相比的相对黏滞性，这时血液的相对黏滞性为 4～5，血浆为 1.6～2.4。全血的黏滞性主要取决于所含的红细胞数，血浆的黏滞性主要取决于血浆蛋白质的含量。当血流速度小于一定限度时，黏滞性与流速成反比。这主要是因为血流缓慢时，红细胞可叠连或聚集成团，使血液的黏滞性增大。在人体内因某种疾病使微环境血流速度显著减慢时，红细胞在其中叠连和聚集，对血流造成很大的阻力，影响循环的正常进行，这时可以通过输入血浆白蛋白或低分子右旋糖酐以增加血流冲刷力量，使红细胞分散。

（四）血浆的酸碱度

血液对内环境某些理化性质的变化有一定的"缓冲"作用，这类缓冲作用虽然有限，但在血液运输各种物质的过程中可防止其理化性质发生太大的变化。

正常人血浆的 pH 值为 7.35～7.45。血浆 pH 值的大小主要取决于血浆中的缓冲对,即 $NaHCO_3$ 与 H_2CO_3 这一对缓冲对之间的浓度比值,通常 $NaHCO_3$ 与 H_2CO_3 浓度比值为 20。血浆中还有其他缓冲对,如:蛋白质钠盐与蛋白质,Na_2HPO_4 与 NaH_2PO_4 等。此外,在红细胞内还有血红蛋白钾盐与血红蛋白,氧合血红蛋白钾盐与氧合血红蛋白,Na_2HPO_4 与 NaH_2PO_4,K_2HPO_4 与 KH_2PO_4,$KHCO_3$ 与 H_2CO_3 等缓冲对,它们都是很有效的缓冲对系统。一般酸性或碱性物质进入血液时,由于有这些缓冲系统的作用,其对血浆 pH 值的影响会被缩小至很小,特别是在肺和肾不断地排出体内过多的酸性或碱性物质的情况下,血浆 pH 值的波动范围极小。

三、血浆

(一) 血浆的成分和作用

血浆中含有水 90% 以上,蛋白质约 8%,溶质约 2%。溶质为各种电解质、代谢产物、某些激素等小分子物质。血浆中电解质含量与组织液基本相同,因为这些溶质和水分子都很容易透过毛细血管管壁与组织液交流,使血浆理化性质的变化与组织液同步。在血液不断循环流动的情况下,血液中各种电解质的浓度接近组织液中这些物质的浓度,但血浆蛋白不能透过血管壁到达组织液,这个特点可以用于区分血浆与组织液。

(二) 血浆蛋白

血浆蛋白是血浆中所有蛋白质的总称。使用盐析法可以将血浆蛋白分成白蛋白、球蛋白和纤维蛋白原三大类。各种血浆蛋白具有不同的生理功能。

1. 营养功能　人体消化道一般不吸收蛋白质,只能吸收氨基酸,但人体内的某些细胞如单核吞噬细胞,可吞饮完整的血浆蛋白,然后由细胞内的酶类将吞入细胞的蛋白质分解为氨基酸,再将氨基酸提供给其他细胞用于合成新的蛋白质。

2. 运输功能　蛋白质表面分布有众多的亲脂性结合位点,脂溶性物质与它们结合可变为水溶性,有利于运输。血浆蛋白还可与血液中分子较小的物质(如激素、正离子)可逆性结合,使这些物质在血液中的浓度保持相对稳定。

3. 缓冲功能　血浆白蛋白和它的钠盐组成缓冲对,可与其他无机盐缓冲对(主要是 $NaHCO_3$ 和 H_2CO_3)一起,缓冲血浆中可能发生的酸碱变化,保持血液 pH 值的稳定。

4. 形成胶体渗透压　通过影响胶体渗透压,调节血管内、外的水分布平衡。

5. 参与机体的免疫功能　在免疫功能中有重要作用的免疫抗体、补体系统等,都是由血浆球蛋白构成的。

6. 参与凝血和抗凝血功能　绝大多数的血浆凝血因子、生理性抗凝物质以及促进血纤维溶解的物质都是血浆蛋白。

(三) 血浆电解质

血浆电解质绝大部分以离子形式存在,约占血浆总量的 0.9%,血浆电解质中的正离子主要为钠离子、钾离子、钙离子、镁离子,负离子主要为氯离子、碳酸氢根离子、磷酸氢根离子等。这些离子可以维持血浆晶体渗透压的稳定和酸碱平衡,还可以维持神经和肌肉细胞的正常兴奋性。

(四) 非蛋白含氮化合物

血浆中的非蛋白含氮化合物主要有尿素、尿酸、肌酐、肌酸、氨基酸、氨合胆红素等,

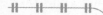

正常值为 $14\sim25$ mmol/L，主要经肾随尿液排出体外。测定血浆中非蛋白含氮化合物的含量，有助于了解人体内蛋白质代谢状况和肾功能。

四、血浆渗透压

渗透压是指溶液中溶质分子吸引水分子的能力，渗透压的大小只和溶液中溶质分子数量有关，与溶质种类和分子大小无关。可通俗理解为溶液中的溶质分子越多，溶液浓度越大，渗透压也越大，溶液吸水能力也越强；溶质分子越少，溶液浓度越小，渗透压也越小，溶液吸水能力也越弱。

（一）血浆渗透压的正常值与组成

血浆渗透压约为 300 mOsm/$(kg \cdot H_2O)$，约为 7 个大气压（770 kPa）。血浆的渗透压组成主要来自溶解于其中的晶体溶质及胶体溶质。晶体溶质主要是各类电解质，其中氯化钠作用最大，形成了血浆的晶体渗透压。胶体溶质主要是蛋白质，形成了血浆的胶体渗透压。在血浆蛋白中，白蛋白的分子量远小于球蛋白，但数量远比球蛋白多，所以血浆胶体渗透压主要是来自白蛋白。若白蛋白明显减少，即使球蛋白增加而保持血浆蛋白总含量基本不变，血浆胶体渗透压也将明显降低。

由于血浆与组织液中晶体物质的浓度几乎相等，所以它们的晶体渗透压也基本相等。血浆中虽含有大量蛋白质，但产生的渗透压很小，不超过 1.5 mOsm/$(kg \cdot H_2O)$，约为 3.3 kPa，而且组织液中蛋白质很少，因此血浆的胶体渗透压高于组织液。

渗透压在临床和生理实验中的应用，常见于输液时溶液的配制，如等渗溶液、高渗溶液、低渗溶液都是与正常血浆渗透压相比而言。渗透压等于血浆渗透压的溶液，称为等渗溶液（如 0.9% 氯化钠溶液和 5% 葡萄糖溶液），临床常用于静脉输液等。渗透压高于血浆渗透压的溶液，称为高渗溶液，临床用于治疗水肿。渗透压低于血浆渗透压的溶液，称为低渗溶液，可用于补水、补液或某些实验。

（二）血浆渗透压的生理作用

因毛细血管管壁的通透性较大，人体内环境的水分子和晶体溶质绝大部分可以在血浆和组织液之间自由交流，但不能随意透过细胞膜出入细胞，所以细胞外液的晶体渗透压的相对稳定对于保持细胞内、外的水平衡及维持细胞正常形态极为重要。如红细胞在等渗溶液中为双凹圆盘碟形并保持正常大小；在高渗溶液中则脱水皱缩成较小的形态；在低渗溶液中红细胞因吸水逐步胀大并双侧凸起，体积增至 30% 时成为圆球形，继续增大甚至会发生细胞膜损伤，细胞破裂发生溶血。正常人的红细胞在 0.42% 的氯化钠低渗溶液中就可开始发生溶血，0.35% 的氯化钠溶液则发生完全溶血。

血浆蛋白因分子较大，不能透过毛细血管管壁，所以血浆胶体渗透压虽然很小，但对于血管内、外的水平衡及维持正常血量有重要作用。

知识拓展
溶血与等
张力溶液

第二节 血 细 胞

血细胞包括红细胞、白细胞和血小板三类，它们均起源于造血干细胞。在个体发育过程中，造血器官有一个变迁的程序。在胚胎发育的早期，卵黄囊造血，从胚胎发育到第二个月开始，由肝、脾造血；胚胎发育到第五个月以后，肝、脾的造血活动逐渐减少，骨髓开始造血并逐渐增强,具有造血能力的骨髓也称为红骨髓。到婴儿出生时,几乎完全依靠骨髓造血,但在造血需要增加时,肝、脾可再参与造血以补充骨髓功能的不足,所以此时的骨髓外造血具有代偿作用。4 岁至 18 岁儿童,骨髓腔的增长速度已超过了造血组织增长的速度,脂肪细胞逐步填充多余的骨髓腔成为黄骨髓。到 18 岁左右,只有脊椎骨、肋骨、胸骨、颅骨和长骨近端骨骺处才有造血骨髓,但造血组织的总量已很充裕。成人如果出现骨髓外造血,已无代偿的意义,而是造血功能紊乱的表现。

　　造血过程,也就是各类血细胞发育、成熟的过程,是一个连续而又可区分为不同阶段的过程。第一个阶段是造血干细胞阶段,处于这一阶段的造血细胞为干细胞,它们既能通过自我复制以保持本身数量的稳定,又能分化形成各系定向干细胞;第二个阶段是定向干细胞阶段,处于这个阶段的造血细胞,进一步分化方向已经限定;第三个阶段是形态可辨的前体细胞阶段,此时的造血细胞已经发育成为形态上可以辨认的各系幼稚细胞,这些细胞进一步成熟为具有特殊细胞功能的各类血细胞,然后释放进入血液循环。造血细胞在上述发育、成熟过程中,细胞自我复制、增殖的能力逐渐降低,而分化的程度逐渐增强(图 4-2)。

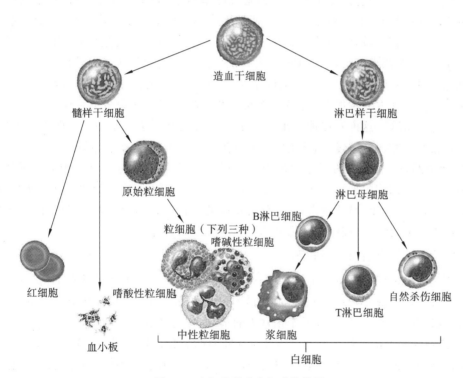

图 4-2　血细胞的分化与成熟简图

一、红细胞

(一) 红细胞的数量、形态和功能

　　红细胞也称血红细胞(red blood cell,RBC),是血液中数量最多的一种血细胞,我国正常成年男性指标为 $(4.0 \sim 5.5) \times 10^{12}/L$,正常成年女性指标为 $(3.5 \sim 5.0) \times 10^{12}/L$,新生儿可以超过 $6.0 \times 10^{12}/L$。红细胞因含有血红蛋白,使血液呈红色,血红蛋白能与氧气可逆性结合。我国正常成年男性的血红蛋白浓度为 $120 \sim 160$ g/L,女性为 $110 \sim 150$ g/L。红细胞的主要功能是运输氧气和二氧化碳,同时还可对血液的酸碱平衡起到缓冲

作用。正常分化、发育成熟的红细胞没有细胞核。红细胞呈双凹圆盘碟形,平均直径约 8 μm,周边稍厚,且保持此形态需要消耗能量。这种形态比球形表面积更大,有利于缩短气体交换的距离,也有利于红细胞的可塑性变形。

(二) 红细胞的生理特性

1. 可塑性变形　红细胞在全身血管中循环运行,常要挤过口径比它小的毛细血管和血窦间隙,这时红细胞将发生变形,在通过后又恢复原状,这种变形称为可塑性变形。红细胞表面积与体积的比值越大,变形能力越大,故双凹圆盘碟形红细胞的变形能力远大于异常情况下可能出现的球形红细胞。

2. 悬浮稳定性　将与抗凝剂混匀的血液静置于血沉管中,红细胞由于比重较大,将因重力作用而下沉,但正常时下沉十分缓慢,说明红细胞能相对稳定地悬浮在血浆中,这一特性称为红细胞的悬浮稳定性。通常以红细胞在单位时间内下沉的距离来表示红细胞沉降的速度,称为红细胞沉降率,简称血沉。血沉的快慢是衡量红细胞悬浮稳定性强弱的指标。正常男性的红细胞沉降率为 0~15 mm/h,女性为 0~20 mm/h。红细胞沉降缓慢,说明它有一定的悬浮稳定性。红细胞沉降率越小,表示悬浮稳定性越大。红细胞沉降率在某些疾病时(如活动性肺结核、风湿热等)加快,这主要是由于许多红细胞能较快地互相以凹面相贴,形成一叠红细胞,称为叠连。红细胞发生叠连后,外表面积与容积之比减小,因而摩擦力减小,下沉加快。叠连形成的快慢主要取决于血浆的性质,而不在于红细胞自身。若将血沉快的患者的红细胞,置于正常人的血浆中,则形成叠连的程度和红细胞沉降的速度并不加大;若将正常人的红细胞置于这些患者的血浆中,红细胞则会迅速叠连而沉降。这说明促使红细胞发生叠连的因素在于血浆中。一般血浆中白蛋白增多可使红细胞沉降减慢;而球蛋白与纤维蛋白原增多时,红细胞沉降加速。

3. 渗透脆性　红细胞在低渗溶液中发生膨胀破裂的特性,称为红细胞的渗透脆性,它反映了红细胞细胞膜抵抗低渗溶液能力的大小。抵抗能力越大,脆性越小,红细胞不易破裂;抵抗能力越小,脆性越大,红细胞容易破裂。临床案例如先天性溶血性黄疸患者红细胞脆性很大;巨幼红细胞贫血患者的红细胞脆性则显著减小。

(三) 红细胞的生成与破坏

红细胞在血液中能保持一定的数量,这是因为它的生成与破坏呈动态平衡。因各种原因导致红细胞生成与破坏失衡,进而导致红细胞数量不足,或使血红蛋白质量低于正常指标,最终使红细胞运氧能力低于正常人的情况,称为贫血。

1. 红细胞的生成　红细胞的生成部位在胚胎期为肝、脾和骨髓,出生后主要在骨髓。红骨髓的造血功能正常是红细胞生成的前提条件,若骨髓造血功能受到抑制而引起的贫血称为再生障碍性贫血。

蛋白质和铁是合成血红蛋白的主要原料。每毫升血液中红细胞生成需要 1 mg 铁,正常成人每天需要 20~25 mg 铁,但人体每天只需从食物中吸收 1 mg(约 5%)以补充排泄的铁,其余 95% 均来自人体铁的再利用。机体储存的铁主要来自破坏了的红细胞。衰老的红细胞被巨噬细胞吞噬后,血红蛋白被消化而释出血红素中的二价亚铁。由于慢性出血等原因,体内储存的铁减少,或造血功能增强而供铁不够,可引起小细胞性贫血,也称缺铁性贫血。

此外,红细胞生成还必须有维生素 B_{12} 和叶酸等的参与,它们是主要的红细胞成熟因子,参与合成细胞核 DNA。维生素 B_{12} 是含钴的有机化合物,多存在于肉类食品中,呈红色。人体维生素 B_{12} 的吸收必须要有内因子参与。内因子是由胃腺的壁细胞所分泌的一种糖蛋白,当胃的大部分被切除或胃腺细胞受损伤,机体缺乏内因子,或体内产生抗内因子的抗体时,即可发生维生素 B_{12} 吸收障碍,影响幼红细胞的分裂和血红蛋白的合成,出现巨幼红细胞贫血,即大细胞性贫血。叶酸也属于一类维生素,被人体吸收后在双氢叶酸还原酶的催化下,形成四氢叶酸才具有活性,参与 DNA 合成。叶酸缺乏时也引起与维生素 B_{12} 缺乏时相似的巨幼红细胞贫血。维生素 B_{12} 缺乏时,还可伴有神经系统和消化道症状。

2. 红细胞生成的调节 每个成人体内每天便有 0.8％ 的红细胞进行更新,也就是说每分钟约有 160×10^6 个红细胞生成。当机体有需要时,如失血或某些疾病使红细胞寿命缩短时,红细胞的生成率还能在正常基础上增加数倍。人体血液中红细胞数量的维持主要受促红细胞生成素(erythropoietin,EPO)和雄激素的调节。

促红细胞生成素是一种糖蛋白,主要由肾组织产生,但肝也有少量生成。当组织中氧分压降低时,血浆中的促红细胞生成素的浓度增加,既促进细胞分化,又加速细胞的增殖,使骨髓中能合成血红蛋白的幼红细胞数增加,网织红细胞加速从骨髓释放。等到机体红细胞数量增加,缺氧缓解时,促红细胞生成素的合成和分泌减少,通过负反馈调节红细胞数量维持在稳定水平(图 4-3)。肾性贫血正是因为肾脏疾病导致促红细胞生成素减少,而使红细胞生成减少。

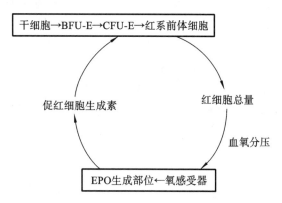

图 4-3　EPO 调节红细胞生成的反馈调节环

某些激素,如雄激素、甲状腺激素和生长激素,都可增强促红细胞生成素的作用及分泌量,而雌激素则有抑制红细胞生成的作用。这种不同性激素的相反作用可能是因为男性的红细胞数和血红蛋白量高于女性。

3. 红细胞的破坏 正常人红细胞平均寿命为 120 天。红细胞逐渐衰老时,细胞变形能力减退而脆性增加,在血流湍急处可被冲击破损,在通过微小孔隙时也特别容易卡住,人体体表受钝器伤也会造成红细胞伤亡。90％ 的衰老红细胞在脾和骨髓被巨噬细胞吞噬分解为铁、血红素、珠蛋白等,铁被回收再利用,血红素代谢后由肾排出体外,珠蛋白参与蛋白质代谢。当脾功能亢进时因红细胞破坏速度加快,会出现脾性贫血。

二、白细胞

(一) 白细胞的形态、数量和分类计数

白细胞(leukocyte,white blood cell,WBC)是一类无色、有核的血细胞,呈球形。正常成人白细胞总数是 $(4.0 \sim 10.0) \times 10^9/L$,每天不同的时间和机体不同的功能状态下,血液中白细胞的数目在较大范围内变化。

白细胞根据其形态、功能和来源部位可以分为粒细胞、单核细胞和淋巴细胞三大类。约有 60％ 的白细胞的细胞质内有颗粒,因而把它们称为粒细胞。又根据细胞质中颗粒的

染色性质不同将粒细胞区分为中性粒细胞、嗜酸性粒细胞和嗜碱性粒细胞。粒细胞在血流中停留时间很短暂，一般从数小时至 2 天。血液中各种白细胞分类计数如下：中性粒细胞占 50%～70%，嗜酸性粒细胞占 0.5%～5%，嗜碱性粒细胞占 0～1%，单核细胞占 3%～8%，淋巴细胞占 20%～40%。

白细胞与红细胞、血小板都起源于骨髓中的造血干细胞。其中淋巴细胞的生成过程与其他白细胞不同，在干细胞分化的早期，淋巴干细胞首先从多能干细胞分化出来，之后随血流进入骨髓和胸腺，在这里它们发育成定向淋巴干细胞。

(二) 白细胞的生理功能

1. 中性粒细胞　绝大部分的粒细胞属中性粒细胞。这些细胞的细胞核形态特殊，又称为多形核白细胞。中性粒细胞在血管内停留的平均时间为 6～8 h，它们很快穿过血管壁进入组织发挥作用，而且进入组织后不再返回血液中。在血管中的中性粒细胞，约有一半进入血液循环，通常白细胞计数只反映了这部分中性粒细胞的情况；另一半则附着在小血管壁上。同时，在骨髓中尚储备了约 2.5×10^{12} 个成熟中性粒细胞，在机体需要时可立即大量动员这部分中性粒细胞进入血液循环。

中性粒细胞在血液的非特异性细胞免疫系统中起着十分重要的作用，它处于机体抵御病原微生物，特别是在化脓性细菌入侵的第一线。当炎症发生时，它们被趋化性物质吸引到炎症部位，因此急性感染时，血液中的中性粒细胞会明显增多。中性粒细胞内含有大量溶酶体酶，因此能将吞噬入细胞内的细菌和组织碎片包围在局部并且分解消灭，防止病原微生物在体内扩散。当中性粒细胞自身死亡解体时，也会释放出各类溶酶体酶，溶解周围组织而形成脓性物质。中性粒细胞的细胞膜能释放出花生四烯酸，在酶的作用下再进一步生成血栓素和前列腺素等，这类物质对调节血管口径和通透性有明显的作用，还能引起炎症反应和疼痛，并影响血液凝固。

2. 嗜碱性粒细胞　嗜碱性粒细胞在血管内停留的平均时间是 12 h。这类粒细胞的细胞质中存在较大和碱性染色很深的颗粒，颗粒内含有肝素和组织胺(简称组胺)。嗜碱性粒细胞释放出的肝素(heparin)是一种强大的抗凝物质；它释放的组胺与过敏性慢反应物质可以使毛细血管管壁通透性增加、平滑肌收缩、小血管扩张，与某些异物(如花粉)引起的哮喘、荨麻疹等过敏反应的症状有关。嗜碱性粒细胞被激活时还会释放一种嗜酸性粒细胞趋化因子的物质，这种因子能把嗜酸性粒细胞吸引过来，聚集于局部以限制嗜碱性粒细胞在过敏反应中的作用。

3. 嗜酸性粒细胞　嗜酸性粒细胞的细胞质内含有较大的、椭圆形的嗜酸性颗粒。这类白细胞也具有吞噬功能。血液中嗜酸性粒细胞的数目有明显的昼夜周期性波动，清晨细胞数减少，午夜时细胞数增多。这种细胞数的周期性变化是与肾上腺皮质释放糖皮质激素量的昼夜波动有关的。当血液中皮质激素浓度增高时，嗜酸性粒细胞数减少；而当皮质激素浓度降低时，嗜酸性粒细胞数增加。

嗜酸性粒细胞的正常生理作用如下：①限制嗜碱性粒细胞在速发型过敏反应中的作用，并同时破坏组胺等免疫活性物质。②参与对蠕虫等寄生虫的免疫反应。嗜酸性粒细胞可黏着于蠕虫上，并且利用细胞溶酶体内所含的过多氧化物酶等酶类损伤蠕虫体。在有寄生虫感染、过敏反应等情况时，常伴有嗜酸性粒细胞增多。

4. 单核细胞　单核细胞较其他血细胞相比具有更强的吞噬作用。单核细胞的胞体较大，细胞质内没有颗粒。单核细胞来源于骨髓中的造血干细胞，在骨髓中发育，并在尚未发育成熟时就已进入血液循环。单核细胞在血液中停留 2～3 天后迁移到周围组织中,细胞体积继续增大,细胞内所含的溶酶体颗粒和线粒体的数目也增多,发育为成熟的细胞。固定在组织中的单核细胞称为组织巨噬细胞,它们经常大量存在于淋巴结、肺泡壁、骨髓、肝和脾等器官。单核细胞和组织巨噬细胞的主要生理功能如下:①细胞被激活后能生成并释放多种细胞毒素、干扰素和白细胞介素;②吞噬、杀灭入侵的多种病原微生物,并可识别、杀伤肿瘤细胞;③清除坏死组织和衰老细胞、血小板等;④产生集落刺激因子,调节原始粒细胞的增殖与分化。

5. 淋巴细胞 淋巴细胞在免疫应答过程中起着核心作用,根据细胞生长发育的过程和功能的不同,淋巴细胞分成 T 细胞(T 淋巴细胞)和 B 细胞(B 淋巴细胞)两类。在骨髓中发育的称为 B 细胞;在胸腺中发育的称为 T 细胞。随后 B 细胞和 T 细胞均随血流转移到淋巴结和脾,当它们与某些抗原接触后即分化和增殖成为真正具有免疫功能的细胞,B 细胞可分化为浆细胞和 B 记忆细胞,而 T 细胞则分化为效应 T 细胞和 T 记忆细胞。淋巴细胞在生长成熟过程中接受一组称为白细胞介素的细胞因子的调节,T 细胞在胸腺中还受到胸腺激素的调节作用。在功能上 T 细胞主要与细胞免疫有关,B 细胞则主要与体液免疫有关。

（三）白细胞的生成与破坏

白细胞的寿命较难准确判断,自然衰老死亡时间为 3～4 天。衰老的白细胞大部分在脾、肝内被巨噬细胞吞噬分解,少量衰老白细胞由消化道和呼吸道黏膜排出体外。

三、血小板

（一）血小板的形态和数量

血小板(platelets)是骨髓成熟的巨核细胞的细胞质裂解、脱落下来的,是小块无细胞核活性细胞质,形态不规则。巨核细胞在骨髓造血细胞中数量最少,但每个巨核细胞可产生几千个血小板。正常成人血小板的数量是$(100\sim300)\times10^9/L$。血小板有维护血管壁完整性的功能。当血小板数减少到$50\times10^9/L$以下时,微小创伤或仅血压增高也可使皮肤和黏膜下出现淤血点,甚至出现大块紫斑。血小板数量超过$1000\times10^9/L$时则容易发生血栓。

（二）血小板的生理活性

1. 黏附 血管内皮损伤暴露胶原纤维后,血小板可以立即黏附其上。

2. 吸附 血小板可将多种凝血因子吸附至它的表面,以利于凝血、止血。

3. 聚集 血小板之间可因某些活性物质的释放而互相黏着、聚合。

4. 释放 血小板受到特定刺激后会释放多种活性物质,如 ADP、ATP、5-羟色胺、钙离子、纤溶酶原等。

5. 收缩 血小板在钙离子作用下因内含蛋白质收缩而缩小体积,凝血块硬化,形成坚硬的血栓。

（三）血小板的生理功能及破坏

1. 参与生理性止血 小血管损伤使血液从血管流出 1～3 min 后,出血将自行停止的现象称为生理性止血。出血时间的长短可以反映生理性止血功能的状态。血小板减少,出血时间即相应延长。

2. 参与血液凝固 详见血液凝固章节的内容。

3. 维持血管内皮的完整性 血小板可与血管内皮细胞融合并修复损伤,维护血管内壁完整和正常通透性。

血小板进入血液后，只在开始 2 天内具有全部生理功能，平均寿命为 7～14 天，衰老后可在肝、脾和肺组织中被吞噬分解。

第三节　血液凝固与纤维蛋白溶解

一、血液凝固

正常人体血液离开血管 2～8 min 后，血液就由流动的溶胶状态变成不能流动的胶冻状凝块，这一过程称为血液凝固(blood coagulation)，简称凝血。在凝血过程中，有多种凝血因子和酶参与这个复杂反应，最终使血浆中的可溶性纤维蛋白原转变为不溶的纤维蛋白。纤维蛋白相互交织并网罗血细胞，与血小板一起构成牢固的血栓，防止血液流失。

正常人体生理性止血过程包括三类活动。首先是小血管受伤后立即收缩，若破损不大即可使血管封闭，且损伤刺激引起持续时间很短的局部缩血管反应。其次，若血管内膜损伤，内膜下组织暴露，可以激活血小板和血浆中的凝血系统；血管收缩使血流暂停或减缓，有利于激活的血小板在损伤位置黏附、聚集成团，成为一个松软的止血栓以填塞伤口。再次，激活凝血活动，在损伤局部迅速出现由纤维蛋白网与血小板构筑的坚固血栓，可有效地阻止出血。与此同时，血浆中的抗凝血生理活动与纤维蛋白溶解活动也开始激活，以防止凝血块过大和凝血过度蔓延。在生理性止血中，凝血、抗凝与纤维蛋白溶解相互配合，既有效地防止了失血，又保持了血管内血流畅通。

（一）凝血因子

凝血因子是血浆与组织中直接参与凝血的各类物质总称，其中已按国际命名法用罗马数字编了号的有 12 种（表 4-1）。此外，还有前激肽释放酶、高分子激肽原以及来自血小板的磷脂等直接参与凝血过程。除凝血因子Ⅳ与磷脂外，其余已知的凝血因子都是蛋白质，而且凝血因子Ⅱ、Ⅸ、Ⅹ、Ⅺ、Ⅻ都是无活性的酶原，必须被激活才可发挥活性，成为活性型，习惯上于该因子代号的右下角加一"a"字来表示，如凝血酶原被激活为凝血酶，即由凝血因子Ⅱ变成凝血因子Ⅱa。凝血因子Ⅶ是以活性型存在于血液中的，但必须有凝血因子Ⅲ（即组织凝血激酶）同时存在才能起作用，在正常情况时，凝血因子Ⅲ只存在于血管外，而其余因子都在血浆中。凝血因子Ⅱ、Ⅶ、Ⅸ、Ⅹ的合成都需要维生素 K，所以维生素 K 的不足会造成凝血障碍、出血难止。

表 4-1　按国际命名法编号的凝血因子

凝血因子	同义名	凝血因子	同义名
Ⅰ	纤维蛋白原	Ⅷ	抗血友病因子
Ⅱ	凝血酶原	Ⅸ	血浆凝血激酶
Ⅲ	组织凝血激酶	Ⅹ	Stuart-Prower 因子
Ⅳ	钙离子	Ⅺ	血浆凝血激酶前质
Ⅴ	前加速素	Ⅻ	接触因子
Ⅵ	前转变素	ⅩⅢ	纤维蛋白稳定因子

（二）血液凝固的过程

血液凝固的过程基本上是一系列蛋白质有限水解的过程,凝血过程一旦开始,各个凝血因子便一个激活另一个,形成一个"瀑布"样的反应链直至血液凝固,属于正反馈调节过程。凝血过程大致可分为三个阶段(图 4-4):凝血酶原复合物(或凝血酶原激活物)的形成、凝血酶的形成、纤维蛋白的生成。

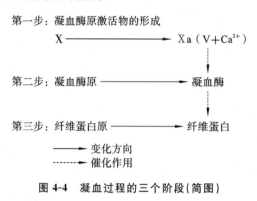

第一步:凝血酶原激活物的形成

$$X \longrightarrow Xa（V+Ca^{2+}）$$

第二步:凝血酶原 $\longrightarrow$ 凝血酶

第三步:纤维蛋白原 $\longrightarrow$ 纤维蛋白

$\longrightarrow$ 变化方向
------ $\rightarrow$ 催化作用

图 4-4 凝血过程的三个阶段(简图)

1. 凝血酶原复合物的形成 凝血因子 Xa、凝血因子 V、血小板因子(PF_3)和钙离子合称凝血酶原复合物,其形成的关键是凝血因子 X 的激活。凝血因子 X 可以通过两种途径激活:如果只是损伤血管内膜或抽出血液置于体外,完全依靠血浆内的凝血因子逐步使凝血因子 X 激活从而发生凝血的,称为内源性凝血途径;如果是依靠血管外组织释放的凝血因子Ⅲ来参与凝血因子 X 的激活的,称为外源性凝血途径,如创伤出血后发生凝血的情况。一般来说,通过外源性凝血途径凝血较快,内源性凝血途径凝血较慢,但在实际情况中,单纯由一种途径引起凝血的情况非常少见。

（1）内源性途径:一般从凝血因子Ⅻ的激活开始。血管内膜下组织,特别是胶原纤维,与凝血因子Ⅻ接触,可使凝血因子Ⅻ激活成凝血因子Ⅻa。凝血因子Ⅻa可激活前激肽释放酶使之成为激肽释放酶;后者反过来又能激活凝血因子Ⅻ,这是一种正反馈,可使凝血因子Ⅻa大量生成。凝血因子Ⅻa又激活凝血因子Ⅺ成为凝血因子Ⅺa。由凝血因子Ⅻ激活到凝血因子Ⅺa形成为止的步骤,称为表面激活。表面激活过程还需有高分子激肽原参与,但其作用机制尚不清楚。表面激活所形成的凝血因子Ⅺa再激活凝血因子Ⅸ生成凝血因子Ⅸa,这一步需要有钙离子存在。凝血因子Ⅸa再与凝血因子Ⅷ和血小板因子(PF_3)及钙离子组成凝血因子Ⅷ复合物,即可激活凝血因子 X 生成凝血因子 Xa。PF_3就是血小板膜上的磷脂,它的作用主要是提供一个磷脂的吸附表面。凝血因子Ⅸa和凝血因子 X 分别通过钙离子而同时连接于这个磷脂表面,这样,凝血因子Ⅸa即可使凝血因子 X 发生有限水解而激活成为凝血因子 Xa。但这一激活过程进行得很缓慢,除非是有凝血因子Ⅷ参与。凝血因子Ⅷ本身不是蛋白酶,不能激活凝血因子 X,但能使凝血因子Ⅸa激活凝血因子 X 的作用加快几百倍。所以凝血因子Ⅷ虽是一种辅助因子,但是十分重要。遗传性缺乏凝血因子Ⅷ将发生甲型血友病(hemophilia A),这时凝血过程非常慢,甚至微小的创伤也出血不止。先天性缺乏凝血因子Ⅸ时,内源性凝血途径激活凝血因子 X 的反应受阻,血液也就不易凝固,这种凝血缺陷称为 B 型血友病(hemophilia B)。

（2）外源性激活途径:由凝血因子Ⅶ与凝血因子Ⅲ组成复合物,在有钙离子存在的情况下,激活凝血因子 X 生成凝血因子 Xa。凝血因子Ⅲ,原名组织凝血激酶,广泛存在于血管外组织中,但在脑、肺和胎盘组织中特别丰富。凝血因子Ⅲ为磷脂蛋白质。钙离子的作用就是将凝血因子Ⅶ与凝血因子 X 都结合于凝血因子Ⅲ所提供的磷脂上,以便凝血因子Ⅶ催化凝血因子Ⅹ的有限水解，形成凝血因子Ⅹa。

2. 凝血酶的形成 凝血因子Ⅹa又与凝血因子Ⅴ、PF_3和钙离子形成凝血酶原酶复合物，激活凝血酶原（凝血因子Ⅱ）生成凝血酶（凝血因子Ⅱa）。在凝血酶原酶复合物中的PF_3也是提供磷脂表面，凝血因子Ⅹa和凝血酶原（凝血因子Ⅱ）通过钙离子而同时连接于磷脂表面，凝血因子Ⅹa催化凝血酶原进行有限水解，成为凝血酶（凝血因子Ⅱa）。凝血因子Ⅴ也是辅助因子，它本身不是蛋白酶，不能催化凝血酶原的有限水解，但可使凝血因子Ⅹa的作用增快几十倍。

3. 纤维蛋白的形成 凝血酶的主要作用是催化纤维蛋白原的分解，还可激活凝血因子ⅩⅢ生成凝血因子ⅩⅢa，使纤维蛋白原转变为纤维蛋白单体，然后互相连接，在凝血因子ⅩⅢa的作用下形成牢固的、不溶于水的纤维蛋白多聚体。

上述血液凝固的过程可简要概括在图4-5中。

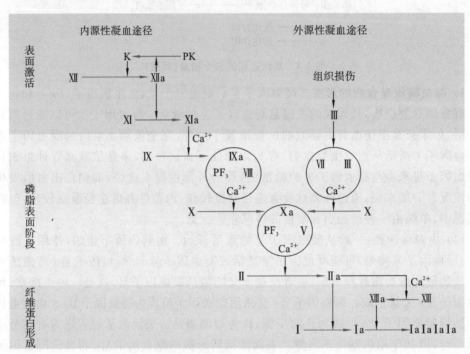

图4-5 血液凝固过程示意图

PF_3：血小板因子3 PK：前激肽释放酶 K：激肽释放酶

（三）抗凝系统

人体血浆内具备了导致凝血的各种物质，但血浆内又同时具有防止血液凝固的物质，称为抗凝物质。血浆中最重要的抗凝物质是抗凝血酶Ⅲ和肝素，它们的作用占所有抗凝物质作用的75%以上。

1. 抗凝血酶Ⅲ 抗凝血酶Ⅲ是血浆中一种丝氨酸蛋白酶抑制物。凝血因子Ⅱa、Ⅶ、Ⅸa、Ⅹa、ⅩⅡa的活性中心均含有丝氨酸残基，都属于丝氨酸蛋白酶。抗凝血酶Ⅲ分子上的精氨酸残基可以与这些酶活性中心的丝氨酸残基结合，这样就"封闭"了这些酶的活性中心而使之失活。在血液中，每一分子抗凝血酶Ⅲ可以与一分子凝血酶结合形成复合物，从而使凝血酶失活。

2. 肝素 肝素是一种酸性黏多糖，主要由肥大细胞和嗜碱性粒细胞产生，存在于大多数组织中，在肝、肺、心和肌组织中更为丰富。肝素在体内和体外都具有强大的抗凝作用，肝素抗凝的主要机制在于它能结合血浆中的一些抗凝蛋白,如抗凝血酶Ⅲ等,使这些抗凝蛋白的活性大为增强。当肝素与抗凝血酶的赖氨酸残基结合时,抗凝血酶Ⅲ与凝血酶的亲和力可增强 100 倍,使两者结合得更快、更稳定,使凝血酶立即失活。肝素还可以作用于血管内皮细胞,使之释放凝血抑制物和纤溶酶原激活物,从而增强对凝血的抑制和纤维蛋白的溶解。此外,还能与血小板结合,结果不仅能抑制血小板表面凝血酶的形成,而且能抑制血小板的聚集与释放。实际上肝素也能激活血浆中的脂酶,加速血浆中乳糜微粒的清除,因而其可减轻脂蛋白对血管内皮的损伤,有助于防止与血脂有关的血栓形成。

(四) 血液凝固的加速与延缓

1. 加速血液凝固　常用加速血液凝固的方法如下:①加钙;②局部适宜加热,如外科手术用温热的生理盐水压迫伤口止血;③促凝剂,如维生素 K、氨甲苯酸。

2. 延缓血液凝固　常用延缓血液凝固的方法如下:①除钙剂,如枸橼酸钠体内使用可降低血钙,草酸铵、草酸钾等体外使用可阻止钙离子游离;②降低血液温度;③抗凝剂,如肝素、抗凝血酶。

二、纤维蛋白溶解

人体出血停止、血管创伤愈合后,构成血栓的纤维可逐渐溶解,先形成一些穿过血栓的通道,最后可以达到基本畅通。这种纤维蛋白被分解液化的过程,称为纤维蛋白溶解(简称纤溶)。纤溶系统包括四种成分,即纤维蛋白溶解酶原(纤溶酶原,血浆素原)、纤维蛋白溶解酶(纤溶酶,血浆素)、纤溶酶原激活物与纤溶酶抑制物。纤溶的基本过程可分两个阶段,即纤溶酶原的激活与纤维蛋白(或纤维蛋白原)的降解(图 4-6)。

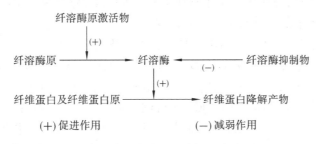

(+) 促进作用　　　　　　　　　　(—) 减弱作用

图 4-6　纤维蛋白溶解系统

1. 纤溶酶原激活物　纤溶酶原主要是在肝、骨髓合成,嗜酸性粒细胞与肾中也有少量合成。在正常成人每 100 mL 血浆中含 10～20 mg 纤溶酶原,婴儿较少,妇女晚期妊娠时增多。

纤溶酶原激活物分布广而种类多,主要有三类:第一类为血管激活物,在小血管内皮细胞中合成后释放于血中,以维持血浆内激活物浓度于基本水平。血管内出现血纤维凝块时,可使内皮细胞释放大量激活物。所释放的激活物大都吸附于血纤维凝块上,进入血流的很少。肌肉运动、静脉阻断、儿茶酚胺与组胺等也可使血管内皮细胞合成和释放的激活物增多。第二类为组织激活物,存在于很多组织中,主要是在组织修复、伤口愈合等情况下,在血管外促进纤溶。子宫、卵巢、肾上腺、前列腺、甲状腺和肺组织中含有较多组织激活物,所以此类组织受损伤较难止血。第三类为依赖于凝血因子Ⅻ的激活物,例如前激肽释放酶被凝血因子Ⅻa 激活后,所生成的激肽释放酶即可激活纤溶酶原。这一类激活物能使凝血与纤溶互相配合并保持平衡。

2. 纤维蛋白(与纤维蛋白原)的降解　纤溶酶也是丝氨酸蛋白酶,它最敏感的底物是纤维蛋白与纤维蛋白原,经它分解的纤维蛋白降解产物一般不能再出现凝固,而且其中一部分也有抗凝血的作用。纤溶酶是血浆中活性最强的蛋白酶,特异性较小,可以水解凝血酶、凝血因子Ⅴ、凝血因子Ⅷ,激活凝血因子Ⅻa,促使血小板聚集和释放5-羟色胺、ADP,它的主要作用是水解纤维蛋白原和纤维蛋白。

3. 纤溶酶抑制物及其作用　血液中存在的纤溶酶抑制物主要是抗纤溶酶,但其特异性不大,例如,α_2-巨球蛋白能普遍抑制各种纤溶酶、胰蛋白酶、凝血酶、激肽释放酶等。每一分子 α_2-巨球蛋白可结合一分子纤溶酶,然后迅速被吞噬细胞清除。血浆中 α_1-抗胰蛋白酶也对纤溶酶有抑制作用,作用较慢,但它分子量小,可渗出血管控制血管外的纤溶活动。这些抑制物的作用是广泛控制凝血与纤溶两个过程中起作用的酶类,生理意义在于将凝血与纤溶局限于创伤部位。

4. 纤溶的生理意义　纤溶系统有利于保持血管内血液处于液体状态及血流通畅,防止血栓形成。纤溶系统与凝血系统既对立又统一,且处于动态平衡。

第四节　血量与血型

一、血量

人体内血液的总量称为血量,是血浆量和血细胞量的总和。正常成人的血液总量相当于体重的 7%～8%,或相当于每千克体重 60～80 mL,为 4200～5000 mL。婴幼儿体内的含水量较多,血液总量占体重的 90% 左右。

血量的相对稳定是人体内环境维持稳定的重要基础。健康人一次失血不超过总血量的 10%,可通过代偿机制和神经、体液调节使血量尽快恢复,不致严重影响正常生理功能。因此一次性献血 200～400 mL 对人体健康影响很小,损失的水分及矿物质可通过饮食立刻恢复,损失的蛋白质一天内即可恢复,损失的红细胞则需要一个月左右才可恢复正常数量。失血超过总血量的 20%,就会引起某些正常生理功能的障碍,特别是中枢神经系统高级部位的功能障碍。失血超过总血量的 30%,将引起中枢神经系统功能的严重障碍,如不迅速输血抢救,就会致命。静脉输液过多、过快,使血量过多,将使心血管系统的负担过重;血细胞过多,可导致血液的黏滞性过高,不仅可加大血流的阻力,还不利于血液正常循环。

二、血型与输血

为了维持正常的血量,有时需要直接给人体补充血液,但早期的研究发现就算只使用人类自身的血液,也常常会出现输血失败甚至受血者致死的情况。1900 年,奥地利科学家兰德斯坦纳首先发现了第一个血型系统,即 ABO 血型系统,从此为人类揭开了血型的奥秘,并使输血成为安全度较大的临床治疗手段。1921 年世界卫生组织(WHO)正式向全球推广认同和使用 A、B、O、AB 四种血型,但随后人们发现其实除了 ABO 血型系统外,还有其他类型的血型存在。1940 年,兰德斯坦纳和韦纳又发现了 Rh 血型系统,直到 1995 年,全球共发现 23 个红细胞血型系统,抗原总数有 193 种。目前在临床较有必要关注的主要是 ABO 和 Rh 血型系统(表 4-2)。

血型,即指血细胞膜上特异性标识蛋白质的种类,通常人们所说的血型是指红细胞的血型。这类特异性细胞膜上的蛋白质会因为参与免疫反应而使血细胞发生凝集反应,

知识拓展
凝集反应
与溶血

也因此被称作凝集原,就血液免疫过程而言,也可将凝集原称作抗原。

在人的血液中,红细胞膜上特异的凝集原决定了血型;而在人的血清中,则存在着一类被称为凝集素的物质。一个正常人体的血液中是不会同时出现同型凝集原和凝集素的,因为当某类型的凝集原遇到相同类型的凝集素就会发生红细胞凝集反应,正常人体不会发生自体血细胞与凝集素免疫对抗。因为凝集反应属于免疫活动,所以凝集素也在此类活动中被称作抗体。

(一) ABO 血型系统

1. ABO 血型的分型　ABO 血型是根据红细胞膜上存在的 A 凝集原与 B 凝集原的情况而将血液分为 4 型。凡红细胞只含 A 凝集原的,即称为 A 型;如存在 B 凝集原的,称为 B 型;若 A 与 B 两种凝集原都有的称为 AB 型;这两种凝集原都没有的,则称为 O 型。不同血型的人的血清中含有不同的凝集素,即不含有对抗自身红细胞凝集原的凝集素。在 A 型血型人的血清中,只含有抗 B 凝集素;B 型血型人的血清中,只含有抗 A 凝集素;AB 型血型人的血清中没有抗 A 和抗 B 凝集素;而 O 型血型人的血清中则同时含有抗 A 和抗 B 凝集素(表 4-2)。

表 4-2　重要血型系统凝集原和凝集素

血型(红细胞)	凝集原(抗原)	凝集素(抗体)
ABO 血型系统		
A	A	抗 B
B	B	抗 A
AB	AB	无
O	无	抗 A、抗 B
Rh 血型系统		
Rh 阴性	无,或缺乏	先天无抗体,遇抗原刺激可产生抗体
Rh 阳性	D(抗原性最强)	无

后来进一步发现 4 种血型的红细胞上都含有 H 抗原,而 H 抗原是形成 A、B 抗原的结构基础。但是 H 物质的抗原性很弱,因此血清中一般都没有抗 H 抗体。细致的检测还发现 A 型还可再区分为 A_1 和 A_2 亚型。在 A_1 亚型红细胞上含有 A 和 A_1 凝集原,而 A_2 亚型红细胞上仅含有 A 凝集原。在 A_1 亚型血清中只有抗 B 凝集素,而 A_2 亚型血清中除抗 B 凝集素之外,还含有抗 A_1 凝集素。因此当将 A_1 亚型的血液输给 A_2 亚型的人时,血清中的抗 A_1 凝集素可能与 A_1 亚型的人红细胞上的 A_1 凝集原结合产生凝集反应。据调查,我国汉族人中 A_2 亚型不超过 A 型人群的 1%,A_2B 型也不超过 AB 型人群的 1%,即使如此,在测定血型和输血时都应注意到 A 亚型的存在,否则可能会误判血型发生医疗事故。

2. 血型的遗传　血型是先天遗传的。出现在某一染色体的同一位置上的不同基因,称为等位基因。ABO 血型系统中控制 A、B、H 抗原生成的基因即为等位基因。正常人染色体是二倍体,每个个体只可能具有上述三个等位基因中的任意两个(可以相同),其中一个来自父体,另一个来自母体,这两个等位基因就决定了子代血型的基因型。A 基因和 B 基因是显性基因,O 基因则为隐性基因。红细胞血型为 O 型时只可能是个体同时具有两个 O 基因的结果,而血型为 A 或 B 的个体只需有一个基因为 A 或 B 即可。因而,A 型血型或 B 型血型的父母完全可能生下 O 型血型的子女。知道了血型的遗传规律,就

Note

可以从子女的血型表型来推断亲子关系。例如,AB 型血型的人绝不可能是 O 型血型子女的父亲。但必须注意的是,法医学上需要依据血型表型来判断亲子关系时,只能作为否定的参考依据,而不能据此做出肯定的判断。血细胞上有许多种血型,测定血型的种类越多,那么做出否定性判断的可靠性也就越高(表 4-3)。

表 4-3 血型的遗传基因型和表现型

基 因 型	表 现 型
OO	O
AA、AO	A
BB、BO	B
AB	AB

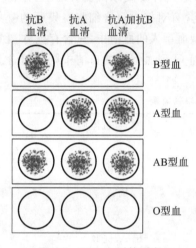

图 4-7 ABO 血型的测定

3. ABO 血型与鉴定 血型抗原在人群中的分布以及在不同地域不同民族中是有差异的。以研究较多的 ABO 血型系统为例,在中欧地区人群中,40% 以上为 A 型,稍低于 40% 为 O 型,10% 左右为 B 型,6% 左右为 AB 型;而在美洲土著民族中则 90% 属 O 型。在我国各族人民中 ABO 血型的分布也不尽相同。测定 ABO 血型的方法如下:在玻片上分别滴上抗 B 血清、抗 A 血清和抗 A 加抗 B 血清,在每一份血清上再加一滴待测红细胞悬浮液,轻轻摇动,使红细胞和血清混匀,观察有无凝集现象(图 4-7)。

4. 输血原则与交叉配血试验 输血已经成为治疗某些疾病、抢救患者生命和保证一些手术得以顺利进行的重要手段。但是由于输血发生差错,造成患者严重损害,甚至死亡的事故并不鲜见。在临床输血治疗过程中,需要密切关注供血者与受血者的各类血型是否一致,只有同型血型的个体之间才可以相互输血。因 ABO 血型系统和 Rh 血型系统较易发生凝集反应,所以至少应保证这两个血型系统血型一致方可输血。输血之前正确测定血型是保证输血安全的基础。

为了保证输血的安全性和提高输血的效果,必须注意遵守输血的原则:①必须保证供血者与受血者的 ABO 血型相合;②对于在生育年龄的女性和需要反复输血的患者,还必须使供血者与受血者的 Rh 血型相合;③即使在 ABO 血型系统血型相同的人之间进行输血,在输血前也必须进行交叉配血试验;④输血治疗全程密切监视受血者情况,如有意外,立即停输并实施抢救。

交叉配血试验应在 37 ℃环境下进行,试验分两项:主侧试验,把供血者的红细胞与受血者的血清进行配血;次侧试验,把受血者的红细胞与供血者的血清进行配血。如果交叉配血试验的两侧都没有出现凝集反应,即为配血相合,可以进行输血;如果主侧有凝集反应,则为配血不合,不能输血;若主侧不出现凝集反应,而次侧有凝集反应,只能在应急情况下输血,输血时不可超过 200 mL 且输血速度要慢,应全程密切观察,如发生输血反应需立即停止(图 4-8)。

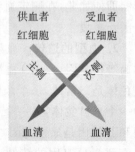

图 4-8 交叉配血试验

随着医学和科学技术的进步,输血疗法已经从原来的单纯输全血,发展为输全血和成分输血。成分输血,就是把人血中的各种有效成分先进行分离处理,如将红细胞、粒细胞、血小板和血浆分别制备成高纯度或高浓度的制品,再用于各类需求的患者输血治疗。这样既能提高疗效,减少不良反应,又能节约血源。

知识拓展
万能是万
万不能的

(二) Rh 血型系统

1. Rh 血型系统的发现　当把恒河猴的红细胞重复注射进家兔体内,引起家兔产生免疫反应时,在家兔血清中可产生抗恒河猴红细胞的抗体(凝集素)。再将含这种抗体的血清与人的红细胞混合后发现,约有 85% 的白种人的红细胞可被这种血清凝集,表明这些人的红细胞上具有与恒河猴同样的凝集原,故称为 Rh 阳性血型;另有约 15% 的人的红细胞不能被这种血清凝集,称为 Rh 阴性血型,这一血型系统即称为 Rh 血型系统。在我国各族人中,汉族和其他大部分民族的人中为 Rh 阳性的约占 99%,Rh 阴性的人只占 1% 左右。但是在另一些少数民族中 Rh 阴性的人较多,如苗族为 12.3%,塔塔尔族为 15.8%。

2. Rh 血型系统的凝集原　目前已利用血清试验测定了人类红细胞上的 Rh 血型系统,其包括 5 种不同的抗原,分别称为 C、c、D、E、e,在 5 个抗原中,D 抗原的抗原性最强。因此通常将红细胞上含有 D 抗原的称为 Rh 阳性;而红细胞上缺乏 D 抗原的,称为 Rh 阴性(表 4-2)。

3. Rh 血型的特点及其在医学实践中的意义　正常人出生几个月后血清中一直存在 ABO 系统的凝集素,即天然抗体。但在正常人血清中并不先天存在对抗 D 抗原的天然抗体,只有当 Rh 阴性的人接受过 Rh 阳性的血液刺激后,通过体液免疫才能产生出抗 D 抗原的抗体。因此 Rh 阴性血型的人第一次输 Rh 阳性血型的血液后一般不产生明显的反应,但在第二次或多次输入 Rh 阳性血液时即可发生凝集反应。

Rh 血型系统与 ABO 血型系统的另一个区别是抗体的特征。ABO 血型系统的抗体一般是完全抗体 IgM。而 Rh 血型系统的抗体主要是不完全抗体 IgG,后者分子能透过胎盘。因此,当 Rh 阴性的母亲怀有 Rh 阳性的胎儿时,Rh 阳性胎儿的红细胞或 D 抗原可以进入母体,通过母体的免疫反应,在母体的血液中产生免疫抗体,主要是抗 D 抗原的抗体。这种抗体可以透过胎盘进入胎儿的血液,使胎儿的红细胞发生凝集和溶解,造成新生儿溶血性贫血,严重时可致胎儿死亡。一般只有在分娩时才有较大量的胎儿红细胞进入母体,且母体血液中的抗体浓度是缓慢增加的,一般需要数月的时间,因此在合理的医疗干预和屏障保护下第一次妊娠不易产生严重的反应。如果 Rh 阴性母亲再次怀有 Rh 阳性胎儿时,此时母体血液中高浓度的抗 D 抗体将会透过胎盘,大量破坏胎儿红细胞,造成胎儿夭折和流产。所以 Rh 阴性的女性不能成功进行第二次 Rh 阳性胎儿的妊娠。

直通护考
在线答题

(张晓宇)

第五章 血液循环

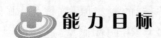

能力目标

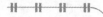

1. 掌握:心动周期,心脏的泵血过程,心输出量的概念及影响因素;心肌的生理特性;影响动脉血压的因素;中心静脉压的定义及意义;影响静脉回流的因素;组织液生成与回流的机制及影响因素;颈动脉窦和主动脉弓压力感受器反射的过程及意义。

2. 熟悉:心肌生物电形成的离子基础及其特点;心脏射血功能的评价;正常心电图波形及意义;心音形成的原因、特点及意义;血流量、血流阻力和血压之间的关系;血压的概念及动脉血压的正常值;动脉血压的形成原理;微循环的功能及血流通路;心脏和血管的神经支配和作用,延髓心血管中枢。

3. 了解:心力储备;各类血管的功能特点;外周静脉压;微循环的组成;淋巴循环的意义;器官循环。能运用血压计和听诊器正确进行人体动脉血压的测量和人体心音的听取。让学生收集有关高血压、冠心病知识,培养学生收集资料的能力,让学生了解心血管系统常见病、多发病的防治常识。

本章PPT

循环系统由心脏和血管组成,心脏是血液循环的动力器官。心脏有规律地收缩和舒张以及由此引起的心瓣膜的规律性开关,可推动血液沿血管按一定方向循环流动。血管不仅是输送血液的管道系统,还起到分配血液和调节器官血流量的作用。血液循环(blood circulation)是指血液在心脏和血管中周而复始地做定向流动。血液循环系统的主要功能是完成血液运输,实现机体的体液调节和防御功能,维持机体内环境稳定,保证新陈代谢的正常进行。血液循环一旦停止,生命也就结束。因此,血液循环是机体生存的重要条件之一。

此外,心血管还具有内分泌功能,心房肌细胞能分泌心房钠尿肽,血管内皮细胞能分泌内皮素等生物活性物质。本章将重点讨论心脏的泵血功能、心肌细胞的生物电现象、心肌的生理特性、血管的生理功能及其心血管活动的调节。

第一节 心脏生理

心脏是由心肌构成并具有瓣膜结构的空腔器官,通过其节律性的收缩和舒张实现对血液的驱动作用,完成射血和促进外周血液回心的功能。在整个生命活动过程中,心脏不停地收缩与舒张,心脏收缩时把心腔内的血液射入到压力较高的动脉内;心脏舒张时把压力很低的静脉血液抽吸回心脏,并在心内瓣膜的配合下推动血液沿着单一的方向流动。心脏这种活动和水泵相似,故心脏还称为心泵(或血泵)。因此,心脏的基本功能是泵血。

一、心脏的泵血功能

(一) 心率与心动周期

1. 心率 每分钟心跳的次数称为心跳频率,简称心率(heart rate)。正常成人安静时,心率为 60~100 次/分,平均约 75 次/分。心率可因年龄、性别及其他生理情况而有差异,如新生儿的心率可达 130 次/分以上,并随着年龄的增长而逐渐减慢,至 15~16 岁时接近成人水平。在成人中,女性比男性的心率稍快,安静或睡眠时心率减慢,运动或情绪激动时心率加快。经常进行体育锻炼或从事体力劳动者,心率较慢。心率是临床常用的诊疗指标之一,在评价心率时要充分考虑各种生理因素的影响才能得出正确的判断。

2. 心动周期 心房或心室每收缩和舒张一次构成的一个机械活动周期,称为心动周期(cardiac cycle),即一次心跳所经过的时间。心动周期的时程与心率呈反变关系,如以成人平均心率 75 次/分算,一个心动周期为 0.8 s。在一个心动周期中,两侧心房首先收缩,持续 0.1 s,然后心房舒张,持续 0.7 s。心房进入舒张期时,两心室开始收缩,收缩期持续 0.3 s,随后进入舒张期,持续 0.5 s。从心室舒张开始到下一个心动周期心房开始收缩之间的 0.4 s,心房、心室都处于舒张状态,称为全心舒张期(图 5-1)。无论是心房还是心室,其舒张期均明显长于收缩期。这样可使心脏有足够时间接纳由静脉回流的血液,既保证心室有充分的血液充盈,又能让心肌得到充分休息。当心率过快时,心动周期缩短,其中收缩期和舒张期均缩短,但舒张期缩短更为明显,故对心脏的充盈和持久活动不利。在泵血过程中心室起主要作用,所以通常所说的心缩期和心舒期一般是指心室的收缩期和舒张期。

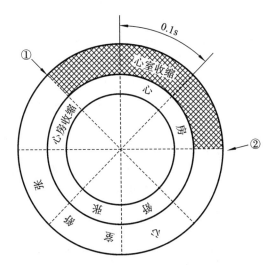

图 5-1 心动周期中心房和心室的活动

(二) 心脏的泵血过程及机制

心房和心室规律性地舒缩,可造成心腔内的压力、容积有规律地变化,也可使心瓣膜有规律地开启和关闭,从而使心脏完成泵血功能。心脏泵血过程中,心室起主要作用,左、右两侧心室的活动基本一致。现以左心室为例来讨论在一个心动周期中,心脏的泵血过程及其机制(图 5-2)。

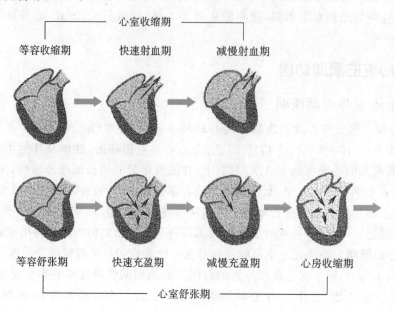

图 5-2 心脏泵血过程示意图

1. 心室收缩期 根据心室内压力和容积等变化,心室收缩期可分为等容收缩期、快速射血期、减慢射血期。

(1) 等容收缩期:心室收缩前,室内压低于主动脉压和房内压,此时动脉瓣关闭,房室瓣开放,血液不断流入心室。心室收缩开始后,室内压迅速升高,在室内压超过房内压时,心室内血液推动房室瓣使其关闭,防止血液倒流入心房。但在室内压未超过主动脉压之前,动脉瓣仍处于关闭状态,心室暂时成为一个封闭的腔。因此,从房室瓣关闭到主动脉瓣开放的这段时间,心室容积不变,故称为等容收缩期(isovolumic contraction period)。等容收缩期历时约 0.05 s,该期的长短与心肌收缩力的强弱及动脉血压的高低有关,在心肌收缩力减弱或动脉血压升高时,等容收缩期将延长。

(2) 快速射血期:等容收缩期末,室内压高于主动脉压,血液冲开主动脉瓣射入主动脉,此时,室内压上升达峰值。心室肌急剧缩短,射血速度很快,心室容积迅速缩小,称为快速射血期(rapid ejection phase),历时约 0.1 s。快速射血期射血量约占心室总射血量的 2/3。

(3) 减慢射血期:在快速射血期后,因大量血液进入动脉,动脉内压力上升,同时由于心室内血液减少,心室收缩强度减弱,导致射血速度减慢,称为减慢射血期(reduced ejection phase),历时约 0.15 s。在减慢射血期内,室内压已略低于主动脉压,但由于心室肌的收缩,心室内血液具有较高的动能,在惯性作用下,继续流入动脉。减慢射血期末,心室容积最小。

2. 心室舒张期 心室舒张期按心室内压力和容积的变化可分为等容舒张期和充盈期,充盈期又可分为快速充盈期、减慢充盈期和心房收缩期三个时期。

(1) 等容舒张期:减慢射血期结束,心室开始舒张,室内压下降,当室内压低于主动脉压时,主动脉内血液顺压力差向心室反流,推动动脉瓣关闭,阻止血液回流入心室。此时,室内压仍大于房内压,房室瓣仍处于关闭状态,心室又成为封闭的腔,从动脉瓣关闭到房室瓣开启为止,称为等容舒张期(isovolumic relaxation phase),历时 0.06~0.08 s。

(2) 快速充盈期:随着心室舒张,室内压进一步下降,当室内压低于房内压时,血液顺压力差冲开房室瓣快速流入心室,心室容积迅速增大,称为快速充盈期(rapid filling phase),历时约0.11 s。此期是心室充盈的主要阶段,进入心室的血量约占心室总充盈量的2/3。此时心房也处于舒张状态,心房内的血液向心室内快速流动,主要是由于心室舒张时,室内压下降形成的"抽吸"作用。大静脉内的血液也经心房流入心室。因此,心室的收缩和舒张,不仅有利于射血,而且有利于静脉血液向心房回流,有利于心室的充盈。

(3)减慢充盈期:快速充盈期之后,随着心室内血量的增多,心室与心房和大静脉间的压力梯度逐渐减小,血液流向心室的速度减慢,称减慢充盈期(reduced filling period)。此期全心处于舒张状态,房室瓣仍处于开放状态。大静脉内的血液经心房缓缓流入心室,历时约0.22s。接着进入下一心动周期,心房开始收缩。

(4)心房收缩期:在减慢充盈期之后,进入下一个心动周期的心房收缩期,心房收缩,房内压上升,血液顺压力差进入心室,使心室进一步充盈。心房收缩期持续约0.1 s,使心室充盈量再增加为总量的10%~30%。心室充盈过程到此完成,并立即开始下一次心室收缩与射血的过程。

综上所述,在一个心动周期中,心室的收缩与舒张引起心室内压力变化是造成室内压与房内压、室内压与动脉压之间压力差变化的主要原因。血液顺压力差流动时推动瓣膜关闭或开放,使血液只能单向流动,即从心房流向心室,再从心室流向动脉(图5-3)。心脏泵血过程是在心室活动的主导作用下进行的,心房内压力变化小,不起主要作用。临床上心房纤颤时,心房不能正常收缩,心室充盈量虽有所减少,尚不致引起严重后果。

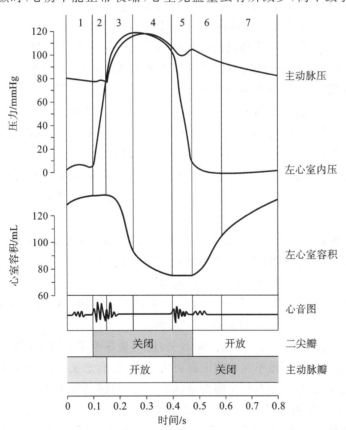

图5-3　心动周期中左心室内压力、容积和瓣膜等的变化

1:心房收缩期;2:等容收缩期;3:快速射血期;4:减慢射血期;

5:等容舒张期;6:快速充盈期;7:减慢充盈期

但是,如果心室纤颤,心室不能正常射血,则心脏的泵血功能立即发生障碍,将危及患者生命。

(三) 心脏泵血功能的评价

心脏的主要功能是不断地泵出血液以适应机体新陈代谢的需要。因此,在临床医疗实践中,对心脏泵血功能进行正确的评价,具有重要的生理学意义和临床实用价值。

1. 每搏输出量和射血分数 每搏输出量是指一侧心室一次收缩时射入动脉的血量,简称搏出量(stroke volume)。正常成人静息状态下,心室舒张期末的容量约为 125 mL,搏出量为 60~80 mL,即射血完毕时心室内尚有一定量的剩余血量。把搏出量占心室舒张期末容积的百分比称为射血分数(ejection fraction,EF),健康成人的射血分数为55%~65%。在正常情况下,搏出量与心室舒张末期容积是相适应的,即当心室舒张末期容积增加时,搏出量也相应增加,故射血分数改变很少,在心室功能减退、心室异常扩大的情况下,虽然搏出量与正常人相比可能没有明显区别,但射血分数明显下降,所以用射血分数来评定心脏泵血功能比搏出量更为全面。

2. 每分输出量和心指数 一侧心室每分钟射入动脉的血量称为每分输出量,简称心输出量(cardiac output),它等于搏出量与心率的乘积。正常成人安静状态下,搏出量为 60~80 mL,按心率平均 75 次/分计算,心输出量为 4.5~6 L/min,平均 5 L/min。成年女性比同体重男性心输出量约低 10%,老年人的心输出量比青年人的略低,同一个体在不同生理状况下,其心输出量也可发生巨大变化,如重体力劳动或剧烈运动时,心输出量可高达 35 L/min,情绪激动时心输出量可增加50%~100%。

心输出量是以个体为单位衡量的,身材不同的个体,维持正常新陈代谢所需的心输出量不同。所以用心输出量的绝对值来衡量不同个体的心功能,显然是不全面的。资料显示人体静息时的心输出量并不与体重成正比,而与其体表面积(m^2)成正比。以每平方米体表面积计算的心输出量称为心指数(cardiac index)。我国成人中等身材的体表面积为 1.6~1.7 m^2,安静和空腹情况下心输出量为 4.5~6 L/min,因此心指数为 3~3.5 $L/(min \cdot m^2)$,称为静息心指数。心指数可以因代谢、年龄不同而异。一般静息心指数在 10 岁左右时最大,可达 4 $L/(min \cdot m^2)$ 以上。以后随年龄增长而逐渐下降,到 80 岁时,静息心指数降到接近于 2 $L/(min \cdot m^2)$。运动、妊娠、情绪激动、进食等情况下,心指数均增大。

3. 心脏做功量 心脏活动时所做的功可推动血液流动,故心室所做的功是衡量心功能的主要指标之一。心室收缩一次所做的功,称为每搏功。心室每分钟所做的功,称为每分功或分功。左心室每搏功可以用下式表示:

$$每搏功(J) = 搏出量(L) \times (平均主动脉压 - 平均左心房压)(mmHg)$$
$$\times 13.6(g/cm^3) \times 9.807 \times 0.001$$

由此可见,心脏做功不仅与心输出量有关,还与血压有关。因此,用心脏做功量作为评价心泵血功能的指标要比单纯心输出量更为全面、更有意义。特别在动脉压不相等的情况下,例如:正常情况下左右心室搏出量基本相等,但肺动脉平均压仅为主动脉平均压的 1/6,所以右心室做功量只有左心室做功量的 1/6。

4. 心力储备 心输出量随人体代谢需要而增加的能力称为心力储备(cardiac reserve)。正常成人安静时心输出量约为 5 L/min。剧烈运动时可提高 5~7 倍,达到25~35 L/min,说明健康人的心脏泵血功能具有相当大的储备能力。心力储备的大小主要取决于搏出量和心率能够提高的程度。

（1）心率储备：一般情况下，动用心率储备是提高心输出量的主要途径。心率的最大变化约为静息时心率的 2 倍，在剧烈活动时可增快至 180～200 次/分。充分动用心率储备可使心输出量增加 2～2.5 倍。此时虽然心率增快很多，但不会因心舒期缩短而使心输出量减少。这是因为剧烈运动或重体力劳动时，静脉回流速度加快、心室充盈速度增大、心肌收缩力量增强。

（2）搏出量储备：搏出量是心室舒张末期容积和收缩末期容积之差。若舒张末期容积更大，而收缩末期容积更小，则搏出量会更多，这就是搏出量储备，很显然，它分为舒张期储备和收缩期储备。一般心室舒张末期的容积约为 125 mL，由于心肌伸展性很小，心室舒张末期容积只能增加到 140 mL，因此舒张期储备只有 15 mL 左右。一般心室射血期末，心室内余血约 55 mL，当心室进行最大程度收缩，提高射血分数，可使心室内余血量减少到不足 20 mL。因此，收缩期储备（可达 35～40 mL）要比舒张期储备（仅 15 mL 左右）大得多。

心力储备在很大程度上反映心脏的功能状况。经常坚持体育锻炼的人，可使心肌纤维变粗，心肌收缩能力增强，收缩期储备增加，同时心率储备也增加，心脏射血能力增强。运动员的最大心输出量可增大到安静状态时的 7 倍。缺乏锻炼或有心脏疾病的人，在安静状态下心输出量尚能满足代谢的需要，但因心力储备较小，当运动量增加时（如上楼、爬山等），心输出量不能相应增加，进而可出现心慌、气短、头晕、目眩等现象。

（四）影响心输出量的因素

在正常生理条件下，机体可根据代谢的需要，在一个较大范围内改变心输出量。心输出量等于搏出量和心率的乘积，因此凡能影响搏出量和心率的因素都能影响心输出量。

1. 影响搏出量的因素 搏出量取决于心室肌收缩的强度和速度。心肌和骨骼肌类似，其收缩强度与速度也受前负荷、后负荷和心肌收缩能力的影响。

（1）前负荷：前负荷是指心室肌收缩前所承受的负荷，即心室舒张末期的充盈量，也可用心室舒张末期容积或压力来反映。心室舒张末期充盈量的多少决定了心室肌收缩前的初长度，而初长度可影响心室肌的收缩功能。在动物实验中，维持动脉压于一个稳定水平，逐渐改变左心室舒张末期的充盈压，同时测算左心室射血的每搏功，以前者为横坐标，后者为纵坐标，绘成的坐标图，称为左心室功能曲线（ventricular function curve）（图 5-4）。左心室功能曲线反映了左心室舒张末期容积或充盈压与左心室每搏功的关

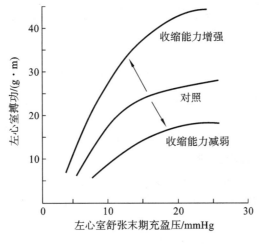

图 5-4 左心室功能曲线

系。在一定范围内，左心室每搏功随心室舒张末期压力增加而增加。当心室舒张末期的充盈压增高到 $12\sim15$ mmHg($1.6\sim2$ kPa)时，心室的前负荷是最适前负荷，这时心室肌细胞的长度为最适初长度。心肌收缩强度因初长度变化而发生相应变化的现象称为心肌细胞的异长自身调节(heterometric autoregulation)，其机制在于粗、细肌丝之间相互重叠程度的变化。

在左心室舒张末期充盈压超过最适前负荷后，左心室功能曲线逐渐平坦，但不出现明显的下降支。这是因为心肌细胞外的间质内含有大量的胶原纤维，形成胶原纤维网架，导致心肌伸展性较小，对抗被拉长的力量较大。另外，心室壁由多层肌纤维组成，肌纤维有多种趋势和排列方向，因此，心室肌不能被任意拉长。所以当心室肌长度达到最适初长度后心肌长度便不再随充盈压增加而增加；心室的收缩强度（每搏功）也就不会随之而明显减小。只有在左心室发生严重病理变化时，功能曲线才会出现降支。心肌的这一特性对于正常心脏的泵血功能具有重要生理意义。

心室舒张末期充盈量相当于静脉回心血量和射血后剩余血量的总和。正常人静脉回心血量与心输出量之间保持着动态平衡，因而搏出量在一定程度上取决于静脉回心血量的多少。静脉回心血量增多，心室舒张末期充盈量增多，搏出量增加；相反，静脉回心血量减少，搏出量也减少。因而，影响静脉回心血量的因素也可影响心输出量。

总之，在一定范围内，心肌的前负荷增大，心肌收缩前的长度（心肌初长度）增加，心肌的收缩力增强，搏出量增多，这属于心肌的自身调节。若前负荷过大，如静脉血快速、大量地流回心脏时，心肌初长度超过一定限度，收缩力反而减弱，因此在静脉输血或补液时，应严格控制输血、补液的速度和量，以防发生急性心力衰竭。

(2) 后负荷：后负荷是心室肌收缩射血时所承受的负荷，即动脉血压。对于心室射血来说，心室肌收缩时必须克服来自动脉压的阻力，冲开动脉瓣，才能将血液射入动脉。因此动脉血压是心室收缩射血时所承受的后负荷，心室收缩时，在左心室室内压未超过主动脉压前，心室肌不能缩短，表现为等容收缩，心室肌张力增加，室内压急剧上升，当室内压超过主动脉压时，心室肌才能缩短射血。如其他条件不变，动脉血压升高，即后负荷变大，导致等容收缩期延长，射血期缩短，射血速度减慢，搏出量减少。动脉血压降低，则有利于心室射血。临床上常用舒血管药物降低后负荷来改善心脏的泵血功能。

在整体条件下，当动脉血压突然增高时，因搏出量的减少必然会造成射血末期心室内的剩余血量增多，如果此时静脉回心血量不变，将使心舒末期的容积增加，心肌初长度增加，通过心肌异长自身调节的作用，心室肌收缩强度增大，搏出量可逐步恢复到原有水平。若动脉压持续保持较高水平，心室肌长期加强收缩，将会出现心室肌肥厚等病理性变化，最后可因失代偿而出现心功能不全。

(3) 心肌收缩能力：心肌收缩能力是指心肌细胞不依赖于前、后负荷而改变其收缩强度和速度的一种内在特性，是由心肌细胞兴奋-收缩耦联过程中横桥活化的数量和 ATP 酶的活性等决定的。在一定初长度的条件下，粗、细肌丝的重叠提供一定数量可连接的横桥，活化的横桥增多，心肌细胞的收缩能力增强，搏出量即增大；反之则减少。神经、体液、药物等因素都可通过改变心肌收缩能力来调节心搏出量。如肾上腺素能使心肌收缩力增强，乙酰胆碱则能使心肌收缩力减弱。像这样，由于心肌的初长度没有发生变化，心肌细胞本身力学活动的强度和速度发生变化，使心输出量和每搏功发生的改变，称为等长自身调节。

2. 心率变化对心输出量的影响 搏出量不变，心率在一定范围增加时，心输出量相应增加，但是，心率过快超过 180 次/分，心输出量反而减少，这是因为心率过快导致心室舒张期明显缩短而影响心室的充盈,使搏出量减少。反之,心率过慢,低于40次/分,心输出量也会减少。这是因为心室舒张期足够长时,心室充盈已接近极限,再延长心室舒张期时间也不能相应增加搏出量。

二、心肌细胞的生物电现象

心脏主要由心肌细胞组成。根据心肌细胞的电生理特性,可将其分为两大类:一类是非自律细胞,构成心房和心室壁的普通心肌细胞,细胞内含有排列有序的丰富肌原纤维,具有兴奋性、传导性和收缩性,执行心肌的收缩功能,故又称为工作细胞;另一类为自律细胞,是一些特殊分化的心肌细胞,主要包括窦房结P细胞、房室交界区、房室束、左右束支和浦肯野细胞等,在没有外来刺激的条件下,其会自动产生节律性兴奋,它们也具有兴奋性和传导性,但是细胞内肌原纤维少且排列不规则,几乎没有收缩功能,主要功能是产生和传播兴奋,控制心脏活动的节律。

(一)非自律细胞的生物电活动及其形成机制

与神经纤维相比,普通心肌细胞的动作电位具有显著特点。现以心室肌细胞为例,说明非自律细胞的生物电现象。

1. 静息电位　心室肌细胞的静息电位约为-90 mV,其形成机制主要是由K^+外流所致。心室肌细胞膜内K^+浓度比膜外浓度高,且安静状态下心室肌细胞膜对K^+有较高的通透性,因此,心室肌细胞静息电位的产生是K^+顺浓度梯度由膜内向膜外扩散而形成的K^+电-化学平衡电位。

2. 动作电位　与神经纤维、骨骼肌细胞动作电位相比,心室肌细胞动作电位复极化比较复杂,持续时间长,波形上升支与下降支不对称。心室肌细胞的动作电位可分为0、1、2、3、4五个时期(图5-5)。

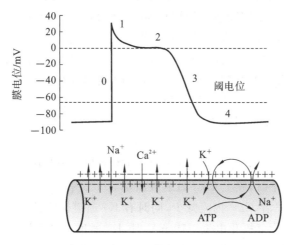

图5-5　心室肌细胞动作电位和主要离子活动示意图

(1)0期:0期为动作电位的去极化过程,又称去极化期。在适宜刺激作用下,膜内电位由静息时的-90 mV迅速上升到$+30$ mV左右,即膜两侧由原来的极化状态,迅速转换成反极化状态,构成动作电位的上升支。0期的产生机制和骨骼肌、神经纤维基本相同。刺激引起细胞膜上部分Na^+通道开放,少量Na^+内流,使膜局部去极化;当去极化达到阈电位水平(-70 mV)时,大量Na^+通道开放,Na^+快速内流,膜内电位迅速上升到$+30$ mV,达到Na^+的平衡电位。决定0期去极化的Na^+通道是一种快通道,它激活和失活的速度均很快,称为快通道。此期仅持续$1\sim2$ ms。

(2) 1期:又称快速复极初期。0期去极化后,出现快速而短暂的复极化,膜内电位迅速由 $+30$ mV 下降到 0 mV 左右,历时 10 ms。0期和1期构成锋电位。1期其形成机制主要是 K^+ 外流所致。

(3) 2期:又称为平台期。1期复极结束,膜内电位降到 0 mV 左右时,复极化过程变得非常缓慢,膜电位基本停滞于 0 mV 水平,历时 $100 \sim 150$ ms,在下降支上形成坡度很小的平台,这是整个动作电位持续时间长的主要原因。2期平台是心室肌细胞动作电位的主要特征,主要是因为 Ca^{2+} 内流和 K^+ 外流同时存在,两种离子所负载的跨膜正电荷基本相当,使膜电位稳定于 0 mV 左右。同 Na^+ 通道相比,Ca^{2+} 通道激活慢,失活也慢,称为慢通道。

(4) 3期:又称为快速复极末期。此期 Ca^{2+} 通道失活,而膜对 K^+ 通透性增大,K^+ 外流进行性增加,心肌细胞复极化速度加快,膜内电位由平台期的 0 mV 左右迅速恢复到 -90 mV,历时 $100 \sim 150$ ms。

(5) 4期:又称为静息期。3期之后,膜内电位虽然恢复并稳定在 -90 mV 水平,但是膜内外离子的分布尚未恢复。此时,细胞膜的离子主动转运作用增强,通过钠泵活动,将动作电位期间进入细胞内的 Na^+ 泵出,将流到细胞外的 K^+ 泵入,同时通过 Na^+-Ca^{2+} 交换活动、Ca^{2+} 逆浓度梯度运出细胞,使细胞内、外离子分布恢复至原先的水平,为心肌细胞的再度兴奋做好准备。

(二) 自律细胞的生物电活动及其形成机制

与工作细胞相比,自律细胞跨膜电位的最大特点是4期膜电位不稳定,具有自动去极化的现象。自律细胞在动作电位复极化达到最大值,即最大复极电位时,膜电位开始自动去极化,达到阈电位就产生一次新的动作电位。因此,4期自动去极化是自律细胞产生自动节律性兴奋的基础。不同类型的自律细胞,4期自动去极化的速度和离子基础各不相同。现以窦房结P细胞和浦肯野细胞为例介绍其生物电现象。

1. 窦房结P细胞　窦房结P细胞其动作电位与心室肌动作电位明显不同,主要特征如下:①无明显的1期和2期,仅表现为0、3、4三个时期;②动作电位0期去极化速度慢、幅度小,膜内电位仅上升到 0 mV 左右,无明显的极化反转;③3期最大复极电位(-70 mV)和阈电位(-40 mV)的绝对值较小;④4期膜电位不稳定,由最大复极电位开始自动去极化,当去极化达到阈电位水平(-40 mV)时,爆发一次动作电位;⑤4期自动去极化的速度较快。

窦房结P细胞动作电位主要是由 Ca^{2+} 的内流引起。当膜电位由最大复极电位自动去极化达到阈电位水平时,膜上 Ca^{2+} 通道被激活,Ca^{2+} 内流到细胞内,导致0期去极化。随后,Ca^{2+} 通道逐渐失活,Ca^{2+} 内流减少,同时有 K^+ 通道被激活,K^+ 外流增加,形成了3期复极化。当达到最大复极化电位 -70 mV 时,K^+ 通道逐渐失活,K^+ 外流逐渐减少,而内向 Na^+ 内流逐渐增强,导致膜内电位缓慢上升,因而出现4期自动去极化(图 5-6(a))。

窦房结P细胞的0期去极化是由慢通道(Ca^{2+} 通道)开放,Ca^{2+} 内流所致,故称为慢反应自律细胞。

2. 浦肯野细胞　浦肯野细胞其动作电位可分为0、1、2、3、4五个时期(图 5-6(b))。其中除4期外,成因与心室肌细胞基本相同。0期去极化速度快,幅度大,是由于 Na^+ 通道开放、Na^+ 快速内流所产生,故浦肯野细胞属于快反应自律细胞。浦肯野细胞4期自动去极化是由于膜外向 K^+ 电流的进行性衰减,而内向 Na^+ 电流的逐渐增强,造成4期净内向离子电流,导致自动去极化。浦肯野细胞4期去极化速度比窦房结细胞4期去极化速

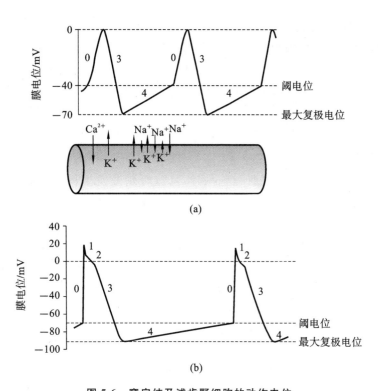

图 5-6　窦房结及浦肯野细胞的动作电位

(a)窦房结 P 细胞的动作电位;(b)浦肯野细胞的动作电位

度慢,因而浦肯野细胞比窦房结细胞的自动节律性低。

三、心肌的生理特性

心肌具有自律性、兴奋性、传导性和收缩性四种生理特性。自律性、兴奋性、传导性是以心肌细胞膜的生物电活动为基础的,故称为心肌细胞的电生理特性;收缩性是以肌细胞收缩蛋白的功能活动为基础,故称为心肌细胞的机械特性。

(一) 自律性

自动节律性是指组织或细胞在没有外来因素作用下,自动地产生节律性兴奋的特性,简称自律性(autorhythmicity)。具有自律性的组织或细胞称为自律组织或自律细胞。自律性的高低用单位时间自动兴奋的频率来衡量。窦房结 P 细胞的自律性最高,自动兴奋的频率约为 100 次/分,房室交界区次之,为 50 次/分,浦肯野细胞自律性最低,为 25 次/分。

1. 心脏的起搏点　在正常情况下,因窦房结自律性最高,由窦房结发出的兴奋按一定顺序传播,心脏各部分按顺序接受由窦房结传来的冲动而发生兴奋和收缩,故把窦房结称为心脏的正常起搏点(pacemaker)。由窦房结控制的心搏节律,称为窦性心律(sinus rhythm)。其他部位自律细胞的自律性较窦房结低,它们的自律性不表现出来,只起到传导兴奋的作用,故称为潜在起搏点(potential pacemaker)。在某些异常情况下,潜在起搏点的自律性也会表现出来,引发心房或心室的兴奋和收缩,这些起搏部位称为异位起搏点(ectopic pacemaker)。由异位起搏点引起的心脏活动,称为异位心律。

2. 影响心肌自律性的因素　自律细胞单位时间内发生兴奋频率的快慢,取决于 4 期自动去极化的速率、最大复极电位和阈电位水平,其中以 4 期自动去极化速率为主要因素。

(1) 4 期自动去极化的速率：4 期自动去极化的速率增快，膜内电位上升到阈电位所需要的时间缩短，则单位时间内爆发兴奋的次数增多，即自律性增高；反之，则自律性降低。

(2) 最大复极电位和阈电位水平：最大复极电位的绝对值减小，同阈电位之间的差距减小，4 期自动去极化达阈电位所需时间缩短，自律性增高；反之，自律性降低。若阈电位水平下移，同最大复极电位的差距减小，则自律性增高；反之，则自律性降低。

(二) 兴奋性

心肌细胞和神经纤维、骨骼肌细胞一样，具有对刺激发生反应的能力，即具有兴奋性。心肌细胞的兴奋性不是一成不变的，在一次兴奋的时程内心肌细胞的兴奋性发生着周期性的变化。

1. 兴奋性的周期性变化 心肌细胞兴奋性发生的周期性变化，表现在其对第二个刺激的反应能力，这主要是由于膜电位变化引起离子通道的性状发生变化的结果。心肌细胞发生一次兴奋时其兴奋性的周期性变化分为以下几个时期。

(1) 有效不应期：从心肌细胞动作电位去极化开始到 3 期复极化 −55 mV 的这一时期内，如果受到第二个刺激，无论刺激多强，心肌细胞都不会产生任何去极化，即兴奋性等于零，这一时期称为绝对不应期。从复极化 −55 mV 到 −60 mV 这段时间内，如给予强刺激可引起局部去极化，但不能引起可传播的动作电位，其兴奋性极低称为局部反应期。从去极化开始到 3 期复极化 −60 mV 这段时间内，任何刺激均不能产生动作电位，称为有效不应期(effective refractory period，ERP)。在此期，膜电位绝对值太低，通道完全失活或刚刚复活，但远未恢复到可以被激活的备用状态。在有效不应期内心肌细胞是不可能发生兴奋和收缩的。

(2) 相对不应期：从复极化 −80 mV～−60 mV 的时间内，须给予阈上刺激才可以使心肌细胞膜产生可传导的动作电位，这一段时间称为相对不应期(relative refractory period，RRP)。其发生原因是此时 Na^+ 通道尚未完全复活，其开放能力未达到正常状态，细胞的兴奋性仍低于正常，只有给予阈上刺激才能引起细胞兴奋，并且产生的动作电位去极化的速度和幅度均小于正常，兴奋的传导速度也比较慢。

(3) 超常期：从复极化 −90 mV～−80 mV 的时间为超常期(supernormal period，SNP)。在此期用低于阈刺激强度的刺激即能引起动作电位，表明兴奋性高于正常。这是由于 Na^+ 通道已基本恢复到备用状态。此时膜电位与阈电位之间的距离小于正常，容易产生兴奋，因而细胞兴奋性高于正常。此时，动作电位去极化的速度和幅度也都小于正常，兴奋传导的速度也较慢。

复极化完毕，膜电位恢复至静息水平，细胞的兴奋性也恢复到正常状态。心肌细胞兴奋性周期性变化的特点为有效不应期特别长，相当于整个收缩期和舒张早期(图 5-7)。因而心肌不会发生强直收缩，可始终保持收缩与舒张交替的节律活动。

2. 影响心肌兴奋性的因素

(1) 静息电位和阈电位之间的差距：在一定范围内，静息电位水平上移或阈电位水平降低，使二者之间差距减小时，兴奋性增高。反之，静息电位水平下移或阈电位水平上移，使二者之间差距增大时，兴奋性降低。

(2) Na^+ 通道的状态：Na^+ 通道具有三种功能状态：①备用状态：可被激活的状态。当膜电位处于正常静息电位水平时，Na^+ 通道处于备用状态，具有正常开放的能力。当受到外来刺激或在局部电流的影响下，膜两侧电位发生去极化，达到阈电位，Na^+ 通

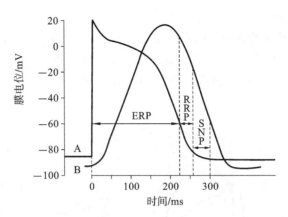

图 5-7　心室肌细胞动作电位期间兴奋性的变化及其与机械收缩的关系
A:动作电位;B:机械收缩曲线;ERP:有效不应期;RRP:相对不应期;SNP:超常期

道即可激活。②激活状态:Na^+ 通道处于正常开放状态,可产生动作电位,细胞处于兴奋状态。紧接着 Na^+ 通道很快失活。③失活状态:Na^+ 通道处于关闭状态,在此状态下,任何刺激形式都不能使通道再次激活开放,细胞的兴奋性下降,甚至下降到零。只有恢复到备用状态后,才能被再次激活。Na^+ 通道由失活状态恢复到备用状态的过程,称为复活。Na^+ 通道处于哪种功能状态取决于当时膜电位和时间的进程,即 Na^+ 通道的备用、激活、失活是具有电压依从性和时间依从性的。因此,Na^+ 通道是否处于备用状态,是心肌细胞是否具有兴奋性的前提。心肌细胞产生兴奋,是以膜 Na^+ 通道能被激活为前提的。

3. 兴奋性周期性变化与收缩活动的关系　可兴奋细胞在一次兴奋的过程中,其兴奋性发生周期性的变化。正常情况下,整个心脏是按照窦房结发出的兴奋节律进行活动的。如果在有效不应期之后,下一次窦房结的兴奋到达之前,有一人工或病理性的额外刺激作用于心肌,将导致心肌产生一次提前出现的兴奋,即期前兴奋,由期前兴奋所引起的收缩称为期前收缩(premature systole),又称早搏。期前收缩也有自己的有效不应期。如果正常窦房结的节律性兴奋正好落在心室期前收缩的有效不应期中,便不能引起心室兴奋,即出现一次兴奋“脱失”,必须等到下一次窦房结的兴奋到来才能引起心室的兴奋和收缩。因此,在一次期前收缩之后往往出现一段较长时间的心室舒张期,称为代偿性间歇(compensatory pause)(图 5-8)。

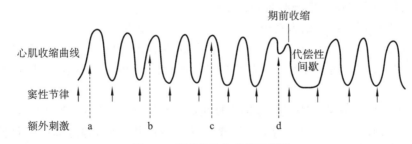

图 5-8　期前收缩与代偿性间歇
刺激 a、b、c 落在有效不应期内不引起反应,刺激 d 落在相对不应期内,引起期前收缩和代偿性间歇

(三)传导性

心肌细胞传导兴奋的能力,称为传导性。心脏内有自律细胞构成的特殊传导系统,可将窦房结产生的兴奋按一定的途径传遍整个心脏。动作电位沿细胞膜传播的速度可

作为衡量传导性的指标。

1. 心脏内兴奋传播的途径和特点　正常情况下,窦房结发出的兴奋可以通过心房肌传到左、右两心房,同时沿心房肌细胞组成的"优势传导通路"迅速传到房室交界区,再经房室束、左右束支、浦肯野细胞到心室内膜,兴奋由心内膜向心外膜传播而引起左、右心室兴奋(图 5-9)。

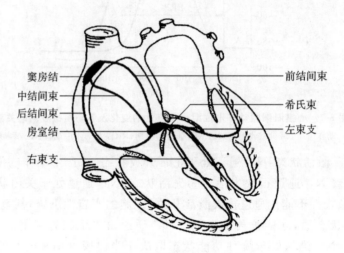

图 5-9　心脏的特殊传导系统

兴奋在心脏各个部分的传导速度是不相同的,心房的传导速度约为 0.4 m/s,"优势传导通路"为 1.0~1.2 m/s,房室交界区的结区传导速度最慢,仅为 0.02 m/s,心室肌为 1 m/s,而浦肯野细胞的传导速度可达 4 m/s。

房室交界区的结区细胞是慢反应细胞,致使兴奋的传导在房室交界处最慢,称为房室延搁。其生理意义是心室在心房收缩完毕之后才开始收缩,避免心室和心房同时收缩,对于保证心室有充分的血液充盈,以利于心室射血,具有十分重要的意义。房室交界是传导阻滞的好发部位,房室传导阻滞是临床上较为常见的一种心律失常。

2. 影响传导性的因素　心肌的传导性取决于心肌细胞的结构特点和电生理特性。其结构因素主要为心肌细胞的直径;电生理因素主要有 0 期去极化的速度和幅度,邻近部位细胞膜的兴奋性。心肌细胞的电生理特性是影响心肌传导性的主要因素,心肌细胞兴奋的传播是通过形成局部电流而实现的,因此,凡能影响局部电流形成和邻近部位细胞膜的兴奋性的因素都会影响心肌兴奋的传播。

(1)心肌细胞的直径:细胞直径与细胞内的电阻成反变关系,直径小的细胞,细胞内的电阻大,因此产生的局部电流小,兴奋的传导速度就慢。例如,窦房结细胞的直径较小,而结区细胞直径更小,因此传导速度更慢。浦肯野细胞的直径最大,故其传导速度最快。

(2)0 期去极化的速度和幅度:0 期去极化速度愈快,则局部电流形成愈快;0 期去极化幅度愈大,则形成的局部电流愈强。局部电流形成越快越强,邻近部位细胞膜去极化达到阈电位所需的时间就越短。因此,兴奋部位 0 期去极化的速度快、幅度大时,传导速度就快,反之传导速度就慢。

(3)邻近部位细胞膜的兴奋性:兴奋的传导是细胞膜依次兴奋的过程。只有邻近部位细胞膜的兴奋性正常时,才能正常传导。如果因某种原因造成邻近部位静息电位与阈电位之间的差距增大,兴奋性降低时,产生动作电位所需的时间延长,则传导速度减慢。

（四）收缩性

心肌的收缩原理与骨骼肌基本相同,即先出现动作电位,然后通过兴奋-收缩耦联,引起肌丝滑行,从而使整个肌细胞收缩,但心肌细胞的收缩也具有明显的特点。

1. "全或无"式收缩 心房和心室内传导速度快,且心肌细胞间闰盘电阻又很小,因此,当一处心肌细胞兴奋时,兴奋便很快传播到所有的心房或心室,可以把它们看作各自构成了一个功能合胞体。阈下刺激不能引起心肌收缩,当刺激强度达到阈值后,可引起所有的心房(或心室)肌细胞几乎同步收缩,称为"全或无"式收缩。这种方式的收缩力量大,有利于心脏泵血。

2. 不发生强直收缩 心肌细胞的有效不应期特别长,相当于心肌的整个收缩期和舒张早期。因此,心肌不像骨骼肌那样发生多个收缩过程的融合。心肌只有在收缩完毕并开始舒张后,才可能接受新的刺激而产生第二次兴奋和收缩,所以不会形成强直收缩。这就使心肌始终保持收缩与舒张交替进行的节律性活动,从而保证心脏有序地充盈与射血。

3. 对细胞外液中 Ca^{2+} 浓度的依赖性 Ca^{2+} 是兴奋-收缩耦联的耦联因子。心肌的肌质网不发达,容积小,Ca^{2+} 的储存少,兴奋-收缩耦联过程所需的一部分 Ca^{2+} 要从细胞外液转运进来。因此,心肌细胞的收缩对细胞外液 Ca^{2+} 浓度有明显的依赖性。

知识拓展
Ca^{2+} 的神奇作用

四、心音与心电图

（一）心音

在一个心动周期中,心肌的舒缩、瓣膜的启闭、血液流速的改变和血流冲击心血管壁的作用及形成的涡流等因素引起的机械振动,通过心脏周围组织传递到胸壁,用听诊器在胸壁上可以听到,称为心音(heart sound)。若用换能器将机械振动转换成电信号,用记录仪记录下来的图形就是心音图(phonocardiogram,PCG)。在一个心动周期中有四个心音,分别称为第一心音、第二心音、第三心音和第四心音。临床上使用听诊器一般只能听到第一心音和第二心音。

知识拓展
心脏杂音

（1）第一心音:发生在心室收缩期,是心室收缩开始的标志。特点是音调较低、持续时间较长,0.12～0.14 s,在心尖搏动处听得最清楚,其产生主要与心室肌收缩、房室瓣关闭以及心室射出的血液冲击动脉壁引起振动有关。第一心音高低可反映心肌收缩力的强弱和房室瓣的功能情况。

（2）第二心音:发生在心室舒张期,是心室舒张开始的标志。特点是音调较高、持续时间较短,0.08～0.10 s,其形成原因是心室收缩停止并开始舒张时,由于动脉瓣关闭、血液返回冲击动脉根部引起振动而形成的声音,它主要与动脉瓣关闭有关。第二心音强弱可反映动脉血压的高低和动脉瓣的功能情况。

（3）第三心音:发生在快速充盈期末,可能是由于心室从快速充盈转入减慢充盈时,血流速度突然减慢,使心室壁和瓣膜产生振动而形成。

（4）第四心音:发生在心房收缩期,是心房收缩血液注入心室引起振动而形成的,故又称为心房音。

（二）心电图

正常人体由窦房结发出的一次兴奋,按一定的途径和进程,依次传向心房和心室,引

Note

起整个心脏的兴奋。心脏内兴奋产生和传播时所发生的电变化,可通过组织和体液传至体表。将心电图机的测量电极放置在体表一定位置,即可记录到这些心电变化的波形,称为心电图(electrocardiogram,ECG)(图 5-10)。心电图是反映心脏内兴奋产生、传导和恢复过程中生物电的变化,和心脏泵血功能无直接关系。每一个周期的波形基本上都包含有 P 波、QRS 波群、T 波以及各波之间代表时间的线段。随着引导电极的位置不同,各波的形态、幅度均有差异。

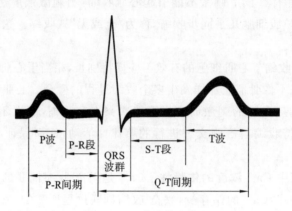

图 5-10　正常人的心电图

1. P 波　反映两心房去极化的电位变化。P 波小而圆钝,历时 0.08～0.11 s。波幅不超过 0.25 mV。P 波的起点标志心房兴奋的开始,终点标志左、右心房已全部兴奋。

2. QRS 波群　代表两心室去极化过程中的电位变化。QRS 波群的起点标志心室兴奋的开始,终点表示左、右心室已全部兴奋。QRS 波群历时 0.06～0.10 s,代表兴奋在左、右心室肌传播所需要的时间。

3. T 波　反映心室复极化过程中的电位变化。T 波起点标志心室肌复极开始,终点表示左、右心室复极化完成。历时 0.05～0.25 s。波幅一般为 0.1～0.8 mV。在以 R 波为主的导联中,T 波方向应与 R 波一致。心肌缺血时,T 波可以出现低平、双向,甚至倒置。

4. P-R 间期　指从 P 波起点至 QRS 波群起点之间的时间,也称为 P-Q 间期。历时 0.12～0.20 s。它反映从心房开始兴奋到心室开始兴奋所需要的时间。

5. S-T 段　指从 QRS 波群终点至 T 波起点之间的线段。它反映心室肌细胞全部兴奋,各部分之间没有电位差。

6. Q-T 间期　指从 QRS 波群起点至 T 波终点的时间。它反映从心室开始去极化到完全复极化所经历的时间。

在上述心电图波形中,没有代表心房复极化过程的波形,这是由于心房复极化电位很低,被 P-R 段、QRS 波群等所掩盖,因此心电图上看不到心房复极化的波形。

近几十年来,心电图技术获得长足的发展,并已广泛应用于临床诊断工作中,有关心电图各波段产生机制、测量方法等方面的知识将在诊断学课程中学习。这里需要指出的是,心电图只能反映心脏内兴奋的产生、传导和恢复过程,与心脏机械收缩活动是两个不同的概念。心电图用于临床诊断时,必须结合其他检查结果综合分析判断,才能得出正确的结论。

案例 5-1

患者,男,62 岁。有 38 年的吸烟史,咳嗽、咳痰 10 余年。近日夜间睡眠时常因胸闷、气短而惊醒,坐起后呼吸困难有所改善,食欲降低,下肢水肿。检查两肺叩诊为过清音,呼吸音及心音减弱,肺动脉瓣听诊区闻及第二心音亢进,剑突下闻及 3 级收缩期杂音。肝大并在肋下触及,腹腔积液征阳性,两下肢凹陷性水肿。心电图检查显示右心房及右心室肥厚。临床诊断为肺心病合并右心衰竭。

具体任务:

1. 吸烟与肺心病、右心衰竭有何关系?
2. 右心衰竭为何出现腹腔积液和下肢水肿?

案例解析 5-1

第二节　血管生理

一、各类血管的功能特点

血管是血液运行的管道,人体的血管分为动脉、毛细血管和静脉三大类。血液由心室射入动脉,经毛细血管和静脉返回心房。血管具有参与形成和维持动脉血压,输送血液和分配器官血流量,以及实现血液与组织细胞间物质交换的功能。各类血管因管壁的组织结构和所在部位不同,功能上各有特点。

(一) 弹性储器血管

主动脉和肺动脉等大动脉的管壁内含有丰富的弹性纤维,有较大的弹性和可扩张性。心室收缩射血所释放的能量,一部分推动血液向前流动,另一部分使大动脉扩张,以暂时储存部分血液;心室舒张时,被扩张的大动脉发生弹性回缩再把其中的部分血液推向外周,故将大动脉称为弹性储器血管。

(二) 分配血管

大动脉之后的中动脉,不断发出分支将血液输送到各器官和组织,称为分配血管。

(三) 阻力血管

小动脉和微动脉的管径小,其管壁平滑肌丰富,对血流的阻力大(约占总外周阻力的47%),称为毛细血管前阻力血管,又称阻力血管。

(四) 交换血管

毛细血管管壁由单层内皮细胞和基膜构成,具有良好的通透性,加之毛细血管数量多且血流速度缓慢,成为血液与组织液之间物质交换的场所,称为交换血管。

(五) 容量血管

静脉血管的管径大、管壁薄、容量大、易扩张。安静时 60%～70% 的循环血量容纳在

Note

静脉内,称为容量血管。

（六）短路血管

小动脉和小静脉之间的直接吻合支,其管壁较厚,血液流经此处时不经毛细血管直接进入小静脉,不能进行物质交换,在功能上与体温调节有关。

二、血流量、血流阻力和血压

研究血流量、血流阻力、血压以及它们之间相互关系的科学称为血流动力学（hemodynamics）。由于血管是比较复杂的弹性管道系统,血液是含有血细胞和胶体物质等多种成分的液体,所以血流动力学既符合流体力学的一般规律,又有其自身特点。

（一）血流量

血流量指单位时间内通过血管某一截面的血量,也称容积速度。通常以 mL/min 或 L/min 为单位。根据血流动力学,血流量（Q）与血管两端的压力差（ΔP）成正比,与管道对液体的阻力（R）成反比。可以用 $Q \propto \Delta P/R$ 表示。

在体循环中,ΔP 为主动脉压（P）与右心房压之差。因右心房压为零,故 ΔP 接近于主动脉压（P）,R 为体循环总阻力即总外周阻力,Q 是心输出量。因此上式可写成 $Q=P/R$。对某一器官来说,其血流量则取决于该器官的动、静脉压差（ΔP）和该器官内的血流阻力（R）。正常情况下,静脉血压很低,所以器官血流量主要由该器官动脉血压和血流阻力起决定作用。

在血流量相同的情况下,血流速度与血管的横截面积成反比。主动脉的横截面积最小,毛细血管横截面积最大。主动脉内的血流速度最快,为 $180 \sim 220$ mm/s,毛细血管内的血流速度最慢,为 $0.3 \sim 0.7$ mm/s。

（二）血流阻力

血流阻力指血液在血管内流动所遇到的阻力。它是由血液内部各种成分之间的摩擦和血液与血管壁之间的摩擦形成的。血流阻力的大小与血管半径（r）、血液黏滞度（η）和血管长度（L）有关,可用下式表示:$R=8\eta L/\pi r^4$。由上式可知,血流阻力与血管长度和血液黏滞度成正比,与血管半径的 4 次方成反比。当血管长度相同时,血液黏滞度越大,血管半径越小,血流阻力越大。在同血管床内,血管长度和血液黏滞度一般不会变化,因此血流阻力主要取决于血管半径。如某种因素使血管半径发生微小变化,即可引起血流阻力发生非常显著的变化。把血流阻力的公式代入前面有关血流量的公式,则得下式:

$$Q=\pi\Delta P r^4/8\eta L$$

这一公式称为泊肃叶定律（Poiseuille law）,它表示血液流动时,血流量和血压、血管口径、血管长度及血液黏滞度之间的关系,可以看出,在体内某一器官的血流量主要由血管半径决定。在体循环的血流阻力中,大动脉约占 19%,小动脉和微动脉约占 47%,毛细血管约占 27%,静脉约占 7%。可见小动脉和微动脉是形成血流阻力的重要部分,其管径变化对血流阻力的影响最大。

（三）血压

血压（blood pressure）是指血管内流动的血液对于单位面积血管壁的侧压力（或压强）。在不同血管内分别称为动脉血压、毛细血管血压和静脉血压。血压的计量单位用水银柱的高度即千帕（kPa）或毫米汞柱（mmHg）来表示,1 mmHg$\approx$0.133 kPa,1 kPa$\approx$7.5 mmHg。

在循环系统中,各类血管的血压均不相同。在体循环和肺循环各类血管中的血压具有如下几个特点:①整个血管系统存在着压力差,即动脉血压＞毛细血管血压＞静脉血压,这个压力差是推动血液流动的基本动力;②动脉血压在心动周期中呈周期性波动,心缩期血压上升,心舒期血压下降;③血液从大动脉流向心房的过程中,由于克服血流阻力而不断消耗能量,其消耗的能量一般表现为热能,这部分热能不可能再转换为血液的势能或动能,故血液在血管内流动时压力逐渐降低,使血压逐渐下降,其中流经小动脉和微动脉时的血压降落幅度最大,到腔静脉时血压已接近于零。

三、动脉血压

(一) 动脉血压的概念

动脉血压(arterial blood pressure)是指流动在动脉管道内的血液对动脉管壁的侧压力。动脉血压通常指主动脉血压,在临床实践中,常用肱动脉血压来代表机体的动脉血压。在一心动周期中,心室收缩使动脉血压升高至最高的值称为收缩压(systolic pressure),心室舒张使动脉血压下降至最低的值称为舒张压(diastolic pressure)。收缩压与舒张压之差,称为脉搏压(pulse pressure),简称脉压。脉压反映动脉血压波动的幅度。在整个心动周期中,动脉血压的平均值称为平均动脉压。因心动周期中心室舒张期长于心室收缩期,故平均动脉压低于收缩压和舒张压两个数值的平均值,约等于舒张压加 1/3 脉压。

(二) 动脉血压的变化和相对稳定的意义

1. 动脉血压的正常值和变化　我国健康成人在安静时收缩压为 100~120 mmHg,舒张压为 60~80 mmHg,脉压为 30~40 mmHg,平均动脉压为 100 mmHg。临床上动脉血压的习惯记录方式是"收缩压/舒张压 mmHg(或 kPa)"。正常成人血压呈现明显的昼夜波动,表现为夜间血压最低,清晨起床活动后迅速升高。大多数人的血压在清晨 2~3 时最低,在上午 6~8 时及下午 4~6 时各有一个高峰,晚上 8 时以后血压呈缓慢下降趋势。严重高血压患者其血压的昼夜节律可消失。此外,血压还受性别、年龄和健康状况等因素的影响。一般来说,动脉血压都随年龄增大而逐渐升高,收缩压比舒张压升高更为明显。遗传因素,生活节奏加快,人际关系紧张和生活压力加大,不良生活习惯或嗜好等,都可导致血压升高或发展为原发性高血压病。在临床上,低血压常见于失血性休克和心脏疾病。少数个体出现无症状的血压偏低时,通过增强体质有助于血压上升到正常范围或增强机体对血压的适应能力。成人安静时的收缩压持续高于 140 mmHg,或舒张压持续高于 90 mmHg,可视为高血压。如果收缩压持续低于 90 mmHg,或舒张压低于 60 mmHg 时,则视为低血压。

2. 动脉血压相对稳定的意义　动脉血压相对稳定具有重要的生理意义,是心血管功能活动的重要指标,也是衡量整体功能状态的一个重要标志。一定高度的平均动脉压是推动血液循环和保持各器官有足够血流量的必要条件。动脉血压过低,血液的供应不能满足各器官的需要,尤其是脑、心、肾等重要器官可因缺血、缺氧造成严重后果。动脉血压过高,心室肌的后负荷增大,久而久之可导致心室扩大,甚至心力衰竭;此外,血压过高血管壁容易受损,如脑血管受损可造成脑出血。

(三) 动脉血压的形成

1. 循环血量　动脉血压形成的前提是循环系统内有足够的血液充盈,产生一定的充盈压,若循环血量不足,血液就不能维持对血管壁的正常侧压力。

2. 心脏射血 心室肌的收缩将血液射入主动脉,心脏所做的功一部分推动血液流动,另一部分使血液对血管壁有一定侧压力,即血压。若心脏停止射血,血压就会立即下降。所以心脏射血是产生血压的动力,是形成血压的一个根本因素。

3. 外周阻力 血压形成的另一个根本因素是外周阻力。如果没有外周阻力,心脏每次射入动脉的血液将很容易全部流到外周。此时,心室肌收缩所释放的能量将全部表现为血液的动能,而不对动脉血管壁产生侧压力,即不形成动脉血压。在人体内,小动脉和微动脉因其口径细,血液流经小动脉时遇到的阻力最大。因心脏和大血管位于循环系统的"中心",而小动脉位于外周部分,因此,常将小动脉和微动脉处的阻力称为外周阻力。

4. 大动脉管壁的弹性 心室收缩时左心室射出的血液,由于外周阻力的作用,只有1/3左右流到外周,其余部分暂时储存于富有弹性的主动脉和大动脉内,使主动脉和大动脉扩张,主动脉和大动脉血压随之上升。亦即,左心室收缩所释放的能量,大部分以弹性势能的形式储存在大动脉中,发挥大动脉弹性储器血管的功能。心室舒张时射血停止,动脉血压下降,大动脉在弹性回缩力的作用下回缩,压迫着在心室收缩期储存的血液继续流向外周,这样使心室舒张期内血液仍能以一定速度继续向前流动,不会中断,同时动脉血压下降缓慢,仍维持在一定水平,不致过低(图 5-11),大动脉的弹性扩张和回缩起到缓冲血压的作用。

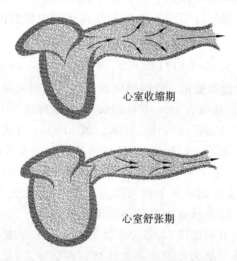

心室收缩期

心室舒张期

图 5-11 大动脉管壁弹性的作用示意图

简言之,动脉血压形成的前提是有足够的血液充盈心血管系统,两个根本因素是心脏射血和外周阻力,缓冲因素是大动脉管壁的弹性。

(四)影响动脉血压的因素

1. 搏出量 若其他条件不变时,心室收缩力增强,搏出量增加,动脉内的血量增多,血液对动脉管壁侧压力增大,收缩压升高。收缩压升高使大血管与外周血管的压力差增大,血液流向外周的速度加快;在心室舒张期,动脉回缩力增强,流向外周的血量增多,至心室舒张期末,动脉内存留的血量与搏出量增加前相比,增加并不多,所以舒张压升高的程度较少。反之,当心室肌收缩力减弱,搏出量减少时,则主要表现为收缩压的降低。在通常情况下,收缩压的高低主要反映心脏搏出量的多少。

2. 心率 若其他因素不变时,心率在一定范围内加快,对动脉血压的影响表现为舒张压明显升高,脉压减小。因为心率加快时,心室舒张期的缩短较心室收缩期明显,在该期内通过小动脉流出的血液较少,心室舒张期末存留在大动脉内的血量就较多,舒张压升高较多。反之,心率减慢则舒张压的降低较收缩压明显,脉压加大。

3. 外周阻力　如果心输出量不变而外周阻力增大,心室舒张期内血液向外周流动的速度变慢,使心室舒张期末存留于主动脉内的血量增多,因而舒张压明显增高。在心室收缩期内由于动脉压升高,使血流速度加快,动脉内增多的血量相对较少,故收缩压的升高不如舒张压明显。因此外周阻力增大时,舒张压增高的幅度大于收缩压,脉压相应减小。当外周阻力减小时,舒张压的降低也较收缩压明显,脉压加大。可见,在一般情况下,舒张压的高低主要反映外周阻力的大小。临床上常见的原发性高血压病多是由于小动脉、微动脉弹性降低,管腔变窄,使外周阻力增大,故以舒张压升高为主。

4. 大动脉管壁的弹性储器作用　大动脉管壁的弹性储器功能,使得动脉血压的波动幅度明显小于心室内压力的波动幅度。老年人大动脉管壁弹性降低,缓冲血压的功能减弱,导致收缩压升高而舒张压降低,而老年人多伴有小动脉和微动脉硬化,外周阻力增加,使舒张压也升高,但升高幅度不如收缩压明显,因此老年人的脉压较大。

5. 循环血量与血管容量　循环血量与血管容量之间保持相适应的相对关系是维持正常循环系统平均充盈压的基本条件。如血管容量不变,循环血量减少,或循环血量不变,血管容量增大,均会导致循环系统平均充盈压下降,使动脉血压降低。与此同时,循环系统平均充盈压还影响静脉回心血量,后者通过改变搏出量影响动脉血压。

上述对于影响动脉血压各种因素的分析,都是在假设其他因素不变的前提下,分析其中某一因素对动脉血压的影响。实际上,动脉血压的变化,往往是多种因素相互作用的综合结果,因此在人体内,分析影响动脉血压的因素时要多种因素综合考虑。

案例 5-2

患者,男,57 岁。头晕、头痛 2 天入院。有高血压病史 6 年,断续服药,用过"硝苯地平、卡托普利"等,经常更换,剂量亦随意调整,有喝酒、吸烟等不良嗜好。体格检查:体温 36.8 ℃,心率 93 次/分,血压 185/100 mmHg,神清,体态肥胖,心界向左下移位,X 线胸片显示心界向左下扩大,心电图示 V5 导联 R 波 2.8 mV。

具体任务:

1. 什么是血压? 试述动脉血压的形成及影响因素。

2. 动脉血压的正常值是多少? 临床诊断"高血压"的标准是什么?

案例解析 5-2

四、静脉血压与静脉血流

静脉系统在功能上既是血液回流入心脏的通道,又起着血液储存库的作用,静脉的收缩和舒张可使其容积发生较大变化,从而有效地调节回心血量和心输出量,以适应人体不同情况的需要。

(一) 静脉血压

当血液经过动脉和毛细血管到达微静脉时,血压已降低至 15～20 mmHg,越接近心脏,静脉血压越低,至下腔静脉时血压为 3～4 mmHg。汇入右心房时,血压降至最低,接近于零。通常把右心房和胸腔内大静脉的血压称为中心静脉压(central venous

Note

pressure,CVP)，中心静脉压较低，常以 cmH$_2$O 为计量单位，其正常值为 4～12 cmH$_2$O。

中心静脉压是判断心血管功能的一个指标，反映心脏射血能力和静脉回心血量之间的相互关系。心脏射血能力减弱或静脉回心血量增多，血液将堆积在右心房和腔静脉中，中心静脉压就会升高。反之，心脏射血能力增强或静脉回心血量减少，中心静脉压就会降低。临床上把中心静脉压用作输血和输液的参考指标，治疗危重患者时，除需观察动脉血压的变化外，也要观察中心静脉压的变化。如中心静脉压偏低或有下降趋向，常提示输液量不足；中心静脉压偏高超过 16 cmH$_2$O，或有进行性升高趋向时，则提示输液过多或心功能减弱，输液需慎重或暂停。

各器官的静脉血压称为外周静脉压(peripheral venous pressure)。通常以机体平卧时的肘静脉血压为代表，正常值为 5～14 cmH$_2$O。当心功能不全导致中心静脉压升高时，静脉血回流减慢，外周静脉内血液滞留，表现为外周静脉压升高。

（二）影响静脉回流的因素

单位时间内由静脉回流入心脏的血量，称为静脉回心血量。促进静脉血回流的基本动力是外周静脉压与中心静脉压之间的压力差，凡能改变两者之间压力差的因素，都能影响静脉回心血量。由于静脉管壁薄、易扩张，静脉回流还易受到重力和体位的影响。

1. 循环系统平均充盈压　循环系统平均充盈压是反映血管系统充盈程度的重要指标，它取决于循环血量和血管容量之间的相互关系。当循环血量增加，或血管容量收缩时，循环系统平均充盈压升高，静脉回心血量即增多；反之，当循环血量减少或血管容量增大时，循环系统平均充盈压降低，静脉回心血量则减少。

2. 心肌收缩能力　心肌收缩能力越强，搏出量越多，心室舒张期心室内压越低，对心房和大静脉血液的抽吸力量也越大，静脉回心血量越多。相反，当右心功能衰竭时，右心收缩力减弱，搏出量减少，血液淤积于右心房和腔静脉内，使静脉回心血量减少。此时，静脉系统淤血，患者可出现颈静脉怒张、肝大、下肢水肿等症状。如左心功能衰竭，则可造成肺淤血和肺水肿。

3. 重力和体位　由于静脉管壁薄、易扩张，且静脉内压力较低，因此静脉回流受体位的影响明显。当人体由平卧位转为立位时，因重力作用，心脏以下静脉血管扩张，容量增大，可多容纳 500 mL 血液，引起静脉回心血量减少，心输出量随之减少。长期卧床或体弱多病的人，静脉管壁的紧张性较低，可扩张性较高，腹壁和下肢肌肉的收缩力量减弱，对静脉的按压作用减小，由卧位突然站立起来时，可因大量血液淤积在下肢，回心血量减少，继而心输出量减少，引起血压下降，导致脑供血不足而出现眩晕、眼前发黑，甚至晕厥等症状。

4. 骨骼肌的挤压作用　骨骼肌收缩时，挤压静脉血管，促进静脉血液回流。由于外周静脉内壁有瓣膜，因而静脉内血液只能向心脏方向流动，不能倒流。骨骼肌舒张时，静脉不受挤压，使静脉内血压降低，又促使毛细血管血液流入静脉。因此，骨骼肌的节律性收缩和舒张活动，对克服重力影响，降低下肢静脉压，促进肢体静脉血液回心具有"肌肉泵"作用。如长期直立，下肢静脉血压和毛细血管血压升高，易引起下肢静脉淤血，组织液生成增多而回流减少，可致下肢水肿，乃至形成下肢静脉曲张。

5. 呼吸运动　胸膜腔内压低于大气压，称为胸膜腔负压。吸气时胸廓扩大，胸膜腔内的负压值增加，胸腔内的大静脉和右心房被牵引而扩张，中心静脉压降低，外周静脉血回流加快，回心血量增加。呼气时胸膜腔内的负压值减小，由腔静脉回流入右心房的血量也相应减少。因此，呼吸运动对静脉回心血量也起着"呼吸泵"的作用。

知识拓展
百米赛跑后为
什么不应立即
停止活动？

五、微循环

微循环（microcirculation）是指微动脉与微静脉之间的血液循环。微循环的基本功能是进行血液与组织之间的物质交换，控制组织血流量。

（一）微循环的组成

不同部位的组织和器官，由于结构和功能不同，其微循环的组成有所差异。典型的微循环由微动脉、后微动脉、毛细血管前括约肌、真毛细血管、通血毛细血管、动-静脉吻合支和微静脉等七部分组成（图5-12）。

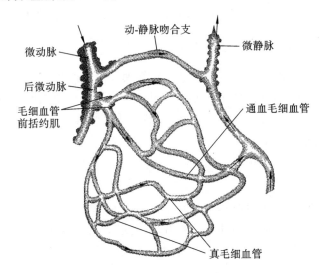

图5-12　微循环组成示意图

微动脉管壁有完整的平滑肌层，其收缩和舒张可控制微循环的血流量。后微动脉是微动脉的分支，其平滑肌纤维不完整，每根后微动脉向一根至数根真毛细血管供血。真毛细血管入口部位有环形平滑肌，即毛细血管前括约肌，控制从后微动脉进入真毛细血管的血量。毛细血管的血液经微静脉进入静脉，微静脉的收缩和舒张（舒缩）状态可影响毛细血管血压。

（二）微循环的血流通路

微循环有三条血流通路，分别是迂回通路、直捷通路和动-静脉短路。

1. 迂回通路　血液流经微动脉、后微动脉、毛细血管前括约肌、真毛细血管网到微静脉，称为迂回通路。真毛细血管交织成网，迂回曲折，穿行于细胞之间，血流缓慢，加之真毛细血管管壁薄，通透性好。因此，迂回通路是血液和组织进行物质交换的主要场所，又称为营养通路。

2. 直捷通路　血液流经微动脉、后微动脉、通血毛细血管到微静脉，称为直捷通路（thoroughfare channel）。直捷通路较直，血流速度较快，其作用不在于物质交换，而是使一部分血液通过微循环快速返回心脏。

3. 动-静脉短路　血液经微动脉、动-静脉吻合支回到微静脉，称为动-静脉短路（arteriovenous shunt）。血液流经此通路时，血流速度快，加之动-静脉吻合支管壁较厚，故血液流经此通路时不能进行物质交换，故又称为非营养通路。在一般情况下，这一通路经常处于封闭状态。在皮肤中，此通路较多。当人体需要大量散热时，皮肤内的动-静脉短路开放，使皮肤血流量增加，促进皮肤散热，有调节体温的作用。

（三）微循环的特点和调节

微动脉通过其舒缩活动控制微循环的血流量，称为微循环的"总闸门"。后微动脉和毛细血管前括约肌的舒缩控制微循环内血量的分配，称为微循环的"分闸门"。微动脉和后微动脉是微循环的前阻力血管。微静脉的舒缩控制微循环血液的流出，是微循环的后阻力血管，称为微循环的"后闸门"。

微动脉和微静脉主要受交感神经调节。交感神经兴奋时，微动脉的收缩较微静脉强。后微动脉及毛细血管前括约肌主要受体液因素调节，如 CO_2、乳酸、腺苷、组胺、K^+、H^+ 等均能使局部血管舒张。儿茶酚胺等缩血管物质和局部舒血管代谢产物共同作用，可控制毛细血管前括约肌的舒缩，使微循环的血流量与组织的代谢水平相适应。

六、组织液与淋巴液的生成与回流

组织液是存在于组织细胞间隙中的液体。绝大部分呈胶冻状，不能自由流动，因此，不会因重力作用而流至身体的低垂部分。组织液中除蛋白质浓度明显低于血浆外，其他成分基本与血浆相同。淋巴液来自组织液，经淋巴系统回流入静脉。

（一）组织液的生成与回流

组织液是血浆经毛细血管管壁滤过而生成的，同时组织液又通过重吸收回流入毛细血管。液体通过毛细血管管壁的滤过和重吸收取决于毛细血管内外的四个因素，即毛细血管血压、组织液静水压、血浆胶体渗透压和组织液胶体渗透压。其中毛细血管血压和组织液胶体渗透压是促使液体向外滤过的力量，而组织液静水压和血浆胶体渗透压是促使液体从血管外重吸收入毛细血管内的力量。滤过的力量和重吸收的力量之差是生成滤液的有效滤过压，用公式表示为：

$$有效滤过压＝（毛细血管血压＋组织液胶体渗透压）$$
$$－（血浆胶体渗透压＋组织液静水压）$$

正常机体，除肾小球毛细血管动脉端和静脉端的血压几乎一致外，分布在体内其他部位的毛细血管血压不相同，在动脉端约为 32 mmHg，在静脉端约为 14 mmHg；组织液胶体渗透压约为 8 mmHg，血浆胶体渗透压约为 25 mmHg，组织液静水压约为 2 mmHg，后三个因素在毛细血管动、静脉端变化不大。按上式可算出，在毛细血管动脉端的有效滤过压为正值，约为 13 mmHg，促使血浆中的一部分液体从毛细血管管壁滤出而生成组织液；静脉端的有效滤过压为负值，约为 －5 mmHg，液体被重吸收入毛细血管，组织液得以回流。生成的组织液约 90% 在静脉端被重吸收回血液，余下约 10% 则进入毛细淋巴管生成淋巴液，再由淋巴系统流回血液，使组织液的生成和回流保持动态平衡。

（二）影响组织液生成和回流的因素

在正常情况下，组织液的生成量和回流量经常保持着动态平衡，使体液的分布保持正常。任何使毛细血管血压升高、血浆胶体渗透压降低、淋巴液回流障碍、毛细血管管壁通透性增高等因素，都可导致组织液生成增多或回流减少，使组织液在组织间隙潴留，形成水肿。

1. 毛细血管血压　毛细血管血压是促进组织液生成，阻止组织液回流的主要因素。毛细血管血压的高低取决于动脉血压与静脉血压和毛细血管前、后阻力比值等因素。当微动脉舒张或静脉回流受阻时，均使毛细血管血压增高，有效滤过压增大，组织液生成增多，引起水肿。例如：右心衰竭时，中心静脉压升高，静脉回流障碍，全身毛细血管后阻力增大，而使毛细血管血压增高，可引起全身水肿。炎症时，炎症部位小动脉扩张，毛细血管前阻力减小,进入毛细血管的血量增加而使毛细血管血压增高,引起局部水肿。

2. 血浆胶体渗透压　血浆胶体渗透压是促进组织液回流的因素,它主要由血浆蛋白形成。由于机体营养不良,机体摄入蛋白质不足,或因某些肾脏疾病时,蛋白质随尿排出,使血浆蛋白含量减少,血浆胶体渗透压降低,导致有效滤过压增大而引起水肿。

3. 淋巴液回流　从毛细血管滤出的组织液约有10%经淋巴系统回流入血液。当淋巴液回流受阻时,受阻部位远心端的组织液积聚,出现局部水肿。如丝虫病患者的下肢水肿。

4. 毛细血管管壁通透性　在正常情况下,蛋白质难以通过毛细血管管壁,这就使血浆胶体渗透压比组织液胶体渗透压高。在过敏、烧伤等病理情况下,局部释放大量组胺、缓激肽等使毛细血管管壁通透性增大,部分血浆蛋白渗出毛细血管,使病变部位组织液胶体渗透压升高,有效滤过压增大而发生局部水肿。

(三) 淋巴循环及其意义

淋巴液在淋巴系统回流入静脉,因此,淋巴循环可被视为血液循环的一个侧支,参与调节血管内、外液体平衡。

1. 淋巴液的生成与回流　毛细淋巴管末端为袋状盲管,管壁由单层内皮细胞构成,没有基膜。相邻内皮细胞的边缘像瓦片状相互覆盖,形成向管腔内开放的单向活瓣。毛细淋巴管内皮细胞通过胶原细丝与结缔组织胶原纤维相连,使毛细淋巴管总处于扩张状态。组织液和其中的蛋白质、脂肪滴、红细胞、细菌等微粒,都可以通过这种活瓣进入毛细淋巴管而不能返回组织液。正常生理条件下,组织液的压力大于毛细淋巴管中淋巴液的压力,组织液顺压力梯度进入毛细淋巴管形成淋巴液。某一组织的淋巴液成分与该组织的组织液非常接近,不同组织的淋巴液,在成分上不完全相同。如肠系膜淋巴液的成分随食物种类和消化情况而不同。正常人每天生成淋巴液 2~4 L,大约相当于全身的血浆量。组织液进入毛细淋巴管的动力是组织液与毛细淋巴管之间的压力差。任何使组织液增多的因素都可使组织液压力增高而使淋巴液生成增多。淋巴液由毛细淋巴管汇入淋巴管,途中要经过淋巴结并在这里获得淋巴细胞,最后汇聚到胸导管和右淋巴导管注入静脉。

2. 淋巴循环的生理学意义

(1) 回收蛋白质:这是淋巴液回流最为重要的功能。毛细淋巴管管壁比毛细血管管壁的通透性大,由毛细血管管壁逸出的微量蛋白质可随组织液进入毛细淋巴管运回血液,每天可回收蛋白质 75~200 g,这样就使组织液的蛋白质保持较低水平,这对维持血管内、外胶体渗透压及水平衡具有重要生理意义。

(2) 淋巴结的防御屏障作用:淋巴液在回流过程中经过淋巴结时,具有吞噬功能的巨噬细胞可以将从组织间隙进入淋巴液的红细胞、细菌等异物清除。同时淋巴结所产生的淋巴细胞和浆细胞还参与免疫反应。因此,淋巴循环对人体具有防御屏障作用。

(3) 运输脂肪及其他营养物质:由小肠吸收的营养物质可经小肠绒毛的毛细淋巴管吸收而流入血液。尤其是脂肪,经这一途径输送入血液的脂肪占小肠总吸收量 80%~90%,因此小肠淋巴液呈白色乳糜状。

(4) 调节血浆和组织液之间的液体平衡:生成的组织液中约有 10% 是经由淋巴系统回流入血的。因此,淋巴循环对血浆和组织液之间的液体平衡起着调节作用。若淋巴回流受阻,可导致受阻部位局部水肿。

第三节　心血管活动的调节

机体在不同生理状况下，各组织、器官的新陈代谢水平不同，对于血流量的需求也不同。机体通过神经和体液调节，改变心率和心肌收缩能力调节心输出量，改变阻力血管口径调节外周阻力，改变容量血管的口径调节循环血量，从而维持正常的血压，满足各组织、器官在不同情况下对血流量的需要。

一、神经调节

心脏和血管主要接受自主神经的支配。心血管活动的神经调节是通过各种心血管反射来完成的。

（一）心脏的神经支配

心脏接受心交感神经和心迷走神经的双重支配。心交感神经对心脏具有兴奋作用，心迷走神经对心脏具有抑制作用，两者既对立又统一地调节心脏的功能活动。

1. 心交感神经及其作用　心交感神经节前纤维起自第 1～5 节胸髓灰质侧角神经元，进入心脏后在星状神经节或颈交感神经节换元，节后神经纤维组成心上、心中、心下神经，进入心脏后支配窦房结、房室交界、房室束、心房肌和心室肌。支配窦房结的交感神经纤维主要来自右侧心交感神经，支配房室交界的交感神经纤维主要来自左侧心交感神经。

心交感神经节后纤维末梢释放的递质是去甲肾上腺素。它与心肌细胞膜上的 β_1 肾上腺素受体结合，使细胞膜对 Ca^{2+} 的通透性增高和对 K^+ 的通透性降低，导致心率加快、房室传导加速和心肌收缩能力加强，分别称为正性变时作用、正性变传导作用和正性变力作用。β 受体阻断剂（如普萘洛尔等）可阻断心交感神经对心脏的兴奋作用。

2. 心迷走神经及其作用　心迷走神经的节前纤维起自延髓迷走神经背核和疑核，进入心脏后在心内神经节换元，节后纤维支配窦房结、心房肌、房室交界区、房室束及其分支。心室肌也有少量迷走神经纤维支配。两侧迷走神经对心脏的支配有一定差异，右侧迷走神经对窦房结的影响占优势，左侧迷走神经对房室交界区的作用较为明显。

心迷走神经兴奋时节后纤维末梢释放乙酰胆碱，与心肌细胞膜上 M 受体结合，使细胞膜对 K^+ 的通透性增大，促进 K^+ 外流，还能直接抑制 Ca^{2+} 通道，减少 Ca^{2+} 内流，导致心率减慢、房室传导速度减慢和心肌收缩能力减弱，分别称为负性变时作用、负性变传导作用和负性变力作用。阿托品是 M 受体阻断剂，它能阻断心迷走神经对心脏的抑制作用。

（二）血管的神经支配

除真毛细血管外，血管壁内都有平滑肌分布。绝大部分血管平滑肌均接受自主神经支配。支配血管平滑肌的血管运动神经纤维可分为缩血管神经纤维和舒血管神经纤维两大类，两者统称为血管运动神经纤维。

1. 缩血管神经纤维　因为都是交感神经，故一般称为交感缩血管神经纤维。其节前纤维起自脊髓第 1 胸段至第 2～3 腰段的灰质侧角，发出的纤维在椎旁或椎前神经节换元。节后神经纤维末梢释放去甲肾上腺素，主要与血管平滑肌细胞膜的 α 受体结合，引起缩血管效应。

机体内的多数血管只接受交感缩血管神经的支配。在安静状态下,交感缩血管神经纤维持续发放低频(1～3 次/秒)神经冲动,称为交感缩血管紧张,从而使血管平滑肌经常维持一定程度的收缩状态。在此基础上,交感缩血管神经纤维紧张性增强时,血管平滑肌进一步收缩;交感缩血管神经纤维紧张性减弱时,血管平滑肌舒张,以此来调节不同器官的血流阻力和血流量。

2. 舒血管神经纤维　舒血管神经纤维主要有以下两种。

(1)交感舒血管神经纤维:这类神经纤维主要支配骨骼肌血管。这类神经纤维平时没有紧张性活动,只在人体情绪激动、恐慌或肌肉运动时才发放冲动,其节后神经纤维末梢释放的递质是乙酰胆碱,与血管平滑肌的 M 受体结合,使血管舒张,血流量增多。

(2)副交感舒血管神经纤维:支配少数器官如脑、唾液腺、胃肠道外分泌腺和外生殖器等少数器官的血管平滑肌,作用范围局限。其节后纤维末梢释放的递质是乙酰胆碱,与血管平滑肌细胞上的 M 受体结合,使血管舒张。其活动只对组织、器官的局部血流起调节作用,对循环系统总外周阻力的影响很小。

(三)心血管中枢

在生理学中,将中枢神经系统中与心血管活动有关的神经元相对集中的部位称为心血管中枢(cardiovascular center)。心血管中枢并不集中在中枢神经系统的某一部位,而是广泛地分布在从脊髓至大脑皮层的各级水平。各级中枢对心血管活动调节具有不同的作用,它们互相联系,协调配合,使心血管系统的活动协调一致,以适应整个机体的需要。

1. 延髓心血管中枢　延髓是心血管活动的基本调节中枢,主要有心迷走中枢、心交感中枢和交感缩血管中枢。心迷走中枢位于延髓的迷走神经背核和疑核,心迷走神经的节前纤维即是从这里发出。在延髓腹外侧部存在心交感中枢和交感缩血管中枢,分别发出神经纤维控制脊髓内心交感和交感缩血管神经的节前神经元。动物实验观察到,如果从中脑向延髓方向逐段横断脑干,只要保存延髓与脊髓的正常神经联系,动物的动脉血压和心率基本上可以保持在切断前的水平。如果在延髓下 1/3 水平横断脑干,即使没有离断延髓和脊髓之间的联系,动脉血压也将降低到近似脊椎动物的水平,这说明延髓是心血管活动的基本调节中枢。需要指出的是,在整体情况下,各种心血管反射并不是由延髓心血管中枢独立完成,而是在延髓以上各有关中枢的参与下共同完成的。

2. 延髓以上心血管中枢　在延髓以上的脑干、下丘脑、小脑和大脑中均存在与心血管活动有关的神经元和神经结构。它们对心血管活动的调节作用更加高级,主要表现为与人体其他功能之间更加复杂的整合作用。例如,电刺激下丘脑的"防御反应区"可立即使实验动物进入警觉状态,骨骼肌张力增加,表现出一系列准备防御的行为反应;与此同时,心血管活动也发生相应的反应,如心跳加快加强、皮肤内脏血管收缩、骨骼肌血管舒张、血压略升高等。

3. 心血管中枢的紧张性活动　心迷走中枢、心交感中枢和交感缩血管中枢经常发放一定频率的冲动,通过各自的传出神经调节心脏和血管的活动,这种现象称为心血管中枢的紧张性活动。心迷走中枢和心交感中枢的紧张性活动对心脏的作用是相互拮抗的。人体安静时约 75 次/分的心率正是二者相互作用的表现。需要指出的是,人体在安静情况下心迷走紧张比心交感紧张占优势,可使窦房结的自律性受到一定抑制。交感缩血管中枢的紧张性活动,通过交感缩血管神经纤维传出冲动,使血管处于适当的收缩状态,维持一定的外周阻力。

（四）心血管反射

动脉血压能保持相对稳定，主要是通过神经调节实现的。心血管反射活动时刻随人体的功能状态、活动水平、环境变化以及心理状况的不同而及时、准确地调整心血管系统的功能状态。其意义在于维持人体内环境的相对稳定并适应外环境的各种变化。

1. 颈动脉窦和主动脉弓压力感受性反射 在颈动脉窦和主动脉弓血管壁外膜下有丰富的感觉神经末梢，分别称为颈动脉窦压力感受器和主动脉弓压力感受器。它们的适宜刺激是血液对动脉壁的机械牵张（图 5-13）。颈动脉窦压力感受器的传入神经为窦神经，汇入舌咽神经后进入延髓；主动脉弓压力感受器的传入神经为主动脉神经，汇入迷走神经后进入延髓。压力感受器反射的传出神经为心迷走神经、心交感神经和交感缩血管神经纤维，效应器为心脏和血管。

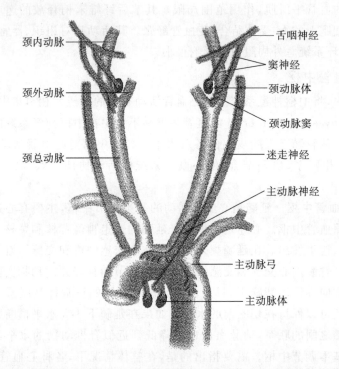

图 5-13 颈动脉窦与主动脉弓的压力感受器与颈动脉体和主动脉体的化学感受器

压力感受性反射是指机体动脉血压升高时，通过对压力感受器的刺激，反射性地引起心输出量减少和外周阻力降低，使血压迅速回降到正常范围的过程。因此，颈动脉窦和主动脉弓压力感受性反射通常称为降压反射（depressor reflex）。当动脉血压升高时，压力感受器发出传入冲动增多，通过中枢的整合作用，心迷走中枢的紧张性活动增强，心交感中枢和交感缩血管中枢的紧张性活动减弱，使心率减慢，心肌收缩能力减弱，心输出量减少，外周阻力下降，故动脉血压回降。反之，当动脉血压下降时，压力感受器发出传入冲动减少，通过中枢的整合作用，心迷走中枢的紧张性活动降低，心交感中枢和交感缩血管中枢的紧张性活动加强，使心率加快，心肌收缩能力增强，心输出量增多，外周阻力增大，故动脉血压回升。

综上所述，颈动脉窦和主动脉弓压力感受性反射的生理意义在于经常监控动脉血压的变动，使动脉血压维持相对稳定。颈动脉窦和主动脉弓压力感受性反射对于突然发生变化的动脉血压变化可进行快速、准确的调节，使动脉血压稳定在正常范围之内，不至于发生过大的波动。原发性高血压病患者的颈动脉窦和主动脉弓压力感受器可产生适应现象,对牵张刺激的敏感性降低,颈动脉窦和主动脉弓压力感受性反射在一个高于正常水平的范围内工作,故血压保持在较高水平。

2. 颈动脉体和主动脉体化学感受性反射 在颈总动脉的分叉处和主动脉弓下方分别有颈动脉体化学感受器和主动脉体化学感受器(图 5-13)。它们对血液中一些化学成分的变化非常敏感,其传入神经纤维也经舌咽神经和迷走神经进入延髓。当血液中 O_2 含量降低、CO_2 含量升高、H^+ 浓度升高时,这些化学感受器受到刺激而兴奋,冲动传入延髓后主要是兴奋呼吸中枢,使呼吸加深加快,同时引起除心、脑以外的其他部位血管收缩,外周阻力增大,回心血量增多。此外,由于呼吸增强可以反射性引起心率加快,心输出量增加,结果导致动脉血压升高。

在正常生理情况下,颈动脉体和主动脉体化学感受性反射对心血管活动的调节作用不明显。只有在低氧、窒息、失血、动脉血压过低和酸中毒等紧急情况下才能明显调节心血管的活动,其主要意义在于对体内血液进行重新分配,保证心、脑等重要生命器官的血液供应。

3. 心肺感受器反射 在心房、心室和肺循环大血管存在许多感受器,称为心肺感受器,其传入纤维主要走行于迷走神经干内。引起心肺感受器兴奋的刺激有两类,一类是机械牵张刺激,当心房、心室或肺循环大血管内压力升高或血容量增大时,心脏或血管壁受到牵张,感受器发生兴奋。生理条件下,心房壁的牵张主要是由血容量增多而引发的,故心房壁的牵张感受器也叫容量感受器(volume receptor)。另一类是化学物质刺激,如前列腺素、缓激肽等。大多数心肺感受器兴奋时引起的效应是交感神经紧张性降低,心迷走神经紧张性加强,导致心率减慢,外周阻力降低,血压降低。

4. 其他心血管反射 肺、胃、肠、膀胱等器官受到扩张,睾丸受到挤压时,常可引起心率减慢和外周血管舒张的效应。压迫眼球可反射性地引起心率变慢,称为眼心反射。脑血流量减少时,可引起交感缩血管神经纤维紧张性显著加强,外周血管强烈收缩,血压明显升高。这些反射说明循环系统的活动与各器官、系统之间有密切联系。

二、体液调节

心血管活动的体液调节是指血液和组织液中一些化学物质对心肌和血管平滑肌活动的调节作用。这些化学物质有些通过血液运输,广泛作用于心血管系统,有些则主要作用于局部血管,调节局部血流量。

(一) 肾上腺素和去甲肾上腺素

血液中的肾上腺素和去甲肾上腺素主要来自肾上腺髓质,属于儿茶酚胺类激素。其中肾上腺素约占 80%,去甲肾上腺素约占 20%。交感神经节后纤维释放的去甲肾上腺素一般均在局部发挥作用,只有极少量进入血液循环。肾上腺素和去甲肾上腺素对心血管的作用相似但不完全相同,主要是两种激素与受体的结合能力不同,不同受体被激活后产生的效应也不同。

肾上腺素受体分为 α 受体和 β 受体,β 受体又分 β_1 和 β_2 两个亚型。α 受体和 β_2 受体主要分布在血管平滑肌上,β_1 受体主要分布在心肌细胞上。肾上腺素与这些受体结合的能力均较强;去甲肾上腺素主要与 α 受体结合能力强,与 β 受体,特别是 β_2 受体的结合能力很弱。α 受体和 β_1 受体被结合后主要产生兴奋效应,而 β_2 受体被结合后产生的效应主要表现为抑制。

心肌细胞上的肾上腺素受体以 β_1 受体为主,因此肾上腺素对心脏的作用主要是兴奋作用,表现为心率加快,心肌收缩力加强,心输出量增大。一般血管上均有 α 和 β 两种受体，但在皮肤、肾、胃肠等血管上 α 受体占优势，而在骨骼肌、肝和冠状动脉上 β_2 受体占优势。因此，肾上腺素对皮肤、肾、胃肠等血管平滑肌的作用是兴奋，即可使血管平滑肌收缩；而对骨骼肌、肝和冠状动脉的作用则是抑制，即可使血管平滑肌舒张。肾上腺素对血管的作用既有收缩又有舒张，故其对总外周阻力作用不大。

去甲肾上腺素与 α 受体结合能力最强，与 β 受体，特别是 β_2 受体结合能力则较弱。其主要和全身小血管上 α 受体相结合，使大多数血管明显收缩，总外周阻力增高，血压明显升高。去甲肾上腺素对心脏的直接作用也是兴奋的，使心率加快，心输出量增多。但在整体内，由于其升压效应，可引起压力感受器反射活动增强。该反射使心率减慢的效应超过去甲肾上腺素对心肌的兴奋作用，反而使心率有所减慢。因此，临床上常用肾上腺素作为强心药，而用去甲肾上腺素作为升压药。但由于去甲肾上腺素能使进入毛细血管网的血流量减少，使组织缺血、缺氧，因此要慎用。

（二）肾素-血管紧张素-醛固酮系统

肾素是由肾球旁细胞合成和分泌的一种酸性蛋白酶。肾素进入血液后，将肝合成的血管紧张素原水解成血管紧张素 I（十肽），后者在经过肺循环时，在血管紧张素转换酶作用下水解成血管紧张素 II（八肽）（angiotensin II，ANG II），ANG II 在血浆和组织中氨基肽酶作用下脱去一个氨基酸残基后形成血管紧张素 III。

血管紧张素 I 不具有活性，血管紧张素 III 缩血管作用较弱，但可刺激肾上腺皮质合成释放醛固酮，血管紧张素 II 对循环系统的作用最强，主要作用如下：①直接使全身小动脉、微动脉收缩，增高外周阻力；②使静脉收缩，增加回心血量；③作用于交感神经节后纤维，使其释放递质增多；④增强交感缩血管神经中枢的紧张性；⑤促进肾上腺皮质释放醛固酮。醛固酮可促进肾小管对 Na^+、水的重吸收，使循环血量增加。

因此，血管紧张素 II 总的作用是升高血压。肾素、血管紧张素和醛固酮之间关系密切，所以把它们称为肾素-血管紧张素系统或肾素-血管紧张素-醛固酮系统，这一系统对于血压的长期调节有重要的意义。

正常情况下，血中血管紧张素形成不多，而且易被血管紧张素酶分解失活，故平时其对血压调节作用不大。但当机体因某种原因（如大失血）引起血压显著下降，肾血流量减少时，可刺激肾球旁细胞大量分泌肾素，使血中血管紧张素、醛固酮增多。总的作用是心跳加强、加快，血管收缩，肾小管对钠、水的重吸收增强，从而使心输出量增加，外周阻力增大，血流量增多，致使血压回升。这有利于改善心、脑、肾等重要器官的血液供应，是机体对抗低血压的一种机制。某些肾脏疾病因肾组织长期缺血，可使肾素和血管紧张素长期增多，导致肾性高血压。

（三）血管升压素

血管升压素（vasopressin，VP）是在下丘脑视上核和室旁核神经元内合成的，进入神经垂体储存，需要时可释放入血。主要的生理功能是抗利尿作用，故又称抗利尿激素（antidiuretic hormone，ADH）。近年来研究证明，血管升压素在生理浓度范围内对维持正常血压的稳定和血管紧张性也有作用，但效应不明显。在大量失血、严重失水等情况下，血管升压素大量释放，可出现明显的缩血管效应，使骨骼肌和内脏的小动脉强烈收缩，外周阻力增高，动脉血压升高。同时，血管升压素对保存体内的液体量也具有重要作用。

（四）心房钠尿肽

心房钠尿肽（atrial natriuretic peptide，ANP）又称为心钠素或心房肽，是心房肌细胞合成和释放的多肽类激素。心房壁受牵拉可引起 ANP 释放，ANP 主要作用于肾，抑制 Na^+ 的重吸收，具有强大的排钠和利尿作用；ANP 可使血管舒张，外周阻力降低，还可使心率减慢，心输出量减少；此外，ANP 还能抑制肾素、血管紧张素、醛固酮、血管升压素的释放。这些作用都可导致体内细胞外液量减少，血压降低。

（五）血管活性物质

近年的研究证实，血管内皮细胞可以生成和释放若干种血管活性物质，引起血管平滑肌收缩或舒张。血管内皮细胞产生的多种缩血管物质，称为内皮缩血管因子。目前已知的最强的缩血管物质是内皮素，是一种由 21 个氨基酸组成的多肽。内皮素可与血管平滑肌上特异性受体结合，促进肌质网释放 Ca^{2+}，从而使血管平滑肌收缩加强。在舒血管物质中较为重要的是内皮舒张因子，其化学结构尚未完全弄清楚，但多数人认为可能是一氧化氮（NO），其前体是 L-精氨酸。其作用是激活血管平滑肌细胞内的鸟苷酸环化酶，使环磷酸鸟苷（cGMP）浓度升高，游离 Ca^{2+} 浓度降低，使血管舒张。同时，它还可减弱缩血管物质对血管平滑肌的收缩作用。

（六）激肽释放酶和激肽

激肽（kinin）是一类具有舒血管活性的多肽类物质。激肽是某些蛋白质底物激肽原在激肽释放酶作用下生成的。它可使血管平滑肌舒张和毛细血管管壁通透性增大，可参与对血压和局部组织血流的调节。缓激肽和血管舒张素是已知较强的舒血管物质，能使局部血流量增加。

（七）前列腺素

前列腺素（prostaglandin，PG）是一类活性强、种类多、功能各异的脂肪酸衍生物。前列腺素 A、前列腺素 E 和前列腺素 F 均可加强心脏活动，使心输出量增多。前列腺素对血管的作用主要是使其舒张。前列腺素 A、前列腺素 E_2、前列腺素 I_2 均具有强烈的舒血管作用。

（八）组胺

组胺（histamine）是由组氨酸脱羧生成，许多组织，特别是皮肤、肺和胃肠道黏膜的肥大细胞含有大量的组胺。组织损伤、出现炎症或过敏反应，都可促使组胺释放。组胺可使局部微血管平滑肌舒张，毛细血管管壁和微静脉通透性增加，形成局部组织水肿。

知识拓展
社会心理因
素对心血管
活动的影响

第四节　器官循环

器官的血流量取决于该器官动、静脉之间的压力差。各器官的血流阻力、结构功能，以及内部血管分布的特点不同。因此，各器官血流量的调节既遵从血流动力学的一般规律，又有各自的特征。本节仅讨论心、脑、肺几个主要器官的血液循环特点。

一、冠脉循环

（一）冠状血管的解剖特点

冠脉循环（coronary circulation）是指心脏的血液循环。心脏的血液供应来自左、右冠状动脉（简称冠脉）。冠状动脉的主干走行于心脏表面，其小分支常以垂直于心脏表面

Note

的方向穿入心肌,并在心内膜下层分支成网。这种分支方式使血管在心肌收缩时容易受到压迫。分支最终形成毛细血管网,分布于心肌纤维之间,并与之平行走行。心肌毛细血管网分布极为丰富,毛细血管数和心肌纤维数的比例为1∶1,使心肌和冠状动脉之间的物质交换能很快地进行。冠状动脉侧支吻合细小,血流量少,因此,当冠状动脉突然发生阻塞时,侧支循环往往需要经过相当长的时间才能建立,常可导致心肌梗死。如果阻塞是缓慢形成的,则侧支可逐渐扩张,形成有效的侧支循环起到代偿作用。

(二)冠脉循环的生理特点

1. 途径短,血压高　冠状动脉直接开口于主动脉根部,血液从主动脉根部经冠状动脉到右心房,只需6~8 s。冠状动脉血流途径短,并可直接流入较小血管,故血压高,血流快。

2. 血流量大　在安静状态下冠状动脉血流量(简称冠脉血流量)约225 mL/min,占心输出量的4%~5%,平均每100 g心肌组织每分钟血流量为60~80 mL。当剧烈运动、心肌活动增强时,每100 g心肌组织每分钟血流量可增至300~400 mL,为安静状态时的4~5倍,而每100 g骨骼肌在相同状态下每分钟血流量仅为4 mL左右,远小于心肌。

3. 心肌摄氧能力强　心肌富含肌红蛋白,摄氧能力很强。正常安静情况下,动脉血流经心脏后,其中65%~70%的氧(12 mL)被心肌摄取,比骨骼肌的摄氧率(5~6 mL)约大一倍,从而能满足心肌较大的耗氧量。心肌从单位血液中提高摄取氧的潜力较小,只能靠冠状动脉的扩张增加血流量来满足其对氧的需求。

4. 血流量受心肌收缩的影响　由于冠状动脉的大部分分支垂直于心脏表面且深埋在心肌内,心肌的节律性收缩对冠状动脉血流量影响很大,尤其是左心室肌肉收缩对左冠状动脉的影响更为显著(图5-14)。在左心室等容收缩期开始时,由于心室肌的强烈压

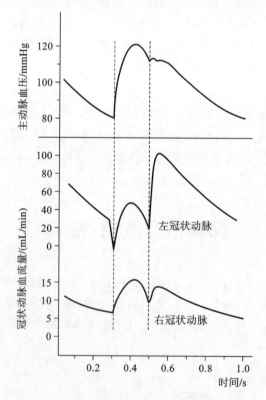

图5-14　心动周期中冠状动脉血流量的变化

(1 mmHg=0.133 kPa)

迫,致使冠状动脉血流量突然减少,甚至发生逆流。在心室射血期,主动脉压迅速升高,冠状动脉血压也随之升高,冠状动脉血流量增加;到减慢射血期时,冠状动脉血流量又减少。进入舒张期后,心肌对冠状动脉的按压作用解除,冠状动脉血流阻力减小,血流量迅速增加,其中心室舒张早期冠状动脉血流量最大。如果主动脉舒张压升高,冠状动脉血流量将显著增加。可见,心室舒张期的长短和主动脉舒张压的高低是影响冠状动脉血流量的重要因素。

(三) 冠状动脉血流量的调节

在冠脉循环调节的各种因素中,最重要的是心肌本身的代谢水平。交感和副交感神经也支配冠状动脉的平滑肌,但作用较弱。

1. 心肌代谢水平的影响　冠状动脉扩张主要是心肌代谢产物的作用,其中腺苷最为重要。当心肌代谢增强使局部氧含量降低时,心肌细胞中的 ATP 在 $5'$-核苷酸酶作用下,分解产生腺苷,它具有强烈的舒张小动脉的作用。心肌其他代谢产物如 H^+、CO_2、乳酸、缓激肽等,也有使冠状动脉舒张的作用。

2. 神经调节　冠状动脉接受交感神经和迷走神经支配。交感神经对冠状动脉的作用是先收缩后舒张。交感神经兴奋时,作用在冠状动脉平滑肌 α 受体上,使血管收缩,同时作用在心肌 β 受体上,使心肌活动增强,代谢产物增多,交感神经的缩血管作用很快即被代谢产物的舒血管作用所掩盖。迷走神经对冠状动脉的影响不明显,迷走神经的直接作用是舒张冠状动脉。但迷走神经兴奋时直接舒张血管的作用会被心肌代谢水平降低所引起的继发性收缩血管作用抵消。

3. 体液调节　肾上腺素和去甲肾上腺素可通过增强心肌代谢水平,加大心肌耗氧量,使冠状动脉血流量增加;也可直接作用于冠状动脉上的肾上腺素受体,引起血管的收缩或舒张。甲状腺激素通过增强心肌代谢,可使冠状动脉舒张,血流量增大。血管紧张素Ⅱ和大剂量的血管升压素则可使冠状动脉血管收缩,血流量减少。

案例 5-3

患者,女,61 岁。既往有高血压病史,3 年前开始反复出现发作性胸闷,常在劳累后出现,可忍受,无胸痛,每次持续 3~5 min,休息或舌下含服硝酸甘油后缓解,未规律治疗。2 h 前患者无明显诱因出现上述症状加重,伴胸痛,为胸骨后压榨性疼痛,向背部放射,持续时间较以往延长,服用硝酸甘油后症状好转。经检查,血压为 140/100 mmHg,心电图等其余检查未见明显异常。临床诊断:1.冠心病(不稳定型心绞痛);2.高血压。

具体任务:

1. 患者出现发作性胸闷后,为何服用硝酸甘油可缓解?
2. 诱发冠心病的常见因素有哪些?

案例解析 5-3

二、肺循环

肺循环(pulmonary circulation)的功能主要是使流经肺泡的血液与肺泡气进行气体交换。呼吸性小支气管以上的呼吸道组织的营养物质是由体循环的支气管动脉供应。

肺循环与支气管动脉末梢之间有吻合支沟通。因此,有一部分支气管静脉血可经吻合支直接进入肺静脉和左心房,从而使主动脉血中混入 1%～2% 的未经气体交换的静脉血。

（一）肺循环的生理特点

1. 血流阻力小、血压低 肺动脉分支短、管径大、管壁薄,可扩张性大,血管的总截面积大,且肺循环的血管都在低于大气压的胸膜腔内,所以,肺循环的血流阻力小。右心室的收缩能力弱,肺循环的血压较低,仅为体循环的 1/6～1/5,肺动脉平均血压约为 13 mmHg。由于肺毛细血管平均血压只有 7 mmHg,低于血浆胶体渗透压,因此,肺泡间隙没有组织液的生成。当左心功能不全时,肺静脉压及肺毛细血管血压升高,组织液生成增多而引起肺淤血和肺水肿,导致呼吸功能障碍。

2. 血容量变化大 通常肺循环血容量约为 450 mL,占全身血容量的 9% 左右。用力呼气时,肺部血容量可减少到 200 mL 左右,而用力吸气时可增加到 1000 mL 左右。因此,肺循环血管起到储血库的作用。当人体失血时,肺循环可将一部分血液转移到体循环,起代偿作用。肺循环血容量随呼吸周期发生规律性变化,吸气时增多,呼气时减少。肺循环血容量的周期性变化引起心输出量的变化,使体循环动脉血压随呼吸周期发生波动,称为动脉血压的呼吸波。

（二）肺循环血流量的调节

1. 肺泡气氧分压的调节 低氧能使肺部血管收缩,血流阻力增大。引起肺部血管收缩的原因不是血管内血液的氧含量降低,而是肺泡内的氧含量降低。当肺泡内的氧含量降低时,肺泡周围的微动脉即收缩,血流阻力增大,使该局部的血流量减少。这一反应的生理意义在于能使较多的血液流经通气充足的肺泡,进行有效的气体交换。长期居住在高海拔地区的人,由于空气中氧气稀薄,肺泡内普遍低氧,可引起肺循环微动脉广泛收缩,血流阻力增大,常因此引发右心室肥厚。

2. 神经调节 肺循环血管受交感神经和迷走神经的支配。交感神经兴奋对肺血管的直接作用是引起收缩和增大血流阻力。但在整体情况下,交感神经兴奋使体循环血管收缩,将一部分血液挤入肺循环,故使肺血容量增加。刺激迷走神经可使肺血管轻度舒张,肺血流阻力稍下降。

3. 体液调节 肾上腺素、去甲肾上腺素、血管紧张素 II、组胺,均能引起肺循环血管收缩,而前列环素、乙酰胆碱等能使肺血管舒张。

三、脑循环

脑的血液供应来自颈内动脉和椎动脉,在脑的底部连成脑底动脉环,并由此分支供应脑的各部。静脉血主要通过颈内静脉返回腔静脉,也可通过颅骨上的吻合支,由颈外静脉返回体循环。

（一）脑循环的特点

1. 脑血流量大,耗氧量多 脑的重量仅占体重的 2%,但脑血流量约为 750 mL/min,占心输出量的 15%。脑组织的代谢率高,耗氧量多,其耗氧量占全身耗氧量的 20%。脑组织对缺氧的耐受力极差,因此,脑功能活动的维持主要依赖于循环血量。如脑血流中断 10 s 左右,通常出现意识丧失,脑血流中断超过 3 min,脑细胞将发生不可恢复的损伤。

2. 脑血流量变化小 颅腔的容积是固定的。脑实质、脑血管和脑脊液充满其中,三者容积的总和较恒定。脑组织是不可压缩的,与之相适应的是脑血管的舒张和收缩范围小。神经因素对脑血管的影响很小,这可能是造成脑血流量变动范围小的主要原因。如中枢强烈兴奋时脑血流量仅增加 50%,深度抑制时脑血流量仅减少 30%~40%。

3.存在血-脑脊液屏障和血-脑屏障 在毛细血管血液和脑脊液之间,存在限制某些物质自由扩散的屏障,称之为血-脑脊液屏障。在毛细血管血液和脑组织之间也存在着类似的屏障,可限制物质在血液和脑组织之间的自由交换,称为血-脑屏障。脂溶性物质,如 O_2、CO_2 和某些麻醉药;水溶性物质,如葡萄糖和氨基酸等,均容易通过血-脑脊液屏障和血-脑屏障,而甘露醇、蔗糖和许多离子的通透性则很低,甚至不能通透。血-脑脊液屏障和血-脑屏障的存在,对于保持神经元周围稳定的化学环境和防止血液中有害物质侵入脑内具有重要的生理意义。

(二)脑血流量的调节

调节脑血流量的主要因素是自身调节和体液因素。已知在各种心血管反射中,神经因素对脑血管的调节所起的作用很小。

1.自身调节 脑血流量与脑动、静脉之间的压力差成正比,与血管的阻力成反比。正常状态下,颈内静脉压接近于零,较稳定,故脑血流量主要取决于颈动脉压。动脉血压降低或颅内占位性病变等引起的颅内压升高,都可引起脑血流量减少。当平均动脉压在 60~140 mmHg 范围内变动时,通过脑血管的自身调节即可保持脑血流量的相对恒定。若平均动脉压超过上述范围,则对脑功能不利。如平均动脉压低于 60 mmHg,脑血流量将减少,脑功能将发生障碍。反之,平均动脉压高于 140 mmHg,脑血流量将显著增加。若平均动脉压过高,使毛细血管血压过高,有效滤过压增大,易发生脑水肿,甚至脑血管破裂引起脑出血。

2.体液因素 血液 PCO_2 升高时,可引起脑血管舒张,脑血流量增加;反之血液 PCO_2 降低则有相反作用。如人工呼吸含 7% CO_2 的空气,脑血流量可增加一倍;反之过度通气则使血液 PCO_2 降低,脑血流量减少而引起头晕。已知 CO_2 对脑血管的舒张效应是通过提高细胞外液 H^+ 浓度而实现的。相反,动脉血 PO_2 过高则引起脑血管收缩。低氧也可以使脑血管舒张,通常动脉血 PO_2 低于 50 mmHg 时,脑血流量才会增加。

3.神经调节 脑血管接受交感缩血管神经纤维和副交感舒血管神经纤维的支配,但神经活动在脑血管调节中所起作用甚小。通常情况下在多种心血管反射中,脑血流量变化不大。刺激和切断支配脑血管的神经,脑血流量也没有明显改变。

(刘少华 景 红)

直通护考
在线答题

第六章 呼　　吸

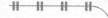

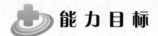

能力目标

1. 掌握：呼吸的概念、过程及生理意义；肺通气的动力、阻力；胸膜腔内压的生理意义；肺泡表面活性物质的生理意义；肺活量、时间肺活量的概念及正常值；肺泡通气量的概念；肺换气的影响因素。

2. 熟悉：呼吸运动的方式；氧气、二氧化碳在血液中的主要运输形式。

3. 了解：呼吸基本中枢、呼吸调整中枢及化学感受器反射；潮气量、残气量、补吸气量的概念；氧离曲线的概念及影响因素；肺牵张反射的生理意义。

本章PPT

机体为了维持生命活动，需要不断地从外界环境中摄取氧气，并排出自身产生的二氧化碳，这种机体与环境之间进行的气体交换过程，称为呼吸（respiration）。呼吸的生理意义是维持机体内环境氧气和二氧化碳含量的相对稳定，保证组织细胞新陈代谢的正常进行。

人体呼吸的全过程由四个相互衔接并同时进行的环节组成（图 6-1）：①肺通气，即肺与外界环境之间的气体交换过程；②肺换气，即肺泡气与肺毛细血管之间的气体交换过程；③气体运输，即通过血液循环把氧气由肺运送到组织，把二氧化碳由组织运送到肺的过程；④组织换气，即血液与组织细胞之间的气体交换过程。肺通气与肺换气又合称为外呼吸，组织换气又称为内呼吸。呼吸过程的任何一个环节发生障碍，均可能导致组织缺氧和二氧化碳堆积，影响新陈代谢的正常进行和内环境稳态，甚至危及生命。

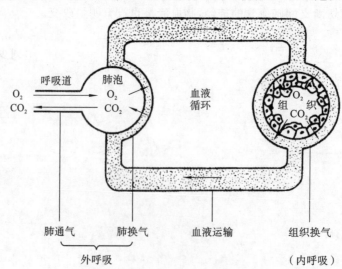

图 6-1　呼吸全过程示意图

第一节　肺　通　气

肺通气（pulmonary ventilation）是肺与外界环境之间的气体交换过程。气体能否通过呼吸道进出肺泡取决于推动气体流动的动力和阻止其流动的阻力两方面因素的相互作用。前者必须克服后者，才能实现肺通气。实现肺通气的结构基础是呼吸道、肺泡和胸廓等。

一、肺通气的动力

气体的流动方向是从压力高处向压力低处流动，需要压力差的推动。因此，肺泡与外界环境之间的压力差是实现肺通气的直接动力。而这种压力差则是由于呼吸肌舒缩改变胸廓容积而引起的，因此，呼吸肌舒缩活动引起的呼吸运动是实现肺通气的原动力。

（一）呼吸运动

在呼吸过程中，由于呼吸肌的舒缩而引起的胸廓节律性扩大和缩小称为呼吸运动（respiratory movement），包括吸气运动和呼气运动。

1. 呼吸类型

（1）平静呼吸和用力呼吸：呼吸运动按其深度一般分为平静呼吸和用力呼吸。人体在安静时，平稳而均匀的自然呼吸，称为平静呼吸（eupnea），主要由吸气肌有节律地收缩和舒张所形成。在平静呼吸时，吸气的产生是由于膈肌和肋间外肌的收缩，肌肉收缩需要做功，因此吸气是主动过程。平静呼吸时，呼气的产生是由于膈肌和肋间外肌的舒张，肌肉不需要做功，所以呼气是被动过程。用力呼吸（forced breathing）则不同。用力吸气时，除膈肌与肋间外肌加强收缩外，胸锁乳突肌、斜角肌等呼吸辅助肌也参与收缩；用力呼气时，除吸气肌群舒张外，肋间内肌和腹壁肌等呼气肌群也参与收缩。所以用力呼吸时吸气和呼气过程都是主动的，消耗的能量也更多。在某些病理情况下，即使用力呼吸，仍不能满足人体需要，患者除可出现鼻翼煽动等现象外，还有喘不过气的主观感觉，临床上称为呼吸困难（dyspnea）。

（2）腹式呼吸、胸式呼吸及混合式呼吸：呼吸运动还可按引起呼吸运动的主要肌群不同，分为腹式呼吸、胸式呼吸及混合式呼吸三种。以膈肌收缩和舒张为主引起的呼吸运动，主要表现为腹壁明显的起伏，称为腹式呼吸（abdominal respiration）；以肋间外肌收缩和舒张引起胸骨和肋骨运动为主的呼吸运动，主要表现为胸廓的扩大与缩小，称为胸式呼吸（thoracic respiration）。临床上，胸廓有病变的患者如胸膜炎患者，胸廓运动受限，常呈腹式呼吸；腹腔有巨大肿块或严重腹腔积液的患者，膈的升降受限，多呈胸式呼吸。婴儿因胸廓尚不发达，肋骨较为垂直且不易提起，也以腹式呼吸为主。妊娠晚期的妇女，膈上升而运动受限，则以胸式呼吸为主。正常成人呼吸大多是胸式呼吸和腹式呼吸同时存在，称为混合式呼吸。

2. 呼吸频率　正常成人安静状态下呼吸是有节律的，且自动发生，每分钟呼吸运动的次数为12～18次。它可因年龄、性别、肌肉活动和情绪等不同而变化。

（二）肺内压和胸膜腔内压

1. 肺内压　肺内压（intrapulmonary pressure）是指肺泡内的压力，可随呼吸运动发生周期性的变化。在平静呼吸过程中,吸气初,肺容量增大,肺内压降低,低于大气压0.133~0.266 kPa(1~2 mmHg),气体入肺。随着肺泡内气体的增加,肺内压逐渐升高,吸气末,肺内压与大气压相等,吸气停止。呼气初,肺容量减小,肺内压升高,高于大气压0.133~0.266 kPa(1~2 mmHg),气体出肺。随着肺泡内气体的减少,肺内压逐渐降低,呼气末,肺内压与大气压相等,呼气停止。

在呼吸运动过程中由于肺内压的交替升降,肺内压与大气压之间的压力差,成为推动气体进出肺的直接动力。呼吸一旦停止,可用人为的方法改变肺内压,维持肺通气功能,缓解机体缺氧,恢复自主性呼吸。通常将采用人工的方法以维持呼吸功能,称为人工呼吸(artificial respiration)。常用的人工呼吸方法有两类:一类是人工地使胸廓有节律地扩大与缩小,使肺扩张与回缩,改变肺内压,实现肺通气,即负压呼吸法,如提臂压胸法、压背法等;另一类是利用高压向肺内输入气体,使肺内压增高,肺扩张,然后停止输气,让肺自然回缩,实现呼气,即正压呼吸法,如口对口呼吸及使用人工呼吸机等。在实行人工呼吸时,首先要使呼吸道通畅,否则,操作将是无效的。另外,临床护理人员要认真做好使用呼吸机患者的护理工作。

2. 胸膜腔内压 胸膜腔内压(intrapleural pressure)是指胸膜腔内的压力(图 6-2)。由于胸膜腔内压通常低于大气压,习惯上称为胸膜腔负压,或简称胸内负压。胸膜腔负压的形成主要是由于肺的弹性回缩力。在吸气末或呼气末,气体不再进出肺,肺内压与大气压相等,并通过肺作用于胸膜脏层,使胸膜腔内压也等于大气压。然而由于肺扩张后产生回缩力,此力的方向与大气压通过肺作用于胸膜腔的力的方向正好相反,因此,抵消了一部分肺内压,所以

$$胸膜腔内压＝大气压－肺回缩力$$

若以大气压为零,则

$$胸膜腔内压＝－肺回缩力$$

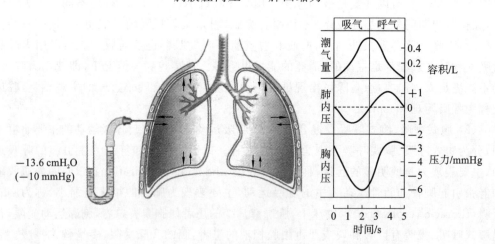

图 6-2 胸膜腔内压

由于胸膜腔负压是由肺的回缩力所形成的,所以负压值也随着呼吸运动而发生周期性变化。吸气时,由于肺的扩张,肺的回缩力也增大,胸膜腔负压增大,吸气末胸膜腔负压为－1.33~－0.665 kPa(－10~－5 mmHg);呼气时,由于肺的缩小,肺的回缩力也减小,胸膜腔负压减小,呼气末为－0.665~－0.399 kPa(－5~－3 mmHg)。

胸膜腔负压的生理意义:①使肺维持扩张状态,并使肺随胸廓的运动而扩张和回缩;②降低心房、腔静脉和胸导管内压力,促进静脉血和淋巴液的回流。如果胸膜腔内进入

空气(如胸壁贯通伤或肺损伤累及胸膜脏层时),称为气胸(pneumothorax)。气胸可使胸膜腔负压减小或消失,肺将由于本身的回缩而塌陷,造成肺不张,尽管呼吸运动仍在进行,肺却不能随胸廓的运动而扩张和回缩,从而影响肺通气功能,导致呼吸、循环功能障碍,严重的气胸甚至会危及生命。

二、肺通气的阻力

肺通气的阻力包括弹性阻力和非弹性阻力。前者是平静呼吸时的主要阻力,约占总阻力的70%;后者约占总阻力的30%。

(一) 弹性阻力和顺应性

1. 弹性阻力　弹性阻力是指弹性组织在外力作用下变形时所产生的对抗变形的力。肺和胸廓都是弹性体,对呼吸运动都具有弹性阻力。所以,肺通气的弹性阻力包括肺弹性阻力和胸廓弹性阻力。

(1)肺弹性阻力:肺弹性阻力包括肺泡表面张力和肺弹性纤维的回缩力。前者约占肺弹性阻力的2/3,后者约占肺弹性阻力的1/3。

肺泡内壁存在着一层极薄的液体,与肺泡气形成液气界面。液体分子间的吸引力大于液体分子与气体分子之间的吸引力,因而可产生使液体表面积尽量缩小的力,称为表面张力。其作用是使肺泡回缩,对抗肺的扩张,并引起毛细血管内的液体渗入肺泡,形成肺水肿。肺泡液体分子层的内表面有一种由肺泡Ⅱ型上皮细胞合成和分泌的脂蛋白混合物,称为肺泡表面活性物质(pulmonary surfactant),可起到降低肺泡表面张力的作用。其生理意义:①保持肺的扩张状态。肺泡表面活性物质可降低肺泡表面张力,使肺泡回缩力减小,从而维持肺泡的扩张状态。②防止肺水肿的发生。通过降低肺泡表面张力,防止肺毛细血管内液体向肺泡中的渗入,从而避免肺水肿的发生。③维持肺泡的稳定性。

正常情况下,肺泡表面活性物质不断产生也不断灭活。胎儿肺泡Ⅱ型上皮细胞在妊娠6~7个月开始分泌表面活性物质,到分娩前达高峰。某些早产儿的肺泡Ⅱ型上皮细胞尚未发育成熟,肺泡表面活性物质缺乏,以致出生时易发生肺不张和肺泡内表面透明质膜形成(呼吸窘迫综合征),可导致死亡。目前临床上可通过检测羊水中肺泡表面活性物质的含量,预测新生儿发生这种疾病的可能性,以及时采取预防措施。

肺组织含有弹性纤维,因而其具有一定的弹性回缩力。在一定范围内,肺被扩张得越大,弹性回缩力也越大。

(2)胸廓弹性阻力:胸廓的弹性回位力。胸廓处于自然位置时(肺容量相当于肺总量的67%),由于胸廓无变形,其弹性阻力为零。肺容量小于肺总量的67%时,胸廓被牵引向内而缩小,其弹性阻力向外,成为吸气的动力。肺容量大于肺总量的67%时,胸廓被牵引向外而扩大,其弹性阻力向内,成为吸气的阻力,呼气的动力。所以胸廓弹性阻力既可能是吸气或呼气的阻力,也可能是吸气或呼气的动力。

2. 顺应性　弹性阻力的大小通常用顺应性来表示。顺应性(compliance)是指在外力作用下弹性组织的可扩张性。弹性阻力小,容易扩张,则顺应性大;弹性阻力大,不易扩张,则顺应性小。可见,顺应性与弹性阻力成反比,胸廓顺应性减小可见于胸廓畸形、胸膜肥厚、肥胖等患者。总顺应性的测定对呼吸衰竭和机械通气患者的监护具有重要意义。

(二) 非弹性阻力

非弹性阻力是指弹性阻力以外的阻力,包括气道阻力和黏滞阻力。黏滞阻力来自呼吸时组织发生相对位移产生的摩擦,可忽略不计。气道阻力是指气体通过呼吸道时,气体分子之间以及气体与气道壁之间的摩擦力。正常情况下气道阻力占非弹性阻力的80%～90%,是非弹性阻力的主要成分。

气道口径、气流速度及气流形式等均可影响气道阻力,其中以气道口径最为重要。这是由于阻力与气道半径的 4 次方成反比。气道口径越小,气道阻力越大。支气管哮喘患者由于支气管痉挛,气道阻力增大,出现呼吸困难。临床上可用支气管解痉药物缓解呼吸困难。气流速度快,气道阻力大;气流速度慢,则气道阻力小。涡流比层流阻力大。

三、肺通气功能的评价

(一) 肺容量

肺容量(pulmonary capacity)指的是肺容纳的气体量。在肺通气过程中,肺容量随着出肺的气体量而变化(图 6-3)。

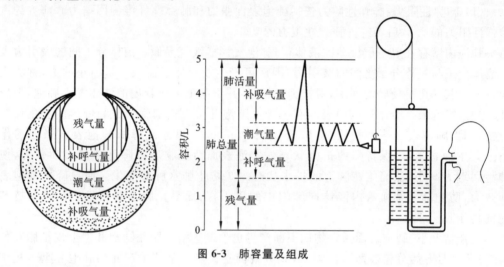

图 6-3　肺容量及组成

1. 潮气量　平静呼吸时,每次吸入或呼出的气体量,称为潮气量(tidal volume, TV),正常成人为 400～600 mL,平均约 500 mL。

2. 补吸气量和深吸气量　平静吸气末再尽力吸气所能吸入的气体量,称为补吸气量(inspiratory reserve volume,IRV)。正常成人为 1500～2000 mL。补吸气量与潮气量之和,称为深吸气量(inspiratory capacity,IC)。

3. 补呼气量　平静呼气末再尽力呼气所能呼出的气体量,称为补呼气量(expiratory reserve volume,ERV)。正常成人为 900～1200 mL。

4. 肺活量和时间肺活量　做一次最大吸气后,尽力呼出的气体量,称为肺活量(vital capacity,VC),它是潮气量、补吸气量与补呼气量三者之和。正常成年男性约为 3500 mL,女性约为 2500 mL。将肺活量作为肺通气功能指标,有其不足之处,患有某些疾病(如肺组织弹性降低或呼吸道狭窄)的患者,其通气功能已有损害,但由于可任意延长呼气时间,肺活量仍可能在正常范围。所以,有人提出时间肺活量的测定。时间肺活量(timed vital capacity,TVC)又称用力呼气量(forced expiratory volume,FEV),是指最大吸气后,以最大的力量、最快的速度将气体呼出,测定前 3 s 呼出的气体量占肺活量的百分比。正常人第 1、2、3 s 末的时间肺活量分别为 83%、96%、99%,其中第 1 s 用力呼气量最有意义。肺组织弹性降低或阻塞性肺疾病患者,时间肺活量可明显降低,因此,时间肺活量可反映肺的动态呼吸功能。

5. 残气量和功能残气量　最大呼气后,肺内仍保留不能呼出的气体量,称为残气量(residual volume,RV)。正常成年男性为 3500 mL,女性为 2500 mL。平静呼气末,肺内存留的气体量,称为功能残气量(functional residual capacity,FRC)。它等于残气量和补呼气量之和。

6. 肺总量　肺所能容纳的最大气体量,称为肺总量(total lung capacity)。它是肺活量和残气量之和。肺总量的个体差异较大,因性别、年龄、身材、运动锻炼情况和体质改变而异。

（二）肺通气量

1. 每分通气量与最大随意通气量　每分钟吸入或呼出的气体量,称为每分通气量(minute ventilation volume),其计算公式如下:

$$每分通气量＝潮气量×呼吸频率$$

平静呼吸时,正常成人呼吸频率为 12~18 次/分,潮气量 500 mL,则每分通气量为 6~9 L。每分通气量随性别、年龄、身材和活动量的不同而有差异。尽力做深快呼吸时每分钟所能吸入或呼出的气体量,称为最大随意通气量(maximal voluntary ventilation)。它反映单位时间内充分发挥全部通气能力所能达到的通气量。正常成年男性为 100~120 L,女性为 70~80 L。

2. 肺泡通气量　每分钟吸入肺泡与血液进行气体交换的新鲜空气量,称为肺泡通气量(alveolar ventilation)。在呼吸过程中,每次吸气总有一部分气体留在鼻、咽、喉、气管、支气管等处,这部分气体没有气体交换的功能,对气体交换是无效的,故将这部分呼吸道容积称之为解剖无效腔(anatomical dead space),其容积约为 150 mL。进入肺泡的气体,也可因血流在肺内分布不均而未能与血液进行气体交换,未能发生交换的这一部分肺泡容量称为肺泡无效腔(alveolar dead space)。解剖无效腔与肺泡无效腔合称为生理无效腔(physiological dead space)。正常人的肺泡无效腔接近于零,因此,生理无效腔与解剖无效腔基本相等。气体交换量应以肺泡通气量为准。其计算公式如下:

$$肺泡通气量＝（潮气量－无效腔气量）×呼吸频率$$

安静时,正常成人潮气量为 500 mL,解剖无效腔气量为 150 mL,呼吸频率为 12 次/分,则肺泡通气量约为 4200 mL/min,相当于每分通气量的 70%。

肺泡通气量主要受潮气量和呼吸频率的影响。例如,某人潮气量为 500 mL,呼吸频率为 12 次/分,则每分通气量为 6000 mL/min,而肺泡通气量却为 4200 mL/min。如潮气量减少一半而呼吸频率增加一倍,或潮气量增大一倍而呼吸频率减少一半,每分通气量均保持不变,但肺泡通气量却有很大不同(表 6-1)。由此可见,浅而快的呼吸可降低肺泡通气量,对机体不利,适当深而慢的呼吸,可增大肺泡通气量,从而提高肺通气效率。

表 6-1　不同呼吸形式时的通气量

呼吸形式	平静呼吸	浅快呼吸	深慢呼吸
每分通气量 /(mL/min)	500×12=6000	250×24=6000	1000×6=6000
肺泡通气量 /(mL/min)	(500−150)×12=4200	(250−150)×24=2400	(1000−150)×6=5100

第二节 呼吸气体的交换

呼吸气体的交换是指肺泡与血液之间以及血液与组织细胞之间进行的 O_2 和 CO_2 的交换过程，包括肺换气和组织换气。尽管换气的部位不同，但换气的原理基本相同。

O_2 和 CO_2 的交换都是以扩散的方式通过生物膜实现的。气体的分压差是气体交换的动力，气体总是从分压高处向分压低处扩散。气体扩散速率（diffusion rate, D）是指单位时间内气体扩散的体积。混合气体中某一种气体所占的压力称为该气体的分压（partial pressure），可用混合气体的总压力乘以该气体所占体积的百分比求得。安静状态下，不同组织中 O_2 和 CO_2 分压见表 6-2。

表 6-2 不同组织中的 O_2 和 CO_2 分压

项目	PO_2 /kPa(mmHg)	PCO_2 /kPa(mmHg)	PN_2 /kPa(mmHg)	PH_2O /kPa(mmHg)	合计 /kPa(mmHg)
空气	21.2(159.0)	0.04(0.3)	79.6(597.0)	0.5(3.7)	101.3(760)
肺泡气	13.9(104)	5.3(40)	75.8(569)	6.3(47)	101.3(760)
动脉血	13.3(100)	5.3(40)	76.4(573)	6.3(47)	101.3(760)
静脉血	5.3(40)	6.1(46)	76.4(573)	6.3(47)	94.1(706)
组织	4.0(30)	6.7(50)	76.4(573)	6.3(47)	93.4(700)

一、肺换气

通常情况下，在一次心动周期中，血液流经肺毛细血管的时间为 0.7～0.8 s，O_2 和 CO_2 的扩散都极为迅速，仅需 0.3～0.5 s 即可完成。当血液流经肺毛细血管全长约 1/3 时，已经基本完成肺换气过程。所以，肺的换气功能有很大的潜力。

（一）肺换气的过程

当静脉血流经肺时，肺泡气 PO_2 高于静脉血的 PO_2，肺泡气 PCO_2 低于静脉血的 PCO_2。因此，在分压差的驱动下，O_2 由肺泡向血液扩散，CO_2 则由血液向肺泡扩散，交换的结果是静脉血变成动脉血（图6-4）。

（二）影响肺换气的因素

1. 气体分压差 分压差越大，气体扩散速率越快。

2. 溶解度 气体扩散速率与气体的溶解度成正比。

3. 分子量 气体扩散速率与气体分子量的平方根成反比。

4. 呼吸膜的厚度和面积 呼吸膜指的是肺泡与毛细血管血液之间进行气体交换的结构，是指肺泡腔与毛细血管之间的膜，在电镜下可见呼吸膜有六层结构，即含有表面活性物质的液体层、肺泡上皮细胞层、肺泡上皮基膜层、肺泡与毛细血管之间的间隙、毛细血管基膜层、毛细血管内皮细胞层（图 6-5）。正常呼吸膜非常薄，平均厚度不到 1 μm，有的部位仅厚约 0.2 μm，因此，气体很容易通过。

气体扩散速率与呼吸膜的厚度成反比，与呼吸膜的面积成正比。在病理情况下，如肺纤维化、肺水肿时，呼吸膜的厚度增加；肺不张、肺实变、肺气肿或肺毛细血管阻塞时均

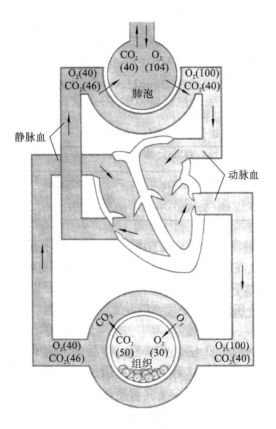

图 6-4 气体交换示意图

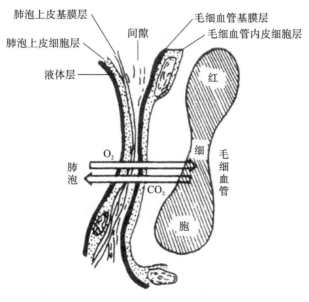

图 6-5 呼吸膜结构示意图

可使呼吸膜面积减少,导致肺换气量降低。

5. 通气/血流比值 每分钟肺泡通气量(V)与每分钟肺血流量(Q)的比值,称为通气/血流比值(ventilation/perfusion ratio)。正常成人安静时,V/Q为0.84。此时通气量与血流量配比最适合,肺换气效率最高。V/Q比值增大或减小均可使肺换气效率降低。在病理情况下,如右心衰竭或肺动脉部分梗死时,肺泡通气量正常,肺血流量减少,V/Q比值增大,使得部分肺泡气体不能与血液进行气体交换,造成了肺泡无效腔增大;支气管痉挛时,肺泡通气量减少,肺血流量正常,V/Q比值减小,使得部分静脉血得不到气体交换,造成了功能性动-静脉短路(图6-6)。

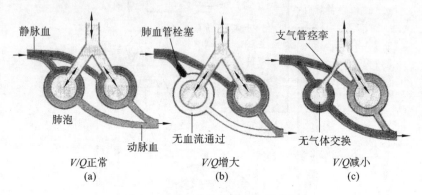

图 6-6 通气/血流比值变化示意图

在相同条件下,如果扩散发生在液气相之间,则CO_2的扩散速率约为O_2的21倍。在肺泡与静脉血之间O_2的分压差约比CO_2的分压差大10倍,几种因素综合作用的结果是CO_2扩散速率比O_2的扩散速率大2倍。由于CO_2比O_2容易扩散,故临床上缺氧比CO_2潴留更为常见,呼吸困难的患者常常先出现缺氧。

二、组织换气

细胞在代谢过程中要不断地消耗O_2和产生CO_2。当动脉血流经组织时,组织中PO_2低于动脉血的PO_2,PCO_2高于动脉血的PCO_2。因此,在分压差的驱动下,O_2由动脉血向组织扩散,CO_2则由组织向血液扩散,交换的结果是动脉血变成静脉血(图6-4)。

气体在组织的交换机制、影响因素与肺泡处相似,所不同的是气体的交换发生于液相(血液、组织液、细胞内液)介质之间,而且扩散膜两侧的O_2和CO_2的分压差随细胞内氧化代谢的强度和组织血流量的不同而有差异。如果血流量不变、代谢增强、耗氧增多,则组织液中的PO_2降低,PCO_2升高;如果代谢不变,血流量增大,则组织液中PO_2升高,PCO_2降低。

第三节　气体在血液中的运输

O_2经过肺换气进入肺毛细血管再运送到组织,CO_2经过组织换气进入血液再运送到肺毛细血管,都必须要通过血液循环来实现。O_2和CO_2在血液中的运输有物理溶解和化学结合两种形式,其中以化学结合形式的运输为主。物理溶解的气体量虽然很少,但很重要,这是因为气体必须经过物理溶解才能以化学结合的形式进行运输。

一、氧的运输

（一）物理溶解

气体的物理溶解量取决于该气体分压大小。在动脉血 PO_2 13.3 kPa(100 mmHg)，100 mL 血液中 O_2 的溶解量不超过 0.3 mL，约占血液运输 O_2 总量的1.5%。

（二）化学结合

O_2 与红细胞内血红蛋白(Hb)结合形成氧合血红蛋白(HbO_2)，其是化学结合的主要形式。正常成人每 100 mL 动脉血中 Hb 结合的 O_2 约为 19.5 mL，约占血液运输 O_2 总量的 98.5%。

1. 血红蛋白与 O_2 的可逆结合　O_2 既能与 Hb 结合，也能迅速与 Hb 解离，所以，这一过程是可逆的。Hb 与 O_2 结合形成 HbO_2，其中的 Fe^{2+} 仍然是亚铁形式，没有电子的变化，故不属于氧化而称为氧合。Hb 与 O_2 的结合或解离不需酶的催化，主要取决于 PO_2。由此可见，在肺部，由于 PO_2 高，促进血红蛋白与 O_2 结合成 HbO_2，而在组织中 PO_2 低，则 HbO_2 解离为 O_2 和去氧血红蛋白，这样 Hb 将 O_2 由肺运输到组织。

$$Hb+O_2 \underset{PO_2 低(组织)}{\overset{PO_2 高(肺)}{\rightleftharpoons}} HbO_2$$

HbO_2 呈鲜红色，去氧血红蛋白呈暗红色。动脉血含 HbO_2 多，故血液呈鲜红色。静脉血含去氧血红蛋白多，故血液呈暗红色。当血液中去氧血红蛋白含量达 50 g/L 时，在毛细血管丰富的表浅部位，如皮肤、甲床或黏膜可出现紫蓝色，称为发绀(cyanosis)。发绀一般标志着机体缺氧。但是有些严重贫血的患者，虽然严重缺氧，但不出现发绀，这是由于血红蛋白总量太少，毛细血管血液含去氧血红蛋白达不到 50 g/L 的缘故；相反，某些红细胞增多的患者(如高原性红细胞增多症)，虽不缺氧，但可出现发绀，这是由于血红蛋白总量很多，毛细血管血液含去氧血红蛋白达 50 g/L 以上的缘故。此外，在一氧化碳(CO)中毒时，CO 与 Hb 结合生成一氧化碳血红蛋白(HbCO)，由于 CO 与 Hb 结合的能力是 O_2 与 Hb 结合能力的 210 倍，故 O_2 很难与 Hb 结合，可引起机体缺氧。但是由于此时去氧血红蛋白并未增多，因此不出现发绀，而呈现樱桃红色。

在足够 PO_2 下，1 g Hb 可结合 1.34 mL O_2。健康成人，如 Hb 含量在 150 g/L 时，则 1 L 血液能结合 O_2 的最大量约为 201 L。每升血液中 Hb 能结合 O_2 的最大量称为 Hb 氧容量(oxygen capacity)。每升血液中 Hb 实际结合 O_2 的量称为 Hb 氧含量(oxygen content)。Hb 氧含量和 Hb 氧容量的百分比称为 Hb 的氧饱和度(oxygen saturation)。

2. 氧离曲线及其影响因素

(1) 氧离曲线：PO_2 与血氧饱和度关系的曲线，称为氧离曲线(oxygen dissociation curve)(图 6-7)。该曲线反映在不同 PO_2 下，O_2 与 Hb 结合或解离的情况。曲线呈"S"形，可分为三段：①氧离曲线上段，相当于 PO_2 8.0～13.3 kPa(60～100 mmHg)。其特点是曲线比较平坦，表明在这段范围内 PO_2 的变化对血氧饱和度影响不大。在吸入气或肺泡气 PO_2 有所下降的情况下(如在高原环境或某些呼吸系统疾病时)，只要 PO_2 不低于 8.0 kPa(60 mmHg)，血氧饱和度仍保持在 90% 以上，血液能够携带足够的 O_2，一般不会发生缺氧。②氧离曲线中段，相当于 PO_2 5.3～8.0 kPa(40～60 mmHg)。其特点是曲线较陡直，表明在这段范围内 PO_2 稍有下降，血氧饱和度就有较大下降。组织在代谢过程中要消耗 O_2，使 PO_2 降低，当血液流经组织时，Hb 释放适量的 O_2 以供组织利用。③氧离曲线下段，相当于 PO_2 2.0～5.3 kPa(15～40 mmHg)。其特点是曲线最陡。表明在这

段范围内 PO_2 稍有下降,血氧饱和度就有很大下降。当组织活动加强时,耗氧量增加,PO_2 下降,促进 O_2 的释放,供组织利用。

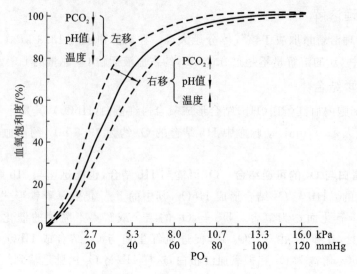

图 6-7　氧离曲线及影响因素

(2) 影响氧离曲线的因素:氧离曲线可受到 PCO_2、pH 值、温度、2,3-二磷酸甘油酸(2,3-DPG)含量的影响而使曲线位置发生偏移。通常用 P_{50} 表示 Hb 对 O_2 的亲和力。P_{50} 是血氧饱和度为 50% 时的 PO_2,约为 3.5 kPa(26.5 mmHg)。P_{50} 增大,曲线右移、P_{50} 减小,曲线左移。曲线右移表示 Hb 与 O_2 的亲和力降低,有利于 O_2 的释放;曲线左移表示 Hb 与 O_2 的亲和力增高,不利于 O_2 的释放。①PCO_2 和 pH 值的影响。当 PCO_2 升高、pH 值降低时,氧离曲线右移,相反,当 PCO_2 降低、pH 值升高时,氧离曲线左移。酸度对 Hb 与 O_2 亲和力的影响称为波尔效应(Bohr effect)。波尔效应有其重要的生理意义,既有利于肺毛细血管血液的氧合,又有利于组织中毛细血管内的血液释放 O_2。当血液流经肺时,由于 CO_2 向肺泡扩散,致使血液 PCO_2、H^+ 浓度均降低,使 Hb 与 O_2 的亲和力增高,血液结合的 O_2 量增加;血液流经组织时,由于 CO_2 向血液扩散,致使血液 PCO_2、H^+ 浓度均升高,使 Hb 与 O_2 的亲和力降低,促进 HbO_2 解离,向组织释放 O_2。②温度的影响。温度升高(如运动时),氧离曲线右移,Hb 与 O_2 的亲和力降低,可解离更多的 O_2 供组织利用。相反,温度下降(如低温麻醉时),氧离曲线左移,Hb 与 O_2 的亲和力增高,不利于 O_2 的释放。在临床进行低温麻醉时,要注意到这一点。③2,3-二磷酸甘油酸的影响。2,3-DPG 是红细胞在无氧酵解中产生的,对 Hb 与 O_2 的亲和力有重要的调节作用。2,3-DPG 浓度升高,氧离曲线右移,有利于 O_2 解离。相反,2,3-DPG 浓度降低,氧离曲线左移,不利于 O_2 解离。在高原缺氧的情况下,糖酵解加强,2,3-DPG 增多,对机体具有一定的代偿作用。用枸橼酸-葡萄糖液保存 3 周后的血液,由于糖酵解停止,红细胞内 2,3-DPG 含量降低,不利于供氧。所以,急救患者最好输入新鲜血液。

二、二氧化碳的运输

(一) 物理溶解

血液中 CO_2 的溶解度虽比 O_2 大,但 100 mL 血液中 CO_2 的溶解量也不超过 3 mL,约占血液运输 CO_2 总量的 5%。

（二）化学结合

血液中 CO_2 的化学结合有两种形式，一是形成碳酸氢盐，约占 CO_2 运输总量的 88％，是 CO_2 运输的主要形式；二是形成氨基甲酰血红蛋白，约占运输总量的 7％。

1. 碳酸氢盐形式的运输　血液流经组织时，CO_2 进入血液，在碳酸酐酶的作用下，与 H_2O 结合成 H_2CO_3。由于碳酸酐酶在血浆中含量极少，在红细胞中含量丰富，上述反应要比在血浆中约快 5000 倍，不到 1 s 即达到平衡，所以这一反应主要是在红细胞内进行。生成的 H_2CO_3 很快解离成 HCO_3^- 和 H^+。CO_2 不断进入红细胞，使红细胞内 HCO_3^- 和 H^+ 含量逐渐增多，因为红细胞对负离子通透性大，所以大量的 HCO_3^- 扩散到血浆中，与 Na^+ 结合成 $NaHCO_3$，少量的 HCO_3^- 与红细胞内 K^+ 结合形成 $KHCO_3$。红细胞对正离子的通透性很小，正离子不易透出，便吸引细胞外的负离子（主要是 Cl^-）内流，以维持红细胞膜两侧的电位平衡，这种现象称为 Cl^- 转移。H^+ 与 HbO_2 结合，促进 O_2 的释放，有利于组织的供氧。上述反应是可逆的。当血液流经肺时，上述反应向相反方向进行，释放出 CO_2，扩散入肺泡（图 6-8）。

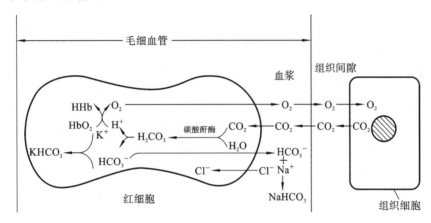

图 6-8　CO_2 以碳酸氢盐的形式运输示意图

2. 氨基甲酰血红蛋白形式的运输　CO_2 能直接与 Hb 上的自由氨基结合成氨基甲酰血红蛋白（HHbNHCOOH），反应如下：

$$HbNH_2O_2 + H^+ + CO_2 \underset{在肺}{\overset{在组织}{\rightleftharpoons}} HHbNHCOOH + O_2$$

以氨基甲酰血红蛋白形式的运输仅占 CO_2 运输总量的 7％，但其释放出的 CO_2 占 CO_2 排出总量的 20％～30％，这说明这种运输形式的效率较高。

第四节　呼吸运动的调节

呼吸运动是一种节律性的活动，呼吸运动在一定范围内也受意识的控制。呼吸的深度和频率能随环境改变而变化，这有赖于机体内完善精密的调节机制，主要是神经调节。

一、化学感受性反射

化学因素（主要是 CO_2、O_2、H^+）对呼吸运动的调节是一种反射性调节。这些化学因素可通过化学感受器反射性地引起呼吸运动的改变，影响肺通气量，以保持血液 O_2 与 CO_2 含量及 pH 值的相对稳定。

（一）反射弧

1. 化学感受器和传入神经　化学感受器按其部位的不同分为两大类：①外周化学感受器，位于颈动脉体（球）与主动脉体（球），能感受血液中 PCO_2、PO_2 和 H^+ 浓度的变化。当 PO_2 降低、PCO_2 升高或 pH 值降低时，外周化学感受器兴奋，传入冲动增多，通过窦神经和迷走神经传入延髓呼吸有关核团。②中枢化学感受器，位于延髓腹外侧的表浅部位，对脑脊液和局部组织间液的 H^+ 浓度变化极为敏感，但不感受缺氧的刺激。血液中的 H^+ 不易透过血-脑屏障，故血液中 H^+ 浓度的变化对中枢化学感受器的直接作用较小，但 CO_2 则易于透过血-脑屏障。所以，当血液中 PCO_2 升高时，CO_2 能迅速进入脑脊液，与水结合成 H_2CO_3，H_2CO_3 进一步解离出 H^+，从而兴奋中枢化学感受器。

2. 呼吸中枢、传出神经和效应器　呼吸中枢（respiratory center）是指在中枢神经系统中产生和调节呼吸运动的神经细胞群。这些细胞群广泛分布于大脑皮层、间脑、脑桥、延髓和脊髓等部位。脑的各级部位在呼吸节律的产生和调节中所起的作用不同，它们通过运动神经，作用于呼吸肌，形成一定的呼吸频率和节律。

在动物实验中观察到，若在延髓和脊髓之间横断，动物的呼吸运动立即停止，并不再恢复；若在脑桥和延髓之间横断，则出现一种喘息样呼吸，即呼气时间延长，吸气突然发生，又突然终止；若在中脑和脑桥之间横断，仅保留下位脑干与脊髓联系，呼吸节律无明显变化（图 6-9）。这表明，脊髓本身没有产生呼吸运动的能力，它只是联系脊髓以上脑区与呼吸肌之间的中继站。延髓是管理呼吸活动的基本中枢，能产生一定节律的呼吸运动。而脑桥有调整呼吸运动的能力，其主要作用是抑制吸气，使吸气向呼气转化，通常称此为呼吸调整中枢。

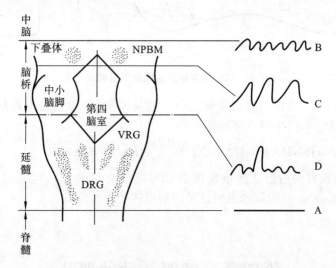

图 6-9　脑干内呼吸核团和在不同平面横切后呼吸的变化（脑干背侧面）

DRG：背侧呼吸组；VRG：腹侧呼吸组；NPBM：臂旁内侧核

A、B、C、D 表示不同平面横切后呼吸的变化

（1）脊髓：脊髓中支配呼吸肌的运动神经元位于第 3～5 脊髓颈段（支配膈肌）和第 1～11 脊髓胸段（支配肋间肌和腹肌等）前角。呼吸节律不是由脊髓引起的，脊髓只是联系脑和呼吸肌的中继站和整合某些呼吸反射的初级中枢。

（2）延髓：延髓的呼吸神经元主要集中分布在背内侧和腹外侧两个区域，两侧对称，分别称为背侧呼吸组和腹侧呼吸组。

①背侧呼吸组：主要集中在孤束核的腹外侧部，以吸气神经元为主，以交叉方式支配

对侧脊髓的膈肌运动神经元。

②腹侧呼吸组：主要集中在疑核、后疑核及面神经后核附近。在这些部位分布有吸气神经元和呼气神经元。疑核呼吸神经元主要支配咽喉部呼吸辅助肌，绝大部分后疑核呼吸神经元支配对侧肋间外肌、肋间内肌及腹肌运动神经元。

（3）脑桥：脑桥的呼吸神经元相对集中于臂旁内侧核及其外侧，在这些部位分布有吸气神经元、呼气神经元，但主要为吸气-呼气神经元。它们与延髓呼吸中枢之间有双向联系，主要作用是抑制延髓吸气神经元，使吸气动作向呼气动作转换，防止吸气过长、过深，这表明其具有调整呼吸节律性活动的作用，称为呼吸调整中枢。

关于呼吸节律的形成原理迄今尚未完全阐明。目前比较公认的是局部神经元回路反馈控制假说（图 6-10）。这一假说认为：呼吸节律的产生是中枢神经网络中不同神经元之间相互作用的结果。即在延髓内存在着一些起着中枢吸气活动发生器和吸气切断机制作用的神经元。当中枢吸气活动发生器自发地兴奋时，产生吸气动作。与此同时，发生器的兴奋也可通过三条途径使吸气切断机制兴奋：①加强脑桥呼吸调整中枢的活动；②增加肺牵张感受器传入冲动；③直接兴奋吸气切断机制。当吸气切断机制被激活后，以负反馈形式终止吸气活动发生器的活动，使吸气转为呼气。当吸气切断机制的活动减弱时，吸气活动再次发生，如此周而复始（图 6-10）。

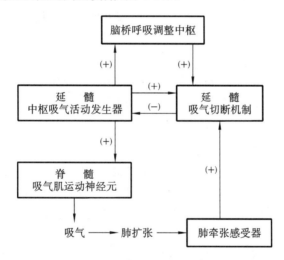

图 6-10　呼吸节律形成机制模式图

（4）高位中枢：呼吸还受到脑桥以上部位的影响，在大脑皮层、边缘系统、下丘脑等处都有与呼吸活动相关的神经元。大脑皮层可控制呼吸运动神经元的活动以保证其他重要活动的进行。例如，在说话、唱歌、吹奏乐器、哭笑等情况下，呼吸活动受到大脑皮层的随意控制；又如，在一定限度内的随意屏气或呼吸加深、加快也是靠大脑皮层的控制来实现的。大脑皮层对呼吸的调节是随意的，低位脑干的调节是不随意的自主调节。

（二）化学物质对呼吸运动的影响

1. CO_2 对呼吸运动的影响　　CO_2 是调节呼吸最重要的生理性化学因素。由于 CO_2 对呼吸有很强的刺激作用，故一定量的 CO_2 对维持呼吸中枢的兴奋性是十分必要的。CO_2 浓度适当增加时，可使呼吸加强。故在临床给患者吸氧时要混入一定量的 CO_2。当吸入气中 CO_2 的含量增加到 1% 时，肺通气增加；吸入气中 CO_2 的含量增加到 7% 时，会感到头昏、头痛等症状；若 CO_2 的含量超过 20% 时，呼吸被抑制，肺通气量显著降低，可出现昏迷，甚至呼吸中枢麻痹，导致呼吸停止。

CO_2 刺激呼吸是通过两条途径实现的,即通过刺激中枢化学感受器和外周化学感受器反射性地引起呼吸中枢兴奋,使呼吸加深、加快,肺通气增加。以前一条途径为主,占总效应的 80%。

2. H^+ 浓度对呼吸的影响　H^+ 不易透过血-脑屏障,所以 H^+ 对呼吸运动的影响主要是通过刺激外周化学感受器而实现的。当血液中 H^+ 浓度增高时,兴奋外周化学感受器,传入延髓的冲动增多,呼吸中枢兴奋,呼吸运动加强。相反,血液中 H^+ 浓度降低时,呼吸运动减弱。如代谢性酸中毒患者,血液中 H^+ 浓度增加,引起呼吸运动增强;代谢性碱中毒患者,血液中 H^+ 浓度降低,引起呼吸运动减弱。

3. 缺氧对呼吸的影响　吸入气中 O_2 的含量降低时,呼吸加深、加快,肺通气量增加。缺氧对呼吸运动的影响完全是通过刺激外周化学感受器而实现的。缺氧对呼吸中枢的直接作用是抑制。所以,轻度缺氧可以通过对外周化学感受器的刺激而兴奋呼吸中枢,在一定程度上对抗缺氧对呼吸中枢的直接抑制作用。但当严重缺氧($PO_2 < 5$ kPa)时,来自外周化学感受器的刺激作用不足以对抗缺氧对呼吸中枢的抑制作用,因而使呼吸运动减弱,甚至呼吸停止。

综上所述,血液中 PCO_2、H^+ 浓度及 PO_2 均对呼吸运动有调节作用。但是三者之间又是相互影响,相互作用,在整体内往往不会是一个因素单独改变。因此,在临床工作中对有关的问题要做全面分析,找出主要矛盾,恰当处理,以获得最佳效果。

二、肺牵张反射

由肺的扩大或缩小引起的反射性呼吸变化,称为肺牵张反射(pulmonary stretch reflex),又称黑-伯反射,包括肺扩张反射和肺缩小反射。

(一) 肺扩张反射

肺扩张反射的感受器主要分布在支气管和细支气管的平滑肌中,称为肺牵张感受器。吸气时,由于肺扩张,肺牵张感受器受到牵张刺激而兴奋,发放冲动增加,其冲动沿迷走神经传入纤维传至延髓,通过一定的神经联系兴奋吸气切断机制,促进吸气向呼气转化。肺扩张反射是一种负反馈调节机制。其生理意义是使吸气不致过长、过深,促使吸气及时转为呼气。它与脑桥呼吸调整中枢共同调节呼吸的频率和深度。切断两侧迷走神经后,动物呼吸变得慢而深,这是因为失去了肺扩张反射这一负反馈调节机制。临床上,肺水肿、肺充血、肺炎的患者,由于肺的顺应性降低,吸气时支气管受到较强的牵张刺激,可引起这一反射,而致呼吸变快、变浅。但是,肺扩张反射在成人平静呼吸时的作用很弱,不起主要的呼吸调节作用。

(二) 肺缩小反射

目前对这一反射感受器的性质尚不十分清楚。一般认为呼气时,肺缩小,对感受器牵张刺激减弱,传入冲动减少,解除了对中枢吸气活动发生器的抑制,再次产生吸气,进入另一个新的呼吸周期。这一反射在平静呼吸时的意义不大,只有在较强的肺缩小时才出现,对阻止呼气过深和肺不张等可能起到一定作用。

三、呼吸肌的本体感受性反射

呼吸肌主要是肋间肌,同其他骨骼肌一样,除有大量的肌纤维外,还有肌梭,称为呼吸肌本体感受器。当呼吸肌本体感受器受牵拉刺激而兴奋时,其神经冲动经后根传入脊髓,可反射性使呼吸肌收缩加强。这种由呼吸肌本体感受器传入冲动引起的反射性呼吸变化称为呼吸肌本体感受性反射。这一反射在平静呼吸时作用不明显,当气道阻力增加(如支气管痉挛)时,肌梭受到较强的刺激,反射性地引起呼吸肌收缩加强,维持相应的通气量。可见,呼吸肌本体感受性反射对克服气道阻力具有重要作用。

四、防御性呼吸反射

由呼吸道黏膜受刺激引起的,以清除刺激物为目的的反射性呼吸变化,称为防御性呼吸反射。常见的有咳嗽反射和喷嚏反射。

（一）咳嗽反射

咳嗽反射是常见的重要防御性呼吸反射。感受器位于喉、气管和支气管的黏膜。从感受器传来的冲动沿迷走神经传入延髓,然后经传出神经到声门、呼吸肌。先是短促或深的吸气,接着紧闭声门,呼气肌强烈收缩,肺内压和胸膜腔内压急剧上升,然后声门突然打开,由于气压差极大,气体便以极高的速度从肺内冲出,排出呼吸道内异物或分泌物,起到维持呼吸道畅通的作用。但由于剧烈咳嗽时胸膜腔内压升高明显,阻碍静脉血回流,静脉血压和脑脊液压显著升高。因此,长期频繁地咳嗽对机体不利,应当及时制止。

（二）喷嚏反射

喷嚏反射类似咳嗽反射,是由鼻黏膜感受器受到刺激而引起的,传入冲动沿三叉神经传到中枢,反射性地引起腭垂下降,舌压向软腭,使气流从鼻腔猛烈冲出,其生理意义是清除鼻腔中的异物。

（黄颖浩　黄颖洁）

知识拓展
煤气中毒

直通护考
在线答题

第七章 消化和吸收

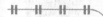
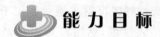 能力目标

1. 掌握：消化、吸收的概念；胃液主要成分的生理作用及分泌部分；胰液主要成分的生理作用；胆汁主要成分的生理作用；交感神经、副交感神经对消化器官的调节作用。

2. 熟悉：消化的分类；唾液的生理作用；小肠液的组成及生理意义；小肠的运动形式及其生理意义。

3. 了解：咀嚼、吞咽的过程；胃排空的概念；胃肠激素的概念及各自的生理作用。

人类食物中，除维生素、无机盐和水外，主要成分是糖、脂肪和蛋白质三大营养物质，这些大分子物质必须经过消化系统的加工、分解变成小分子的物质如葡萄糖、氨基酸、甘油和脂肪酸等，才能通过消化管黏膜进入血液和淋巴循环，供人体组织利用。维生素、无机盐和水不需要分解就可直接吸收利用。

消化（digestion）是食物在消化管道内被加工、分解为可吸收小分子物质的过程。消化过程包括机械性消化和化学性消化两个方面。机械性消化是通过消化管的运动，将食物磨碎，与消化液充分混合，同时将其向消化管远端推送的过程。化学性消化是通过消化液中各种消化酶的化学作用将食物分解成小分子物质的过程。食物经消化后，通过消化管黏膜，进入血液和淋巴循环的过程，称为吸收（absorption）。消化和吸收是两个既密切联系又相辅相成的过程。它为机体新陈代谢提供了必不可少的物质和能量来源，并将不能被消化和吸收的食物残渣，以粪便的形式排出体外。

第一节 概 述

一、消化管平滑肌的一般特性

消化管除了口、咽、食管上端的肌肉和肛门外括约肌是骨骼肌外，其余部分都是由平滑肌组成。消化管平滑肌具有如下特点。

1. 兴奋性低、收缩缓慢 消化管平滑肌与骨骼肌相比，消化管平滑肌的兴奋性低，收缩的潜伏期、收缩期和舒张期都比骨骼肌长。

2. 富有伸展性 消化管平滑肌能适应实际需要而做很大的伸展，它可容纳数倍于自己原体积的食物而压力不发生明显的变化。

3. 紧张性　消化管平滑肌经常保持在一种微弱而持续的收缩状态,称为紧张性或紧张性收缩。其意义在于保持消化管内的基础压力和消化器官的位置、形态,并且是消化管平滑肌产生各种运动的基础。

4. 自动节律性　消化管平滑肌离体后,在适宜条件下仍能进行良好的节律性收缩,但其收缩缓慢,其节律性远不如心肌规则。

5. 对化学、温度和机械牵拉等刺激敏感,对电刺激不敏感　对一些生物组织产物的刺激特别敏感,如微量的乙酰胆碱可使之收缩,而肾上腺素则使其舒张。

二、消化腺的分泌功能

消化液由分布于消化管各部的消化腺所分泌,人体的消化腺有唾液腺、胃腺、肠腺、胰、肝等,其分泌的消化液分别为唾液、胃液、小肠液、胰液和胆汁。人每天由各种消化腺分泌的消化液总量达 6.0～8.0 L,其主要成分是水、无机盐和各种有机物,特别是各种消化酶(表 7-1)。消化腺的分泌过程是腺细胞的主动活动过程,一般包括从血液中摄取原料,在细胞内合成分泌物,以及将分泌物通过出胞方式从细胞内排出三个步骤。

表 7-1　各种消化液的分泌量、pH 值和主要的消化酶

消化液名称	分泌量/(L/d)	pH 值	主要的消化酶
唾液	1.0～1.5	6.6～7.1	唾液淀粉酶
胃液	1.5～2.5	0.9～1.5	胃蛋白酶
胰液	1.0～2.0	7.8～8.4	胰淀粉酶、胰脂肪酶 胰蛋白酶、糜蛋白酶
胆汁	0.8～1.0	6.8～7.4	无消化酶
小肠液	1.0～3.0	7.6～8.0	肠激酶
大肠液	0.6～0.8	8.3～8.4	少量二肽酶、淀粉酶

消化液的主要功能:①消化酶将食物中的大分子营养物质通过化学性消化分解为可以吸收的小分子物质;黏液对消化管道黏膜具有保护作用;②改变消化管腔内的 pH 值,为消化酶发挥作用提供适宜的酸碱环境;③稀释并溶解食物,有利于消化与吸收;④保护消化管黏膜,防止消化管黏膜被机械、化学和生物因素损害。

第二节　消　化

消化过程从口腔开始。食物在口腔中经过咀嚼、磨碎并与唾液混合形成食团后吞咽入胃。唾液对食物有较弱的化学分解作用。

一、口腔内消化

(一) 唾液及其作用

人的口腔内有三对大的唾液腺:腮腺、颌下腺和舌下腺,还有无数散在的小唾液腺,唾液是这些腺体分泌的混合液体。

1. 唾液的性质和成分 唾液(saliva)是无色无味的低渗液，近于中性(pH 值为6.6～7.1)。每天分泌量为 1.0～1.5 L，其成分主要是水，约占 99%，其余为有机物和无机物。有机物主要为黏蛋白、唾液淀粉酶(salivary amylase)、球蛋白和溶菌酶等；无机物有 Na^+、K^-、HCO_3^-、Cl^- 和一些气体分子等。

2. 唾液的作用 唾液的主要作用：①湿润口腔和食物，便于咀嚼、吞咽和引起味觉；②清洁和保护口腔，清除口腔中的食物残渣，冲淡和中和进入口腔的有害物质。溶菌酶和免疫球蛋白还具有杀灭细菌和病毒的作用；③排泄功能，进入体内的有些物质如铅、汞等可部分随唾液排出；④消化淀粉，唾液淀粉酶(最适 pH 值为 7.0)可将淀粉水解为麦芽糖。

（二）牙的功能

牙不仅是进行咀嚼的器官，而且与人的发音、言语及保持面部正常形态有重要关系。

1. 咀嚼 食物进入口腔后，牙齿对食物进行切割、磨碎，并通过舌的翻卷与唾液混合形成食团，便于吞咽；唾液淀粉酶与食物充分接触产生化学性消化作用。此外，咀嚼还能反射性地引起胃肠运动和分泌，有利于下一步消化活动的进行。咀嚼力通过牙根传至颌骨，可刺激颌骨的正常发育，咀嚼的生理性刺激，还可维持牙周组织健康。

2. 发音和言语 牙、唇和舌参与发音和言语。牙的位置限定了发音时舌的活动范围以及舌和唇、牙三者的位置关系，有利于发音准确，言语清晰。尤其是前牙，如果位置异常，发音难以准确；若缺失，对齿音、唇齿和舌齿音影响较大。

3. 保持面部的正常形态 面部软组织靠牙和牙槽骨的支持，正常的牙弓及咬合的配合，使唇颊部丰满，肌肉张力协调，表情自然；若牙缺失较多，唇颊部失去支持而塌陷，面部显衰老。

（三）吞咽

咀嚼后形成的食团，由口腔经咽部反射性地通过食管入胃的过程叫吞咽(deglutition)(图 7-1)。吞咽动作可分为三期：第一期是吞咽的随意期，由口腔到咽，是在大脑皮层的支配下进行的；第二期是咽腔期，由咽到食管上端，通过一系列急速的反射动作而实现的；第三期是食管期，沿食管下移到胃，是由食管肌肉的收缩即蠕动来完成的。

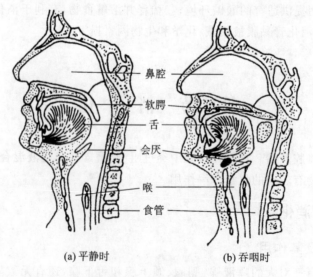

鼻腔
软腭
舌
会厌
喉
食管

(a) 平静时   (b) 吞咽时

图 7-1 吞咽模式图

蠕动(peristalsis)(图 7-2)是消化管的基本运动形式,是一种向前推进的波形运动,表现为食团的上端为收缩波,下端为舒张波。吞咽反射的基本中枢位于延髓,其传入和传出神经均在第 Ⅴ、Ⅸ、Ⅹ 和Ⅻ对脑神经中。临床上,患者昏迷、深度麻醉和患某些神经系统疾病时,可引起吞咽障碍,此时上呼吸道分泌物或食物容易误入气管。因此,对此类患者,在护理工作中要及时清除呼吸道分泌物,保持呼吸道通畅,以防导致窒息或引起吸入性肺炎。

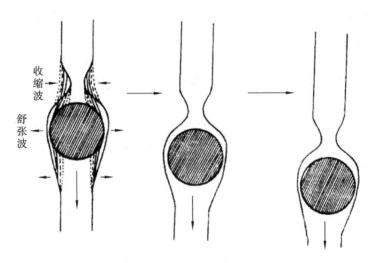

图 7-2　食管蠕动示意图

(四) 口腔黏膜

口腔黏膜由上皮和固有层构成,无黏膜下层。正常的口腔上皮结构密实,通透性小,大分子物质不易透过,是一道天然屏障,具有阻挡有害物质伤害深层组织的作用。但口腔底部的上皮较薄,通透性较高,有利于某些化学物质(如治疗心绞痛的硝酸甘油)的吸收。

另外,口腔黏膜内尚有散在的小唾液腺,可分泌少量唾液。口腔黏膜疾病中除有些疾病由局部因素引起外,大多数疾病均与全身因素有关,甚至是全身或系统疾病在口腔的表征。因此,在口腔黏膜疾病患者的护理中,要注重护理评估、护理诊断、护理计划。

二、胃内消化

胃的主要功能是暂时储存食物,并初步消化食物,成人胃的容量为 1~2 L。食物在胃内通过机械性消化和化学性消化,与胃液混合形成食糜并逐步、分批地排入十二指肠。

(一) 胃液的性质、成分和作用

纯净的胃液是无色透明的酸性液体,pH 值为 0.9~1.5,正常成人每天分泌量为 1.5~2.5 L。除水外,其主要成分及作用如下。

1. 盐酸　盐酸由泌酸腺中的壁细胞分泌,在人体内又称胃酸。盐酸的主要生理作用如下:①激活胃蛋白酶原,使其转变为有活性的胃蛋白酶;②为胃蛋白酶分解蛋白质提供适宜的酸性环境;③使食物中的蛋白质变性,易于分解;④杀死进入胃内的细菌;⑤盐酸进入小肠后,促进胰液、胆汁和小肠液的分泌;⑥进入小肠后有利于铁和钙的吸收。

胃液中的盐酸以两种形式存在:一种是解离状态的游离酸;另一种是与蛋白质结合的盐酸蛋白盐,称为结合酸。纯胃液中游离酸占绝大部分。正常人空腹时盐酸的排出量称为基础酸排出量,每小时 0～5 mEq(毫克当量)。在食物或某些药物刺激下,盐酸排出量可明显增加,正常人盐酸最大排出量可达每小时 20～25 mEq。男性盐酸分泌率高于女性,50 岁以后分泌率有所下降。

胃液中 H^+ 的最高浓度可达 150 mEq/L,比壁细胞细胞质内的 H^+ 浓度约高 300 万倍。可见,壁细胞分泌 H^+ 是一个逆巨大浓度差进行的主动过程。目前认为,H^+ 的分泌是靠壁细胞膜上的质子泵(H^+-K^+ 依赖式 ATP 酶)实现的。

2. 胃蛋白酶原　胃蛋白酶原(pepsinogen)主要是由泌酸腺中的主细胞分泌,在盐酸的作用下无活性的胃蛋白酶原转变成有活性的胃蛋白酶(pepsin)。胃蛋白酶可分解食物中的蛋白质,分解产物为䏡、胨以及少量的多肽和氨基酸。胃蛋白酶的最适 pH 值为 2.0～3.5。随着 pH 值的升高,胃蛋白酶的活性降低。当 pH 值超过 5 时胃蛋白酶失活,pH 值大于 6 时胃蛋白酶发生不可逆变性。

3. 黏液　黏液是由胃黏膜表面上皮细胞、泌酸腺的颈黏液细胞、贲门腺和幽门腺共同分泌的。其主要成分是糖蛋白,覆盖在胃黏膜表面,形成厚约 500 μm 的凝胶样保护层,其作用是可减少粗糙食物对胃黏膜的机械性损伤。

4. 内因子　内因子(intrinsic factor)是由壁细胞分泌的一种糖蛋白。它能与食物中的维生素 B_{12} 结合形成复合物,保护其不受小肠中蛋白水解酶的破坏;另外它与回肠黏膜上皮细胞的特异性受体结合,可促进维生素 B_{12} 的吸收。

(二) 胃的自身保护作用

胃液的 H^+ 浓度很高,盐酸的腐蚀性又很强,而且还有能消化胃黏膜的蛋白酶,这些因素对胃黏膜都具有很强的损伤性。然而正常人的胃黏膜能够抵抗这些损伤因素,保持胃黏膜的完整而不被损害,其原因就是胃本身具有自身保护作用。

1. 胃黏液-碳酸氢盐屏障　黏液具有较高的黏滞性和形成凝胶的特性,分泌后覆盖在胃黏膜表面形成凝胶保护层,其厚度约为 500 μm,相当于胃黏膜上皮厚度的 10～20 倍,具有润滑作用,可保护胃黏膜免遭粗糙食物的机械性损伤;其黏滞性可降低 H^+ 在黏液层中的扩散速度,从而减弱 H^+ 对胃黏膜的侵蚀。黏液中还有胃黏膜表面上皮细胞分泌的 HCO_3^-,胃黏液和 HCO_3^- 结合在一起形成一道抵抗胃酸侵蚀的屏障,称为胃黏液-碳酸氢盐屏障(图 7-3)。当 H^+ 从黏液表层向深层扩散时,HCO_3^- 也从黏膜深层逐渐向表层扩散,二者相遇,H^+ 和 HCO_3^- 中和,使胃黏膜表面处于中性或偏碱状态,从而防止胃酸和胃蛋白酶对胃黏膜的侵蚀。

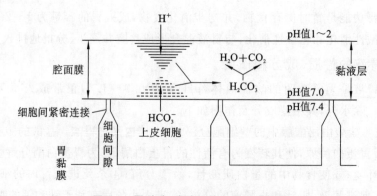

图 7-3　胃黏液-碳酸氢盐和胃黏膜屏障

2. 胃黏膜屏障　由胃黏膜上皮细胞的腔面膜和细胞间紧密连接构成的,胃腔与胃黏膜上皮细胞之间的一道生理屏障,称为胃黏膜屏障。腔面膜是脂蛋白层,细胞间紧密连接是致密结构,离子难以通过,它既能防止 H^+ 由胃腔侵入黏膜内,又能防止 Na^+ 从黏膜内向胃腔扩散,因而使胃黏膜与胃腔之间维持着悬殊的 H^+ 浓度梯度,这样,既能使盐酸在胃腔内适应消化的需要,又能使胃壁各层免遭 H^+ 逆向扩散的损害。此外,胃黏膜丰富的毛细血管网为上皮细胞旺盛的分泌及自身不断更新提供能量,并将反弥散进入黏膜的 H^+ 带走。如果胃黏膜屏障受损,大量的 H^+ 迅速向黏膜内扩散,破坏黏膜细胞,可引起一系列的病理变化,最后导致溃疡的出现。

3. 胃壁细胞的保护作用　胃壁细胞合成的某些物质具有防止有害物质(强酸、强碱、酒精和沸水)对消化管上皮细胞损伤的能力,称为胃壁细胞的保护作用。

胃黏膜上皮细胞能不断合成和释放内源性前列腺素(PG),主要是 PGE_2 和 PGI_2。PG 具有明显的细胞保护作用,可防止实验性胃溃疡的形成和加速胃溃疡的愈合。近年研究发现,经常存在的弱刺激,可以阻止强刺激造成的胃黏膜损伤。如胃内各种物质、胃酸、胃蛋白酶,甚至倒流的胆汁,均可构成对胃壁经常性的刺激,促使胃黏膜持续少量地合成和释放 PG,以实现适应性细胞保护作用,这一作用称为适应性细胞保护。这可能是人体对进入胃内有害物质的局部防御反应,是维持胃肠道完整性的一种生理机制。

(三)胃的运动

1. 胃运动的主要形式

(1)容受性舒张:当咀嚼和吞咽时,食物刺激了口、咽和食管等处感受器,反射性地引起头区胃壁肌肉的舒张,胃容积增大,称为容受性舒张(receptive relaxation)。它能使胃容纳大量食物而胃内压并无明显变化。

(2)蠕动:胃的蠕动是在食物入胃后 5 min 左右开始的,蠕动波起始于胃的中部,每分钟约 3 次,1 min 左右到达幽门。通常是一波未平,另一波又起。蠕动初起时,波幅较小,在向幽门传播过程中幅度逐渐加大,收缩力逐渐加强,传播速度逐渐加快,幽门开放,将部分食糜排入十二指肠。

胃蠕动的主要生理作用如下:①磨碎固体食物;②搅拌食物,使之与胃液充分混合,以利于化学性消化;③推送食糜通过幽门进入十二指肠。

(3)紧张性收缩:胃壁平滑肌经常处于一定程度的持续收缩状态,称为紧张性收缩(tonic contraction)。它的生理意义在于维持胃的正常位置和形态以及促进化学性消化。临床上出现的胃下垂或胃扩张与胃的紧张性收缩过度降低有关。

2. 胃排空　食糜由胃排入十二指肠的过程称为胃排空(gastric emptying)。食物入胃后 5 min 左右开始排入十二指肠。胃排空的速度与食糜的理化性状和化学组成有关。一般来说,稀的、液体的食糜比稠的、固体的排空快;颗粒小的比大块的排空快;等渗溶液比非等渗溶液排空快。在三大营养物质中,糖类最快,蛋白质次之,脂肪最慢。混合食物由胃完全排空需 4~6 h。胃排空的动力是胃的运动以及由此形成的胃与十二指肠之间的压力差。凡能增强胃运动的因素,均可使胃内压升高,都能加快胃排空;反之,则减慢胃排空。

3. 呕吐　呕吐(vomiting)是将胃及肠内容物经口腔强力驱出的动作。呕吐时,十二指肠和空肠上段运动增强,蠕动增快。与此同时,胃和食管下端舒张。膈肌和腹肌猛烈收缩,挤压胃内容物通过食管而进入口腔。有时因十二指肠内容物也倒流入胃,故呕吐物中常混有胆汁和十二指肠液。

呕吐是一种保护性反射活动,它可排出胃内有害物质。呕吐中枢位于延髓。作用于

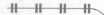

舌根、咽部、胃、大小肠、胆总管、泌尿生殖器官等处的刺激都可兴奋相应的感受器,将冲动传至中枢,引起呕吐。颅内压增高,也可致呕吐。晕船、晕车和航空病是因旋转摆动等刺激了内耳前庭的位置觉感受器,也可引起呕吐。若长期剧烈呕吐会影响进食和正常的消化活动,丢失大量消化液,造成体内水、电解质和酸碱平衡紊乱。

三、小肠内消化

小肠内消化是整个消化过程中最重要的阶段。在这里,食糜经过胰液、胆汁和小肠液的化学性消化以及小肠运动的机械性消化,消化过程基本完成。未被消化的食物残渣进入大肠参与粪便的形成并排出体外。食糜在小肠内停留的时间随食物的性质而有所不同,一般为 3~8 h。

(一) 胰液

胰液是由胰腺的腺泡细胞和小导管管壁上皮细胞分泌的。分泌胰液是胰腺的外分泌功能。在各种消化液中,胰液的消化能力最强。

1. 胰液的成分 胰液是无色的碱性液体,pH 值为 7.8~8.4,每天分泌量为 1~2 L。胰液中的无机物主要有 HCO_3^-、Cl^-、Na^+、K^+ 和 Ca^{2+};有机物主要有淀粉酶、脂肪酶和蛋白酶。

2. 胰液的作用

(1) 胰液中无机物的作用:胰液中 HCO_3^- 主要由胰腺小导管上皮细胞分泌,其主要作用一方面是中和进入十二指肠的胃酸,保护肠黏膜免受胃酸的侵蚀;另一方面为小肠内的多种消化酶的活动提供适宜的 pH 值环境。胰液中 HCO_3^- 的浓度受胰液分泌速度的影响,在一定范围内,分泌速率加快,HCO_3^- 浓度升高。

(2) 胰液中有机物的作用:

①胰淀粉酶:胰淀粉酶(pancreatic amylase)可将淀粉水解为麦芽糖。胰淀粉酶的最适 pH 值为 6.7~7.0。

②胰脂肪酶:胰脂肪酶(pancreatic lipase)可将甘油三酯分解为脂肪酸、甘油一酯和甘油,最适 pH 值为 7.5~8.5。目前认为,胰脂肪酶只有在辅脂酶存在的条件下才能发挥作用。辅脂酶(colipase)是胰腺分泌的另一种小分子蛋白质。它与胰脂肪酶在甘油三酯的表面形成一种高亲和度的复合物,牢牢地附着在脂肪颗粒表面,防止胆盐把胰脂肪酶从脂肪表面置换下来。

③蛋白水解酶:主要有胰蛋白酶(trypsin)、糜蛋白酶(chymotrypsin)两种,它们都是以无活性的酶原形式存在于胰液中。小肠液中的肠激酶(enterokinase)可将无活性的胰蛋白酶原激活,变为有活性的胰蛋白酶。此外,胃酸、胰蛋白酶本身以及组织液也能激活胰蛋白酶原。糜蛋白酶原在胰蛋白酶的激活下转变为有活性的糜蛋白酶。胰蛋白酶与糜蛋白酶作用很相似,都能将蛋白质水解成朊和胨,当两者共同作用于蛋白质时,能将蛋白质分解成小分子的多肽和氨基酸。

正常胰液中除上述三种消化酶外,还含有羧基肽酶、核糖核酸酶和脱氧核糖核酸酶等水解酶。它们都以酶原的形式存在,由胰蛋白酶来激活。核糖核酸酶和脱氧核糖核酸酶能使相应的核酸部分水解为单核苷酸。

胰液中含有三大营养物质的消化酶,因此,胰液是所有消化液中消化食物最全面、消化力最强的。当胰液缺乏时,会明显影响蛋白质和脂肪的消化和吸收。脂肪消化、吸收障碍又可影响脂溶性维生素 A、维生素 D、维生素 E 和维生素 K 的吸收,但对糖的消化吸收影响不大。

（二）胆汁

胆汁是由肝细胞分泌的，在消化期间，胆汁经肝管、胆总管直接排入十二指肠；在非消化期间，胆汁经胆囊管进入胆囊储存。

1. 胆汁的性质和成分 胆汁（bile）是较黏稠且有苦味的有色液体。肝脏分泌的胆汁称为肝胆汁，为金黄色或橘棕色，pH 值为 7.4；胆囊储存的胆汁称为胆囊胆汁，因被浓缩颜色变深，呈弱酸性（pH 值为 6.8）。每天分泌量为 0.8～1.0 L。

胆汁的成分较为复杂，除水、Na^+、K^+、Ca^{2+} 和 HCO_3^- 等无机成分外，有机成分主要有胆汁酸和胆色素，以及少量胆固醇、卵磷脂等，不含消化酶。胆汁酸与甘氨酸或牛磺酸结合形成的钠盐或钾盐称为胆盐（bile salt），它是胆汁参与消化和吸收的主要成分。胆色素是血红蛋白的分解产物，包括胆红素及其氧化物——胆绿素。胆色素的种类和浓度决定了胆汁的颜色。肝脏合成的胆固醇，其中约一半转化为胆汁酸，其余一半随胆汁排入小肠。胆汁中胆盐、胆固醇和卵磷脂间保持适当比例是维持胆固醇呈溶解状态的必要条件。当胆固醇分泌过多，或胆盐、卵磷脂合成减少时，胆固醇可沉积下来，这是形成胆结石的原因之一。

2. 胆汁的作用 胆汁对脂肪的消化和吸收有重要作用，主要是胆盐和胆汁酸的作用。

胆汁的主要作用如下：①乳化脂肪，胆盐、胆固醇和卵磷脂可作为乳化剂，降低脂肪表面张力，使脂肪乳化成微滴，从而增加脂肪酶的作用面积，加速脂肪的分解；②帮助脂肪吸收，胆盐与脂肪酸、甘油一酯、胆固醇等结合形成水溶性复合物，将不溶于水的甘油一酯、长链脂肪酸等分解产物运送到肠黏膜表面，促进肠黏膜对分解产物的吸收；③胆汁在促进脂肪分解产物吸收的同时也促进了脂溶性维生素 A、维生素 D、维生素 E、维生素 K 的吸收；④胆盐在小肠内被吸收后可直接刺激肝细胞分泌胆汁，这种作用称为胆盐的利胆作用。因此，胆盐还是促进胆汁自身分泌的体液因素。

3. 胆汁酸

（1）胆汁酸的肠肝循环及其意义：肠道中的胆汁酸 95% 以上被重吸收，其中以回肠部对结合胆汁酸的主动重吸收为主，其余在肠道各部被动重吸收。

由肠道重吸收的胆汁酸，经门静脉进入肝，肝将游离的胆汁酸重新转变为结合胆汁酸，并同新合成的结合胆汁酸一起随胆汁排入十二指肠，这就是胆汁酸的肠肝循环。

肝脏合成胆汁酸的能力不能满足机体的需要，机体主要通过肠肝循环将排入肠道的胆汁酸重吸收入肝再加以利用，每天进行 6～12 次肠肝循环，从肠道重吸收入肝的胆汁酸的总量可达 12～32 g，从而使有限的胆汁酸反复利用，最大限度地发挥胆汁酸对脂类的乳化作用，促进脂类的吸收。

（2）胆汁酸的生理功能：

①促进脂类的消化吸收：胆汁酸分子内部既含有亲水的羟基和羧基，又含有疏水的烃核和甲基，因此，胆汁酸具有亲水和疏水的两个侧面，能降低油、水两相之间的表面张力，故胆汁酸是较强的乳化剂，可使脂类乳化，既有利于消化酶的作用，又有利于脂类的吸收。

②促进胆固醇的溶解：由于胆固醇难溶于水，胆汁中的胆汁酸盐和卵磷脂可使胆固醇分散成可溶性微团，而不致沉淀析出。若排入胆囊的胆固醇升高，胆汁酸盐减少，则易

引起胆固醇结石。

（三）小肠液

小肠内有两种腺体，即十二指肠腺和小肠腺。十二指肠腺分泌碱性液体，内含黏蛋白，黏稠度很高，防止胃酸对十二指肠上皮的侵蚀。小肠腺的分泌物构成了小肠液的主要部分。

1. 小肠液的性质、成分　小肠液是弱碱性液体，pH 值为 7.6～8.0，渗透压和血浆相等。其分泌量大，成人每天分泌量为 1～3 L。其成分除水和无机盐外，还有肠激酶和黏蛋白。

2. 小肠液的主要作用

①保护十二指肠黏膜免受胃酸的侵蚀；②大量小肠液可稀释消化产物，降低肠内容物渗透压，有利于小肠内的水分及营养物质的吸收；③肠激酶可激活胰液中的胰蛋白酶原，有利于蛋白质的消化。

小肠液中除肠激酶外，并不含有其他消化酶，但在小肠上皮细胞的刷状缘或细胞内存在着多种寡糖酶和肽酶，它们对一些进入上皮的营养物质起消化作用，从而阻止没有完全分解的消化产物吸收入血。这些酶可随脱落的肠上皮细胞入肠腔内。但它们对十二指肠腔内消化并不起作用。

（四）小肠的运动

小肠的运动功能是继续研磨食糜，并与小肠内消化液充分混合，使食糜与肠黏膜广泛接触，有利于营养物质的吸收，同时推进食糜从小肠上段向下段移动。

1. 运动形式

（1）紧张性收缩：紧张性收缩是小肠进行其他运动形式的基础。它在进餐后增强，有利于肠内容物的混合与推进，也有利于吸收的进行。

（2）分节运动：分节运动（segmentation）是一种以环形肌为主的节律性收缩和舒张运动。肠管上的环形肌在许多点同时收缩，可把食糜分割成许多节段。随后，原来收缩处舒张，而原来舒张处收缩，使原来的每一节段食糜分割为两半，而邻近的两半则合拢为一个新节段。如此反复进行，可使食糜不断地分开，又不断地混合（图7-4）。分节运动的作用如下：①使食糜与消化液充分混合，以便于消化酶对食物进行消化；②使食糜与肠壁紧密接触，为吸收创造有利条件；③挤压肠壁促进血液和淋巴液回流，以利于吸收。

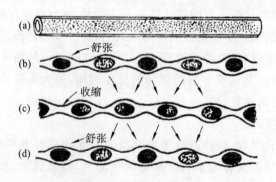

图 7-4　小肠的分节运动

小肠各段分节运动的频率不同。在人类，十二指肠为 11 次/分，回肠末端为 8 次/分，这有利于将食糜向大肠方向推进。

（3）蠕动：小肠的任何部位均可发生蠕动，可将食糜向大肠方向推进，其速度为0.5～2.0 cm/s。小肠蠕动波很弱，通常只推进数厘米即消失。蠕动的意义在于使分节运动作用后的食糜向前推进，到达一个新的节段后再开始分节运动。

在小肠还常可见一种推进速度快（2～25 cm/s）、传播距离较远的蠕动，称蠕动冲（peristaltic rush）。它可将食糜从小肠的始端一直推送到末端，有时还可推送到大肠。蠕动冲可能是由吞咽动作或食糜刺激十二指肠所引起的。

2. 回盲括约肌的功能　在回肠末端与盲肠交界处环形肌显著增厚，称为回盲括约肌，它经常保持一定的收缩状态，一方面可防止回肠内容物过快地进入大肠，从而延长食糜在小肠内停留的时间，有利于小肠内容物的消化和吸收；另一方面，它还可阻止大肠内容物反流入回肠。

四、大肠的功能

人类的大肠内没有重要的消化活动。大肠的主要作用是吸收水和电解质，参与机体对水、电解质平衡的调节；吸收由结肠内微生物产生的维生素 B 和维生素 K；完成对食物残渣的加工，形成并暂时储存粪便。

（一）大肠液的成分及作用

大肠液是由大肠腺和大肠黏膜杯状细胞分泌的。大肠液的主要成分是黏液和碳酸氢盐，pH 值为 8.3～8.4。大肠液的主要作用在于其中的黏蛋白，它能保护肠黏膜和润滑粪便。

（二）大肠的运动和排便

1. 大肠运动的形式

（1）袋状往返运动：这种运动在空腹时最多见，是由环形肌不规则收缩引起的。它使结肠袋中的内容物向两个方向进行短距离的位移，但并不向前推进，只是进行缓慢的揉搓，能促进水分的充分吸收。

（2）分节推进运动或多袋推进运动：一个结肠段的内容物被推送到下一个邻近结肠段的运动，称为分节推进运动；一段结肠上同时发生较多袋状收缩，并将其内容物向下推移，称为多袋推进运动。进食后或结肠受到拟副交感药物刺激时，这种运动增加。

（3）蠕动：大肠的蠕动是由一些稳定向前的收缩波所组成。它的推动力较强，尤其在降结肠。

大肠还有一种进行很快且前进很远的蠕动，称集团蠕动（mass peristalsis）。它通常开始于横结肠，能将一部分大肠内容物推送至降结肠或乙状结肠。集团蠕动常见于进餐后，可能是胃内容物进入十二指肠，由十二指肠结肠反射所引起。十二指肠结肠反射敏感者，餐后或进食时可有排便感觉，这种现象多见于幼儿。

2. 排便　食物残渣在大肠内停留的过程中，其中的部分水分被吸收，同时，经过细菌的发酵和腐败作用，形成粪便。正常情况下人的直肠内没有粪便，当肠的蠕动将粪便推入直肠时，对直肠壁内的感受器产生刺激，达到一定强度后，冲动沿盆神经和腹下神经中的传入纤维，传至脊髓腰骶部的初级排便中枢，同时上传到大脑皮层，引起便意。如果条件不允许时，大脑皮层将发出抑制性的传出冲动，暂时终止排便反射；如果条件允许，大脑皮层发出兴奋性的传出冲动，使初级排便中枢兴奋，兴奋冲动沿盆神经的传出纤维，使降结肠、乙状结肠和直肠收缩，肛门内括约肌舒张，与此同时，阴部神经的传出冲动减少，肛门外括约肌舒张,粪便排出体外。另外,排便时,腹肌和膈肌收缩,使腹内压增加,以促进排便过程。

正常人的直肠对粪便的压力刺激具有一定的阈值,当达到此阈值时,会引起便意而排便。如果经常有意地抑制排便,就会使直肠对粪便的压力刺激变得不敏感,阈值升高,使粪便在直肠内停留时间延长,水分吸收过多而变得干燥,导致便秘。临床上,由于炎症使直肠壁内压力感受器敏感性增高时,直肠内只要有少量粪便或黏液即可引起便意和排便反射。如果总有便而未尽的感觉,称为"里急后重";如果排便反射的反射弧中任一部分受损,粪便不能排出,称为大便潴留;如果初级排便中枢和高级中枢的联系发生障碍,使大脑皮层失去对排便反射的控制,称为大便失禁。

3. 大肠内细菌的活动 大肠内有许多来自食物和空气中的细菌,大肠内的环境适宜细菌的生长繁殖。粪便中的细菌占粪便固体重量的20%～30%。细菌对糖及脂肪的分解称为发酵,能产生乳酸、醋酸、CO_2、沼气等。细菌对蛋白质的分解称为腐败,能产生氨、硫化氢、组胺、吲哚等。细菌的分解产物大部分是有害的,细菌可利用一部分,但大部分随粪便或气体排出体外,少量由肠壁吸收后到肝进行解毒。若消化吸收不良或便秘,有害物质不能及时清除被吸收入血太多,会损害肝功能。

大肠内的细菌还可以利用肠内较为简单的物质合成B族维生素和维生素K,因此,长期使用肠道抗生素时,要注意补充上述维生素。

4. 食物中纤维素对胃肠功能的主要影响 纤维素能与水结合形成凝胶,从而限制水的吸收,并使肠内容物容积增加;纤维素能刺激肠运动,缩短粪便在肠内停留时间,增加粪便体积,促进排便;纤维素能降低食物中热量比率,减慢含能物质的摄取,有助于纠正异常肥胖。

第三节 吸 收

一、吸收部位和机制

（一）吸收的部位

在口腔和食管内,食物不被吸收,胃内食物的吸收很少,仅能吸收酒精和少量水分,大肠一般只能吸收水分和无机盐,小肠是吸收的主要部位。一般认为,糖类、蛋白质和脂肪的消化产物大部分是在十二指肠和空肠吸收的。回肠具有主动吸收胆盐和维生素的独特功能(图7-5)。

（二）小肠在吸收中的有利条件

小肠在吸收中的有利条件是由以下几个方面决定的:①小肠有巨大的吸收面积。成人的小肠长约4 m,小肠黏膜形成许多环形皱褶,皱褶上有大量绒毛,绒毛表面柱状上皮细胞还有许多微绒毛,这使吸收面积达到200 m² 左右;②食物在小肠内已经被分解成可被吸收的小分子物质;③食糜在小肠内停留3～8 h,时间较长,有充分的消化和吸收时间;④小肠黏膜绒毛内有丰富的毛细血管和毛细淋巴管,有利于吸收。

（三）吸收的途径和机制

营养物质和水的吸收可通过两条途径:一是跨细胞途径,即通过绒毛柱状上皮细胞

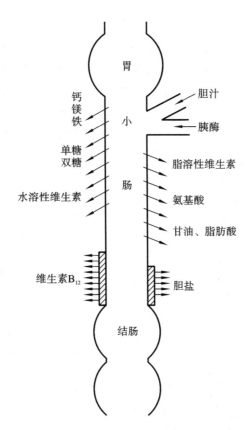

图 7-5　主要物质吸收部位

的腔面膜进入细胞内,再通过细胞底侧面膜到达细胞间液转而进入血液或淋巴;二是旁细胞途径,通过细胞间的紧密连接,进入细胞间隙,随即进入血液或淋巴。营养物质通过细胞膜的转运机制包括扩散、主动转运和胞饮等。

二、主要营养物质的吸收

（一）糖的吸收

糖类只有分解为单糖时才能被吸收。各种单糖的吸收速度不同,己糖的吸收很快,而戊糖吸收很慢。在己糖中,半乳糖和葡萄糖的吸收最快,果糖次之,甘露糖最慢。

单糖的吸收是一种继发性主动转运过程。肠黏膜上皮细胞刷状缘上存在着一种依赖 Na^+ 的转运体蛋白,它与单糖结合形成复合物,选择性地把葡萄糖和半乳糖从刷状缘的肠腔面转运入细胞内,然后再扩散入血。每次可将一分子葡萄糖和两个 Na^+ 同时转运到细胞内。细胞底侧面膜上的钠泵将 Na^+ 泵出细胞,维持细胞内较低的 Na^+ 浓度,从而使转运体不断转运 Na^+ 入胞。同时为单糖的转运提供动力,使之逆浓度差转入细胞内。半乳糖的吸收机制与葡萄糖相似。

（二）蛋白质的吸收

食物中的蛋白质经消化分解为氨基酸后,几乎全部被小肠吸收。氨基酸的吸收过程与葡萄糖的吸收相似,属于继发性主动转运。在小肠上皮细胞刷状缘上存在着数种转运氨基酸的运载系统,分别选择性转运中性、酸性和碱性氨基酸。另外。还存在着二肽和三肽转运系统,也属于继发性主动转运,动力来自 Na^+ 跨膜转运。进入细胞内的二肽和三肽可被细胞内的二肽酶和三肽酶分解为氨基酸,然后进入血液循环。

（三）脂肪的吸收

脂肪消化后形成脂肪酸、甘油一酯、胆固醇等，并与胆盐形成混合微胶粒。胆盐具有亲水性，能携带脂肪的消化产物通过覆盖在小肠绒毛表面的亲水层到达微绒毛。在这里甘油一酯、脂肪酸和胆固醇又逐渐从混合微胶粒中释出，并透过微绒毛的脂蛋白膜进入黏膜细胞，胆盐留在肠腔内被重新利用。长链脂肪酸及甘油一酯进入细胞后，在肠上皮细胞的内质网中大部分被重新合成甘油三酯，并与细胞中生成的载体蛋白形成乳糜微粒。乳糜微粒随即进入高尔基复合体中，被包裹在囊泡内，最后以胞吐的方式离开上皮细胞，进入细胞间隙，扩散入淋巴（图7-6）。

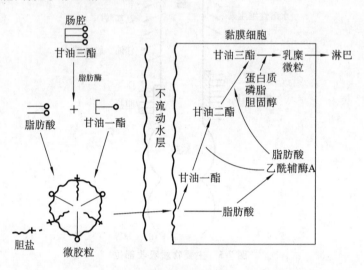

图 7-6　脂肪的吸收

中、短链甘油三酯水解产生的脂肪酸和甘油一酯，可直接进入肝门静脉而不进入淋巴。膳食中的动、植物油含长链脂肪酸多，所以脂肪的吸收途径以淋巴为主。

（四）水的吸收

人体每天由胃肠吸收的水主要包括消化液中的水和随饮食进入的水。水的吸收是被动的，各种溶质被吸收时所产生的渗透压梯度是水吸收的动力。严重呕吐、腹泻可使人体丢失大量水分和电解质，从而导致人体脱水和电解质紊乱。

（五）无机盐的吸收

1. 钠的吸收　成人每天摄入的钠和消化腺分泌的钠，其中 $90\%\sim99\%$ 由胃肠道吸收。钠的吸收是主动的，肠上皮细胞底侧膜上的钠泵将细胞内的 Na^+ 主动转运入血，造成细胞内 Na^+ 浓度降低。肠腔内 Na^+ 借助于刷状缘以易化扩散形式进入细胞内。由于这种载体往往和单糖或氨基酸共用，所以 Na^+ 的主动吸收为单糖和氨基酸的吸收提供动力。反之，单糖和氨基酸的存在也促进 Na^+ 的吸收，空肠对 Na^+ 的吸收能力较强。

2. 铁的吸收　正常人体每天吸收约 1 mg 的铁。铁吸收的主要部位是十二指肠和空肠上段。胃酸有利于铁的溶解，能促进铁的吸收；维生素 C 能将高价铁还原为亚铁，高价铁不易被吸收，亚铁易被吸收，因而能促进铁的吸收。

3. 钙的吸收　小肠各部位都有吸收钙的能力。食物中的钙，仅有一小部分能被吸收。维生素 D 能促进小肠对钙的吸收；小肠内的酸和脂肪酸均能促进钙的吸收。可溶性的钙（氯化钙、葡萄糖酸钙）才能被吸收。食物中的草酸和植酸可与钙结合形成不溶性的钙盐，因而妨碍钙的吸收。

4. 负离子吸收　小肠吸收的负离子主要有 Cl^- 和 HCO_3^-。Na^+ 被吸收所造成的电位变化可促进负离子向细胞内移动而被动吸收。

（六）胆固醇的吸收

肠道内的胆固醇主要来源于饮食和胆汁。胆汁中的胆固醇是游离的,可被吸收。饮食中的部分胆固醇是酯化的,在肠腔中经胆固醇酯酶的催化,水解为游离胆固醇和脂肪酸,游离胆固醇通过形成混合微胶粒,并与载脂蛋白一起组成乳糜微粒,经淋巴系统进入血液循环。

胆固醇的吸收受许多因素的影响,饮食中的胆固醇主要存在于蛋黄和动物脂肪中。如果吃此类食物越多,饮食中胆固醇含量越高,其吸收越多。食物中的脂肪和脂肪酸能促进胆固醇吸收;各种植物醇(如豆固醇等)则能抑制其吸收。食物中的纤维素、果胶、琼脂等易与胆盐形成复合物,妨碍微胶粒的形成,限制肠管对胆固醇的吸收,从而减少胆固醇的吸收。

第四节　消化功能的调节

在人体内消化系统各器官之间的活动是密切配合的。此外,消化系统与人体其他系统的功能活动也是密切相关的。消化系统各器官之间的活动相互配合,以及消化系统与人体其他系统的功能活动协调一致,都是在神经和体液的调节下实现的。

一、神经调节

（一）消化器官的神经支配及作用

消化器官除口腔、食管上段及肛门外括约肌外,都受交感神经和副交感神经的双重支配(图 7-7)。此外,从食管中段至肛门的大部分消化管壁内还存在壁内神经丛。

支配消化器官的副交感神经主要来自迷走神经,但支配远端结肠和直肠的副交感神经是盆神经,唾液腺受面神经和舌咽神经的副交感纤维支配。副交感神经兴奋时,其末梢释放乙酰胆碱,能促进胃肠运动,使其紧张性增强,蠕动加强、加快,括约肌舒张,加快胃肠道内容物的推进速度;能使消化腺的分泌增加,如引起唾液、胃液、胰液和胆汁的分泌;还可使胆囊收缩,奥迪括约肌舒张,胆汁排出量增加。副交感神经末梢释放的乙酰胆碱是通过与效应器细胞膜上的受体结合而产生作用的。

支配消化器官的交感神经起源于第 5 胸椎到第 3 腰椎节段,在腹腔神经节和肠系膜上、下神经节换元后,节后纤维组成神经丛,随血管分布到胃肠各部分。交感神经兴奋时,其末梢释放去甲肾上腺素,与效应器细胞膜上相应受体结合后,能抑制胃肠运动,使其紧张性降低,蠕动减弱或停止,括约肌收缩,减慢胃肠内容物的推进速度;消化腺分泌减少;还可抑制胆囊的运动,奥迪括约肌收缩,减少胆汁排出。

壁内神经丛也称内在神经丛,包括肌间神经丛和黏膜下神经丛(图 7-8)。它们由许多互相形成突触联系的神经节细胞和神经纤维组成。有的神经元与平滑肌和腺体发生联系,有的与胃肠壁的机械或化学感受器发生联系,构成一个完整的局部神经反射系统。食物对消化管壁的机械或化学刺激,可不通过中枢神经而仅通过壁内神经丛,引起消化道运动和腺体分泌,称为局部反射。壁内神经丛还接受副交感神经和交感神经的联系。正常情况下,自主神经对壁内神经丛具有调节作用。当切断自主神经后,这种局部反射

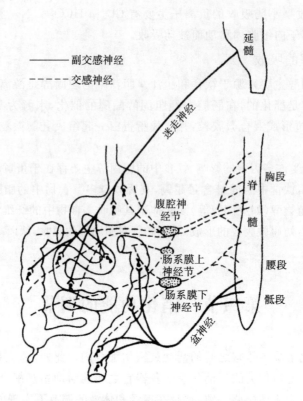

图 7-7 消化器官的交感神经和副交感神经

仍然存在。

（二）消化器官活动的反射性调节

1. 非条件反射 非条件反射是由食物直接刺激消化管壁的机械感受器和化学感受器引起的。

（1）口腔内消化的非条件反射：食物在口腔内刺激口腔黏膜、舌、咽等处的感受器，兴奋由第Ⅴ、Ⅶ、Ⅸ、Ⅹ对脑神经传入中枢（位于延髓、下丘脑和大脑皮层等处），经整合处理后，再由副交感神经和交感神经两条途径传出，支配唾液腺，引起唾液的分泌。其中，支配唾液腺的传出神经以副交感神经为主，它通过释放乙酰胆碱起作用。因此，乙酰胆碱能促进唾液分泌，而抗乙酰胆碱药物如阿托品能抑制唾液分泌，引起口干。

（2）胃内消化的非条件反射：食物入胃后，刺激胃黏膜的感受器，可通过两个途径进行反射性调节。一个是通过迷走-迷走反射引起胃运动增强，胃液、胰液、胆汁等消化液分泌增加；另一个是通过壁内神经丛反射，引起胃运动加强，胃液分泌增加。

（3）小肠的非条件反射：食物刺激口腔黏膜的感受器时，能反射性地引起唾液分泌；食物对胃肠的刺激，可反射性地引起胃肠运动和分泌。此外，上段消化器官的活动，可影响下段消化器官的活动。例如，食物在口腔内咀嚼和吞咽时，可反射性地引起胃的容受性舒张以及胃液、胰液和胆汁的分泌；下段消化器官的活动也可影响上段消化器官的活动。如前述，当酸性食糜排入十二指肠后，通过神经和体液机制抑制胃排空，使胃排空的速度能适应食物在小肠内消化和吸收的速度。以上都属于非条件反射，通过这些反射，消化器官各部分的活动相互影响，密切配合，更好地完成消化功能。

2. 条件反射 在进食前或进食时，食物的形状、颜色、气味，以及进食环境和有关的语言、文字都能反射性地引起胃肠运动和消化腺分泌的改变，这些属于条件反射，它使消

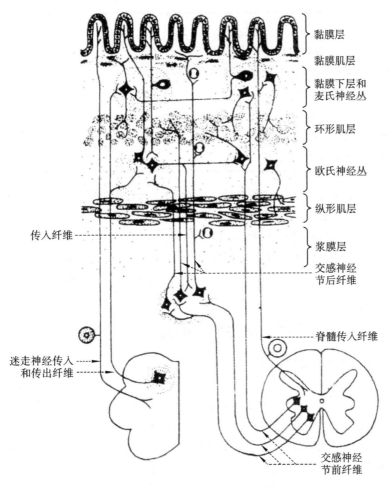

黏膜层

黏膜肌层

黏膜下层和
麦氏神经丛

环形肌层

欧氏神经丛

纵形肌层

传入纤维

浆膜层

交感神经
节后纤维

脊髓传入纤维

迷走神经传入
和传出纤维

交感神经
节前纤维

图 7-8　胃肠壁内神经丛及其与外来神经的联系

化器官的活动更加协调,并为食物的消化做好充分准备。重视饮食时的心理因素,布置良好的饮食环境,注意食物的色、香、味、形以及愉快的交谈等,均有利于激发良好的情绪,以引起食欲,促进消化。

二、体液调节

调节消化器官活动的体液因素有胃肠激素和组胺等。由分散存在于胃肠黏膜层内的多种内分泌细胞分泌的肽类激素称为胃肠激素。目前已发现的有 30 余种,其中主要的有促胃液素、缩胆囊素、促胰液素、糖依赖性胰岛素释放肽四种。胃肠激素的生理作用非常广泛,主要有以下三个方面:①调节消化腺的分泌和消化道的运动;②调节其他激素的释放(如刺激胰岛素分泌);③刺激消化道组织的代谢和生长。促胃液素、缩胆囊素、促胰液素三种胃肠激素的产生部位和主要作用如表 7-2 所示。

表 7-2　三种胃肠激素的主要生理作用及引起释放的主要因素

激素名称	主要生理作用	引起释放的主要因素
促胃液素	促进胃液(以胃酸和胃蛋白酶原为主)、胰液、胆汁分泌,加强胃肠运动和胆囊收缩,促进消化道黏膜生长	迷走神经兴奋、胃幽门和小肠上部蛋白质的分解产物

续表

激素名称	主要生理作用	引起释放的主要因素
促胰液素	促进胰液（以分泌 H_2O 和 HCO_3^- 为主）、胆汁、小肠液分泌，胆囊收缩，抑制胃肠运动和胃液分泌	小肠上部的胃酸、蛋白质分解产物
缩胆囊素	促进胃液、胰液（以消化酶为主）、胆汁、小肠液分泌，加强胃肠运动和胆囊收缩，胰腺外分泌组织生长	小肠上部蛋白质分解产物、盐酸、脂肪

组胺是一种很强的胃酸分泌刺激物。正常情况下，胃黏膜恒定地释放少量组胺，通过局部扩散作用于壁细胞，使其分泌胃酸增多。临床上常用注射组胺的方法来检查胃腺分泌胃酸的能力。近年来研究证明，原来认为只存在于中枢神经系统的神经肽，也存在于消化系统中。一些最初在胃肠道发现的肽，也存在于中枢神经系统中。这些双重分布的肽统称为脑-肠肽（brain-gut peptide）。已知的脑-肠肽有促胃液素、缩胆囊素、生长抑素等 20 余种，其作用和意义尚在探讨中。

三、社会、心理因素对消化功能的影响

社会、心理因素对消化功能具有较明显的影响。一些不良因素引起的刺激，如个人、家庭、人际关系等产生的精神压力，情绪的波动以及一些环境污染等有害因素，均能影响胃肠道的运动功能和消化腺的分泌。例如，人在发怒时，唾液分泌黏稠、量少而出现口干；胃肠黏膜会充血变红，微循环障碍；胃黏液分泌减少，胃黏膜保护作用降低，诱发或加重胃肠溃疡，有时可发生胃肠痉挛，引起腹痛。人在过度悲伤、失望和恐惧时，消化液分泌抑制可出现厌食、恶心甚至呕吐。另外，沮丧、忧虑的心情会导致十二指肠结肠反射受抑制，减少集团蠕动，会引起便秘。相反，人在心情舒畅、情绪稳定、精神乐观时，消化器官活动旺盛，从而促进食欲，身心健康。近代心身医学的研究证明，社会、心理因素是通过中枢神经、内分泌系统、免疫系统的作用影响消化功能的。

（黄颖浩　黄颖洁）

知识拓展
近代消化生理的奠基人
——巴甫洛夫

知识拓展
胃溃疡的主要病因

直通护考
在线答题

第八章　物质代谢

能力目标

1. 掌握：糖酵解、糖有氧氧化反应过程、特点及生理意义；血糖的来源、去路；脂肪酸β-氧化的反应过程；血浆脂蛋白的分类及生理功能；尿素的合成。

2. 熟悉：糖、脂类的生理功能；磷酸戊糖途径、糖原合成、糖原分解及糖异生作用的生理意义；激素对血糖浓度的调节；酮体的生成与利用；类脂代谢；蛋白质的营养作用、氨基酸脱氨基作用；氨的来源与去路。

3. 了解：糖、脂类、氨基酸代谢的相互关系。

第一节　糖　代　谢

一、概述

糖是多羟基醛或多羟基酮及其衍生物。糖在机体中有着非常重要的生理作用。

（一）糖的主要生理功能

（1）糖为生命活动提供所需要的能量。糖是人类食物的主要成分，占食物总量的50%以上。食物中的糖是机体重要的能量来源，人体所需要能量的50%～70%来自糖。1 mol 葡萄糖完全氧化成 CO_2 和 H_2O 可释放 2840 kJ 的能量。

（2）糖是组成机体组织结构的重要成分。如核糖是构成核苷酸及核酸的成分；蛋白多糖构成软骨、结缔组织等的基质；糖蛋白和糖脂是构成生物膜的成分等。

（3）糖是机体的主要碳源，在体内可转变为其他含碳化合物，如氨基酸、脂肪酸、核苷等。体内还具有一些特殊生理功能的糖蛋白。

（4）部分糖蛋白具有重要的生理功能，如酶、激素、抗体、血型物质等。

（二）糖的消化和吸收

食物中的糖主要来自淀粉，还有少量的蔗糖、乳糖、麦芽糖、葡萄糖、果糖等。口腔唾液腺及胰腺分泌有淀粉酶，仅能水解淀粉中的 α-1,4 糖苷键，产生分子大小不等的线形糖。淀粉主要在小肠内受淀粉酶作用而被消化。在小肠黏膜细胞刷状缘上，含有 α-葡萄糖苷酶，继续水解线形寡糖的 α-1,4 糖苷键，生成葡萄糖。消化道吸收入体内的单糖主要是葡萄糖，葡萄糖经门静脉进入肝，部分再经肝静脉进入体循环，运输到各组织。血液中的葡萄糖称为血糖，是糖在体内的运输形式。糖的储存形式是糖原。

本节 PPT

Note

二、糖的无氧氧化

糖的分解代谢是糖在体内氧化供能的重要过程。糖氧化分解的途径主要有 3 条：①无氧酵解；②有氧氧化；③磷酸戊糖途径。

在供氧不足的情况下，葡萄糖或糖原的葡萄糖单位通过糖酵解途径分解为丙酮酸，进而还原为乳酸的过程称为糖的无氧分解，由于此过程与酵母菌使糖生醇发酵的过程基本相似，故又称为糖酵解(glycolysis)。

(一) 糖酵解的反应过程

糖无氧氧化的全过程(图 8-1)均在细胞液中进行，依其反应特点可分为 3 个阶段。

第一阶段是利用 ATP 的阶段，葡萄糖裂解为 2 分子磷酸丙糖。第二阶段是生成 ATP 的阶段，磷酸丙糖经一系列反应转变为丙酮酸。第三阶段是丙酮酸在无氧条件下加氢还原为乳酸。

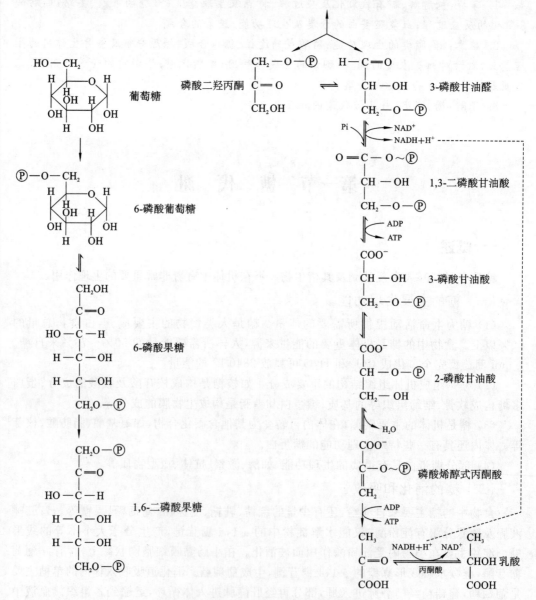

图 8-1　糖的无氧氧化过程(物质结构图)

1. 葡萄糖生成2分子磷酸丙糖　此阶段包括磷酸化、异构化、再磷酸化、裂解4个步骤,是消耗能量的过程。

（1）葡萄糖生成6-磷酸葡萄糖:此反应是由己糖激酶（葡萄糖激酶）催化的不可逆反应,由 ATP 供应能量。

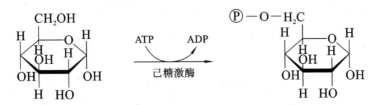

糖原进行糖酵解时,首先由糖原磷酸化酶催化糖原非还原性末端的葡萄糖单位磷酸化,生成 1-磷酸葡萄糖（glucose-1-phosphate,G-1-P）,此反应不消耗 ATP。G-1-P 在磷酸葡萄糖变位酶催化下生成6-磷酸葡萄糖（glucose-6-phosphate,G-6-P）。

（2）6-磷酸葡萄糖转化为6-磷酸果糖（fructose-6-phosphate,F-6-P）:这是醛糖和酮糖之间的异构化反应,由磷酸己糖异构酶催化,此反应可逆。

（3）6-磷酸果糖生成1,6-二磷酸果糖（fructose-1,6-biphosphate,F-1,6-BP）:由6-磷酸果糖激酶-1（phosphofructokinase,PFK）催化,反应过程不可逆。

6-磷酸果糖   1,6-二磷酸果糖

6-磷酸果糖激酶-1 是糖酵解途径中最重要的限速酶,其催化活性的强弱,直接影响着糖酵解的速度。此酶为变构酶,受多种代谢产物的变构调节;胰岛素可诱导其生成。

（4）磷酸丙糖的生成:在醛缩酶的催化下,1,6-二磷酸果糖裂解为2分子磷酸丙糖,即 3-磷酸甘油醛和磷酸二羟丙酮,二者在磷酸丙糖异构酶的作用下可相互转变。

1,6-二磷酸果糖

至此,通过两次磷酸化作用,消耗 2 分子 ATP,葡萄糖转化为 1,6-二磷酸果糖,并进而裂解为 2 分子磷酸丙糖,完成糖酵解反应的第一阶段。

2. 磷酸丙糖转化为丙酮酸产生 ATP 这是糖酵解途径中氧化产能的阶段,此阶段共生成 4 分子 ATP。

(1) 3-磷酸甘油醛氧化:在 3-磷酸甘油醛脱氢酶催化下,3-磷酸甘油醛脱氢氧化生成含有高能磷酸键的 1,3-二磷酸甘油酸(1,3-biphosphoglycerate,1,3-BPG)。此反应中以 NAD^+ 为受氢体。

$$
2\times
\begin{array}{l}
CHO \\
| \\
CHOH \\
| \\
CH_2O-\text{\textcircled{P}}
\end{array}
\qquad
\xrightarrow[2Pi]{2NAD^+ \quad 2NADH+H^+}
\qquad
2\times
\begin{array}{l}
COO\sim\text{\textcircled{P}} \\
| \\
CHOH \\
| \\
CH_2O-\text{\textcircled{P}}
\end{array}
$$

3-磷酸甘油醛   1,3-二磷酸甘油酸

(2) 3-磷酸甘油酸的生成:1,3-二磷酸甘油酸在磷酸甘油酸激酶催化下,将高能磷酸基团转移给 ADP,使之生成 ATP,其本身转化为 3-磷酸甘油酸。这是糖酵解过程中第一次产生 ATP(底物水平磷酸化)的反应。

$$
2\times
\begin{array}{l}
COO\sim\text{\textcircled{P}} \\
| \\
CHOH \\
| \\
CH_2O-\text{\textcircled{P}}
\end{array}
\qquad
\xrightarrow[\text{磷酸甘油酸激酶}]{2ADP \quad 2ATP}
\qquad
2\times
\begin{array}{l}
COOH \\
| \\
CHOH \\
| \\
CH_2O-\text{\textcircled{P}}
\end{array}
$$

1,3-二磷酸甘油酸   3-磷酸甘油酸

(3) 3-磷酸甘油酸的变位反应:在磷酸甘油酸变位酶的催化下,3-磷酸甘油酸 C_3 位上的磷酸基转移到 C_2 位上,生成 2-磷酸甘油酸。

$$
2\times
\begin{array}{l}
COOH \\
| \\
CHOH \\
| \\
CH_2O-\text{\textcircled{P}}
\end{array}
\qquad
\xrightarrow{\text{磷酸甘油酸变位酶}}
\qquad
2\times
\begin{array}{l}
COOH \\
| \\
CHO-\text{\textcircled{P}} \\
| \\
CH_2OH
\end{array}
$$

3-磷酸甘油酸   2-磷酸甘油酸

(4) 磷酸烯醇式丙酮酸的生成:2-磷酸甘油酸经烯醇化酶作用进行脱水反应,形成含有高能磷酸键的磷酸烯醇式丙酮酸(phosphoenolpyruvate,PEP)。

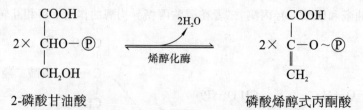

$$
2\times
\begin{array}{l}
COOH \\
| \\
CHO-\text{\textcircled{P}} \\
| \\
CH_2OH
\end{array}
\qquad
\xrightarrow[\text{烯醇化酶}]{2H_2O}
\qquad
2\times
\begin{array}{l}
COOH \\
| \\
C-O\sim\text{\textcircled{P}} \\
\| \\
CH_2
\end{array}
$$

2-磷酸甘油酸   磷酸烯醇式丙酮酸

(5) 丙酮酸的生成:磷酸烯醇式丙酮酸释放高能磷酸基团以生成 ATP,自身转变为烯醇式丙酮酸,并自发转变为丙酮酸。此反应不可逆,由丙酮酸激酶(pyruvate kinase,PK)所催化。这是糖酵解过程中第二次产生 ATP(底物水平磷酸化)的反应。

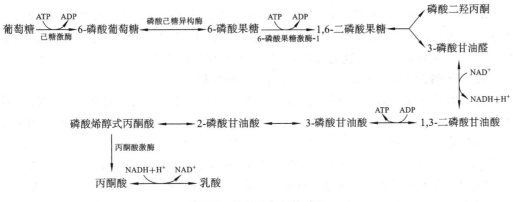

COOH
|
$2 \times$ C—O~℗
|
CH₂

磷酸烯醇式丙酮酸

$\xrightarrow[\text{丙酮酸激酶}]{\text{ADP} \quad \text{ATP}}$

COOH
|
$2 \times$ C—OH
‖
CH₂

烯醇式丙酮酸

$\longrightarrow$

COOH
|
$2 \times$ C=O
|
CH₃

丙酮酸

3. 丙酮酸在无氧的条件下加氢还原为乳酸

糖酵解的第三个阶段是在乳酸脱氢酶催化下,由 $NADH+H^+$ 提供还原反应所需要的氢,使丙酮酸加氢被还原为乳酸。糖无氧氧化的全过程见图 8-2。

图 8-2 糖的无氧氧化过程

（二）糖酵解反应的特点

（1）糖酵解反应是在无氧的条件下、细胞液中进行的,乳酸是糖酵解的最终产物。反应中生成的 $NADH+H^+$ 使丙酮酸还原成乳酸。

（2）糖以糖酵解方式进行代谢,只会释放出少量的能量。1 分子葡萄糖经糖酵解途径可氧化为 2 分子丙酮酸,经两次底物水平磷酸化,可产生 4 分子 ATP,除去葡萄糖活化时消耗的 2 分子 ATP,净生成 2 分子 ATP;若从糖原开始,则净生成 3 分子 ATP。

（3）在糖酵解反应的全过程中,有三步反应不可逆。催化这三步反应的己糖激酶（葡萄糖激酶）、6-磷酸果糖激酶-1、丙酮酸激酶是糖酵解途径的限速酶,其中 6-磷酸果糖激酶-1 的活性最低,是最重要的限速酶,其活性大小对糖的分解代谢速度起着决定性的作用。

（三）糖酵解的生理意义

（1）糖酵解主要的生理意义是机体在无氧或缺氧状态获得能量的一种有效措施。糖酵解反应生成的 ATP 虽不多,但能在短期内奏效,以供机体急需,尤其对骨骼肌收缩更为重要。

（2）糖酵解是红细胞供能的主要方式。成熟红细胞没有线粒体,所以它虽然以运输 O_2 为其主要功能,却不能利用氧进行有氧氧化,而是以糖酵解作为能量的基本来源。

（3）乳酸是葡萄糖未彻底氧化的产物,可随血液运输到肝、心等组织,经乳酸脱氢酶（LDH_1）催化,氧化生成丙酮酸,进入线粒体继续氧化并释放能量或以乳酸为原料在肝脏异生为糖,以维持血糖的正常水平。

三、糖的有氧氧化

葡萄糖在有氧条件下彻底氧化分解成 CO_2 和 H_2O,并有大量 ATP 生成的过程,称为糖的有氧氧化(aerobic oxidation)（图 8-3）。有氧氧化是糖分解代谢的主要方式,大多数组织从糖的有氧氧化获得能量。

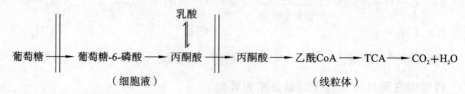

图 8-3 葡萄糖有氧氧化三个阶段

(一) 有氧氧化的反应过程

糖的有氧氧化分三个阶段进行。第一阶段:葡萄糖经糖酵解途径分解成丙酮酸,在细胞液中进行;第二阶段:丙酮酸进入线粒体氧化脱羧,生成乙酰 CoA;第三阶段:乙酰 CoA 进入三羧酸循环,彻底氧化为 CO_2 和 H_2O,并释放较多能量。

1. 丙酮酸的生成 此阶段的反应见前面的糖酵解途径。

2. 乙酰 CoA 的生成 丙酮酸脱氢酶复合体,由 3 种酶蛋白和 6 种辅助因子组成。3 种酶蛋白分别为丙酮酸脱氢酶、二氢硫辛酸乙酰转移酶、二氢硫辛酸脱氢酶;6 种辅助因子分别是 TPP、FAD、NAD^+、硫辛酸、辅酶 A(CoA)、Mg^{2+}。丙酮酸脱氢酶复合体均含有维生素,TPP 中含有维生素 B_1,CoA 中含有泛酸,FAD 含有维生素 B_2,NAD^+ 含有尼克酰胺。所以,当这些维生素缺乏势必导致糖代谢障碍。如维生素 B_1 缺乏,体内 TPP 不足,丙酮酸氧化受阻,能量生成减少,丙酮酸及乳酸堆积则可发生多发性末梢神经炎。

$$\underset{\text{丙酮酸}}{CH_3C-COOH} \xrightarrow[\text{丙酮酸脱氢酶复合体}]{\overset{NAD^+ \quad NADH+H^+}{\underset{HSCoA \quad\quad CO_2}{}}} \underset{\text{乙酰CoA}}{CH_3C\sim SCoA}$$

3. 三羧酸循环 三羧酸循环(tricarboxylic acid cycle,TCA cycle)因循环中的第一个中间产物是含三个羧基的柠檬酸,故也称为柠檬酸循环。由于 Krebs 正式提出了三羧酸循环学说,故此循环又称为 Krebs 循环。所有的反应均在线粒体中进行。

(1) 三羧酸循环的反应过程如下。

①柠檬酸(citrate)的形成:乙酰 CoA 和草酰乙酸在柠檬酸合酶催化下缩合为柠檬酸。此反应为不可逆反应。

$$\text{乙酰CoA} + \text{草酰乙酸} \xrightarrow[\text{柠檬酸合酶}]{\overset{H_2O \quad\quad HSCoA}{}} \text{柠檬酸}$$

②异柠檬酸(isocitrate)的生成:柠檬酸通过脱水反应形成顺乌头酸;然后再加水生成异柠檬酸,催化此反应的酶为顺乌头酸酶。

$$\text{柠檬酸} \underset{}{\overset{-H_2O}{\rightleftharpoons}} \text{顺乌头酸} \overset{+H_2O}{\rightleftharpoons} \text{异柠檬酸}$$

③α-酮戊二酸的生成:由异柠檬酸脱氢酶催化,反应脱下的氢由 NAD^+ 接受。此反应不可逆。异柠檬酸脱氢酶是变构调节酶,其活性受 ADP 的变构激活,受 ATP 的变构抑制。

$$\text{异柠檬酸} \xrightarrow[\text{异柠檬酸脱氢酶}]{\overset{NAD^+ \quad NADH+H^+ \quad CO_2}{}} \text{α-酮戊二酸}$$

④琥珀酰 CoA 的生成:由 α-酮戊二酸脱氢酶复合体催化。该酶的结构、功能和催化

机制均与丙酮酸脱氢酶复合体极为相似。此反应为不可逆反应。

$$\alpha\text{-酮戊二酸} + \text{HSCoA} \xrightarrow[\alpha\text{-酮戊二酸脱氢酶复合体}]{\text{NAD}^+ \quad \text{NADH+H}^+ \quad CO_2} \text{琥珀酰CoA}$$

⑤琥珀酸的生成：琥珀酰 CoA 是高能化合物，其分子中的高能硫酯键水解释放能量，转移给 GDP，使之磷酸化生成 GTP；琥珀酰 CoA 生成琥珀酸。生成的 GTP 可直接利用，也可将其高能磷酸基团转移给 ADP 生成 ATP。这是三羧酸循环中唯一的底物水平磷酸化反应。催化此反应的酶称为琥珀酸硫激酶。

$$\text{琥珀酰CoA} \xrightarrow[\text{琥珀酸硫激酶}]{\text{GDP+Pi} \quad \text{GTP}} \text{琥珀酸}$$

$$\text{GTP} + \text{ADP} \longrightarrow \text{GDP} + \text{ATP}$$

⑥延胡索酸的生成：琥珀酸在琥珀酸脱氢酶的催化下脱氢生成延胡索酸，脱下的氢由 FAD 传递。

$$\text{琥珀酸} \xrightarrow[\text{琥珀酸脱氢酶}]{\text{FAD} \quad \text{FADH}_2} \text{延胡索酸}$$

⑦苹果酸的生成：延胡索酸在延胡索酸酶的催化下，加 H_2O 生成苹果酸。

$$\text{延胡索酸} \xleftarrow[\text{延胡索酸酶}]{H_2O} \text{苹果酸}$$

⑧草酰乙酸的再生：苹果酸在苹果酸脱氢酶催化下脱氢生成草酰乙酸，脱下的氢由 NAD^+ 传递。

$$\text{苹果酸} \xrightarrow[\text{苹果酸脱氢酶}]{\text{NAD} \quad \text{NADH+H}^+} \text{草酰乙酸}$$

再生的草酰乙酸可再次携带乙酰基进入三羧酸循环（图 8-4）。

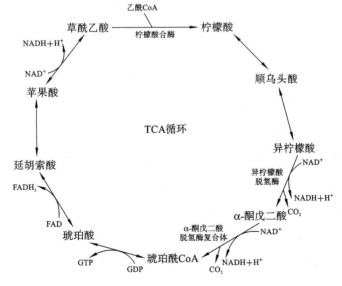

图 8-4　三羧酸循环全过程

（2）三羧酸循环的特点如下。

①乙酰 CoA 的主要来源和去路:糖酵解途径中生成的丙酮酸,在有氧时进入线粒体经丙酮酸脱氢酶复合体催化后生成乙酰 CoA;脂肪酸的氧化和氨基酸经脱氨基后生成的 α-酮酸再进一步氧化分解也可生成乙酰 CoA。乙酰 CoA 除了进入三羧酸循环彻底氧化分解成 CO_2 和 H_2O 外,还可作为合成胆固醇和脂肪酸的原料,在肝中乙酰 CoA 还可缩合成酮体。

②三羧酸循环是在有氧条件下进行的,在循环中被代谢掉的是乙酰 CoA 中的乙酰基。三羧酸循环包括 1 次底物水平磷酸化反应,生成 GTP;2 次脱羧反应;3 个限速酶(柠檬酸合酶、异柠檬酸脱氢酶、α-酮戊二酸脱氢酶复合体);4 次脱氢反应,生成 3 个 NADH $+H^+$ 和 1 个 $FADH_2$。

③三羧酸循环中生成的 3 个 NADH $+H^+$ 和 1 个 $FADH_2$ 在有氧的情况下,经电子传递链把电子传递给氧,同时生成 9 分子 ATP,加上底物水平磷酸化反应生成的一个 GTP,总共生成 10 分子 ATP。

（3）三羧酸循环的生理意义如下。

①三羧酸循环是糖、脂肪、蛋白质氧化分解获得能量最多的阶段。

②三羧酸循环是物质代谢的枢纽。

三羧酸循环既是糖、脂肪、蛋白质三大营养物质分解的最后共同通路,又是另一些物质代谢如糖异生、脂肪合成、氨基酸的脱氨基作用和转氨基作用等的起点。三羧酸循环中间产物琥珀酰 CoA 可以与甘氨酸合成血红素,α-酮戊二酸、草酰乙酸等可用于合成谷氨酸、天冬氨酸等非必需氨基酸,为蛋白质合成提供原料。

（二）有氧氧化生成的 ATP

糖的有氧氧化是机体获得能量的重要方式。1 分子葡萄糖经糖酵解仅净生成 2 分子 ATP,而经有氧氧化可生成 32(30)分子 ATP(表 8-1)。

表 8-1　糖有氧氧化 ATP 的生成情况

	ATP 的消耗	ATP 的生成	
		底物水平磷酸化	氧化磷酸化
细胞液反应阶段			
葡萄糖→6-磷酸葡萄糖	1		
6-磷酸果糖→1,6-二磷酸果糖	1		
3-磷酸甘油醛→1,3-二磷酸甘油酸			2.5×2×(1.5×2)
1,3-二磷酸甘油酸→3-磷酸甘油酸		1×2	
磷酸烯醇式丙酮酸→烯醇式丙酮酸		1×2	
线粒体内反应阶段			
丙酮酸→乙酰 CoA			2.5×2
异柠檬酸→α-酮戊二酸			2.5×2
α-酮戊二酸→琥珀酰 CoA			2.5×2
琥珀酰 CoA→琥珀酸		1×2	

续表

	ATP 的消耗	ATP 的生成	
		底物水平磷酸化	氧化磷酸化
琥珀酸→延胡索酸			1.5×2
苹果酸→草酰乙酸			2.5×2
合计	2	6	32(30)

＊糖酵解产生 NDAH＋H^+，如果经苹果酸穿梭机制，1 个 NADH＋H^+产生 2.5 个 ATP；若经磷酸甘油穿梭机制，则产生 1.5 个 ATP。

（三）有氧氧化的调节

糖的有氧氧化的主要功能在于提供机体活动所需要的能量，机体可根据能量需求调整糖分解的速度。当细胞内消耗 ATP 的速度超过 ATP 的合成速度时，ATP 浓度降低，ADP、AMP 浓度升高，6-磷酸果糖激酶-1、丙酮酸激酶、丙酮酸脱氢酶复合体、柠檬酸合酶、异柠檬酸脱氢酶等均被激活，糖的有氧氧化增强；反之，当细胞内 ATP 含量丰富时，上述酶活性均降低，糖的有氧氧化减弱。

（四）巴斯德效应

法国科学家 Pasteur 发现酵母菌在无氧时可进行生醇发酵；将其转移至有氧环境，生醇发酵即被抑制，这种有氧氧化抑制生醇发酵的现象称为巴斯德效应。

四、磷酸戊糖途径

参与磷酸戊糖反应的酶都在细胞液中，因此磷酸戊糖途径的反应在细胞液中进行。

（一）反应过程

磷酸戊糖途径从 6-磷酸葡萄糖开始，其过程可分为以下 3 个阶段。

（1）磷酸戊糖的生成。

（2）磷酸戊糖之间的相互转变。

（3）单糖分子间基团转换反应。

磷酸戊糖途径总的反应如下：

3×6-磷酸葡萄糖＋$6NADP^+ \longrightarrow 2 \times 6$-磷酸果糖＋3-磷酸甘油醛＋$6NADPH＋6H^+＋3CO_2$

磷酸戊糖途径的反应过程见图 8-5。

（二）生理意义

磷酸戊糖途径的主要生理意义是产生 5-磷酸核糖和 NADPH＋H^+（图 8-6）。

（1）为核酸的生物合成提供核糖。

（2）提供 NADPH＋H^+作为供氢体参与多种代谢反应。

①NADPH 是体内许多合成代谢的供氢体。如脂肪酸、胆固醇的合成。

②NADPH 参与体内的生物转化。NADPH 是加单氧酶体系的组成成分，参与激素、药物、毒物的生物转化。

③NADPH 还用于维持谷胱甘肽的还原状态。谷胱甘肽是一个三肽，以 GSH 表示。2 分子 GSH 可以脱氢氧化生成 GS-SG，后者可在谷胱甘肽还原酶作用下，被 NADPH＋H^+重新还原为还原型谷胱甘肽。

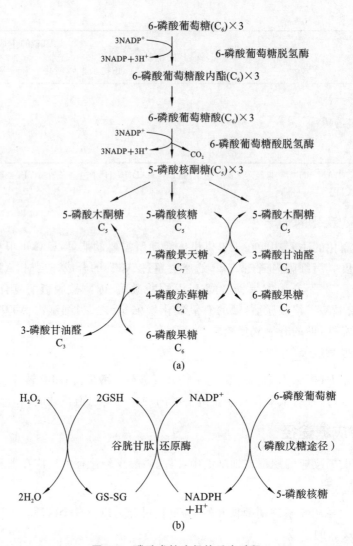

图 8-5 磷酸戊糖途径的反应过程

还原型谷胱甘肽是体内重要的抗氧剂，可以保护一些含巯基（—SH）的蛋白质或酶免受氧化剂（过氧化物）的损害。在红细胞中还原型谷胱甘肽可以保护红细胞膜蛋白的完整性。有一种疾病的患者，其红细胞内缺乏 6-磷酸葡萄糖脱氢酶，不能经磷酸戊糖途径得到充分的 NADPH，使谷胱甘肽保持还原状态，红细胞尤其是较老的红细胞易于破裂，发生溶血型黄疸。他们常在食用蚕豆以后诱发，故称为蚕豆病。

五、糖原的合成与分解

糖原是动物体内糖的储存形式。糖原在人体内的储存总量为 400 g 左右，其中肝糖原总量约 70 g，肌糖原总量约 250 g。糖原是以葡萄糖为基本单位聚合而成的多糖（图8-6）。与植物淀粉相比，糖原具有更多的分支。1 分子的糖原只有 1 个还原性末端，而有多个非还原性末端。糖原每形成 1 个新的分支，就增加 1 个非还原性末端。糖原的合成与分解都是从非还原性末端开始的，非还原性末端越多，合成与分解的速度越快。

糖原合成与分解的酶类均存在于细胞液中，所以糖原的合成与分解在细胞液中进行。

（一）糖原的合成

由单糖（主要为葡萄糖）合成糖原的过程称为糖原合成。

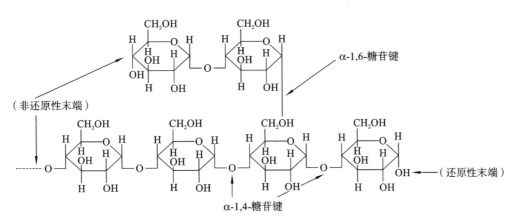

图 8-6　糖原的分子结构

1. 过程

由葡萄糖合成糖原,可分为下列几个反应步骤。

(1) 6-磷酸葡萄糖的生成:此反应是由己糖激酶催化的不可逆反应,由 ATP 提供能量。

$$葡萄糖 + ATP \xrightarrow[\text{葡萄糖激酶（肝）}]{\text{己糖激酶（肌肉等）}} 6\text{-磷酸葡萄糖} + ADP$$

(2) 1-磷酸葡萄糖的生成:此反应是由磷酸葡萄糖变位酶催化的可逆反应。

$$6\text{-磷酸葡萄糖} \underset{}{\overset{\text{磷酸葡萄糖变位酶}}{\rightleftharpoons}} 1\text{-磷酸葡萄糖}$$

(3) 尿苷二磷酸葡萄糖的生成:在尿苷二磷酸葡萄糖焦磷酸化酶作用下,1-磷酸葡萄糖与 UTP 作用,生成尿苷二磷酸葡萄糖(uridine diphosphate glucose,UDPG)。

$$1\text{-磷酸葡萄糖} + UTP \xrightarrow{\text{尿苷二磷酸葡萄糖焦磷酸化酶}} UDPG + PPi\text{(焦磷酸)}$$

(4) UDPG 合成糖原:UDPG 是葡萄糖的活化形式,其葡萄糖单位在糖原合成酶作用下,转移到细胞内原有的糖原引物上,在非还原性末端以 α-1,4-糖苷键连接。每进行一次反应,糖原引物上即增加一个葡萄糖单位,由此使糖原分子不断由小变大。

$$糖原(G_n) + UDPG \xrightarrow{\text{糖原合成酶}} 糖原(G_{n+1}) + UDP$$

糖原合成酶只能延长碳链,不能形成分支。当直链上增加的葡萄糖单位达到 12~18 个时,分支酶可将一段糖链(6~7 个葡萄糖单位)转移到邻近的糖链上,以 α-1,6-糖苷键相连,形成分支(图 8-7)。

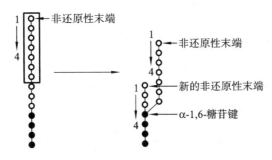

图 8-7　分支的形成

2. 特点

(1) 糖原合成是在细胞液中进行的,需要糖原引物。所谓引物,是指在聚合反应中作为底物而引发产生聚合产物的分子。

(2) 每增加 1 个葡萄糖单位消耗 2 分子的 ATP(1 个 ATP 和 1 个 UTP)。

(3) 糖原合成时的糖单位是由 UDPG 中的葡萄糖所提供的。

(4) 糖原合成的限速酶是糖原合成酶。

(二)糖原的分解

肝糖原分解为葡萄糖以补充血糖的过程,称为糖原的分解(图 8-8)。肌糖原不能分解为葡萄糖,主要是循糖酵解途径进行代谢。

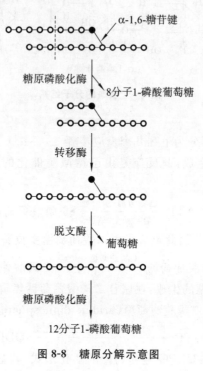

α-1,6-糖苷键

糖原磷酸化酶

8分子1-磷酸葡萄糖

转移酶

脱支酶

葡萄糖

糖原磷酸化酶

12分子1-磷酸葡萄糖

图 8-8 糖原分解示意图

1. 过程

(1) 糖原分解为 1-磷酸葡萄糖:从糖原分子的非还原性末端开始,由糖原磷酸化酶催化,使 α-1,4-糖苷键断裂,逐个生成 1-磷酸葡萄糖。

$$糖原(G_n)+Pi(磷酸) \xrightarrow{糖原磷酸化酶} 糖原(G_{n+1})+1\text{-}磷酸葡萄糖$$

(2) 6-磷酸葡萄糖的生成:1-磷酸葡萄糖在磷酸葡萄糖变位酶的作用下转变为 6-磷酸葡萄糖。

$$1\text{-}磷酸葡萄糖 \xleftrightharpoons{磷酸葡萄糖变位酶} 6\text{-}磷酸葡萄糖$$

(3) 葡萄糖的生成:6-磷酸葡萄糖在葡萄糖-6-磷酸酶作用下水解为葡萄糖。该酶只存在于肝和肾中,而肌肉组织中无此酶,因此,肝糖原可分解为葡萄糖,释放到血液中,维持血糖浓度的相对恒定;而肌糖原在肌肉中不能分解为葡萄糖,因而不能直接补充血糖。

$$6\text{-}磷酸葡萄糖 \xrightarrow[H_2O \quad Pi(磷酸)]{葡萄糖\text{-}6\text{-}磷酸酶} 葡萄糖$$

肌糖原分解为 6-磷酸葡萄糖后,可进入有氧氧化或糖酵解分解产能。6-磷酸葡萄糖经糖酵解生产乳酸,乳酸经血液循环运输到肝,通过糖异生生成葡萄糖,间接补充血糖,但意义不大。肌糖原的主要生理意义是为肌肉的收缩提供能量。

2. 特点

（1）糖原分解是在细胞液中进行的。

（2）糖原分解的限速酶是糖原磷酸化酶。糖原磷酸化酶只能作用于 α-1,4-糖苷键，脱支酶作用于 α-1,6-糖苷键，因此糖原分解需要两种酶协调作用来完成。

（3）肝糖原能直接补充血糖，而肌肉缺乏葡萄糖-6-磷酸酶，肌糖原不能直接转变为葡萄糖，只能氧化分解为肌肉收缩提供能量。

（三）糖原合成与分解的调节

糖原合成与分解的速度主要由糖原合成酶和糖原磷酸化酶的活性控制。这两种酶存在有活性和无活性两种形式。它们受同一调节系统控制。此调节系统是激素-cAMP-蛋白激酶体系。

六、糖异生

由非糖物质（乳酸、甘油、生糖氨基酸等）转变为葡萄糖或糖原的过程称为糖异生。机体进行糖异生补充血糖的主要器官是肝，肾在正常情况下糖异生能力只有肝的 1/10，长期饥饿或酸中毒时，肾糖异生能力大为增强，也成为糖异生的重要器官。

糖异生的主要原料有乳酸、甘油、生糖氨基酸等。乙酰 CoA 在体内不能转变为丙酮酸，无法进入糖异生途径，所以乙酰 CoA 和分解代谢过程中产生乙酰 CoA 的脂肪酸等物质不是糖异生的原料。

（一）糖异生途径

糖异生途径基本上是糖酵解途径的逆反应，但不完全相同。糖酵解的关键酶己糖激酶、6-磷酸果糖激酶-1、丙酮酸激酶，催化的反应是不可逆的，必须由另外的酶催化，才能逆向生成葡萄糖或糖原。这些酶是糖异生过程中的关键酶，包括丙酮酸羧化酶、磷酸烯醇式丙酮酸羧激酶、果糖二磷酸酶和葡萄糖-6-磷酸酶。

（1）丙酮酸转变为磷酸烯醇式丙酮酸（丙酮酸羧化支路）。丙酮酸生成磷酸烯醇式丙酮酸的反应包括丙酮酸羧化酶和磷酸烯醇式丙酮酸羧激酶催化的两步反应，构成丙酮酸羧化支路（图 8-9）。丙酮酸羧化酶只存在于线粒体内，而磷酸烯醇式丙酮酸羧激酶在线粒体和细胞液中均存在，因此丙酮酸需进入线粒体才能羧化为草酰乙酸，草酰乙酸在线粒体或细胞液中均可转变为磷酸烯醇式丙酮酸。

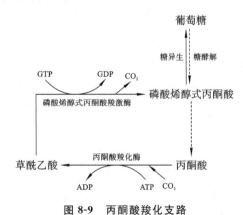

图 8-9　丙酮酸羧化支路

（2）1,6-二磷酸果糖在果糖二磷酸酶的催化下，水解为 6-磷酸果糖。

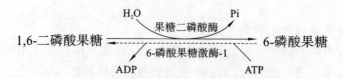

（3）6-磷酸葡萄糖在葡萄糖-6-磷酸酶的作用下转变为葡萄糖。

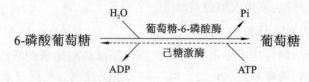

糖异生作用代谢过程归纳见图 8-10。

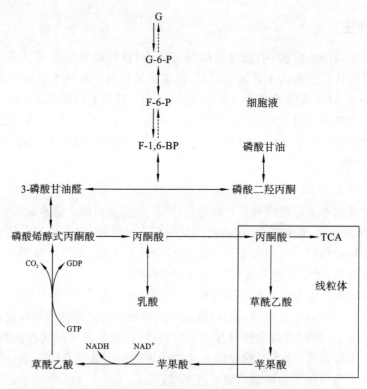

图 8-10　糖异生作用代谢过程

（二）糖异生的生理意义

1. 维持血糖浓度恒定　糖异生是机体在空腹或饥饿时补充血糖的来源,这对于维持空腹或饥饿时血糖浓度的相对恒定具有重要作用。正常成人的脑组织不能利用脂肪酸,主要依赖葡萄糖供能;红细胞没有线粒体,完全通过糖酵解获得能量;骨髓、神经等组织由于代谢活跃,经常进行糖酵解。

2. 体内乳酸利用的主要方式　乳酸是糖酵解的终产物。剧烈运动后,骨骼肌中的糖经糖酵解产生大量的乳酸,乳酸很容易通过细胞膜弥散入血,通过血液循环运至肝,经糖异生作用转变为葡萄糖;肝糖异生作用产生的葡萄糖又输送入血液循环,再被肌肉摄取利用,这一过程称为乳酸循环(或 Cori 循环)(图 8-11)。

3. 补充肝糖原　糖异生是肝补充或恢复糖原储备的重要途径,这在饥饿后进食更为重要。

（三）糖异生的调节

1. 代谢物的调节作用

（1）ATP 具有促进糖异生的作用。因为 ATP 是丙酮酸羧化酶和果糖二磷酸酶的变构激活剂，同时又是丙酮酸激酶和 6-磷酸果糖激酶-1 的变构抑制剂，所以 ATP 能促进糖异生作用，抑制糖的氧化反应。

ADP、AMP 具有抑制糖异生的作用。因为 ADP、AMP 变构抑制丙酮酸羧化酶、果糖二磷酸酶，同时它们又是丙酮酸激酶和 6-磷酸果糖激酶-1 的变构激活剂，所以 ADP、AMP 能抑制糖异生，可促进糖的氧化反应。

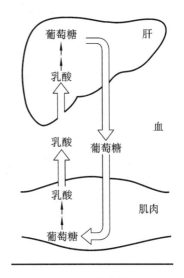

图 8-11　乳酸循环

（2）乙酰 CoA 具有促进糖异生的作用。脂肪酸大量氧化时，乙酰 CoA 堆积，这时机体不缺少 ATP。乙酰 CoA 一方面能反馈抑制丙酮酸脱氢酶，使丙酮酸蓄积，另一方面又能对丙酮酸羧化酶变构激活，促使丙酮酸异生为糖。

2. 激素的调节作用　肾上腺皮质激素是最重要的调节激素，可诱导肝糖异生作用的四种限速酶，又能促进肝外组织蛋白质的分解，使氨基酸入肝异生为糖。肾上腺素、胰高血糖素能诱导肝中磷酸烯醇式丙酮酸羧激酶及果糖二磷酸酶的合成，故具有促进糖异生的作用。胰岛素可抑制糖异生酶的合成，抑制肝的糖异生作用。

七、血糖及其调节

血糖指血液中的葡萄糖。正常人在安静空腹时静脉血糖含量为 3.89～6.11 mmol/L（70～110 mg/dL）。

（一）血糖的来源和去路

血糖的来源如下：①食物中糖的消化和吸收；②肝糖原的分解；③非糖物质异生为糖。血糖的去路如下：①氧化分解供能；②在肝、肌肉等组织合成糖原储存起来；③转变为脂肪及某些氨基酸等；④转变为其他糖及其衍生物，如核糖、葡萄糖醛酸等（图 8-12）。

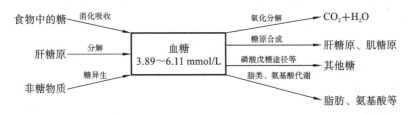

图 8-12　血糖的来源与去路

（二）血糖水平的调节

正常情况下，血糖的来源和去路保持动态平衡，使血糖浓度维持在一定范围。这种平衡是糖、脂肪、氨基酸代谢协调的结果；也是肝、肌肉、脂肪组织等各器官组织代谢协调的结果。调节血糖的激素可分为两类：一类是降低血糖的激素，如胰岛素；另一类是升高血糖的激素，如胰高血糖素、肾上腺素、糖皮质激素和生长激素等（表 8-2）。

表 8-2　激素对血糖浓度的调节作用

降低血糖的激素	升高血糖的激素	
	激素	对糖代谢的影响
胰岛素 1. 促进肌肉、脂肪组织细胞摄取葡萄糖,促进葡萄糖进入细胞 2. 促进糖氧化分解 3. 促进糖原合成,抑制糖原分解 4. 促进糖转变成脂肪,抑制脂肪分解 5. 抑制糖异生作用	胰高血糖素	1. 促进肝糖原分解 2. 促进肌糖原酵解 3. 促进糖异生
	肾上腺素	1. 促进肝糖原分解;抑制肝糖原合成 2. 促进脂肪动员,减少糖的利用 3. 促进糖异生
	糖皮质激素	1. 促进肌肉蛋白质分解,加速糖异生 2. 抑制肝外组织摄取利用葡萄糖
	生长激素	1. 促进糖异生 2. 抑制肌肉和脂肪组织利用葡萄糖

1. 胰岛素　胰岛素是体内唯一的降血糖激素。胰岛素降血糖的作用是多方面作用的结果:①促进肌肉、脂肪组织细胞膜载体转运葡萄糖进入细胞内。②加强葡萄糖激酶、6-磷酸果糖激酶-1 和丙酮酸激酶的诱导生成,促进葡萄糖的氧化分解。③通过抑制 cAMP-蛋白激酶系统,使细胞内 cAMP 降低,使糖原合成酶活性增强,6-磷酸化酶活性减弱,加速糖原合成,抑制糖原分解。④抑制磷酸烯醇式丙酮酸羧激酶及果糖二磷酸酶活性,抑制糖异生作用。⑤促进糖转变为脂肪。由此可见,胰岛素的作用是增加血糖去路,减少血糖来源,使血糖浓度降低。

2. 肾上腺素　肾上腺素是强有力的升血糖激素。肾上腺素的作用机制是通过肝和肌肉的细胞膜受体、cAMP、蛋白激酶激活糖原磷酸化酶,加速糖原分解。在肝糖原分解为葡萄糖;在肌肉则经糖酵解生成乳酸,并通过乳酸循环升高血糖水平。肾上腺素主要在应急状态下发挥作用。对经常性,尤其是进食情况引起的血糖波动没有生理意义。

3. 胰高血糖素　胰高血糖素是体内主要的升血糖激素。其升高血糖机制包括:①经肝细胞膜受体激活依赖 cAMP 的蛋白激酶,从而抑制糖原合成酶和激活糖原磷酸化酶,迅速使肝糖原分解,血糖升高。②通过抑制 6-磷酸果糖激酶-2,激活 1,6-二磷酸果糖酶-2,从而减少 2,6-二磷酸果糖的合成,后者是 6-磷酸果糖激酶-1 的最强的变构激活剂,又是1,6-二磷酸果糖酶-1 的抑制剂。于是糖酵解被抑制,糖异生则加速。③促进磷酸烯醇式丙酮酸羧激酶的合成;抑制肝 L 型丙酮酸激酶;加速肝摄取血中的氨基酸,从而增强糖异生。④通过激活脂肪组织内激素敏感性脂肪酶,加速脂肪动员。这与胰岛素作用相反,从而间接升高血糖水平。

4. 糖皮质激素　糖皮质激素可引起血糖升高,肝糖原增加。其作用机制可能有两方面。①促进肌肉蛋白质分解,分解产生的氨基酸转移到肝进行糖异生。这时,糖异生途径的限速酶,磷酸烯醇式丙酮酸羧激酶的合成增强。②抑制肝外组织摄取和利用葡萄糖,抑制点为丙酮酸的氧化羧化。

（三）血糖水平的异常

临床上因糖代谢障碍可发生血糖水平紊乱,常见有以下两类。

1. 高血糖及糖尿症　临床上将空腹血糖浓度高于 6.9 mmol/L 称为高血糖。当血糖浓度高于 10.00 mmol/L,即超过了肾小管重吸收能力,则可出现尿糖,这一血糖水平

知识拓展
糖尿病

称为肾糖阈。持续性高血糖和糖尿,特别是空腹血糖和糖耐量曲线高于正常范围,主要见于糖尿病。临床上常见的糖尿病有两类:胰岛素依赖型(Ⅰ型)和非胰岛素依赖型(Ⅱ型)。

2. 低血糖　空腹血糖浓度低于 3.0 mmol/L 时称为低血糖。低血糖影响脑的正常功能,因为脑细胞所需的能量主要来自葡萄糖的氧化。当血糖水平过低时,就会影响脑细胞的功能,从而出现头晕、倦怠无力、心悸等,严重时出现昏迷,称为低血糖休克。出现低血糖的病因如下:①胰性(胰岛 β 细胞功能亢进、胰岛 α 细胞功能低下等);②肝性(肝癌、糖原累积症等);③内分泌异常(垂体功能低下、肾上腺皮质功能低下等);④肿瘤(胃癌等);⑤饥饿或不能进食者等。

(本节)重点:糖酵解、糖有氧氧化的概念、细胞定位、限速酶、ATP的生成数目及生理意义;血糖的来源与去路。

第二节　脂类代谢

一、概述

脂类是机体内一类有机大分子物质,它包括范围很广,化学结构有很大差异,生理功能各不相同,其共同理化性质是不溶于水而溶于有机溶剂。

（一）脂类的分类

脂类是脂肪(fat)和类脂(lipids)的总称,是一大类不溶于水而易溶于有机溶剂的化合物。

$$
脂类
\begin{cases}
脂肪(甘油三酯,TG) \\
类脂
\begin{cases}
磷脂(PL)(甘油磷脂和鞘磷脂) \\
糖脂(脑苷脂和神经节苷脂) \\
胆固醇(Ch)及胆固醇酯(CE)
\end{cases}
\end{cases}
$$

1. 脂肪　即甘油三酯,是由 1 分子甘油与 3 个分子脂肪酸通过酯键相结合而成。人体内脂肪酸种类很多,生成的甘油三酯可有不同的排列组合,因此,甘油三酯具有多种形式。脂肪多分布于皮下、大网膜、肠系膜以及肾周围等的脂肪组织中,是体内含量最多的脂类。成年男子脂肪含量占体重的 10%～20%,女性稍高。体内脂肪含量常受营养状况和体力活动等因素的影响而有较大的变动,故称为"可变脂"。

2. 类脂　包括磷脂(phospholipids)、糖脂(glycolipid)和胆固醇及其酯(cholesterol and cholesterol ester)三大类。磷脂是含有磷酸的脂类,包括由甘油构成的甘油磷脂(glycerophosphatide)和由鞘氨醇构成的鞘磷脂(sphingomyelin)。糖脂是含有糖基的脂类。类脂是生物膜的主要成分,约占体重的 5%,其含量不受营养状况和机体活动的影响,故称为"基本脂",又称为"固定脂"。

（二）脂类的生理功能

1. 储存及氧化供能　储存能量和供给能量是脂肪重要的生理功能。1 g 脂肪在体内完全氧化时可释放出 38 kJ(9.1 kcal)能量,比 1 g 糖原或蛋白质所释放出的能量多 2 倍以上。脂肪组织是体内专门用于储存脂肪的组织,当机体需要时,储存的脂肪可被动员出来分解供给机体能量。

2. 构成生物膜　类脂是生物膜的主要组成成分,构成疏水性的"屏障",可分隔细胞

本节 PPT

水溶性成分和细胞器，维持细胞正常的结构与功能。

3. 协助脂溶性维生素的吸收，提供必需脂肪酸 必需脂肪酸是指机体需要，但自身不能合成，必须要靠食物提供的一些不饱和脂肪酸。胆固醇是脂肪酸盐和维生素 D_3 以及类固醇激素合成的原料，对于调节机体脂类物质的吸收，尤其是脂溶性维生素（维生素 A、维生素 D、维生素 E、维生素 K）的吸收以及钙磷代谢等均起着重要作用。

4. 保护内脏和保持体温 脂肪组织还可起到保持体温，保护内脏器官的作用。

二、甘油三酯的代谢

（一）甘油三酯的分解代谢

1. 脂肪动员 储存于脂肪细胞中的甘油三酯，在脂肪酶的催化下水解为游离脂肪酸（FFA）及甘油并释放入血，供给全身各组织细胞摄取利用的过程称为脂肪动员。激素敏感性脂肪酶（HSL）是脂肪动员的关键酶。能促进脂肪动员的激素称为脂解激素，如胰高血糖素、肾上腺素、促肾上腺皮质激素（ACTH）和促甲状腺激素（TSH）；胰岛素、前列腺素 E_2 和烟酸等能抑制脂肪动员，是抗脂解激素。

一分子甘油三酯可分解生成三分子的游离脂肪酸（FFA）和一分子的甘油。脂肪酸进入血液后与清蛋白结合成为复合体再转运到全身各组织，甘油则转运至肝、肾、肠等组织，主要在肝甘油激酶作用下，磷酸化为 3-磷酸甘油，再脱氢生成磷酸二羟丙酮，或彻底氧化分解，或转变成糖，因此甘油是糖异生的原料。

2. 脂肪酸的 β-氧化 除脑组织外，体内大多数的组织细胞均可循此途径氧化利用脂肪酸。其代谢反应过程可分为三个阶段。

（1）活化：在线粒体外膜或内质网进行此反应过程。在 ATP、HSCoA、Mg^{2+} 存在条件下，由脂酰 CoA 合成酶催化脂肪酸生成脂酰 CoA。每活化一分子脂肪酸，需消耗两分子 ATP。

（2）转运：借助于线粒体内膜两侧的两种肉碱脂酰转移酶（酶Ⅰ和酶Ⅱ）催化的移换反应，脂酰 CoA 由肉碱携带进入线粒体。位于线粒体内膜外侧面的肉碱脂酰转移酶Ⅰ是脂肪酸 β-氧化的关键酶，脂酰 CoA 进入线粒体是脂肪酸 β-氧化的主要限速步骤。

（3）β-氧化：由四个连续的酶促反应组成。

①脱氢：脂酰 CoA 在脂酰 CoA 脱氢酶的催化下，生成 $FADH_2$ 和 α，β-烯酯酰 CoA。

②加水：在水化酶的催化下，生成 L-β-羟脂酰 CoA。

③再脱氢：在 L-β-羟脂酰 CoA 脱氢酶的催化下，生成 β-酮脂酰 CoA 和 NADH 及 H^+。

④硫解：在 β-酮脂酰 CoA 硫解酶的催化下，分解生成 1 分子乙酰 CoA 和 1 分子少两个碳原子的脂酰 CoA。后者可继续氧化分解，直至全部分解为乙酰 CoA。

乙酰 CoA 进入三羧酸循环彻底氧化分解，$FADH_2$ 和 NADH＋H^+ 通过呼吸链经氧化磷酸化后产生能量。脂肪酸的 β-氧化全过程见图 8-13。

3. 脂肪酸氧化分解时的能量释放 以 16 个碳原子的软脂酸为例来计算，其生成 ATP 的数目如下：1 分子软脂酸可经 7 次 β-氧化全部分解为 8 分子乙酰 CoA，故 β-氧化可得 5×7＝35 分子 ATP，8 分子乙酰 CoA 可得 12×8＝96 分子 ATP，故一共可得 131 分子 ATP，减去活化时消耗的 2 分子 ATP，故软脂酸可净生成 129 分子 ATP。即对于偶数碳原子的长链脂肪酸，可按下式计算：

$$ATP 净生成数目＝（碳原子数÷2－1）×5＋（碳原子数÷2）×12－2$$

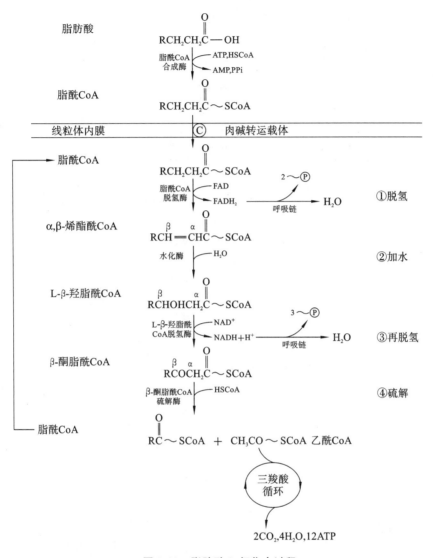

脂肪酸
$$RCH_2CH_2C\overset{O}{-}OH$$

脂酰CoA
合成酶　ATP,HSCoA
　　　　AMP,PPi

脂酰CoA
$$RCH_2CH_2C\overset{O}{\sim}SCoA$$

线粒体内膜　　　　　Ⓒ　肉碱转运载体

脂酰CoA
$$RCH_2CH_2C\overset{O}{\sim}SCoA$$

脂酰CoA　FAD　　　　2$\sim$Ⓟ
脱氢酶　FADH$_2$　　　　　　　H$_2$O　　①脱氢
　　　　　　呼吸链

α,β-烯酯酰CoA
$$RC\overset{\beta}{H}=C\overset{\alpha}{H}C\overset{O}{\sim}SCoA$$

水化酶　H$_2$O　　　　　②加水

L-β-羟脂酰CoA
$$RC\overset{\beta}{H}OHCH_2\overset{\alpha}{C}\overset{O}{\sim}SCoA$$

L-β-羟脂酰　NAD$^+$　　　3$\sim$Ⓟ
CoA脱氢酶　NADH+H$^+$　　　　H$_2$O　　③再脱氢
　　　　　　　呼吸链

β-酮脂酰CoA
$$RC\overset{\beta}{O}C\overset{\alpha}{H}_2\overset{O}{C}\sim SCoA$$

β-酮脂酰CoA　HSCoA　　　　④硫解
硫解酶

脂酰CoA
$$RC\overset{O}{\sim}SCoA + CH_3C\overset{O}{\sim}SCoA 乙酰CoA$$

三羧酸循环

2CO$_2$,4H$_2$O,12ATP

图 8-13　脂肪酸 β-氧化全过程

4. 酮体的生成及利用　肝内脂肪分解代谢很活跃。脂肪酸分解生成的乙酰 CoA,除部分氧化供能外,其余还能在肝内特有酶的作用下合成酮体,供肝外组织氧化利用。酮体是脂肪酸在肝内分解生成的一类中间产物,包括乙酰乙酸、β-羟丁酸和丙酮。

(1) 酮体的生成:酮体合成部位主要在肝的线粒体,其合成原料为乙酰 CoA,关键酶是羟甲基戊二酸单酰 CoA(HMG-CoA)合成酶。乙酰 CoA 先缩合成 HMG-CoA,接着 HMG-CoA 被裂解产生乙酰乙酸。乙酰乙酸再通过加氢还原成 β-羟丁酸,或经自发脱羧生成丙酮(图 8-14)。

(2) 酮体的利用:肝没有利用酮体的酶。酮体在肝内合成,肝外利用。在肝外组织中,能利用酮体的酶有琥珀酰 CoA 转硫酶、乙酰乙酰 CoA 硫解酶和乙酰乙酸硫激酶等。β-羟丁酸和乙酰乙酸都先被转化成乙酰 CoA,然后由其进入三羧酸循环彻底氧化。丙酮主要随呼气和尿排出体外(图 8-15)。

(3) 酮体生成及利用的生理意义:

①在正常情况下,酮体是肝输出能源的一种形式。

②在饥饿或疾病情况下,为心、脑等重要器官提供必要的能源。

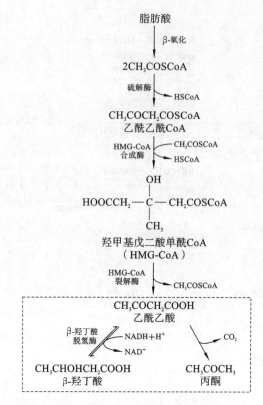

图 8-14 酮体的生成

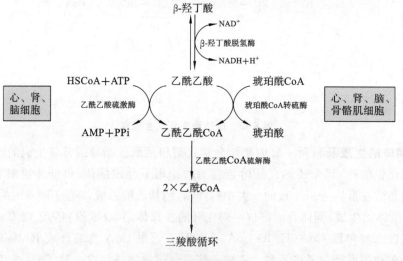

图 8-15 酮体的利用

正常生理情况下,酮体生成量不多,而肝外组织利用酮体能力较强,故血中酮体含量很低(2 mg/dL 以下)。在持续饥饿或糖尿病等糖代谢障碍情况下,脂肪动员增强,于是酮体生成增多。脑和心肌等组织可依赖酮体氧化获取能量。一旦酮体生成量超过肝外组织利用的限度,则出现酮症酸中毒。对酮症的治疗原则是制止脂肪大量动员,以便酮体生成减少;同时应增加糖的有氧氧化,以便产生足够的草酰乙酸,使酮体的氧化增加,最终达到血酮体含量正常。故对各种病因引起的糖来源减少的患者应静滴葡萄糖,而对糖尿病患者还需加用胰岛素等。

（二）甘油三酯的合成代谢

肝、小肠和脂肪组织是合成脂肪的主要组织器官，其合成的亚细胞部位主要在细胞液。脂肪合成时，首先合成长链脂肪酸和 3-磷酸甘油，然后再将两者缩合形成甘油三酯（脂肪）（图 8-16）。

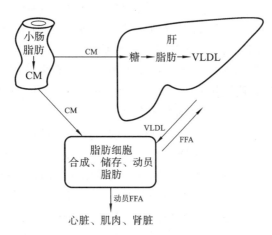

图 8-16　甘油三酯的合成部位

1. 脂肪酸的合成　脂肪酸合成的原料是葡萄糖氧化分解后产生的乙酰 CoA，其合成过程由细胞液中的脂肪酸合成酶系催化而完成，不是 β-氧化过程的逆反应。

（1）乙酰 CoA 转运出线粒体：线粒体内产生的乙酰 CoA，与草酰乙酸缩合生成柠檬酸，穿过线粒体内膜进入细胞液，裂解后重新生成乙酰 CoA，产生的草酰乙酸转变为苹果酸或丙酮酸后重新进入线粒体，这一过程称为柠檬酸-丙酮酸循环。

（2）丙二酰 CoA 的合成：在乙酰 CoA 羧化酶的催化下，将乙酰 CoA 羧化为丙二酰 CoA。乙酰 CoA 羧化酶是脂肪酸合成的关键酶，属于变构酶，其活性受柠檬酸和异柠檬酸的变构激活，受长链脂酰 CoA 的变构抑制。

（3）脂肪酸合成：脂肪酸合成时碳链的延长过程是一个循环反应过程，即缩合→加氢→脱水→再加氢，每次延长 2 个碳原子。脂肪酸合成的直接产物是软脂酸。在此基础上，再继续使脂肪酸的碳链延长、缩短、去饱和，便可生成除必需脂肪酸以外的多种脂肪酸。

脂肪酸合成与 β-氧化逆反应不同之处主要有四个方面：

①场所不同：脂肪酸合成在细胞液中进行，β-氧化在线粒体内进行；

②原料不同：脂肪酸合成原料为乙酰 CoA，产物为软脂酸，β-氧化的原料为脂酰 CoA，产物为乙酰 CoA；

③酶不同：脂肪酸合成酶系是一种多酶体系，属多功能酶，可连续催化脂肪酸的合成；

④供氢体不同：脂肪酸合成的供氢体是 NADPH，β-氧化的供氢体是 $FADH_2$ 和 NADH。

2. 3-磷酸甘油的生成　合成甘油三酯所需的 3-磷酸甘油主要有两条途径生成。

①甘油一酯途径：小肠黏膜细胞主要利用消化吸收的甘油一酯和脂肪酸再合成甘油三酯。

②甘油二酯途径：肝细胞和脂肪细胞中，葡萄糖循糖酵解途径生成 3-磷酸甘油。

3. 甘油三酯的合成　方式如下。

3-磷酸甘油＋2×脂酰 CoA→磷脂酸→1,2-甘油二酯→甘油三酯。

三、磷脂的代谢

磷脂是生物膜的重要组分，作为膜的结构和功能单位，膜磷脂以其规律的结构保证细胞的正常形态和功能，如生长、繁殖、细胞识别与消除、细胞间信息传递、细胞防御、能量转换等功能，影响血液黏滞性、血液凝固和红细胞形态，参与脂蛋白的组成。磷脂是膜上的各种脂类依赖性酶类起催化作用不可缺少的物质。衰老及多种疾病的发生与膜磷脂构成改变有关。补充磷脂在抗衰老、防止动脉硬化、调节血糖、防治肝硬化、皮肤病、血液病、神经功能调节及智力开发等领域均有作用。

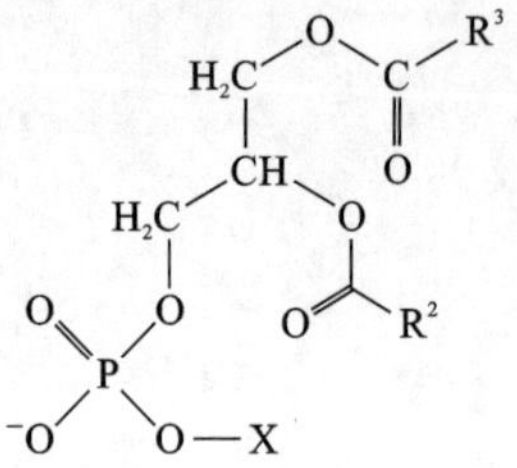

图 8-17　磷脂的结构式

分子中含磷酸的脂类称为磷脂（图 8-17）。其中含有甘油的磷脂称为甘油磷脂，常见的几种甘油磷脂见表 8-3；含有鞘氨醇的磷脂称为鞘磷脂。磷脂是构成生物膜的重要成分，也是合成脂蛋白的必需原料。在细胞膜中磷脂的极性端与膜表面蛋白质分子的亲水基团一起趋向表面形成亲水区；非极性端（脂肪酸部分）排列成有规则的双分子层，形成疏水区。磷脂的这种特殊脂质双分子结构使细胞具有一种选择性的通透屏障作用。

表 8-3　常见的一些甘油磷脂

X 基团	化合物名称
—H	磷脂酸
—CH₂—CH₂—N⁺(CH₃)₃	磷脂酰胆碱（卵磷脂）
—CH₂—CH₂—NH₃⁺	磷脂酰乙醇胺（脑磷脂）
—CH₂—CH(NH₃⁺)—COO⁻	磷脂酰丝氨酸
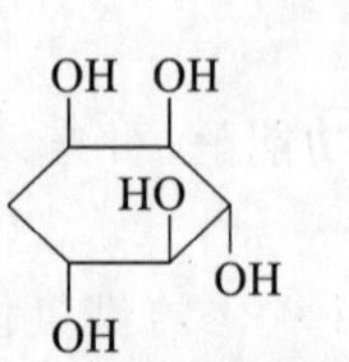 肌醇基团	磷脂酰肌醇

（一）甘油磷脂的代谢

甘油磷脂由甘油、脂肪酸、磷酸及含氮化合物等组成。以磷脂酰胆碱和磷脂酰乙醇胺较为重要。

1. 甘油磷脂的合成　全身各组织细胞的内质网中均有合成磷脂的酶系，故各组织均可合成磷脂,但以肝、肾及小肠等组织活跃。甘油磷脂的合成原料主要有脂肪酸、甘油、磷酸盐、胆碱、乙醇胺、丝氨酸、肌醇等,ATP 和 CTP 提供能量。脂肪酸和甘油主要由糖代谢转变而来,胆碱和乙醇胺可由食物供给,也可由丝氨酸在体内合成。在合成过程中,必须首先活化为 CDP-胆碱和 CDP-乙醇胺。然后,CDP-胆碱和 CDP-乙醇胺与甘油二酯反应,在脂肪酰甘油转移酶的催化下,生成磷脂酰胆碱和磷脂酰乙醇胺。

$$\text{胆碱} \xrightarrow[\text{ATP} \quad \text{ADP}]{} \text{磷酸胆碱} \xrightarrow[\text{CTP} \quad \text{PPi}]{} \text{CDP-胆碱}$$

$$\text{乙醇胺} \xrightarrow[\text{ATP} \quad \text{ADP}]{} \text{磷酸乙醇胺} \xrightarrow[\text{CTP} \quad \text{PPi}]{} \text{CDP-乙醇胺}$$

Ⅱ型肺泡上皮细胞可合成由 2 分子软脂酸构成的特殊磷脂酰胆碱,称二软脂酰磷脂酰胆碱,是较强的乳化剂,能降低肺泡表面张力,有利于肺泡的伸张,如新生儿肺泡上皮细胞合成的二软脂酰磷脂酰胆碱量不足,可诱发新生儿呼吸窘迫综合征。

2. 甘油磷脂的降解 机体内有能使甘油磷脂水解的多种磷脂酶,在磷脂酶的催化下,甘油磷脂逐步水解生成甘油、脂肪酸、磷酸及各种含氮化合物如胆碱、乙醇胺和丝氨酸等(图 8-18)。磷脂酶有磷脂酶 A_1、磷脂酶 A_2、磷脂酶 B_1、磷脂酶 C、磷脂酶 D 等五种,分别作用于分子中不同的酯键。

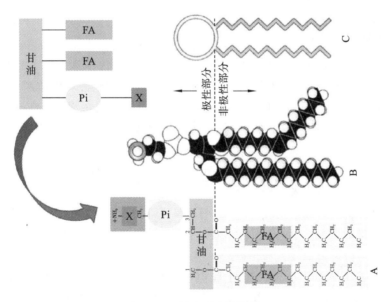

图 8-18 甘油磷脂结构图

磷脂酶 A_2 以酶原形式存在于胰腺中,钙离子为其激活剂,此酶使甘油磷脂分子中 2 位酯键水解,产物为溶血磷脂和多不饱和脂肪酸。溶血磷脂是一类具有较强表面活性的物质,能使红细胞膜或其他细胞膜破坏,引起溶血或细胞坏死。

(二)鞘磷脂的代谢

鞘磷脂又称神经鞘磷脂,是神经组织各种膜的主要结构脂类之一。神经鞘磷脂的基本结构是以神经氨基醇(鞘氨醇)为核心取代甘油磷脂类的甘油核心。神经氨基醇是一系列碳链长度不同的不饱和氨基醇,最常见的神经氨基醇含有 18 个碳原子,在磷脂中常以酰胺即神经酰胺形式存在。神经鞘磷脂的极性头是磷酰乙醇胺或磷酰胆碱。

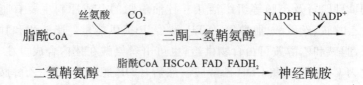

$$脂酰CoA \xrightarrow[\text{丝氨酸}]{\quad CO_2 \quad} 三酮二氢鞘氨醇 \xrightarrow[\text{NADPH}]{\quad NADP^+ \quad}$$

$$二氢鞘氨醇 \xrightarrow{\text{脂酰CoA HSCoA FAD FADH}_2} 神经酰胺$$

神经酰胺可接受由磷脂酰胆碱提供的磷酸胆碱生成鞘磷脂。

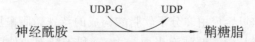

$$神经酰胺 \xrightarrow[\text{磷脂酰胆碱}]{\quad \text{甘油二酯} \quad} 鞘磷脂$$

神经酰胺也可由 UDP 葡萄糖或 UDP 半乳糖提供糖基生成鞘糖脂。

$$神经酰胺 \xrightarrow[\text{UDP-G}]{\quad \text{UDP} \quad} 鞘糖脂$$

神经鞘磷脂是细胞膜和神经髓鞘的重要成分,由鞘氨醇、脂肪酸、磷酸和胆碱构成。全身各组织均能合成神经鞘磷脂,但以脑组织最活跃。

神经鞘磷脂的分解是在神经鞘磷脂酶催化下进行的。此酶属于磷脂酶 C,存在于脑、肝、脾、肾等细胞的溶酶体中,神经鞘磷脂水解后生成 N-脂酰鞘氨醇和磷酸胆碱。若先天性缺乏神经鞘磷脂酶,则神经鞘磷脂不能降解而在细胞内积存,严重者可累及中枢神经系统,引起痴呆,甚至危及生命。

四、胆固醇的代谢

全身各组织几乎均可合成胆固醇,其中肝合成量最大(约占总量 80%),其次是小肠。

1. 胆固醇的合成 胆固醇的合成部位主要是在肝的细胞液和内质网中。乙酰 CoA 是合成胆固醇所需的原料,HMG-CoA 还原酶是胆固醇合成的关键酶。其合成过程复杂,大致可分为三个阶段:①乙酰 CoA 缩合生成甲羟戊酸(MVA);②甲羟戊酸缩合生成鲨烯;③鲨烯环化为胆固醇。

2. 胆固醇合成的调节 各种因素对胆固醇合成的调节作用主要是通过影响关键酶 HMG-CoA 还原酶的活性来实现。

(1)饥饿与饱食:饥饿或禁食可抑制 HMG-CoA 还原酶的活性,从而使胆固醇的合成减少;反之,摄取高糖、高饱和脂肪膳食后,HMG-CoA 还原酶活性增加而导致胆固醇的合成增多。

(2)胆固醇:胆固醇可反馈性抑制 HMG-CoA 还原酶的合成,胆固醇的某些氧化产物如 7-β-羟基胆固醇、25-羟基胆固醇等对该酶的活性也有抑制作用。

(3)激素:胰岛素和甲状腺激素可诱导 HMG-CoA 还原酶的合成;而胰高血糖素和糖皮质激素则能抑制并降低 HMG-CoA 还原酶的活性。

3. 胆固醇的转化(降解) 胆固醇不能分解为小分子化合物,在机体不同组织中可进一步转化生成以下衍生物。

(1)在肝,胆固醇大部分转变为胆汁酸,这是极好的表面活性物质,它随胆汁进入肠道后起到乳化脂类并促进脂类消化吸收的作用。

(2)在肾上腺皮质和性腺,胆固醇转变为类固醇激素,调节代谢功能。

(3)在皮肤和皮下,胆固醇脱氢生成 7-脱氢胆固醇(维生素 D_3 原),经紫外线照射形成维生素 D_3,活化后调节钙磷代谢。

胆固醇的作用很重要,人体不能缺少,但含量过高会引发高胆固醇血症及动脉粥样硬化等心、脑血管疾病。

五、血脂和血浆脂蛋白

(一) 血脂

血脂是血浆中脂类物质的统称,主要包括甘油三酯、磷脂、胆固醇、胆固醇酯和游离的脂肪酸等。正常成人空腹血脂总量为 400～700 mg/dL(4.0～7.0 mmol/L),其中甘油三酯为 10～160 mg/dL(平均 100 mg/dL),总胆固醇为 150～250 mg/dL(平均 200 mg/dL),胆固醇酯约占总胆固醇的 70%。

血脂的来源主要有两个:①外源性脂:指从食物中经消化吸收进入血液的脂类。②内源性脂:指由肝、脂肪细胞以及其他组织合成后释放入血液的脂类。由于年龄、性别、饮食等因素对脂类代谢的影响,血脂的正常参考值波动较大。正常成人空腹 12～14 h 后血脂的组成及含量见表 8-4。

表 8-4　正常成人空腹血脂的组成及含量

组　　成	血脂含量	
	/(mg/dL)	/(mmol/L)
总脂	400～700(平均 500)	
甘油三酯	10～150(平均 100)	0.11～1.69(平均 1.13)
总胆固醇	100～250(平均 200)	2.59～6.47(平均 5.17)
胆固醇酯	70～200(平均 145)	1.81～5.17(平均 3.75)
游离胆固醇	40～70(平均 55)	1.03～1.81(平均 1.42)
总磷脂	150～250(平均 200)	48.44～80.73(平均 64.58)
卵磷脂	50～200(平均 100)	16.1～64.6(平均 32.3)
神经鞘磷脂	50～130(平均 70)	16.1～42.0(平均 22.6)
脑磷脂	15～35(平均 20)	4.8～13.0(平均 6.4)
游离脂肪酸	5～20(平均 15)	

血中少量的游离脂肪酸与清蛋白结合运输。脂类不溶或微溶于水,但血浆中的脂类并非游离存在,而是与蛋白质结合形成亲水性的脂蛋白,这是脂类在血液中的存在及运输形式。

(二) 血浆脂蛋白

各种脂蛋白所含脂类及蛋白质的含量不同,其理化性质存在差异,常采用电泳法或超速离心法将血浆脂蛋白分为四类。

1. 电泳法　电泳法利用不同脂蛋白的表面电荷不同,在同一电场中具有不同的电泳迁移率而予以分离。常用琼脂糖凝胶电泳法,将脂蛋白分为 α 脂蛋白、前 β 脂蛋白、β 脂蛋白和乳糜微粒(CM)四类。α 脂蛋白含蛋白质最多,分子小,所带电荷多,故泳动最快。乳糜颗粒(CM)含甘油三酯最多,蛋白质最少,所以在电场中基本不移动(图 8-19)。

2. 超速离心法　由于各种脂蛋白所含脂类和蛋白质的含量不同,因而其密度亦不相同。由于蛋白质的密度比脂类密度大,故脂蛋白中蛋白质含量越高,脂类含量越低,其密度越大;反之,其密度越小。将血浆置于一定浓度的盐溶液中进行超速离心,各种脂蛋白因密度不同而漂浮或沉降,可将血浆脂蛋白分为四类,密度从低到高依次为:乳糜微粒

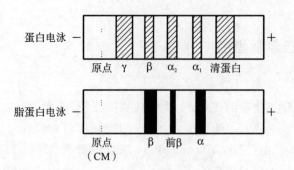

图 8-19 电泳法分离血浆脂蛋白

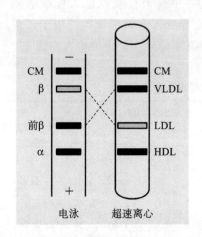

图 8-20 超速离心法分离血浆脂蛋白

(CM)、极低密度脂蛋白(VLDL)、低密度脂蛋白(LDL)及高密度脂蛋白(HDL),见图 8-20。

3. 血浆脂蛋白的组成 各类血浆脂蛋白都含有蛋白质、甘油三酯、磷脂、胆固醇及胆固醇酯,但其组成比例及含量却不相同。CM 含甘油三酯最多,达 80%~95%,蛋白质含量少,约占 1%,颗粒最大,密度最小;VLDL 中甘油三酯为主要成分,而磷脂、胆固醇及蛋白质含量均比 CM 多;LDL 含胆固醇最多,可达 50%;HDL 含蛋白质最多,高达 50%,甘油三酯含量最少,颗粒最小,密度最大。血浆脂蛋白的分类、性质、组成及功能见表 8-5。

表 8-5 血浆脂蛋白的分类、性质、组成及功能

分 类	超速离心法	CM	VLDL	LDL	HDL
	电泳法	CM	前 β-脂蛋白	β-脂蛋白	α-脂蛋白
性质	密度	<0.95	0.95~1.006	1.006~1.063	1.063~1.210
	颗粒直径/nm	80~500	20~80	20~25	7.5~10
电泳位置		原点	α_2-球蛋白	β-球蛋白	α_1-球蛋白
化学组成 /(%)	蛋白质	0.5~2	5~10	20~25	50
	三酰甘油	80~95	50~70	10	5
	磷脂	5~7	15	20	25
	总胆固醇	1~4	15~19	45~50	20
载脂蛋白		AⅠ、B_{48}、CⅠ、CⅡ、CⅢ	B_{100}、CⅠ、CⅡ、CⅢ、E	B_{100}	AⅠ、AⅡ、D
合成部位		小肠黏膜细胞	肝细胞	血浆	肝、小肠
功能		转运外源性甘油三酯	转运内源性甘油三酯	转运内源性胆固醇到肝外组织	逆向转运胆固醇到肝内代谢

血浆脂蛋白中的蛋白质部分称为载脂蛋白(apolipoprotein,apo)。目前已从人血浆中分离出 20 种载脂蛋白,分为 A、B、C、D、E 五类。某些载脂蛋白又分为若干亚类,如 apoA 分为 apoAⅠ、apoAⅡ和 apoAⅣ;apoB 分为 $apoB_{100}$ 及 $apoB_{48}$;apoC 分为 apoCⅠ、

apoCⅡ、apoCⅢ及 apoCⅣ。不同脂蛋白含有不同的载脂蛋白,如 HDL 主要含 apoAⅠ及
apoAⅡ;LDL 几乎只含 $apoB_{100}$;VLDL 主要含 $apoB_{100}$、apoCⅡ,还含有 apoCⅠ、apoCⅢ、
apoE;CM 主要含 $apoB_{48}$。

载脂蛋白不仅在结合和转运脂类及稳定脂蛋白的结构上发挥重要作用,而且还调节
脂蛋白代谢关键酶的活性,参与脂蛋白受体的识别,在脂蛋白代谢上发挥极为重要的作
用。如 apoAⅠ可激活 LCAT,apoCⅡ可激活 LPL,$apoB_{100}$ 可被各种组织细胞表面的
LDL 受体所识别等。

4. 血浆脂蛋白的结构　各种血浆脂蛋白基本结构相似,除新生的 HDL 为圆盘状
外,脂蛋白一般为球状颗粒。具有疏水性的甘油三酯及胆固醇酯位于脂蛋白的内核,而
具有极性及非极性基团的载脂蛋白、磷脂及游离胆固醇则以单分子层借其非极性的疏水
基团与内核的疏水链相连,极性分子或亲水基团则覆盖于脂蛋白的表面,使脂蛋白分子
比较稳定,又具有亲水性,得以在血液中运输(图 8-21)。

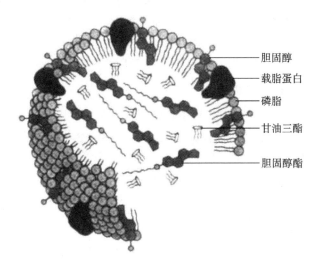

胆固醇
载脂蛋白
磷脂
甘油三酯
胆固醇酯

图 8-21　血浆脂蛋白的一般结构

5. 常见脂类代谢紊乱　常见脂类代谢紊乱有酮血症、脂肪肝、动脉粥样硬化、高脂血
症等。

(1)酮血症:正常情况下,人体血中酮体的含量很低,为 0.03～0.5 mmol/L。人体在
长期饥饿或糖尿病等代谢异常情况下,脂肪动员加强,酮体生成增加。当超过肝外组织
的利用能力时,血中酮体升高,可导致酮症酸中毒。

(2)脂肪肝:肝细胞内脂肪来源多而去路少会导致脂肪肝。

①糖代谢障碍导致脂肪动员增加,进入肝内的脂肪酸增加,合成脂肪增多;

②肝细胞内用于合成脂蛋白的磷脂缺乏;

③肝功能低下,合成磷脂、脂蛋白能力下降,导致肝内脂肪输出障碍,此为最多见的
原因。

(3)动脉粥样硬化:血浆中 LDL 增加和(或)HDL 减少使血浆中胆固醇易在动脉内
膜下沉积,久而久之导致动脉粥样硬化。

(4)高脂血症:血脂高于正常人上限称为高脂血症,也称为高脂蛋白血症。高脂血症
可分为原发性和继发性两大类。一般以空腹 12～14 h 成人血甘油三酯超过 2.26 mmol/L
(200 mg/dL),胆固醇超过 6.21 mmol/L(240 mg/dL),儿童胆固醇超过 4.14 mmol/L
(160 mg/dL)为标准。

第三节　蛋白质的分解代谢

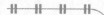

本节 PPT

　　生物体内的各种蛋白质经常处于动态更新之中，蛋白质的更新包括蛋白质的分解代谢和蛋白质的合成代谢。蛋白质的分解代谢是指蛋白质分解为氨基酸及氨基酸继续分解为含氮的代谢产物、二氧化碳和水并释放能量的过程。构成蛋白质的氨基酸共有 20种，其共同点是均含氨基和羧基，不同点是它们的碳骨架各不相同。因此，脱去氨基后各个氨基酸的碳骨架的分解途径有所不同，这就是个别氨基酸的代谢，也可称为氨基酸的特殊代谢。以上这些内容均属蛋白质分解代谢的范畴，并且由于这一过程是以氨基酸代谢为中心，故称为蛋白质分解和氨基酸代谢，是本章的中心内容。此外，蛋白质的营养问题与饮食卫生和临床实践关系密切，亦在本章讨论。

一、蛋白质的营养作用

（一）蛋白质的生理功能

蛋白质是表达生物遗传信息、体现生命特征最重要的物质基础。

蛋白质的功能是维持组织细胞的生长、更新、修补，参与催化、运输、代谢调节，氧化供能，每克蛋白质氧化可释放 17 kJ 能量。

（二）蛋白质的需要量

1. 氮平衡（nitrogen balance）

总氮平衡：摄入氮＝排出氮，见于正常成人。

正氮平衡：摄入氮＞排出氮，表示体内蛋白质的合成大于蛋白质的分解，见于儿童、孕妇及病后恢复期。

负氮平衡：摄入氮＜排出氮，常见于蛋白质摄入量不能满足需要时，如长期饥饿、消耗性疾病等。

2. 需要量　成人每日最低的蛋白质需要量为 30～50 g，我国营养学会推荐成人每日蛋白质需要量为 80 g。

（三）蛋白质的营养价值

1. 必需氨基酸（essential amino acid）　体内需要而又不能自身合成，必须由食物供给的氨基酸，共有 8 种，分别是赖氨酸、色氨酸、亮氨酸、异亮氨酸、苯丙氨酸、缬氨酸、甲硫氨酸和苏氨酸。其余 12 种氨基酸在体内可以合成，称为非必需氨基酸。

2. 蛋白质的营养价值（nutritive value）　蛋白质的营养价值取决于必需氨基酸的数量、种类的比例。

3. 蛋白质的互补作用（supplementary action）　营养价值较低的蛋白质混合食用，其必需氨基酸可以互相补充而提高营养价值的作用。

（四）蛋白质的肠中腐败作用

蛋白质的腐败（putrefaction）作用是指肠道细菌对未被消化和吸收的蛋白质及其消化产物所起的作用。腐败作用的产物大多有害，如胺、氨、苯酚、吲哚、硫化氢等；也可产

Note

生少量的脂肪酸及维生素等可被机体利用的物质。蛋白质的摄入不宜过量,否则将加重消化器官负担,导致肠中腐败作用增加。

二、氨基酸的一般分解代谢

氨基酸的一般分解代谢是指氨基酸脱氨基生成 α-酮酸和氨,α-酮酸进一步代谢,用于氧化供能、异生为糖和合成脂肪等;而氨进一步代谢为一种对人体有害的物质,在体内合成谷氨酰胺以及尿素。

(一) 氨基酸的脱氨基作用

氨基酸的脱氨基作用方式有氧化脱氨基作用、转氨基作用和联合脱氨基作用。

1. 氧化脱氨基作用 催化氨基酸氧化脱氨基的酶主要有 L-谷氨酸脱氢酶,L-谷氨酸脱氢酶在肝、脑、肾等组织中普遍存在,活性也较强,但只有催化 L-谷氨酸的氧化脱氨基作用,生成 α-酮戊二酸及氨。L-谷氨酸脱氢酶是一种变构酶,ATP、GTP 是该酶的变构抑制剂,ADP、GDP 是该酶的变构激活剂。在 ATP、GTP 不足时,谷氨酸加速氧化脱氨。

2. 转氨基作用 转氨基作用是指一种氨基酸的氨基通过转氨酶的作用,将氨基转移至另一 α-酮酸的酮基位置上,原来的氨基酸变成了 α-酮酸,原来的 α-酮酸变成了氨基酸。转氨酶催化的反应是可逆的,参与转氨基作用的 α-酮酸有 α-酮戊二酸、草酰乙酸、丙酮酸,除甘氨酸、赖氨酸、苏氨酸、脯氨酸及羟脯氨酸外,体内大多数氨基酸均可参与转氨基作用。体内存在多种转氨酶,但以催化 L-谷氨酸与 α-酮酸的转氨酶较为重要。例如,谷氨酸-丙酮酸转氨酶(GPT/ALT)和谷氨酸-草酰乙酸转氨酶(GOT/AST)。各种转氨酶均以磷酸吡哆醛或磷酸吡哆胺为辅酶,该辅酶在反应过程中起传递氨基的作用。正常情况下,转氨酶主要分布在细胞内,在血清中活性很低,在各组织中又以分布在肝、心的活性较高(表 8-6)。当某种原因使细胞膜通透性增高,或因组织坏死、细胞破裂,可有大量的转氨酶释放入血,引起血中转氨酶活性增高。如急性肝炎时血清中的 ALT 活性明显升高,心肌梗死时血清中 AST 活性明显上升。此种检查在临床上可作为协助诊断和预后判断肝、心疾病的指标之一。转氨基作用是多种氨基酸分解代谢的起始步骤,也是体内某些非必需氨基酸合成的途径。

表 8-6 正常成人各组织中 ALT 和 AST 活性　　　单位:活性单位/克组织

组　织	ALT	AST	组　织	ALT	AST
心	7100	156000	胰腺	2000	28000
肝	44000	142000	脾	1200	14000
骨骼肌	4800	99000	肺	700	10000
肾	19000	91000	血清	16	20

3. 联合脱氨基作用 转氨基作用只是氨基的转移,而没有真正的脱去氨基。在两种或两种以上酶的催化作用下,将氨基酸的氨基脱下的方式称为联合脱氨基作用。体内有两种联合脱氨基作用的方式,一是转氨酶与谷氨酸脱氢酶联合进行的联合脱氨基作用,另一种是嘌呤核苷酸循环。转氨酶与谷氨酸脱氢酶联合进行的联合脱氨基作用主要在肝、肾组织中进行,氨基酸与 α-酮戊二酸进行转氨基作用,生成相应的 α-酮酸和谷氨酸,然后谷氨酸在 L-谷氨酸脱氢酶的作用下脱氢、加水脱氨生成 α-酮戊二酸;嘌呤核苷酸循环是肌肉组织中脱氨基的主要方式,可使许多氨基酸脱氨基,其过程首先通过转氨基作

用将氨基转给草酰乙酸生成天冬氨酸，然后天冬氨酸在腺苷酸代琥珀酸合成酶的催化下，与次黄嘌呤核苷酸（IMP）缩合成腺苷酸代琥珀酸，腺苷酸代琥珀酸在裂解酶的催化下，裂解为延胡索酸和腺苷酸（AMP），AMP 经腺苷酸脱氨酶催化水解生成 IMP 和游离的氨。其中 IMP 参与循环，故称为嘌呤核苷酸循环。延胡索酸则经三羧酸循环途径转变为草酰乙酸。

（二）氨的来源

（1）氨基酸脱氨基作用生成氨，这是最主要的来源。

（2）由肠道吸收的氨，其中包括食物蛋白质在大肠内经腐败作用生成的氨和尿素在肠道脲酶作用下生成的氨。

（3）肾泌氨，谷氨酰胺在肾小管上皮细胞中谷氨酰胺酶的催化下生成氨，其大部分随尿以 NH_4^+ 形式排出，少部分吸收入血。

$$谷氨酰胺 + H_2O \xrightarrow{\text{谷氨酰胺酶}} 谷氨酶 + NH_3$$

（三）氨的转运

1. 谷氨酰胺的运氨作用

（1）氨和谷氨酸在脑、肌肉合成谷氨酰胺，运输到肝和肾后再分解，从而进行解毒。

（2）谷氨酰胺是氨的解毒产物，也是氨的储存及运输形式。

2. 丙氨酸-葡萄糖循环（alanine-glucose cycle） 肌肉中的氨以无毒的丙氨酸形式运输到肝，脱氨后生成丙酮酸异生为糖，为肌肉提供葡萄糖（图 8-22）。

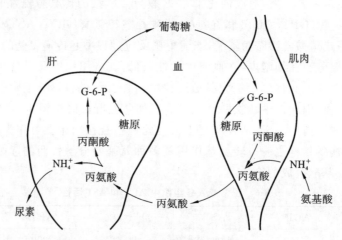

图 8-22 丙氨酸-葡萄糖循环

3. 氨的去路 氨是有毒的物质，各组织中产生的氨必须以无毒的形式运输到肝、肾，血中的氨主要以谷氨酰胺和丙氨酸两种形式运输。运输到肝的氨用于合成尿素，尿素经血液循环运输到肾，随尿排出；谷氨酰胺运输到肾，在肾小管上皮细胞谷氨酰胺酶的作用下产生氨再分泌进入肾小管，与 H^+ 结合成 NH_4^+ 随尿排出。氨虽然是有毒物质，但机体合成非必需氨基酸及某些含氮化合物还需要少量的氨。

（1）在肝合成尿素：氨在体内主要的去路是在肝生成无毒的尿素，然后由肾排泄，这是机体对氨的一种解毒方式。在肝细胞的线粒体中，NH_3、CO_2 和 H_2O 生成氨甲酰磷酸，该反应消耗 ATP，生成的氨甲酰磷酸再与鸟氨酸合成瓜氨酸，瓜氨酸自线粒体进入细胞液，由天冬氨酸提供氨基，生成精氨酸（天冬氨酸和瓜氨酸在精氨酸代琥珀酸合成酶催化下，生成精氨酸代琥珀酸，再在精氨酸代琥珀酸裂解酶催化下，裂解生成精氨酸和延胡索酸)。精氨酸在精氨酸酶的催化下,水解生成鸟氨酸和尿素,鸟氨酸又可再参与尿素合成过程,故尿素合成的过程又称鸟氨酸循环。在鸟氨酸循环生成尿素的过程中,精氨酸代琥珀酸合成酶是尿素合成的限速酶,该反应是一个耗能反应,每合成 1 分子尿素消耗 4 个高能键(图 8-23)。

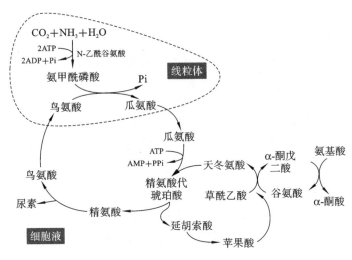

图 8-23　鸟氨酸循环

(2)谷氨酰胺的合成:氨与谷氨酸在谷氨酰胺合成酶的催化下合成谷氨酰胺,谷氨酰胺是氨的解毒产物,也是氨的储存和运输形式。

(3)氨可以使某些 α-酮酸经联合脱氨基作用逆反应生成相应的非必需氨基酸,还可参与嘌呤碱、嘧啶碱的生物合成。

4. 高氨血症和氨中毒

(1)血氨浓度升高称为高氨血症,此时可引起脑功能障碍,称为氨中毒。常见于肝功能严重损伤、尿素合成酶系的遗传缺陷。

(2)氨中毒的可能机制(图 8-24)。

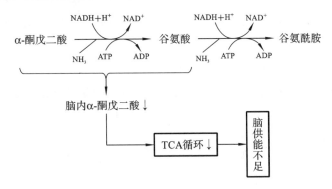

图 8-24　氨中毒的可能机制

5. α-酮酸的代谢　α-酮酸是氨基酸的碳链骨架,除部分用于再合成非必需氨基酸外,其余均可经不同的代谢途径最后汇集于丙酮酸或三羧酸循环的某一中间产物,如草酰乙酸、延胡索酸、琥珀酰 CoA、α-酮戊二酸等,使 α-酮酸可以转变为糖,也可继续氧化,最终生成二氧化碳和水,并释放能量,有些氨基酸可以转变成乙酰 CoA 而生成脂类,大多数氨基酸在体内能生成糖,被称为生糖氨基酸。而苯丙氨酸、酪氨酸、异亮氨酸、色氨酸等在体内能生成糖和酮体,被称为生糖兼生酮氨基酸,赖氨酸、亮氨酸在体内只能生成酮体,被称为生酮氨基酸。

三、氨基酸的个别代谢

前面讨论了氨基酸的一般代谢,下面探讨某些氨基酸在体内特有的代谢途径,也就是氨基酸的个别代谢。

(一)胺类的生成

某些氨基酸进行脱羧基作用,催化氨基酸脱羧基作用的酶为氨基酸脱羧酶,其辅酶是磷酸吡哆醛,生成的胺类物质具有重要的生理作用。

（1）谷氨酸脱羧基作用生成 γ-氨基丁酸,γ-氨基丁酸是一种抑制性神经递质。

（2）组氨酸脱羧生成组胺,组胺是一种强烈的血管扩张剂。

（3）色氨酸经羟化反应生成 5-羟色氨酸,进而脱羧可生成的 5-羟色胺,5-羟色胺是一种抑制性神经递质和血管收缩剂。

(二)一碳单位的生成和利用

1. 一碳单位的概念　一碳单位是氨基酸代谢过程中产生的含一个碳原子的有机基团,如甲基、亚甲基、亚氨甲基、甲酰基等,但 CO_2 不是一碳单位。

2. 一碳单位的生成和转运　某些氨基酸代谢可产生一碳单位,提供一碳单位的氨基酸有甘氨酸、丝氨酸、组氨酸和色氨酸,氨基酸代谢产生的一碳单位不能游离存在,要以四氢叶酸为载体,才能转运和代谢。四氢叶酸分子中第 5 位和第 10 位 N 原子是携带一碳单位的位置。

3. 一碳单位的生化功用　一碳单位的生化功用有两点。

（1）用于嘌呤核苷酸、嘧啶核苷酸的生物合成。

（2）用于体内物质的甲基化反应。

体内甲基的活性形式是 S-腺苷蛋氨酸(SAM)。一碳单位 N_5-甲基四氢叶酸和同型半胱氨酸在转甲基酶的催化作用下生成蛋氨酸,然后蛋氨酸由 ATP 活化生成 SAM,SAM 可用于体内物质的甲基化反应。肾上腺素、胆碱、肉毒碱的合成都需 SAM,SAM 为体内物质甲基化反应提供甲基后转变为同型半胱氨酸。同型半胱氨酸又可用于蛋氨酸的合成,这一循环反应过程称为蛋氨酸循环。

(三)含硫氨基酸代谢

含硫氨基酸有蛋氨酸、半胱氨酸及胱氨酸。酶蛋白中半胱氨酸自由巯基与许多酶的活性有关。半胱氨酸可转变成牛磺酸,牛磺酸有重要的生化功用,参与构成结合胆汁酸。含硫氨基酸分子中的硫在体内最后可转变成硫酸根,部分以钠盐的形式自尿排出,其余转变成活性硫酸根,即 3′-磷酸腺苷-5′-磷酸硫酸(PAPS)。

(四)芳香族氨基酸代谢

1. 代谢产物　芳香族氨基酸包括苯丙氨酸、酪氨酸和色氨酸。苯丙氨酸、酪氨酸在体内代谢过程中生成一些重要的生物活性物质。苯丙氨酸羟化生成酪氨酸,酪氨酸经酪氨酸羟化酶的作用,生成多巴,多巴脱羧变成多巴胺,再经羟化生成去甲肾上腺素。多巴胺、去甲肾上腺素、肾上腺素统称儿茶酚胺,三者均为神经递质。在黑色素细胞内,酪氨酸在酪氨酸酶催化作用下生成多巴,多巴再氧化生成黑色素。酪氨酸还可经碘化生成甲状腺素。

2. 代谢障碍　苯丙氨酸和酪氨酸代谢障碍与某些疾病的发生有关。

（1）苯丙酮尿症：苯丙氨酸羟化生成酪氨酸，催化此反应的酶为苯丙氨酸羟化酶。当缺乏此酶时苯丙氨酸不能正常地转变成酪氨酸，体内苯丙氨酸堆积，并可通过转氨基作用生成苯丙酮酸，称为苯丙酮尿症。它是一种先天性氨基酸代谢缺陷，患儿多为儿童，有智力发育障碍。

（2）尿黑酸尿症：酪氨酸可以在酪氨酸转氨酶的催化作用下生成对羟苯丙酮酸，再生成尿黑酸，进一步转变成乙酰乙酸和延胡索酸，二者分别参加糖代谢和脂类代谢，如果缺乏尿黑酸氧化酶，尿黑酸不能氧化而自尿中排出，使尿液呈黑色，故称尿黑酸尿症，这也是一种先天性代谢缺陷，但预后好，不影响寿命。

（3）白化病：在黑色素细胞内，酪氨酸在酪氨酸酶催化下生成多巴，多巴再氧化生成黑色素，成为皮肤、毛发及眼球的色素。如果缺乏酪氨酸酶，黑色素生成受阻，人体的毛发、皮肤等皆呈白色，称为白化病。此病为先天性代谢缺陷。

四、糖、脂类、蛋白质代谢的联系与调节

（一）糖、脂类和蛋白质代谢之间的相互联系

机体内的物质代谢是一个完整而统一的过程，在同一细胞内，各个代谢过程都能有规律地进行，它们之间既相互联系，又彼此制约。糖、脂类、蛋白质在代谢过程中通过共同的中间产物相互转变。三种代谢途径的中间产物，将三羧酸循环和生物氧化等连成整体。糖、脂类、蛋白质三者之间可以互相转变，当一种物质代谢障碍时可引起其他物质代谢的紊乱，如糖尿病时糖代谢的障碍，可引起脂类代谢、蛋白质代谢甚至水盐代谢的紊乱。

1. 糖代谢与脂类代谢的相互联系　当摄入的糖量超过体内能量消耗时，机体除合成少量糖原储存在肝及肌肉外，生成的柠檬酸及 ATP 可变构激活乙酰 CoA 羧化酶，使由糖代谢而来的大量乙酰 CoA 得以羧化成丙二酰 CoA，进而合成脂肪酸及脂肪在脂肪组织中储存，即糖可以转变为脂肪。这就是摄取不含脂肪的高糖膳食可使人肥胖及血甘油三酯升高的原因。然而，脂肪绝大部分不能在体内转变为糖，这是因为脂肪酸分解生成的乙酰 CoA 不能转变为丙酮酸，即丙酮酸转变成乙酰 CoA 的这步反应是不可逆的。尽管脂肪分解产物之一的甘油可以在肝、肾、肠等组织中甘油激酶的作用下转变成磷酸甘油，进而转变成糖，但其量和脂肪中大量脂肪酸分解生成的乙酰 CoA 相比是微不足道的。

此外，脂肪分解代谢的强度及顺利进行，还有赖于糖代谢的正常进行。当饥饿或糖供给不足或糖代谢障碍时，会引起脂肪大量动员。糖的不足，致使草酰乙酸相对不足，由脂肪酸分解生成的过量酮体不能及时通过三羧酸循环氧化，造成血酮体升高，产生高酮血症。

2. 糖代谢与蛋白质代谢的相互联系　体内蛋白质中的氨基酸，除生酮氨基酸（亮氨酸、赖氨酸）外，都可通过脱氨作用，生成相应的 α-酮酸。这些 α-酮酸可通过三羧酸循环及生物氧化生成 CO_2 及 H_2O 并释出能量生成 ATP，也可转变成某些中间代谢产物如丙酮酸，循糖异生途径转变为糖。如精氨酸、组氨酸及脯氨酸均可通过转变成谷氨酸进一步脱氨生成 α-酮戊二酸，经草酰乙酸转变成磷酸烯醇式丙酮酸，再循糖酵解逆行途径转变成糖。同时，糖代谢的一些中间代谢产物，如丙酮酸、α-酮戊二酸、草酰乙酸等也可氨基化成某些非必需氨基酸。但苏氨酸、甲硫氨酸、赖氨酸、亮氨酸、异亮氨酸、缬氨酸、苯丙氨酸及色氨酸等 8 种氨基酸不能由糖代谢中间产物转变而来，必须由食物供给，因此称

之为必需氨基酸。由此可见,20 种氨基酸除亮氨酸及赖氨酸外均可转变为糖,而糖代谢中间产物仅能在体内转变成 12 种非必需氨基酸,其余 8 种必需氨基酸必须从食物摄取。这就是食物中的蛋白质不能被糖、脂类替代,而蛋白质却能替代糖和脂类供能的重要原因。

3. 脂类代谢与蛋白质代谢的相互联系　构成人体蛋白质的氨基酸分解后均生成乙酰 CoA,后者经还原缩合反应可合成脂肪酸进而合成脂肪,即蛋白质可转变为脂肪。乙酰 CoA 也可合成胆固醇以满足机体的需要。此外,氨基酸也可作为合成磷脂的原料。但脂类不能转变为氨基酸,仅脂肪分解的甘油可通过生成磷酸二羟丙酮,循糖酵解途径逆行反应生成糖,转变为某些非必需氨基酸。糖、脂类、蛋白质代谢途径间的相互关系见图8-25。

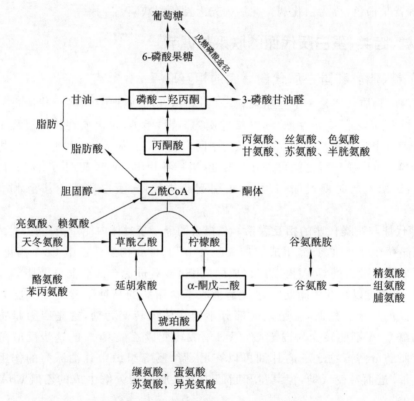

图 8-25　糖、脂类、蛋白质代谢之间的联系

（二）糖、脂类和蛋白质代谢的调节

正常情况下,糖、脂类和蛋白质等物质的代谢相互联系、相互协调,以适应体内外环境的不断变化,保持机体内环境的相对恒定和动态平衡。

通过细胞内代谢产物浓度的变化对酶的活性及含量进行调节,称为细胞水平代谢调节。内分泌器官及细胞分泌的激素对其他细胞发挥代谢调节作用,称为激素水平代谢调节。在中枢神经系统的控制下,通过神经纤维及神经递质直接影响靶细胞,或通过某些激素的分泌来调节某些细胞的代谢及功能,并通过各种激素的互相协调对代谢进行综合调节,称为整体水平调节。细胞水平代谢调节、激素水平代谢调节、整体水平调节统称为三级水平代谢调节。

（三）组织、器官的代谢特点及联系

各组织、器官由于酶的组成、含量不同,三大物质代谢既有共同之处,又各具特点。

1. 肝　肝是三大物质代谢的枢纽,其中有几条代谢途径是其他组织器官不能进行或很少进行的。

(1) 糖原合成:肌肉也可合成糖原,但其量无法与肝糖原相比。

(2) 糖原分解:肝有葡萄糖-6-磷酸酶,可将糖原分解为葡萄糖,维持血糖恒定,肌肉无此酶,故肌糖原不能补充血糖。

(3) 糖异生:在饥饿时,肝可异生糖维持血糖浓度,肾只有在长期饥饿时,糖异生能力才大大加强。

(4) 尿素合成:肾也能合成,但量甚微,肝是解毒含氮废物的主要器官。

(5) 酮体合成:肾也可生成酮体,但量甚少,可以看作肝的独有功能。

2. 心　可以用多种物质供能,如酮体、乳酸、脂肪酸等。

3. 脑　几乎以葡萄糖为唯一能源,无糖原储存,也不能利用脂肪酸,长期饥饿时,可以用酮体供能。

4. 肌肉　以脂肪酸供能为主,剧烈运动以无氧糖酵解为主。

5. 红细胞　糖酵解是其唯一供能途径。

6. 脂肪组织　合成、储存脂肪的重要组织。

7. 肾　可糖异生,生成酮体,是除肝外,唯一可进行此两种代谢的器官,但正常情况下,与肝相比不占主要地位。

肝是调节、联系全身器官代谢的中心机构。如通过乳酸循环将肌肉、肝代谢联系起来。又如脂肪组织分解脂肪产生的甘油运至肝,可生成糖。大量脂肪酸可在肝中生成酮体,酮体又可成为肝外组织很好的能源物质。所以全身器官、组织代谢是相互联系的,通过各种代谢之间的联系和调节,将机体统一为一个整体。

（本节）重点:氨基酸的一般代谢;8 种必需氨基酸;蛋白质的需要量;氨基酸的脱氨基作用;鸟氨酸循环。

第四节　核苷酸的代谢

核苷酸是核酸的基本构成单位。人体内的核苷酸主要由机体细胞自身合成,体内核苷酸的合成有两条途径:从头合成途径（de novo synthesis pathway）和补救合成途径（salvage synthesis pathway）。从头合成途径是机体利用氨基酸、CO_2、一碳单位及 5-磷酸核糖等小分子物质经过连续酶促反应合成核苷酸的过程;补救合成途径是机体直接利用现成的碱基,经简单反应合成核苷酸的过程。因此,核苷酸不属于机体的必需营养物质。核苷酸的代谢包括合成代谢和分解代谢。

食物中的核酸主要以核蛋白的形式存在,在胃酸的作用下,核蛋白在胃中分解成核酸与蛋白质。核酸进入小肠后,在胰液和小肠液中各种消化酶的催化下被水解成核苷酸。核苷酸进一步水解的产物有核苷、戊糖和碱基。核苷酸、核苷、碱基和戊糖均可被肠黏膜吸收,核苷酸和核苷在肠黏膜内进一步分解。吸收后的戊糖参与体内的戊糖代谢;碱基则主要被分解排出体外。

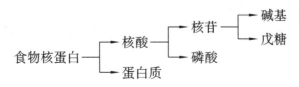

一、嘌呤核苷酸的代谢

(一) 嘌呤核苷酸的合成代谢

人体内的嘌呤核苷酸主要由机体细胞自身合成。体内核苷酸的合成有两条途径:从头合成途径(de novo synthesis pathway)和补救合成途径(salvage synthesis pathway)。

1. 嘌呤核苷酸的从头合成途径

(1) 合成部位:嘌呤核苷酸的从头合成是在细胞液中进行的。肝是体内嘌呤核苷酸从头合成的主要器官,其次是小肠黏膜和胸腺。

(2) 合成原料:嘌呤核苷酸从头合成的原料有5-磷酸核糖、甘氨酸、谷氨酰胺、天冬氨酸、一碳单位和CO_2。5-磷酸核糖来自戊糖磷酸途径。

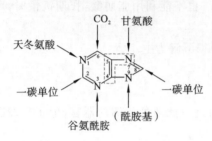

图 8-26　嘌呤碱从头合成的原料

由于鸟类体内含氮化合物的最终代谢产物尿酸保留了嘌呤的环状结构,用同位素标记各种营养物喂养鸽子,即可找出标记物在环中的位置。该方法证明了甘氨酸是嘌呤环 C_4、C_5 和 N_7 的来源,甲酸是 C_2、C_8 的来源,CO_2 是 C_6 的来源。也有其他方法证明了 N_1 来自天冬氨酸,N_3 和 N_9 来自谷氨酰胺的酰胺基(图 8-26)。

(3) 合成过程:嘌呤核苷酸从头合成的过程较为复杂,可分为两个阶段:第一阶段合成次黄嘌呤核苷酸(IMP);第二阶段由次黄嘌呤核苷酸(IMP)转变成腺嘌呤核苷酸(AMP)和鸟嘌呤核苷酸(GMP)。

①IMP 的生成:首先,5-磷酸核糖与 ATP 反应生成 5-磷酸核糖-1-焦磷酸(PRPP)。PRPP 可参加各种核苷酸的合成,故此步反应是核苷酸代谢中的关键步骤。PRPP 中的1-焦磷酸基被谷氨酰胺的酰胺基取代生成 5-磷酸核糖胺,在此基础上,经过多步酶促反应,生成次黄嘌呤核苷酸(IMP)。磷酸核糖酰胺转移酶催化 PRPP 与谷氨酰胺合成 5-磷酸核糖胺是嘌呤核苷酸合成的限速步骤,磷酸核糖酰胺转移酶是嘌呤核苷酸合成的限速酶。

②AMP 和 GMP 的生成:次黄嘌呤核苷酸(IMP)是 AMP 和 GMP 的前体。IMP 由天冬氨酸提供氨基,脱去延胡索酸,生成 AMP。另外,IMP 也可以氧化成黄嘌呤核苷酸(XMP)然后再由谷氨酰胺提供氨基生成 GMP。合成过程是耗能过程,由 ATP 供能(图8-27)。

(4) 合成特点:①嘌呤核苷酸是在磷酸核糖分子的基础上连接一些简单的原料逐步合成嘌呤环,而不是单独合成嘌呤碱基,然后再将嘌呤碱基与磷酸核糖结合。而且首先合成的是次黄嘌呤核苷酸(IMP),由后者再转变为腺嘌呤核苷酸(AMP)和鸟嘌呤核苷酸(GMP)(图 8-28)。②磷酸核糖酰胺转移酶催化 PRPP 与谷氨酰胺合成 5-磷酸核糖胺是嘌呤核苷酸合成的限速步骤,磷酸核糖酰胺转移酶是嘌呤核苷酸合成的限速酶。

2. 嘌呤核苷酸的补救合成途径　嘌呤核苷酸的补救合成途径是细胞利用现有嘌呤或嘌呤核苷与 PRPP 为原料,经酶促反应形成嘌呤核苷酸的过程。不同的核糖转移酶催化合成不同的核苷酸。

(1) 参与嘌呤核苷酸的补救合成的酶:腺嘌呤磷酸核糖基转移酶(adenine

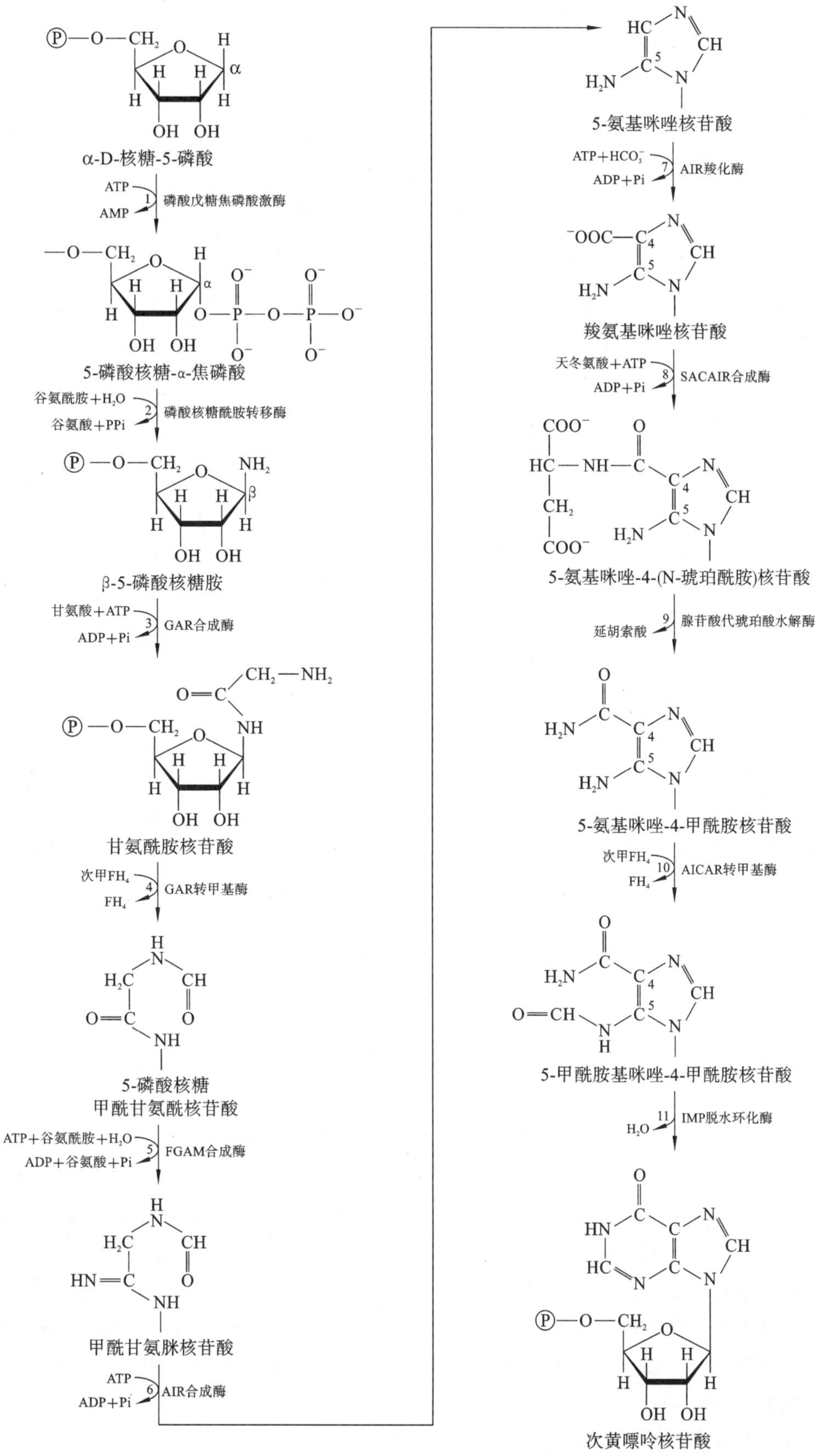

图 8-27　次黄嘌呤核苷酸的从头合成途径

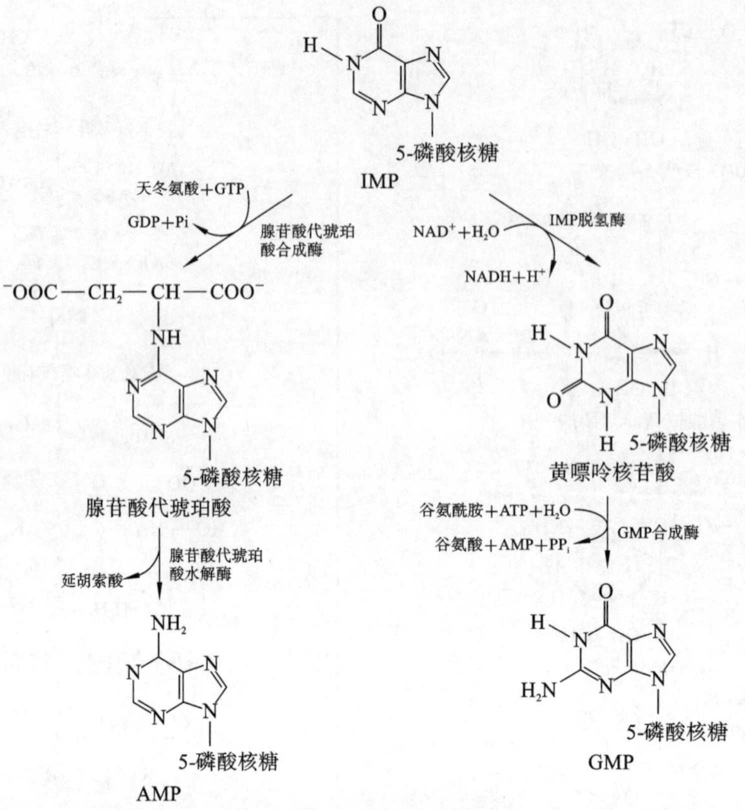

图 8-28　AMP 和 GMP 的生成

phosphoribosyltransferase, APRT) 催化腺苷酸的合成; 次黄嘌呤鸟嘌呤磷酸核糖基转移酶 (hypoxanthine-guanine phosphoribosyltransferase, HGPRT) 催化 IMP 与 GMP 的合成。人体内嘌呤核苷的重新利用通过腺苷激酶催化磷酸化反应, 使腺嘌呤核苷生成腺嘌呤核苷酸。

（2）合成过程：

$$\text{腺嘌呤} + \text{PRPP} \xrightarrow{\text{腺嘌呤磷酸核糖基转移酶}} \text{AMP} + \text{PPi}$$

$$\text{次黄嘌呤} + \text{PRPP} \xrightarrow{\text{次黄嘌呤鸟嘌呤磷酸核糖基转移酶}} \text{IMP} + \text{PPi}$$

$$\text{鸟嘌呤} + \text{PRPP} \xrightarrow{\text{次黄嘌呤鸟嘌呤磷酸核糖基转移酶}} \text{GMP} + \text{PPi}$$

$$\text{腺嘌呤核苷} \xrightarrow[\text{ATP} \quad \text{ADP}]{\text{腺苷激酶}} \text{AMP}$$

（3）嘌呤核苷酸的补救合成的意义：①嘌呤核苷酸的补救合成可以节省从头合成时的能量和减少一些氨基酸的消耗；②对机体的某些组织器官如脑、骨髓来说, 由于缺乏嘌呤核苷酸从头合成的酶系, 因此脑、骨髓只能进行补救合成。

次黄嘌呤鸟嘌呤磷酸核糖基转移酶 (HGPRT) 缺陷, 患儿表现为智力发育受阻、共济失调, 具有攻击性和敌对性, 还有咬自己的口唇、手指和足趾等自毁容貌的表现, 称为自毁容貌症, 又称 Lesch-Nyhan 综合征。

嘌呤核苷酸的从头合成途径与补救合成途径的区别见表 8-7。

表 8-7　嘌呤核苷酸的从头合成途径与补救合成途径的区别

	从头合成途径	补救合成途径
定义	利用 5-磷酸核糖、氨基酸、一碳单位及 CO_2 等简单物质为原料,经过一系列酶促反应,合成嘌呤核苷酸	利用体内游离的嘌呤或嘌呤核苷,经简单反应过程,合成嘌呤核苷酸
合成部位	肝、小肠黏膜及胸腺的细胞液	脑、骨髓
反应特点	复杂的酶促反应,需消耗大量 ATP	简单反应,消耗能量少
合成比例	主要合成途径(占总合成的 90%)	次要合成途径(占总合成的 10%)
生理意义	核苷酸合成的主要途径	可节省从头合成时的能量和减少一些氨基酸的消耗;体内某些组织器官,如脑、骨髓等只能进行补救合成

3. 嘌呤核苷酸的抗代谢物　某些嘌呤类似物可以竞争性抑制嘌呤核苷酸合成的某些步骤,从而进一步阻止核酸与蛋白质的生物合成,达到抗肿瘤的目的(表 8-8),如 6-巯基嘌呤(6-MP)、氨甲蝶呤、谷氨酰胺、6-重氮-5-氧正亮氨酸等(图 8-29)。

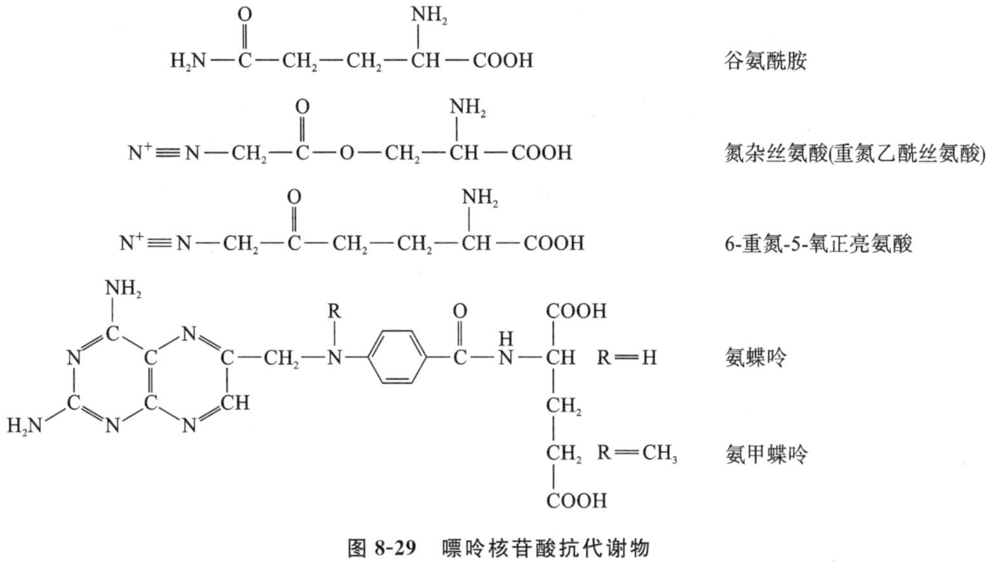

图 8-29　嘌呤核苷酸抗代谢物

表 8-8　常见的核苷酸抗代谢物及其作用机理

抗代谢物	类似物	作用机理
6-巯基嘌呤	次黄嘌呤	作用部位最广的抗代谢剂,抑制 IMP 转变为 AMP、GMP
氮杂丝氨酸	谷氨酰胺	干扰谷氨酰胺在嘌呤核苷酸中的作用,抑制嘌呤核苷酸和 CTP 合成
氨甲蝶呤	叶酸	抑制二氢叶酸还原酶,阻断叶酸还原
5-氟尿嘧啶	胸腺嘧啶	抑制胸苷酸合酶,阻断 dTMP 的合成
阿糖胞苷	核苷	抑制 CDP 还原成 dCDP,也能影响 DNA 的合成

6-MP 在临床上最常用,其结构与次黄嘌呤相似,唯一不同的是嘌呤中 C_6 上的羟基被巯基取代。6-MP 可与 PRPP 结合生成 6-巯基嘌呤核苷酸抑制 IMP 转变为 AMP 和 GMP;6-MP 还可直接竞争性抑制次黄嘌呤鸟嘌呤磷酸核糖基转移酶活性,抑制补救合成途径,阻止 AMP 和 GMP 的生成。

(二) 嘌呤核苷酸的分解代谢

体内核苷酸的分解代谢类似于食物中核苷酸的消化过程。细胞内的核苷酸首先在核苷酸酶的作用下水解生成核苷。核苷再经嘌呤核苷磷酸化酶催化,生成游离的碱基和1-磷酸核糖。1-磷酸核糖可进一步转变为 5-磷酸核糖。5-磷酸核糖是合成 PRPP 的原料,参与新的核苷酸的合成,也可经戊糖磷酸途径氧化分解(图 8-30)。嘌呤可经补救合成途径再用于合成新的核苷酸,也可在黄嘌呤氧化酶的作用下最终氧化生成尿酸(uric acid),尿酸呈酸性,常以钠盐或钾盐的形式从肾排出体外。正常人血浆中尿酸的含量为 0.12~0.36 mmol/L,男性略高于女性。尿酸水溶性较差,别嘌呤醇可抑制尿酸的生成(图 8-31)。

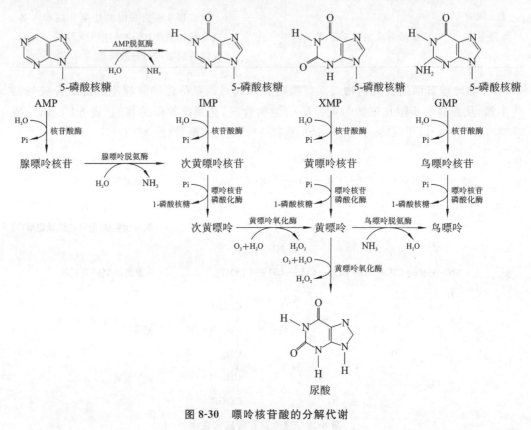

图 8-30　嘌呤核苷酸的分解代谢

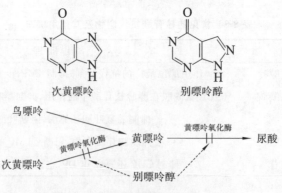

图 8-31　别嘌呤醇抑制尿酸的生成

痛风是指患者血中尿酸含量过高,一般高于 0.47 mmol/L 时尿酸盐沉积于关节、软骨、软组织和肾等处,引发炎症,最终导致关节炎、尿路结石及肾疾病等,即为原发性痛风;若是肾功能障碍引起尿酸排出减少而导致的痛风属于继发性痛风。

二、嘧啶核苷酸的代谢

（一）嘧啶核苷酸的合成代谢

1. 嘧啶核苷酸的从头合成途径

（1）合成部位：嘧啶核苷酸主要由肝合成。

（2）合成原料：嘧啶核苷酸合成的原料是天冬氨酸、谷氨酰胺、CO_2（图 8-32）。

（3）合成过程：嘧啶核苷酸与嘌呤核苷酸的合成途径不同，嘧啶核苷酸的从头合成途径以氨甲酰磷酸为起点，先合成嘧啶环，后加上由 PRPP 提供的磷酸核糖，最先合成的核苷酸是尿嘧啶核苷酸（UMP）。尿嘧啶核苷酸的合成主要在肝进行，合成过程分为三个阶段。

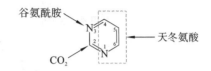

图 8-32　嘧啶核苷酸合成的原料

①氨甲酰磷酸的合成。在细胞液中，谷氨酰胺和 CO_2 在氨甲酰磷酸合成酶Ⅱ（CPS-Ⅱ）的催化下合成氨甲酰磷酸。CPS-Ⅱ是尿嘧啶核苷酸合成的主要调节酶。虽然尿素合成的第一步反应也是合成氨甲酰磷酸，但尿素合成所需的氨甲酰磷酸合成酶Ⅰ（CPS-Ⅰ）存在于肝细胞的线粒体中。

②尿嘧啶核苷酸的合成。氨甲酰磷酸合成后，和天冬氨酸结合生成氨甲酰天冬氨酸，经环化、脱氢生成乳清酸，乳清酸与 PRPP 结合生成乳清酸核苷酸，经脱羧生成 UMP。

③胞嘧啶核苷酸的合成。胞嘧啶核苷酸的合成是在核苷三磷酸的水平上进行的。首先 UMP 在磷酸激酶的作用下，生成 UTP，UTP 在 CTP 合成酶的催化下由谷氨酰胺提供氨基生成 CTP（图 8-33）。

2. 嘧啶核苷酸的补救合成途径

（1）参与嘧啶核苷酸补救合成途径的酶：催化嘧啶核苷酸补救合成的酶有嘧啶磷酸核糖转移酶和嘧啶核苷激酶，其中以前者为主。嘧啶磷酸核糖转移酶是嘧啶核苷酸从头合成途径的主要酶，催化嘧啶接受来自 PRPP 的磷酸核糖基，直接生成相应的核苷酸；此酶利用尿嘧啶、胸腺嘧啶和乳清酸作为底物，但对胞嘧啶不起作用。尿苷激酶也是一种补救合成酶，催化尿嘧啶核苷生成尿嘧啶核苷酸。脱氧胸苷可通过胸苷激酶生成 TMP。此酶在正常肝中活性很低，再生肝中活性升高，恶性肿瘤中明显升高，并与恶性肿瘤的严重程度有关。

（2）合成过程。

$$尿嘧啶 + PRPP \xrightarrow{\text{尿嘧啶磷酸核糖转移酶}} UMP + PPi$$

$$尿嘧啶核苷 + ATP \xrightarrow{\text{尿苷激酶}} UMP + ADP$$

$$脱氧胸苷 + ATP \xrightarrow{\text{胸苷激酶}} TMP + ADP$$

（3）合成特点：补救合成途径节省从头合成时的能量和氨基酸。某些组织器官，如脑、骨髓等主要是进行补救合成。

3. 嘧啶核苷酸的抗代谢物　嘧啶核苷酸的抗代谢物与嘌呤核苷酸的抗代谢物相似，嘧啶核苷酸的抗代谢物是一些嘧啶、氨基酸或叶酸的类似物。它们通过阻断嘧啶核苷酸的合成来达到抗肿瘤的目的（表 8-8）。

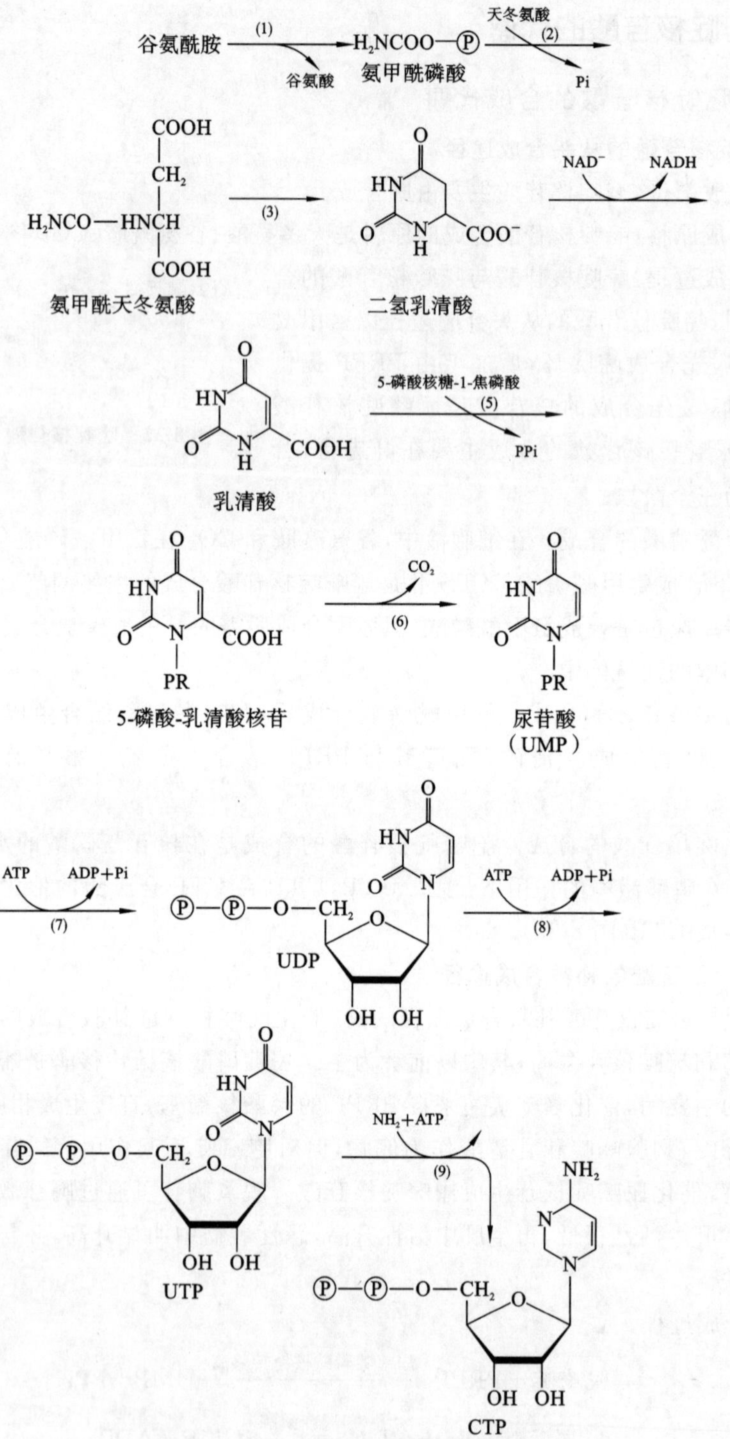

图 8-33 嘧啶核苷酸的从头合成途径

(1) 5-氟尿嘧啶(5-FU):5-氟尿嘧啶是临床上常用的抗肿瘤药物,它在体内经转化生成氟尿嘧啶核苷三磷酸(FUTP)。FUTP 以 FUMP 的形式进入 RNA 分子中,从而破坏 RNA 的结构与功能。

(2) 氮杂丝氨酸:氮杂丝氨酸的结构与谷氨酰胺相似,抑制嘧啶核苷酸的从头合成与 CTP 的生成。

182

（3）阿糖胞苷和环胞苷：阿糖胞苷、环胞苷是改变了核糖结构的核苷类似物，抑制嘧啶核苷酸的从头合成与 dCDP 的生成，进而抑制 dCTP 的生成，破坏 DNA 的合成。

（二）脱氧核糖核苷酸的合成代谢

1. 脱氧核糖核苷酸的合成过程　脱氧核苷酸是 DNA 合成的前体。在体内脱氧核苷酸由核糖核苷酸直接还原生成，还原反应在核苷二磷酸水平上进行，由核糖核苷酸还原酶催化。总反应方程式如图 8-34 所示。

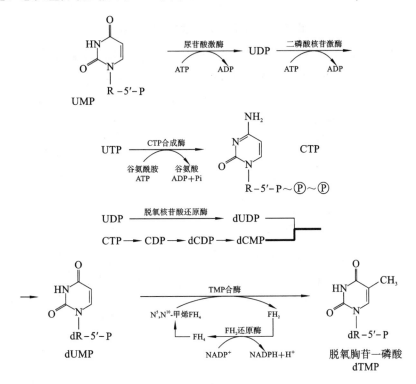

图 8-34　脱氧核糖核苷酸的合成

核糖核苷酸的还原是一个复杂的过程，需要硫氧化还原蛋白、NADPH 和硫氧化还原蛋白还原酶等参与。

脱氧胸腺嘧啶核苷酸（dTMP）是由脱氧尿嘧啶核苷酸（dUMP）经甲基化生成的，该反应由胸苷酸合成酶催化，N^5,N^{10}-甲烯四氢叶酸作为甲基的供体，生成二氢叶酸（FH_2），再经二氢叶酸还原酶转变成四氢叶酸（FH_4）。dUMP 可由 dUDP 水解或 dCMP 脱氨生成，以 dCMP 脱氨为主。

2. 脱氧核糖核苷酸的抗代谢物　肿瘤细胞繁殖迅速，为了保障 DNA 合成时所需的原料，就需要丰富的 TMP 的供应。因此，阻断 TMP 合成的药物即可用于治疗肿瘤。

氨甲蝶呤（MTX）、四氢叶酸（FH_4）类似物，通过抑制二氢叶酸还原酶的活性阻断 TMP 的合成。

此外，改变戊糖结构的核苷类似物，如阿糖胞苷和环胞苷，也是重要的抗癌药物。阿糖胞苷可抑制胞苷二磷酸（CDP）还原成脱氧胞苷二磷酸（dCDP），从而直接抑制 DNA 的合成（图 8-35）。

（三）嘧啶核苷酸的分解代谢

嘧啶核苷酸也是在核苷酸酶和核苷磷酸化酶的催化下，去除磷酸和核糖，生成嘧啶

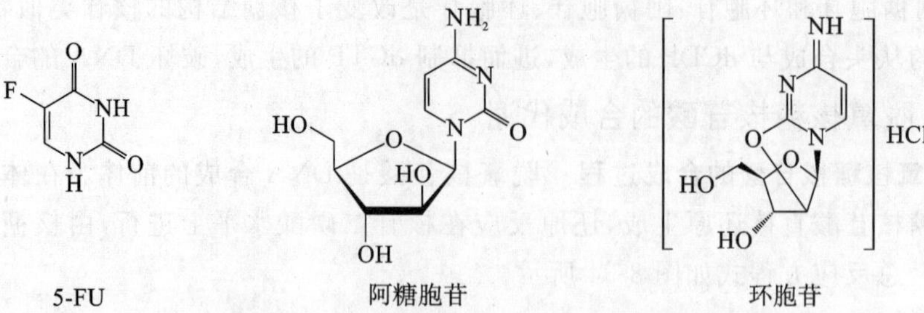

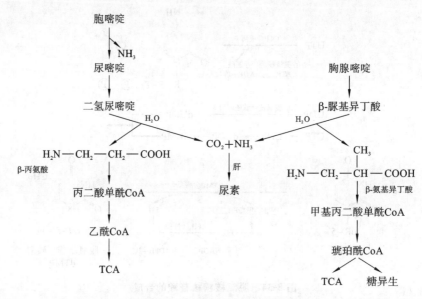

5-FU   阿糖胞苷   环胞苷

图 8-35　脱氧核糖核苷酸的抗代谢物

嘧啶的分解代谢主要在肝进行。胞嘧啶脱氨基转化成尿嘧啶,继而再转化成二氢尿嘧啶。二氢尿嘧啶水解开环,最终生成 NH_3、CO_2、β-丙氨酸。胸腺嘧啶水解生成 NH_3、CO_2 和 β-氨基异丁酸(图 8-36)。

图 8-36　嘧啶核苷酸的分解代谢

β-氨基异丁酸可进一步代谢或直接随尿排出,癌症患者其排出量增加。

(李敏艳)

直通护考
在线答题

第九章　生物氧化与能量代谢

能力目标

1. 掌握：生物氧化的概念及特点；线粒体内两条重要呼吸链的组成及排列顺序；ATP 的生成和利用；能量的来源和利用；基础代谢的概念。

2. 熟悉：生物氧化过程中二氧化碳的生成方式；ATP 的生理功能；高能键及高能化合物的概念；机体产热及散热的过程；体温的正常值及测量方法；影响能量代谢的因素。

3. 了解：脱羧反应的分类；α-磷酸甘油穿梭途径及苹果酸-天冬氨酸穿梭途径；线粒体外生物氧化体系的主要场所，酶体系的作用和意义；过氧化氢酶、过氧化物酶的作用；体温调节中枢。

人体在不断地进行新陈代谢，分为两个相辅相成的过程：物质代谢和能量代谢。物质在生物体内氧化分解的过程中可释放能量，称为生物氧化。物质在生物体内合成代谢的过程中可以将能量储存在化学物质中。物质代谢过程中所伴随的能量释放、转移、储存和利用的过程，称为能量代谢。机体正是通过能量代谢维持正常的生命活动及体温。

本章 PPT

第一节　生　物　氧　化

生物氧化是指生物体内糖、脂肪、蛋白质等营养物质氧化分解，产生二氧化碳、水和能量的过程。由于生物氧化在生物体的组织细胞中进行，并伴有耗氧和产生二氧化碳，因此又称为组织呼吸或细胞呼吸。

一、生物氧化的方式与特点

机体内的生物氧化有多种类型：①加氧反应，底物分子中直接加入氧原子或氧分子；②脱氢反应，从底物分子中脱去一对氢，由受氢体接受氢，这种方式最为常见；③失电子反应，底物在反应过程中失去电子，脱去的电子由受电子体接受（图 9-1）。

糖、脂肪、蛋白质等在有机物体内进行生物氧化，最终产物同体外燃烧的最终产物一样都是二氧化碳和水，释放出能量也相等，但是生物氧化与体外燃烧过程有显著不同：①生物氧化是在机体内温和的环境下，由酶催化完成的氧化过程；②生物氧化产生的二氧化碳是由有机酸脱羧形成的，水是由底物脱氢经氧化呼吸链与氧结合形成的；③生物氧化产生的能量逐步释放，并以化学能的形式在高能磷酸化合物中储存一部分能量。

185

$$加氧反应 \quad RCHO + 1/2O_2 \longrightarrow RCOOH$$
$$\qquad\qquad\qquad 醛 \qquad\qquad\qquad\qquad\quad 酸$$

$$脱氢反应 \quad CH_3CH(OH)COOH \longrightarrow CH_3COCOOH + 2H$$
$$\qquad\qquad\qquad 乳酸 \qquad\qquad\qquad\qquad\qquad 丙酮酸$$

$$失电子反应 \quad Fe^{2+} \longrightarrow Fe^{3+} + e^-$$

图 9-1 机体内的生物氧化反应

参与生物氧化的酶均为结合酶,按其催化作用的特点分为:①氧化酶类,含有金属离子作为辅基,直接利用氧作为受氢体,例如细胞色素氧化酶;②需氧脱氢酶类,催化代谢产物脱氢并直接传递给氧生成过氧化氢;③不需氧脱氢酶类,催化代谢产物脱氢,通过辅助因子进入呼吸链,例如琥珀酸脱氢酶;④加氧酶,包括单加氧酶和双加氧酶,直接催化氧与底物结合;⑤过氧化物酶体系,催化过氧化物转变为水和氧气。

二、呼吸链

生物氧化过程在线粒体中进行,线粒体内膜上存在着一组排列有序,由酶和辅酶构成的连锁长链体系。这个体系能够传递氢和电子,将营养物质代谢脱下的两个氢传递给氧原子生成水,因此称为电子传递链。由于该传递链上进行的一系列连锁反应,与细胞摄取氧的呼吸过程相关,又称为呼吸链。其中传递氢的辅酶称为递氢体,传递电子的辅酶称为递电子体。

1. 呼吸链的组成　研究发现,呼吸链中存在四种具有电子传递功能的酶复合体(图 9-2)。

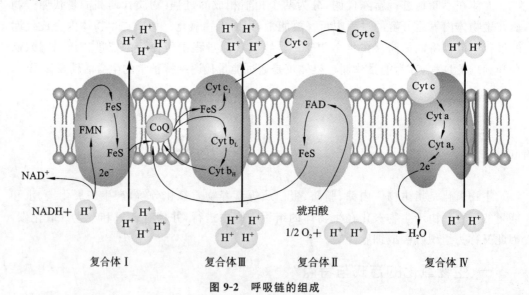

图 9-2 呼吸链的组成

(1) 复合体 I:NADH-CoQ 还原酶由 NADH 脱氢酶(以 FMN 为辅基的黄素蛋白)和铁硫蛋白(Fe-S)组成。其功能是从 NADH 得到 2 个电子,经铁硫蛋白传递给辅酶 Q(泛醌,CoQ)。同时,复合体 I 将 4 个 H^+ 转运到膜间腔形成 H^+ 梯度浓度。

(2) 复合体 II:琥珀酸-CoQ 还原酶由琥珀酸脱氢酶(以 FAD 为辅基的黄素蛋白)和铁硫蛋白组成。在复合体 II 中,黄素蛋白的 FAD 直接从琥珀酸中接受氢和电子,传递到 CoQ 上,形成还原性的 CoQ。复合体 II 不能转运 H^+。

(3) 复合体 III:CoQ-细胞色素 c 还原酶含有细胞色素 b、细胞色素 c_1 和铁硫蛋白。CoQ 上的 2 个电子传递到细胞色素 c 上,同时将 4 个 H^+ 转运到膜间腔,形成 H^+ 浓度梯度。

（4）复合体Ⅳ：细胞色素 c 氧化酶含有细胞色素 a 及细胞色素 a_3，在这里 2 个电子从细胞色素 c 转运到氧气上，产生一分子的水。同时将 2 个 H^+ 从线粒体基质转运到膜间腔，形成 H^+ 浓度梯度。

2. 呼吸链的排列顺序　呼吸链有两条：NADH 氧化呼吸链和琥珀酸氧化呼吸链（图9-3）。

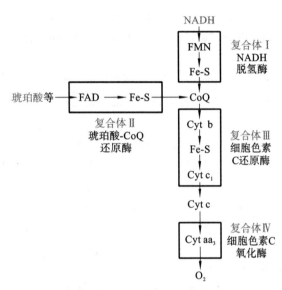

图 9-3　呼吸链的排列顺序

（1）NADH 氧化呼吸链：生物氧化中大多数脱氢酶如乳酸脱氢酶、苹果酸脱氢酶都是以 NAD^+ 为辅酶的。NAD^+ 接受氢生成 $NADH + H^+$，然后通过 NADH 氧化呼吸链将其携带的 2 个电子逐步传递给氧。其过程如下：

$$NADH \rightarrow 复合体Ⅰ \rightarrow CoQ \rightarrow 复合体Ⅲ \rightarrow 细胞色素 c \rightarrow 复合体Ⅳ \rightarrow O_2$$

（2）琥珀酸氧化呼吸链：三羧酸循环中，琥珀酸在琥珀酸脱氢酶作用下脱氢生成延胡索酸，2 个 H^+ 直接通过复合体Ⅱ中的 FAD 完成电子传递过程：

$$琥珀酸 \rightarrow 复合体Ⅱ \rightarrow CoQ \rightarrow 复合体Ⅲ \rightarrow 细胞色素 c \rightarrow 复合体Ⅳ \rightarrow O_2$$

三、ATP 的生成与利用

生物体要不断地氧化分解糖、脂肪和蛋白质等能源物质，以释放能量供新陈代谢和生命活动需要。三大产能营养素氧化分解释放出的能量一部分以热能形式散发，以维持体温，另一部分以高能磷酸键的形式储存在 ATP 分子中，作为机体各组织细胞的直接能源。

ATP 是高能化合物，分子中含有 2 个高能磷酸键。高能键是在水解时每摩尔释放的自由能大于 21 kJ 的化学键。ATP 中的高能磷酸键水解时，每摩尔可释放高达 33.3 kJ 的能量。

（一）ATP 的生成

1. 底物水平磷酸化　物质在脱氢或脱水过程中，引起分子内部能量的重新分布，产生高能键并直接将高能键的能量转移到 ADP（GDP）生成 ATP（GTP）的过程，称为底物水平磷酸化。

（1）3-磷酸甘油醛脱氢并磷酸化生成 1,3-二磷酸甘油酸,在分子中形成一个高能磷酸基团,在酶的催化下,1,3-二磷酸甘油酸可将高能磷酸基团转给 ADP,生成 3-磷酸甘油酸与 ATP。

$$1,3\text{-二磷酸甘油酸}+ADP \longleftrightarrow 3\text{-磷酸甘油酸}+ATP$$

（2）2-磷酸甘油酸脱水生成磷酸烯醇式丙酮酸时,也能在分子内部形成一个高能磷酸基团,然后再转移到 ADP 生成 ATP。

$$\text{磷酸烯醇式丙酮酸}+ADP \longrightarrow \text{烯醇式丙酮酸}+ATP$$

（3）三羧酸循环中,琥珀酰 CoA(辅酶 A)生成琥珀酸,同时伴有 GTP 的生成,也是底物水平磷酸化。

$$\text{琥珀酰 CoA}+GDP+Pi \longleftrightarrow \text{琥珀酸}+HSCoA+GTP$$

2. 氧化磷酸化　物质在体内氧化时释放的能量通过呼吸链供给 ADP 与无机磷酸合成 ATP 的偶联反应。

（1）P/O 比值:物质氧化时,每消耗 1 摩尔 O 原子所消耗的无机磷的摩尔数(或 ADP 摩尔数),即生成 ATP 的摩尔数,称为 P/O 比值。实验室的测定方法是将线粒体从细胞中分离出来,在细胞外模拟的环境中检测有氧呼吸产物,测定氧和无机磷(或 ADP)的消耗量,即可计算出 P/O 比值。根据测定结果,β-羟丁酸通过 NADH 氧化呼吸链 P/O 比值接近 2.5,即该呼吸链传递 2 个 H 可生成 2.5 分子 ATP。琥珀酸氧化呼吸链 P/O 比值接近 1.5,即生成 1.5 分子 ATP。抗坏血酸和细胞色素 c 直接通过复合体Ⅳ产生能量,P/O 比值接近 1,即生成 1 分子 ATP(表 9-1)。

表 9-1　线粒体离体实验测得的一些底物的 P/O 比值

底物	呼吸链的组成	P/O 比值	可能生成的 ATP 数
β-羟丁酸	$NAD^+ \to$ 复合体Ⅰ$\to CoQ \to$ 复合体Ⅲ $\to Cyt\ c \to$ 复合体Ⅳ$\to O_2$	2.4～2.8	2.5
琥珀酸	复合体Ⅱ$\to CoQ \to$ 复合体Ⅲ$\to Cyt\ c \to$ 复合体Ⅳ$\to O_2$	1.7	1.5
抗坏血酸	$Cyt\ c \to$ 复合体Ⅳ$\to O_2$	0.88	1
细胞色素 $c(Fe^{2+})$	复合体Ⅳ$\to O_2$	0.61～0.68	1

（2）化学渗透假说:在呼吸链的电子传递过程中,复合体Ⅰ、复合体Ⅲ和复合体Ⅳ分别利用释放的能量,促使 H^+ 由线粒体基质移位到线粒体内外膜间腔,形成电化学梯度,即线粒体内膜外侧的 H^+ 浓度大于内侧并蕴藏了能量。在 H^+ 浓度梯度的驱动下,H^+ 通过 ATP 合酶中特异的 H^+ 通道流动返回线粒体基质,H^+ 流动所释放的自由能可供 ATP 合酶催化 ADP 与 Pi 偶联生成 ATP(图 9-4)。

（二）ATP 的转移、储存和利用

1. 其他核苷三磷酸　ATP 是细胞内的主要磷酸载体,ATP 作为细胞的主要供能物质参与体内的许多代谢反应,但是有一些反应需要其他核苷三磷酸提供能量。尿苷三磷酸(UTP)参与糖原合成和糖醛酸代谢;鸟苷三磷酸(GTP)参与糖异生和蛋白质合成;胞苷三磷酸(CTP)参与磷脂合成过程;RNA 合成中需要 ATP、CTP、UTP 和 GTP 作为原料;DNA 合成中需要脱氧腺苷三磷酸(dATP)、脱氧胞苷三磷酸(dCTP)、脱氧鸟苷三磷酸(dGTP)和脱氧胸苷三磷酸(dTTP)作为原料。

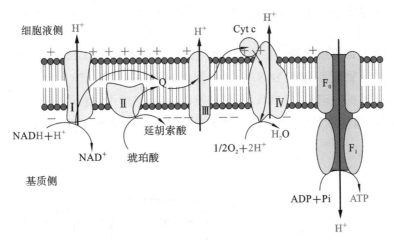

图 9-4 化学渗透假说

作为供能物质所需要的 UTP、CTP 和 GTP 可经下述反应再生：

$$UDP + ATP \rightarrow UTP + ADP$$
$$GDP + ATP \rightarrow GTP + ADP$$
$$CDP + ATP \rightarrow CTP + ADP$$

dNTP 由 dNDP 的生成过程也需要 ATP 供能：

$$dNDP + ATP \rightarrow dNTP + ADP$$

2. 磷酸肌酸 ATP 是细胞内主要的磷酸载体或能量传递体，当 ATP 充足时，可以转化为磷酸肌酸储存(图 9-5)。肌酸主要存在于肌肉组织中，骨骼肌中的含量多于平滑肌，脑组织中含量也较多，肝、肾等其他组织中含量很少。

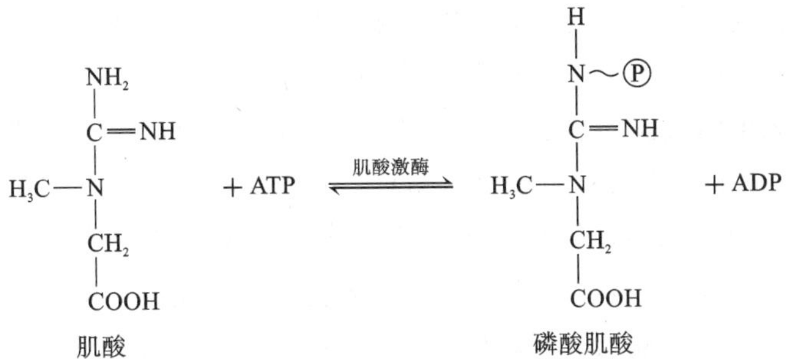

图 9-5 **ATP 与磷酸肌酸的转换**

线粒体内膜的肌酸激酶主要催化正向反应，生成的 ADP 可促进氧化磷酸化，生成的磷酸肌酸逸出线粒体进入细胞液，磷酸肌酸所含的能量不能被直接利用；细胞液中的肌酸激酶主要催化逆向反应，生成的 ATP 可补充肌肉收缩时的能量消耗，而肌酸又回到线粒体用于磷酸肌酸的合成。

肌肉中磷酸肌酸的浓度为 ATP 浓度的 5 倍，可储存肌肉几分钟收缩所急需的化学能，可见肌酸的分布与组织耗能有密切关系。

四、线粒体外 NADH 的氧化

呼吸链存在于线粒体内膜，线粒体内产生的氢离子可直接通过递氢体进入两条呼吸链生成水，同时产生大量的能量。线粒体外也会经过生物氧化产生 H^+，以 NADH 的形式传递，但是 NADH 不能直接穿过线粒体膜，也就不能通过氧化磷酸化产生大量能量。

细胞内有两条穿梭途径可以间接地将线粒体外的 NADH 传递到线粒体内参与氧化磷酸化过程。

1. α-磷酸甘油穿梭途径　在脑及骨骼肌中，当胞质中 NADH＋H$^+$ 浓度升高时，首先在 α-磷酸甘油脱氢酶（辅酶为 NAD$^+$）的催化下将磷酸二羟丙酮还原成 α-磷酸甘油（甘油-3-磷酸），生成的 α-磷酸甘油可以穿过线粒体外膜，然后由线粒体内膜近外侧部的 α-磷酸甘油脱氢酶（辅基为 FAD）催化氧化生成磷酸二羟丙酮和 FADH$_2$（图 9-6）。

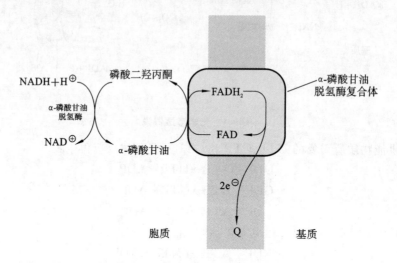

图 9-6　α-磷酸甘油穿梭途径

线粒体与胞质中的 α-磷酸甘油脱氢酶为同工酶，两者的不同点在于线粒体内的酶是以 FAD 为辅基的脱氢酶，而不是 NAD$^+$。FAD 所接受的质子、电子可直接经 CoQ、复合体Ⅲ、复合体Ⅳ 传递到氧，通过这种穿梭机制只能生成 1.5 分子 ATP 而不是 2.5 分子 ATP，最终导致每个葡萄糖代谢净生成 30 个 ATP 分子。

2. 苹果酸-天冬氨酸穿梭途径　在肝及心肌中，胞质的草酰乙酸和 NADH＋H$^+$ 在苹果酸脱氢酶的作用下，生成苹果酸和 NAD$^+$。位于线粒体内膜的苹果酸-α-酮戊二酸转运体将苹果酸从胞质转入线粒体基质，同时将 α-酮戊二酸从线粒体基质转出到胞质。当苹果酸到达线粒体基质后，被线粒体内的苹果酸脱氢酶转换成草酰乙酸，同时 NAD$^+$ 被还原成 NADH＋H$^+$。草酰乙酸再被线粒体天冬氨酸氨基转移酶（谷草转氨酶）转换为天冬氨酸，同时提供氨基的谷氨酸被同一个酶转变成了 α-酮戊二酸。线粒体内膜的谷氨酸-天冬氨酸转运体再将谷氨酸从胞质转入线粒体基质，同时将天冬氨酸从线粒体基质转出到胞质。天冬氨酸又被胞质天冬氨酸氨基转移酶转变成草酰乙酸。

苹果酸-天冬氨酸穿梭的净效应是完全还原：胞质中的 NADH＋H$^+$ 被氧化成 NAD$^+$，线粒体基质中的 NAD$^+$ 被还原成 NADH＋H$^+$。胞质中的 NAD$^+$ 接下来可以被另一轮糖酵解还原，而线粒体基质中的 NADH＋H$^+$ 可以被用于向电子传递链传递电子从而合成 ATP（图 9-7）。

因为苹果酸-天冬氨酸穿梭时线粒体基质中的 NADH＋H$^+$ 重新生成，它可以使糖酵解所产生的能量最大化合成 2.5 个 ATP，最终导致每个葡萄糖代谢净生成 32 个 ATP 分子。

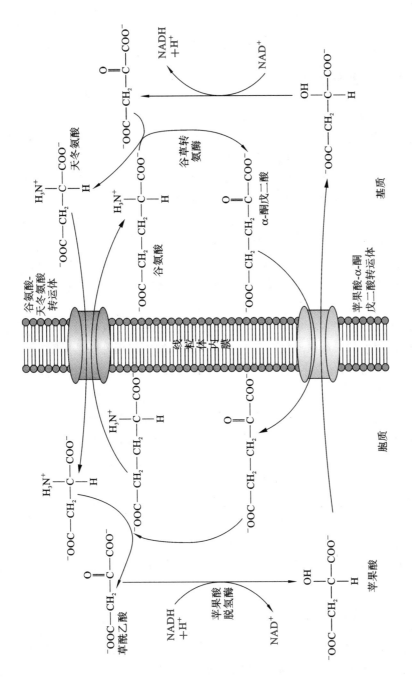

图 9-7　苹果酸-天冬氨酸穿梭途径

第二节　能　量　代　谢

人体在不断地进行物质代谢，其过程中伴随有能量代谢以及能量的储存和利用。

一、机体能量的来源和利用

（一）能量的来源

机体能量来源于体外环境的能量供给。对于人体来说，环境提供能量的基本方式是通过食物摄入三大产能营养素：糖、脂肪和蛋白质。

糖是最主要的供能物质，机体每天所需能量的 70% 来源于糖类的分解。糖是最为经济的能量来源，机体摄入的糖主要以淀粉形式存在，除此之外还有少量直接以蔗糖、葡萄糖、果糖、乳糖等形式摄入。摄入的糖最终转化为葡萄糖供机体绝大多数组织器官利用。血液中过多的葡萄糖会转变为糖原暂时储存起来。

脂肪也是重要的供能物质，其供能效率高于糖，机体每日所需能量的 20% 来源于脂肪。脂肪还是机体内储存能量的主要方式，摄入的能量如果过多，就会在肝转变为脂肪储存起来。

蛋白质是构成细胞的重要成分，参与酶的催化作用或者形成激素等生物活性物质，正常情况下机体较少利用蛋白质供能。若长期饥饿或发生代谢性疾病，机体不能正常利用糖和脂肪提供能量，则会较多消耗蛋白质，不利于机体的生长发育和正常功能的维持。

（二）能量的利用

1. 热能　三大产能营养素在机体内产生的能量，约有一半以热能的形式直接释放。热能是最低级的能量利用方式，只可向外发散，不能在机体内转变为其他形式的能量。而维持正常的热能释放是机体维持正常体温的基础，一定范围的体温可以保持机体内各种酶的活性，以保证机体新陈代谢活动顺利进行。

2. 化学能　供机体直接利用的能量主要来自储存在 ATP 中的化学能。物质代谢产生的 ATP 可作为"能量货币"供给机体各种生理功能使用。机体代谢过程中所需的其他形式能量，如机械能、电能、化学能等，都是由 ATP 水解时所释放的能量形成的，从而完成神经传导、肌肉收缩、生物合成、腺体分泌、物质转运等生命活动。

机体能量的来源与利用见图 9-8。

二、影响能量代谢的因素

能量代谢在机体内的所有组织器官都可进行，不同组织器官在不同生理状况下的能量代谢强弱有所不同，从而影响机体整体能量代谢的高低。肌肉运动、精神活动、食物的特殊动力效应和环境温度是影响能量代谢的主要因素。

1. 肌肉运动对能量代谢的影响　肌肉活动对能量代谢的影响最显著，肌细胞中有大量的线粒体提供能量，且肌肉在机体全身分布广泛，任何轻微的肌肉活动都会使能量代谢率提高。肌肉剧烈活动时的能量代谢率比安静时要高出许多倍，肌肉活动停止后，能量代谢还将维持在较高水平，过一段时间才逐渐恢复。

2. 精神活动对能量代谢的影响　在一般的精神活动时，中枢神经系统本身的代谢率

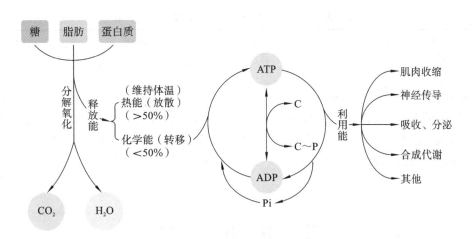

图 9-8　机体能量的来源与利用

即使有所增加,其程度也是可以忽略的。但在人的精神处于紧张状态,如恐惧、发怒或其他强烈情绪活动时,其能量代谢率显著增高。这是由于紧张的精神活动伴随有无意识的肌肉紧张性增强及某些激素(如肾上腺皮质和髓质激素)分泌增多。这些因素都具有促进物质代谢和能量代谢的作用。

3. 食物的特殊动力效应对能量代谢的影响　人在进食后一段时间内(从进食后 1 h 开始,延续到 7~8 h),即使处于安静状态,产生的热量比进食前有所增加。可见这种额外的能量消耗是由进食引起的。这种刺激机体产生额外能量消耗的作用,称作食物的特殊动力效应。实验证明,食物的成分不同,产生的食物特殊动力作用也不同,在三大产能营养素中,单纯进食蛋白质产生的食物特殊动力效应最为显著,可达 30%,日常混合食物可增加 10% 左右的能量消耗。

4. 环境温度对能量代谢的影响　人安静时的能量代谢,在 20~30 ℃的环境温度中最为稳定。当环境温度低于 20 ℃时,由于寒冷刺激反射性地引起寒战以及肌肉紧张度增强,代谢率增加。当环境温度高于 30 ℃时,体内化学反应过程的反应速率增加,代谢率也会增加。

三、基础代谢

基础代谢(basal metabolism,BM)是指人体维持生命的所有器官所需要的最低能量需要。在清晨清醒、静卧、空腹(12 h 以上未进食)、情绪稳定、环境温度 20~25 ℃的状态下,不受肌肉活动、环境温度、食物及精神紧张等影响时的能量代谢即为基础代谢。

在基础代谢状况下,测定人体单位时间、单位体表面积的代谢率,称为基础代谢率(basal metabolism rate,BMR)。人体体表面积可以用如下经验公式计算:

体表面积(m²)=0.0061×身高(cm)+0.0128×体重(kg)−0.1529

临床上常用简化的间接测热法来测定基础代谢率。各种能源物质在体内氧化分解时,每消耗 1 L 氧气所产生的热量称为该物质的氧热价。按日常混合饮食呼吸商为 0.82估算,查出氧热价为 20.19 kJ/L,测定受试者在一定时间内的耗氧量,换算为每小时耗氧量,根据受试者体表面积,即可用如下公式计算:

BMR=氧热价(kJ/L)×耗氧量(L/h)÷体表面积(m²)

基础代谢率受年龄和性别的影响。性别相同,年龄越大的人其基础代谢率越低,年龄相同,男性基础代谢率高于女性(表 9-2)。

表 9-2　我国正常人的基础代谢率平均值[kJ/(h·m²)]

年龄/岁	11～15	16～17	18～19	20～30	31～40	41～50	51以上
男性	195.5	193.4	166.2	157.8	158.6	154.1	149.1
女性	172.5	181.7	154.1	146.3	146.9	142.4	138.6

实测所得基础代谢率在平均值±15%范围内,可以认为是正常范围,超过平均值±20%,则可能为病理状态。如甲状腺功能低下时,其基础代谢率可能比正常值低20%～40%;甲状腺功能亢进时,其基础代谢率可能比正常值高25%～80%。

第三节　体　温

正常的体温是机体进行新陈代谢的必要条件。体温(body temperature)是指机体深部的平均温度,又称体核温度。通常测量的体温为体表温度,易受环境影响而出现波动。

一、正常体温及其生理波动

(一) 体温的测量及其正常值

由于体核温度不易测定,临床上常用腋窝、口腔和直肠温度来代表体温。

腋窝位于体表,测量方便,使用广泛。其实测温度较低,正常值为 36.0～37.4 ℃。测量时要注意保持腋窝干燥,将体温计贴于皮肤表面,上臂紧贴胸壁使腋窝紧闭,形成人工体腔,测量时间持续 5～10 min,保证机体内部热量传导至腋窝。口腔温度正常值为 36.7～37.7 ℃,测量时保持口腔清洁,将温度计含于舌下,并避免呼吸等因素的干扰。不能正常配合的患者,如哭闹的小孩,不宜用此方法测量。直肠温度最接近体核温度,正常值为 36.9～37.9 ℃,测量时要将体温计插入直肠 6 cm 以上。

(二) 体温的生理波动

在正常生理状态下,体温随机体生理状态和环境变化会有不同程度的波动。

1. 昼夜节律　由机体的生物钟所控制,机体内激素和生理功能在一日之内发生的节律性变化称为昼夜节律。人体的体温也会出现周期性的昼夜节律,一般在清晨 2～6 时体温最低,午后 1～6 时体温最高,波动幅度为 0.5～0.7 ℃。

2. 年龄影响　机体的能量代谢有随年龄增大而下降的趋势,体温也随之而逐渐降低。较为特殊的是,新生儿由于能量代谢旺盛且体温调节机制发育不完善,体温高于成人且有较大波动;老年人因基础代谢率下降而体温偏低,且对环境耐受力较差。在日常生活和医疗服务过程中,要对新生儿和老年人的体温加强管理。

3. 性别差异　受激素调节的影响,女性平均体温比男性高 0.3 ℃,且女性的体温随月经周期而发生相应变化。在孕激素及其代谢产物的周期性变化过程中,通常月经期前的体温较高,月经期和月经期后的前半期体温较低,排卵日体温最低,排卵后体温迅速升高 0.3～0.6 ℃(图 9-9)。

二、机体的产热与散热

体温能够维持在恒定范围内,主要依靠机体对能量代谢过程中产生热量的调节来实

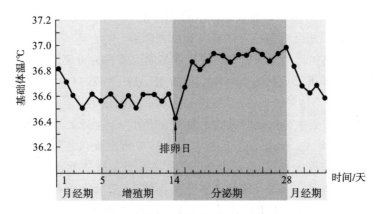

图 9-9　女性月经周期中基础体温的变化

现,有产热和散热两方面调节因素。

（一）产热过程

1. 产热器官　机体所有的组织器官进行能量代谢都可产生热量,根据机体所处状态,主要的产热器官有所区别。在安静状态下,人体维持体温主要靠内脏的能量代谢,其中最为旺盛的部位是肝。在运动时,骨骼肌的紧张度稍有增强,产热量即可迅速增长,成为最主要的产热器官,剧烈运动时的产热量可达到安静时的 40 倍以上。

2. 产热形式　当机体处于低温环境时,可通过两种形式增加产热量。

（1）战栗产热:骨骼肌发生不随意的节律性收缩,运动幅度小,不做功,肌细胞产生的能量多数以热量形式释放,有利于维持体温。

（2）非战栗产热:人体腹股沟、腋窝、肩胛下区等部位分布的褐色脂肪组织,其内含有丰富的线粒体,产热量高于其他组织器官,新生儿体内有较多褐色脂肪组织,有利于适应环境,维持体温。

3. 产热调节　激素分泌和神经调节均可有效控制产热量。甲状腺激素能够调节机体所有细胞的糖代谢,是最为重要的增加产热量的体液因素,可迅速提升代谢率。肾上腺素和去甲肾上腺素在寒冷刺激和情绪波动时也可增加机体产热量。交感神经系统兴奋可促进上述激素分泌从而提高产热。神经调节还可通过改变运动行为,提高骨骼肌活动量,从而增加产热。

（二）散热过程

机体的散热部位主要在体表,依靠皮肤的血流量变化和汗液的分泌量变化控制热量散失速率。呼吸过程中,气体进出呼吸道,也可影响热量的散失。排泄过程中,尿液和粪便也可从机体带走热量。主要的散热方式有辐射散热、传导散热、对流散热和蒸发散热。

1. 辐射散热　机体以热射线的形式将热能向外发散的方式称为辐射。辐射散热的效果取决于皮肤与体外环境的温度差和体表有效散热面积。环境温度越低,辐射散热量越大,反之温度较高时不易散热,故夏季高温天气时多出现因机体无法正常散热而导致的热射病。皮肤及其内部携带热量的血液暴露于低温环境的部位越多,则有效散热面积越大,故穿着较厚不易散热的衣服以及皮肤烧伤、烫伤损伤毛细血管时,有效散热面积下降,不利于辐射散热。

2. 传导散热　机体直接接触某种导热良好的低温物体时,将热量传递出去的散热方式称为传导。皮肤与物体的温差、接触面积及物体的导热性能可影响传导效率。人体的脂肪导热性能较差,故肥胖的人怕热。衣服多为导热较差的材料,故可以减慢散热。水是良好的热导体,故可用低温水或者冰给高热患者降温。

3. 对流散热　气体流动过程中促进体表散热的方式称为对流。气体受热膨胀上升,带动较冷气体流动,即可形成对流。气体流动的速度是影响散热的重要因素,气流越快,散热越多。故可借助工具促进气体流动,达到增加散热的目的。

4. 蒸发散热　体表水分汽化时吸收热量并离开体表,这种散热方式称为蒸发,分为不感蒸发和发汗两种形式。不感蒸发是指水分直接透出皮肤和黏膜,不形成明显水滴即蒸发带走热量,不易被察觉,与汗腺活动无关,皮肤表面水分蒸发,呼吸过程中呼出水蒸气,是不感蒸发的基本形式。发汗是由汗腺分泌汗液,在皮肤表面形成明显可见的汗滴,继而蒸发散热的形式。当机体周围环境温度较高,前三种散热方式都被不同程度影响时,蒸发散热可成为主要的散热方式。临床上对高热患者进行酒精擦浴,是因为酒精比水更容易蒸发,可达到促进散热的目的。儿童由于皮肤较为细嫩,且易吸入酒精蒸气影响生理功能,所以不能采用酒精擦浴的降温手段。

三、体温调节

机体通过主动方式和被动方式控制产热与散热,可对体温进行调节。由大脑皮层控制,通过有意识地采取行动调节体温的方式称为行为性体温调节;由下丘脑体温调节中枢控制皮肤血流量、汗腺分泌和机体能量代谢率的调节体温的方式称为自主性体温调节。

(一) 温度感受器

能够感受温度变化的特殊感受器称为温度感受器(thermoreceptor)。根据其分布位置可分为外周温度感受器和中枢温度感受器。

1. 外周温度感受器　存在于皮肤、黏膜和内脏中的对温度变化敏感的游离神经末梢,可分为热感受器和冷感受器。感受器所在组织的温度升高时刺激热感受器,所在组织的温度降低时刺激冷感受器。皮肤中的冷感受器较多,呈点状分布,因此机体对冷刺激较为敏感。

2. 中枢温度感受器　存在于中枢神经系统内的对温度变化敏感的神经元,分为热敏神经元和冷敏神经元。温度敏感神经元分布于下丘脑、脑干网状结构和脊髓等多个部位,其中,视前区-下丘脑前部(PO/AH)部位的热敏神经元较多,脑干网状结构和下丘脑弓状核的冷敏神经元较多。

(二) 体温调节中枢和体温调定点学说

下丘脑是体温调节的基本中枢。在此部位,神经元既可以感受局部温度变化,又可以对下丘脑以外部位传入的温度信息进行整合,参与体温调节功能。某些化学物质,如致热原、5-羟色胺、去甲肾上腺素等,也可通过体液调节作用于体温调节中枢,引起体温变化。

下丘脑的温度敏感神经元在一定体温范围内形成兴奋阈值,其热敏神经元和冷敏神经元活动达到平衡,即为调定点。正常生理状态下,机体的调定点为 37 ℃。当体温高于调定点时,热敏神经元活动增强,散热增加,体温下降恢复至平衡;当体温低于调定点时,冷敏神经元活动增强,产热增加,体温上升恢复至平衡。

若机体因某种原因出现病变时,下丘脑温度敏感神经元阈值发生改变,调定点相应改变,体温就会在新的水平达到平衡。例如细菌感染释放出致热原,使下丘脑热敏神经元温度阈值升高,而冷敏神经元温度阈值下降,引起调定点上移,则机体散热减少,产热增加,体温维持在更高的温度。因此,调定点学说可以很好地解释发热的机制,相应的,某些解热药物,如阿司匹林,可以将致热原引起的调定点升高状态降回至正常状态,从而使体温恢复到正常水平。体温调节的自动控制示意图见图 9-10。

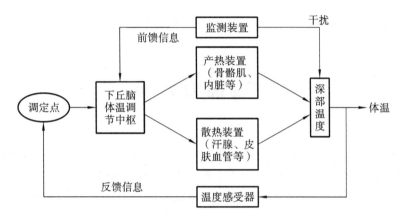

图 9-10　体温调节的自动控制示意图

(张　迁)

直通护考
在线答题

第十章 肾的排泄功能

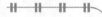
 能力目标

1. 掌握:排泄的概念和途径,肾小球的滤过功能及影响肾小球滤过的因素,肾小管和集合管的重吸收功能,尿生成的自身调节、神经调节和体液调节。

2. 熟悉:肾小管和集合管的分泌功能,尿液的理化特性,尿量,尿的输送、储存与排放。

3. 了解:肾的结构与功能,尿液浓缩与稀释的原理。

新陈代谢是生命活动最基本的特征,机体在代谢过程中会产生对人体无用甚至有害的代谢产物。机体将这些代谢终产物和进入体内的各种异物及过剩的物质,经血液循环由相应的途径排出体外的过程就是排泄(excretion)。

机体的排泄器官有肾、肺、皮肤和消化道。其中肾排出的代谢产物种类最多、数量最大,并且肾可随机体的不同状态而调节尿量和尿中各种物质的含量,故肾是人体最主要的排泄器官。本章主要介绍肾的排泄功能,即尿生成的过程及其调节机制。

第一节 概 述

肾为实质性器官,分为皮质和髓质两部分。皮质主要由肾小体和肾小管构成。髓质位于皮质深部。在肾单位和集合管生成的尿液,经集合管在肾乳头处开口进入肾小盏,再进入肾大盏和肾盂,最后经输尿管进入膀胱。肾盏、肾盂和输尿管壁含有平滑肌,其收缩运动可将尿液驱向膀胱储存。

一、肾的结构特征

(一) 肾单位和集合管

人类每个肾约有 100 万个肾单位(nephron)。肾单位是尿生成的基本结构和功能单位,肾单位由肾小体和肾小管构成。肾小体由肾小球(glomerulus)和肾小囊组成,肾小球是位于入球微动脉和出球微动脉之间的一团毛细血管网。肾小囊有脏层和壁层,脏层和肾小球毛细血管共同构成滤过膜,壁层则延续至肾小管。肾小管包括近端小管、髓袢细段和远端小管(图 10-1)。远端小管与集合管相连接。集合管在结构上不属于肾单位的组成成分,但功能上与肾小管密切相关,特别是在尿液的浓缩过程中起重要作用。

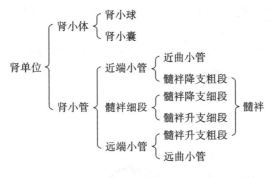

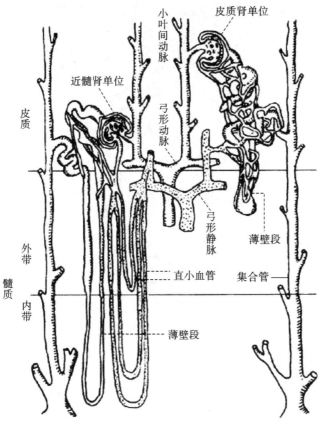

图 10-1　肾单位和肾血管示意图

　　肾单位按其所在的部位可分为皮质肾单位和近髓肾单位两类。肾小体位于外皮质层和中皮质层的肾单位称为皮质肾单位,占肾单位总数的 80%～90%。这类肾单位的特点为:①肾小体相对较小。②髓袢较短。③入球微动脉口径比出球微动脉大。④出球微动脉分支形成肾小管周围毛细血管网,有利于肾小管的重吸收。近髓肾单位的肾小体位于靠近髓质的内皮质层,占全部肾单位的 10%～15%,其特点为:①肾小球较大。②髓袢长。③入球微动脉和出球微动脉口径无明显差异。④出球微动脉分支形成两种小血管,一种为网状小血管,缠绕于邻近的近曲小管和远曲小管周围;另一种是细而长的 U 形直小血管。网状小血管有利于肾小管的重吸收,直小血管在维持髓质高渗中起重要作用。

　　(二) 球旁器

　　球旁器由球旁细胞、致密斑和球外系膜细胞组成(图 10-2),主要分布于皮质肾单位。

球旁细胞又称颗粒细胞,是入球微动脉血管壁中膜的特殊分化的平滑肌细胞,细胞内含分泌颗粒,能合成、储存和释放肾素。致密斑在远端小管起始部靠近肾小球的一侧,其管壁的上皮细胞呈高柱状,局部呈现斑纹隆起,染色较浓。致密斑与球旁细胞及球外系膜细胞相接触,可感受小管液中 NaCl 含量的变化,并将信息传递给球旁细胞,调节球旁细胞肾素的分泌。球外系膜细胞是位于入球微动脉、出球微动脉和致密斑之间的一群细胞,具有吞噬功能。

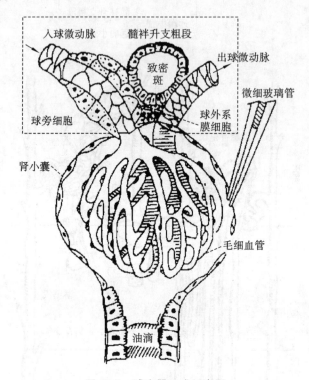

图 10-2 球旁器组成示意图

二、肾的血液循环特点

肾动脉由腹主动脉垂直分出,入肾后依次分支形成叶间动脉、弓状动脉、小叶间动脉和入球微动脉。入球微动脉分支并相互吻合形成肾小球毛细血管网,然后再汇集形成出球微动脉。出球微动脉再次分支形成肾小管周围毛细血管网或直小血管,最后汇入静脉。肾血液循环的特征有以下几方面:①血流量大:两肾约重 300 g,仅占全身体重的0.5%,而在安静状态下,健康成人两肾的血流量约为 1200 mL/min,肾血流量相当于心输出量的 20%~25%。这主要是与肾完成对血液的滤过,即尿液的生成相适应的。②压力高及分布不均匀:肾动脉由腹主动脉垂直分出,且途径短,因此肾小球毛细血管血压较高,为 45~50 mmHg(其他部位毛细血管动脉端只有 30 mmHg)。这有利于肾小球对血浆的滤过。另外,肾血管分布和供血不均,约 94% 的血流供应肾皮质,约 5% 供应外髓部,剩余不到 1% 供应内髓。③肾内两套毛细血管:一套是肾小球毛细血管网,其中毛细血管血压较高,故有利于肾小球的滤过;另一套即由出球微动脉形成的肾小管周围毛细血管网,由于出球微动脉口径小,阻力大,故毛细血管血压较低,且肾小管周围毛细血管内的血浆胶体渗透压较高,因此有利于肾小管的重吸收。

第二节　尿的生成过程

尿的生成包括肾小球的滤过、肾小管和集合管的重吸收、肾小管和集合管的分泌三个基本过程(图 10-3)。

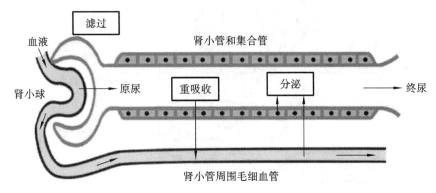

图 10-3　尿生成的三个基本过程示意图

案例 10-1

李某,女,50 岁。无明显诱因出现颜面水肿、少尿 6 天入院。查体:血压 167/93 mmHg,眼睑及颜面水肿。辅助检查:尿液红细胞(＋＋＋),尿蛋白(＋＋＋＋),24 h 尿量 320 mL,血尿素氮 11.5 mmol/L,血肌酐 176 μmmol/L,HCO_3^- 18 mmol/L,血 pH 值为 7.20,血钾 5.70 mmol/L,肾穿刺活检提示:急性肾小球肾炎。

具体任务:

1. 试用肾小球的滤过知识分析患者尿量减少的原因,以及尿液中出现红细胞、蛋白质的原因及生理机制。

2. 运用肾小管和集合管重吸收与分泌功能知识分析患者酸中毒及血钾升高的原因和生理机制。

案例解析 10-1

一、肾小球的滤过功能

肾小球的滤过是尿生成的第一步。当血液流经肾小球毛细血管时,血液中的水分和小分子溶质滤入肾小囊的过程,称为肾小球的滤过。用微穿刺的方法获取肾小囊腔内的滤液并进行分析,结果表明,滤液中除不含大分子蛋白质,其他各种晶体物质的成分和浓度与血浆基本相同,由此证明肾小囊内滤液是血浆的超滤液,也称原尿。

(一) 肾小球滤过膜及其通透性

肾小球滤过的结构基础是滤过膜,由毛细血管内皮细胞、基膜和肾小囊脏层上皮细胞三层构成(图 10-4):①内层是毛细血管内皮细胞层,其上有许多直径为 50～100 nm 的小孔，称为窗孔，小分子溶质以及小分子量的蛋白质可自由通过但血细胞不能通过；②中间层为非细胞性结构的基膜层，有直径为 4～8 nm 的多角形网孔，是肾小球滤过膜的重要屏障；③外层是肾小囊脏层上皮细胞层，上皮细胞有很长的突起，相互交错对插，在突起之间形成滤过裂孔膜，膜上有直径为 4～11 nm 的裂孔，是滤过膜的最后一道屏障。上述三层结构形成了滤过膜的机械屏障，正常情况下只允许相对分子质量为 69000 以内的物质通过。

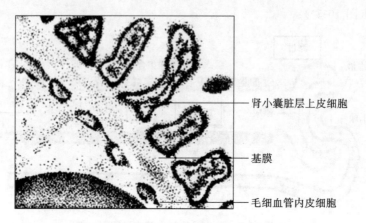

肾小囊脏层上皮细胞

基膜

毛细血管内皮细胞

图 10-4 肾小球滤过膜示意图

除三层膜之外，滤过膜的通透性还取决于被滤过物质所带的电荷。滤过膜各层都带有负电荷的糖蛋白，称为电学屏障。这些带负电荷的物质排斥同样带负电荷的血浆蛋白，可有效限制血浆蛋白的滤过。例如，血浆中白蛋白的相对分子质量虽然小于 69000（相对分子质量为 66458），但仍难以通过滤过膜，就是由于其携带负电荷。在病理情况下，滤过膜上带负电荷的糖蛋白减少或消失，可致带负电荷的血浆蛋白滤出，形成蛋白尿。

（二）有效滤过压

滤过膜两侧的压力差值称为有效滤过压（图 10-5），是肾小球滤过的动力。促进滤出的力有肾小球毛细血管血压和肾小囊内滤液的胶体渗透压。对抗滤出的力有血浆胶体渗透压和肾小囊内压。正常情况下，肾小球毛细血管血压在入球端和出球端变化不大，约为 45 mmHg，肾小囊滤液中几乎不含血浆蛋白，其胶体渗透压接近于 0；肾小球毛细血管入球端血浆胶体渗透压约为 25 mmHg，出球端血浆胶体渗透压约为 35 mmHg，肾小囊内压（简称囊内压）约为 10 mmHg。因此，肾小球有效滤过压计算如下：

有效滤过压＝（肾小球毛细血管血压＋肾小囊内滤液的胶体渗透压）
－（血浆胶体渗透压＋肾小囊内压）
肾小球入球端有效滤过压＝（45＋0）－（25＋10）＝10 mmHg
肾小球出球端有效滤过压＝（45＋0）－（35＋10）＝0 mmHg

由此看来，肾小球毛细血管不同部位的有效滤过压是不相同的，越靠近入球端，有效滤过压越大。当毛细血管血液从入球微动脉端流向出球微动脉端时，由于不断生成超滤液，随着小分子物质和水的滤出，血浆蛋白浓度就会逐渐升高，使血浆胶体渗透压逐渐升高，滤过的阻力逐渐增大，因而有效滤过压的值就逐渐减小。有效滤过压降低到零时，达到滤过平衡，滤过也就停止。

（三）肾小球滤过的评价指标

1. 肾小球滤过率　单位时间（每分钟）内两肾生成原尿的量称为肾小球滤过率

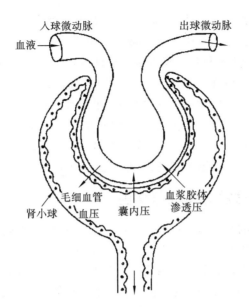

入球微动脉　出球微动脉

血液

毛细血管
血压　囊内压

血浆胶体
渗透压

肾小球

图 10-5　有效滤过压示意图

(glomerular filtration rate,GFR)。据测定,正常成人的肾小球滤过率平均值为 125 mL/min。故成人每天两肾的肾小球滤过液总量可达 180 L。肾小球滤过率是反映肾滤过功能的直接指标。

2. 滤过分数　肾小球滤过率与肾血浆流量的比值称为滤过分数(filtration fraction, FF)。若肾血浆流量为 660 mL/min,肾小球滤过率为 125 mL/min,则滤过分数为 (125/660)×100%=19%。滤过分数表明,肾的血浆流量中约有 1/5 由肾小球滤过到肾小囊形成了超滤液,其余 4/5 则通过出球小动脉流入肾小管周围毛细血管网。

（四）影响肾小球滤过的因素

1. 肾小球毛细血管血压　正常情况下,当血压在 80～180 mmHg 波动时,由于肾血流量的自身调节机制,肾小球毛细血管血压可保持相对稳定,故肾小球滤过率基本不变。若超出此自身调节范围,肾小球毛细血管血压、有效滤过压和肾小球滤过率就会发生相应的改变。如在血容量减少、剧烈运动、强烈的伤害性刺激或情绪激动等情况下,人体交感神经活动加强,入球微动脉强烈收缩,导致肾血流量、肾小球毛细血管血量和毛细血管血压下降,从而影响肾小球滤过率。

2. 囊内压　正常情况下囊内压一般比较稳定。当肾盂或输尿管结石、肿瘤压迫或任何原因引起输尿管阻塞时,小管液或终尿不能排出,可引起逆行性压力升高,最终导致囊内压升高,从而降低有效滤过压和肾小球滤过率。有些药物,如磺胺类,浓度太高时可在小管液的酸性环境中析出结晶;某些疾病发生溶血时,血红蛋白可堵塞肾小管,这些情况也会导致囊内压升高而影响肾小球滤过。

3. 血浆胶体渗透压　正常情况下,血浆胶体渗透压不会发生大幅度波动。当全身血浆蛋白浓度明显降低时,血浆胶体渗透压降低。如静脉输注大量生理盐水,或病理情况下肝功能严重受损,血浆蛋白合成减少,或因毛细血管通透性增大,血浆蛋白丧失,都会导致血浆蛋白浓度降低,血浆胶体渗透压下降,使有效滤过压和肾小球滤过率增加。

4. 肾血浆流量　肾血浆流量对肾小球滤过率的影响并非是改变有效滤过压,而是改变滤过平衡点。当肾血浆流量增大时,肾小球毛细血管中血浆胶体渗透压上升速度减缓,滤过平衡点向出球微动脉端移动,甚至到出球动脉时仍未达到滤过平衡,故肾小球滤

【护考提示】

结合临床理解影响肾小球滤过的因素。

Note

过率增加;反之,当肾血浆流量减少时,滤过平衡点则靠近入球微动脉端,故肾小球滤过率减少。当肾交感神经强烈兴奋引起入球微动脉阻力明显增加时,如剧烈运动、失血、缺氧和中毒性休克等,肾血流量和肾血浆流量明显减少,肾小球滤过率也显著降低。

5. 滤过膜的通透性和面积　正常情况下,滤过膜的通透性和面积比较稳定。只有在病理情况下,滤过膜的机械、电学屏障受到破坏,尿的质和量才会受到影响。如急性肾小球肾炎时,血管球内皮增生肿胀,部分毛细血管腔狭窄或闭塞,可使滤过面积减少,引起少尿甚至无尿。另外,当肾小球受到炎症或缺氧损害时,滤过膜的通透性增大,原先不能滤过的大分子蛋白质甚至红细胞也被滤出,形成蛋白尿和血尿。

二、肾小管和集合管的重吸收功能

成人两肾每天生成的肾小球滤过液达 180 L,滤过液经肾小囊收集后流入肾小管,此时称为小管液。小管液流经肾小管和集合管时与血液进行物质交换,最后排出体外,称为终尿。正常情况下成人每天的终尿量为 1.5 L 左右,只占肾小球滤过液的 1% 左右,可见肾小球滤过液中 99% 以上的液体在流经肾小管和集合管时被重吸收回体内。小管液中的物质经由肾小管和集合管上皮细胞,从肾小管管腔中转运至血液的过程称为肾小管和集合管的重吸收。

(一) 重吸收方式

1. 主动重吸收　主动重吸收是指肾小管上皮细胞通过本身耗能逆电化学梯度将小管液中某些物质转运到血液中,如葡萄糖、氨基酸、维生素、K^+、Na^+ 等是主动重吸收。

2. 被动重吸收　被动重吸收是指小管液中某些物质顺电化学梯度被重吸收到血液中,不耗能。如水、尿素和大部分 Cl^- 等是被动重吸收。

(二) 重吸收特点

【护考提示】
肾小管重吸收能力最强的部位。

1. 重吸收量大　因为肾小管和集合管可重吸收小管液中 99% 的水和无机盐及全部的氨基酸和葡萄糖,所以正常情况下尿中是不含葡萄糖的。

2. 选择性重吸收　肾小管和集合管的重吸收具有高度的选择性。正常情况下营养成分,如葡萄糖和氨基酸等完全被重吸收;水和电解质,如钠、氯和碳酸氢根等,绝大部分被重吸收;而一些代谢产物,如尿素、肌酐、尿酸等物质,重吸收量很少或完全不被重吸收(图 10-6)。

3. 重吸收的节段性　各段肾小管和集合管并不具有相同的吸收能力。事实上,肾小管和集合管的绝大部分重吸收过程集中在近端小管,60%~70% 的水和无机盐、100% 的葡萄糖和氨基酸均在此段重吸收,其余各段只重吸收剩下 30%~40% 的水和无机盐。

(三) 几种重要物质的重吸收

1. Na^+、Cl^- 和水的重吸收

(1) 近端小管。近端小管重吸收原尿中约 70% 的 Na^+、Cl^- 和水。在近端小管的前半段,Na^+ 进入上皮细胞的过程与 H^+ 的分泌以及与葡萄糖、氨基酸的转运相耦联。由于上皮细胞基底侧膜上钠泵的作用,细胞内 Na^+ 浓度较低,小管液中的 Na^+ 和细胞内的 H^+ 由管腔膜的 Na^+-H^+ 交换体进行逆向转运,H^+ 被分泌到小管液中,而小管液中的 Na^+ 则顺浓度梯度进入上皮细胞内。小管液中的 Na^+ 还可由管腔膜上的 Na^+-葡萄糖同向转运体和 Na^+-氨基酸同向转运体与葡萄糖、氨基酸共同转运,Na^+ 顺电化学梯度通过管腔膜进入细胞内,同时将葡萄糖和氨基酸转运入细胞内。进入细胞内的 Na^+ 经基底侧膜上的钠泵被泵出细胞,进入组织间隙。进入细胞内的葡萄糖和氨基酸则以易化扩散的

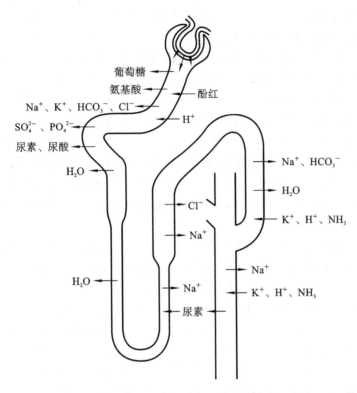

图 10-6　肾小管和集合管的重吸收及其分泌示意图

方式通过基底侧膜离开上皮细胞，进入血液循环。Na^+、葡萄糖和氨基酸等进入细胞间隙，使细胞间隙中的渗透压升高，通过渗透作用，水便进入细胞间隙。由于上皮细胞间存在紧密连接，故细胞间隙内的静水压升高，可促使 Na^+ 和水进入毛细血管而被重吸收（图 10-7）。

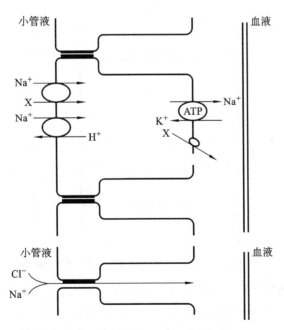

图 10-7　Na^+ 在近端小管重吸收示意图

注：X 代表葡萄糖、氨基酸、磷酸盐、Cl^-。

在近端小管前半段,因 Na^+-H^+ 交换使细胞内的 H^+ 进入小管液,HCO_3^- 则被重吸收,而 Cl^- 不被重吸收,其结果是小管液中 Cl^- 的浓度高于管周组织间液中的浓度。在近端小管后半段,由于小管液的 Cl^- 浓度比细胞间隙液中的浓度高 $20\%\sim40\%$,Cl^- 顺浓度梯度经紧密连接进入细胞间隙被重吸收。小管液中正离子相对增多,造成管内外电位差,Na^+ 顺电位梯度通过细胞旁途径被动重吸收。因此这部分 Cl^- 为顺浓度差被动扩散,Na^+ 为顺电位差扩散,且均经过上皮细胞间隙的紧密连接进入细胞间隙液。

近端小管对水的重吸收是通过渗透作用进行的。因为上皮细胞主动和被动重吸收 Na^+、HCO_3^-、Cl^-、葡萄糖和氨基酸进入细胞间隙后,小管液的渗透压降低,细胞间隙液的渗透压升高。水在这一渗透压差的作用下通过跨上皮细胞和紧密连接两条途径进入细胞间隙,然后进入管周毛细血管而被吸收。因此,近端小管中物质的重吸收为等渗性重吸收,小管液为等渗液。

(2)髓袢。在髓袢,肾小球滤过的 NaCl 约 20% 被重吸收,水约 15% 被重吸收。髓袢降支细段钠泵活性很低,对 Na^+ 也不易通透,但对水通透性较高,在组织液高渗作用下水被重吸收。故小管液在流经髓袢降支细段时,渗透压逐渐升高。髓袢升支细段对水不通透,但对 Na^+ 和 Cl^- 易通透,NaCl 扩散进入组织间液。故小管液流经髓袢升支细段时,渗透压逐渐下降。在髓袢升支粗段 NaCl 由 Na^+-K^+-$2Cl^-$ 同向转运体主动重吸收。该转运体可使小管液中 1 个 Na^+、1 个 K^+ 和 2 个 Cl^- 同向转运进入上皮细胞内(图 10-8)。Na^+ 进入细胞是顺电化学梯度的,进入细胞内的 Na^+ 通过细胞基底侧膜的钠泵泵至组织间液,Cl^- 由浓度梯度经管周膜上的 Cl^- 通道进入组织间液,而 K^+ 则顺浓度梯度经管腔膜返回小管液中,并使小管液呈正电位。呋喃苯胺酸(呋塞米)可抑制 Na^+-K^+-$2Cl^-$ 同向转运,所以能抑制 Na^+ 和 Cl^- 的重吸收,水的重吸收也随之减少,产生利尿作用。髓袢升支粗段对水不通透,故小管液在流经髓袢升支粗段时,渗透压逐渐降低,但管外渗透压升高。

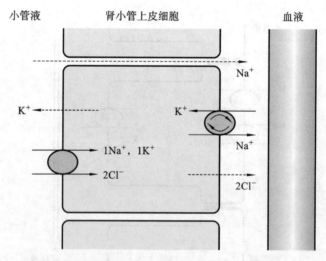

图 10-8　髓袢升支粗段对 Na^+、Cl^-、K^+ 的转运

(3)远端小管和集合管。由肾小球滤出的 Na^+ 和 Cl^- 约 12% 在远端小管和集合管被重吸收,同时有不同量的水被重吸收。远端小管和集合管对 Na^+、Cl^- 和水的重吸收可根据机体的水、盐平衡状况进行调节。Na^+ 的重吸收主要受醛固酮调节,水的重吸收则主要受血管升压素调节。

总之,近端小管重吸收水约为 70%,髓袢重吸收水约为 15%,这部分水伴随溶质的吸收而被重吸收,为等渗性重吸收,因此,这部分水的重吸收与体内是否缺水无关,不参与机体对水平衡的调节。而远端小管和集合管对水的重吸收量则是根据机体水平衡的状态进行调节的,主要受抗利尿激素等影响,从而导致尿液的浓缩或稀释。当机体缺水时,远端小管和集合管在抗利尿激素的作用下,水的重吸收增加,补充体内水分,减少排尿量,导致尿液浓缩。

2. HCO_3^- 的重吸收　　HCO_3^- 在血浆中主要以 $NaHCO_3$ 的形式存在,滤液中的 $NaHCO_3$ 进入肾小管后可解离成 Na^+ 和 HCO_3^-。小管液中的 HCO_3^- 是以 CO_2 的形式被重吸收,$80\%\sim90\%$ 在近端小管被重吸收,其余大多在远端小管和集合管被重吸收。HCO_3^- 的重吸收量占滤过总量的 99% 以上。HCO_3^- 不易透过上皮细胞膜,其重吸收是与上皮细胞的 Na^+-H^+ 交换(H^+ 的分泌)耦联进行的。分泌入小管液中的 H^+ 与 HCO_3^- 生成 H_2CO_3,H_2CO_3 再分解为 CO_2 和 H_2O。CO_2 为高脂溶性物质,可迅速扩散入上皮细胞内,在碳酸酐酶(carbonic anhydrase,CA)的催化下与细胞内的 H_2O 又生成 H_2CO_3,H_2CO_3 解离成 H^+ 和 HCO_3^-,前者经 Na^+-H^+ 交换再进入小管液,后者与 Na^+ 生成 $NaHCO_3$ 而转运入血液(图 10-9)。CO_2 通过管腔膜的速度明显高于 Cl^- 的速度,故 HCO_3^- 的重吸收优先于 Cl^-。HCO_3^- 是体内主要的碱储备物质,其优先重吸收对于体内酸碱平衡的维持具有重要意义。正常情况下 HCO_3^- 几乎全部被重吸收,随尿排出的 HCO_3^- 量极少。

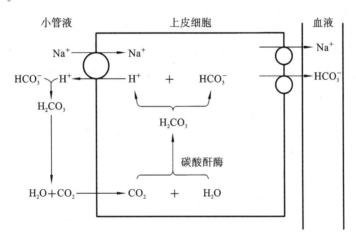

图 10-9　HCO_3^- 的重吸收示意图

3. K^+ 的重吸收　　小管液中的大部分 K^+ 在近端小管被重吸收回血液,具体机制尚不清楚。每日滤过 K^+ 的总量为 $36\ g$,排泄量约为 $2.3\ g$,重吸收量占总滤过量的 94%。其中,在近端小管 K^+ 的重吸收量占滤过量的 $65\%\sim70\%$,髓袢升支粗段可重吸收少量 K^+。至远端小管始段,小管液中的 K^+ 仅为滤过量的 $5\%\sim10\%$,这部分的 K^+ 在远端小管和集合管可继续被重吸收,特别是在 K^+ 的摄入过度减少时尤其明显。小管液中的 K^+ 含量同细胞外液的相同,约为 $4\ mmol/L$,细胞内 K^+ 的含量约为 $150\ mmol/L$。小管液中的 K^+ 逆浓度差主动转运入细胞,然后扩散至管周组织液并被重吸收入血液。终尿中的 K^+ 绝大部分是由集合管和远端小管分泌的,其分泌量的多少取决于血钾浓度,并受醛固酮的调节。

4. 葡萄糖的重吸收　　如前所述,葡萄糖可与 Na^+ 耦联,以继发性主动转运的形式重吸收。当 Na^+ 顺着电化学梯度进入管腔上皮细胞时,其释放的能量将葡萄糖同向转运进入细胞内。重吸收葡萄糖的部位仅限于近端小管,其他各段肾小管都没有重吸收葡萄糖的能力。如果在近端小管没能将葡萄糖全部重吸收,尿中将出现葡萄糖而形成糖尿(图 10-10)。

【护考提示】
肾糖阈的概念。

207

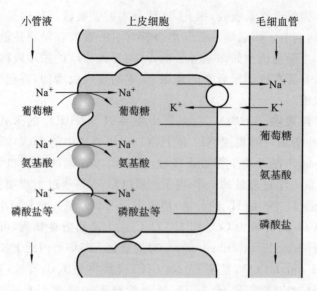

图 10-10　近端小管对葡萄糖、氨基酸和磷酸盐等的重吸收示意图

近端小管对葡萄糖的重吸收有一定的限度,临床上常用近端小管重吸收葡萄糖的能力来代表肾的重吸收能力,相应的指标为肾糖阈。肾糖阈是尿中出现葡萄糖时的最低血糖浓度。当正常人血液中葡萄糖浓度超过 10 mmol/L(1.8 g/L)时,近端小管对葡萄糖的重吸收达到极限,尿中开始出现葡萄糖,此时的血糖浓度即为肾糖阈。肾糖阈降低,提示患者重吸收功能下降。糖尿病患者出现尿糖,就是由于其血糖浓度超过了肾糖阈。超滤液中葡萄糖的浓度和血浆中的相等,正常人血糖浓度为 4.48～6.72 mmol/L(0.8～1.2 g/L),终尿中几乎不含葡萄糖。

人两肾全部的近端小管在单位时间内能重吸收葡萄糖的最大量,称为葡萄糖的吸收极限量。此时,近端小管全部上皮细胞对葡萄糖的吸收均已达极限(全部转运体均达到饱和)。在这种情况下,随着血糖的升高,尿中排出的葡萄糖也呈平行性增加。人类的肾对葡萄糖的吸收极限量:在体表面积为 1.73 m^2 的个体中,男性为 20.95 mmol/min(0.375 g/min),女性为 16.78 mmol/min(0.3 g/min)。

5. 其他物质的重吸收　氨基酸、HPO_4^{2-}、SO_4^{2-} 等物质的重吸收机制与葡萄糖基本相同,但转运体可能不同。部分尿酸在近端小管被重吸收。大部分的 Ca^{2+} 和 Mg^{2+} 在近端小管和髓袢升支粗段被重吸收。小管液中微量的蛋白质,在近端小管通过入胞作用进入细胞内,再经溶酶体酶水解成氨基酸后,通过与葡萄糖重吸收相同的机制进入组织液。近端小管、髓袢升支细段及集合管,对尿素有不同程度的通透性。水的重吸收使近端小管中尿素浓度增加,尿素顺浓度差扩散而被吸收。

三、肾小管和集合管的分泌和排泄功能

肾小管和集合管的分泌,是指小管上皮细胞将本身代谢产生的物质或血液中某些物质排入小管液的过程。小管上皮细胞分泌的重要物质有 H^+、K^+、NH_3(图 10-11),可调节体内电解质平衡和酸碱平衡。此外,还可分泌体内的代谢产物如肌酐、对氨基马尿酸,以及某些药物如青霉素、大部分的利尿药。

1. H^+ 的分泌　肾小管各段和集合管均能分泌 H^+,其中近端小管分泌量最大。H^+来源于小管上皮细胞代谢产生的 CO_2 或血液和小管液中的 CO_2。肾小管上皮细胞内 CO_2 与 H_2O 在碳酸酐酶作用下生成 H_2CO_3,H_2CO_3 又解离出 H^+ 及 HCO_3^-。H^+ 可通

知识拓展
糖尿病

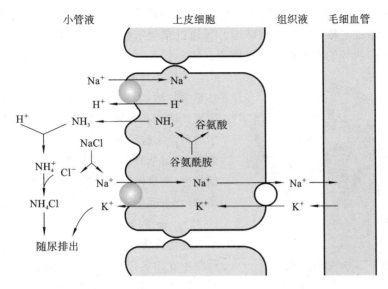

图 10-11　H^+、K^+、NH_3 的分泌关系示意图

过 Na^+-H^+ 交换进入小管液中，随尿排出体外，HCO_3^- 则与 Na^+ 一起转运回血形成 $NaHCO_3$。由此可知，每分泌 1 个 H^+ 进入小管液，同时可重吸收 1 个 Na^+ 和 HCO_3^- 入血，起着排酸保碱的作用，对维持酸碱平衡具有重要意义。同时也说明，近端小管重吸收 HCO_3^- 是以 CO_2 形式进行的。

2. NH_3 的分泌　远曲小管和集合管上皮细胞在代谢过程中不断生成 NH_3（主要由谷氨酰胺脱氨产生），NH_3 是脂溶性物质，容易透过细胞膜向 H^+ 浓度高的小管腔扩散。NH_3 与小管液中的 H^+ 结合生成 NH_4^+，后者与强酸盐（$NaCl$ 等）的负离子结合生成酸性铵盐（NH_4Cl），以铵盐形式随尿排出，而被替换出的正离子（如 Na^+）可通过 Na^+-H^+ 交换与 HCO_3^- 一起被重吸收回血。H^+ 与 NH_3 结合可降低小管液中 H^+ 的浓度，促进 H^+ 的分泌，因此，NH_3 的分泌不仅能促进 H^+ 的分泌而排酸，而且也能增加 $NaHCO_3$ 的重吸收。因而 NH_3 的分泌对排酸保碱，维持酸碱平衡同样起着重要作用。

3. K^+ 的分泌　超滤液中的 K^+ 绝大部分被近曲小管重吸收，尿中的 K^+ 基本由远曲小管和集合管所分泌。K^+ 的分泌与 Na^+ 的主动重吸收密切相关。Na^+ 在钠泵的作用下主动重吸收，造成管腔内为负的电梯度，使 K^+ 被动扩散入管腔完成 K^+-Na^+ 交换。H^+-Na^+ 交换与 K^+-Na^+ 交换同时进行，两者之间存在竞争性抑制。当酸中毒时，小管上皮细胞内碳酸酐酶活性增强，H^+ 生成增多，H^+-Na^+ 交换增多，K^+-Na^+ 交换减少，K^+ 分泌减少，可出现血钾升高。相反，高血钾症时，可导致酸中毒。

体内的 K^+ 主要由肾排泄。正常情况下，机体摄入的 K^+ 和排出的 K^+ 保持动态平衡，即多进多排，少进少排。但当食物中缺 K^+ 或其他原因引起 K^+ 不足时，尿中仍排 K^+，即不进也排。这种情况下，势必造成血钾浓度降低，应注意适量补钾。因为血钾过高或过低，都会对人体的功能，尤其是对神经和心脏的兴奋产生不利的影响。

四、尿液的浓缩和稀释

尿液的浓缩和稀释是根据尿液的渗透压与血浆渗透压相比较而定的。远曲小管和集合管通过对水的调节性重吸收，能大幅度改变尿液的渗透压，对尿液进行浓缩或稀释。当体内缺水（如失水或禁水）时尿液的渗透压将明显高于血浆渗透压，称为高渗尿，表示尿被浓缩。在饮水过多时，尿液的渗透压将低于血浆渗透压，称为低渗尿，表示尿被稀释。尿液的渗透压与血浆渗透压相等或相近，称为等渗尿。机体缺水或水过剩都是等渗尿，表明肾的浓缩和稀释功能严重减退。肾通过排泄浓缩尿或稀释尿来维持体液的正常渗透压，对维持机体的水平衡起重要作用。

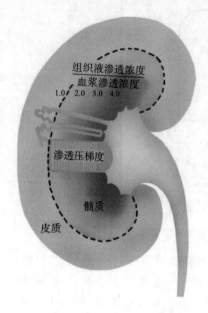

由肾小球滤出的超滤液经过近端小管的等渗性重吸收后，小管液的渗透压仍然是等渗的，可见尿液的浓缩和稀释是在髓袢、远曲小管和集合管中进行。实验证明，肾髓质组织间液渗透压高于血浆，并且从外髓部至内髓部存在着很大的渗透压梯度（高渗梯度），即越朝向内髓深部，渗透压越高，肾乳头部渗透压可高达血浆渗透压的4倍（图10-12）。正常情况下，进入远曲小管和集合管的小管液为低渗或等渗。在血管升压素的作用下，远曲小管和集合管对水的通透性增大，小管液在流经肾髓质的途中，因水分被髓质高渗不断吸出管外，管内溶质浓度不断增高而形成高渗的浓缩尿。当血管升压素减少时，该段小管对水不通透，水不易吸收，同时由于Na^+仍不断被主动重吸收，则可使尿液渗透压下降，形成稀释尿。因此，肾髓质高渗梯度的存在，可促进远曲小管和集合管重

图10-12　肾髓质渗透梯度示意图

吸收水分，是尿液得以浓缩的生理学基础。血管升压素的存在，是尿液浓缩的基本条件；血管升压素的释放是决定尿液浓缩程度的关键因素。如血管升压素完全缺乏，或肾小管和集合管缺乏血管升压素受体时，可出现尿崩症，每天可排出高达20 L的低渗尿。

肾髓质高渗梯度的形成和保持与肾小管、肾直小血管的解剖和功能特点有关。构成髓质间隙渗透压的溶质主要来源于重吸收的Na^+、Cl^-和尿素，故凡有影响这几种物质重吸收的因素，或肾髓质有病变时，都能影响肾髓质高渗梯度的形成和保持，从而改变尿量。

第三节　尿生成的调节

案例 10-2

案例解析 10-2

患者，男，65岁。患高血压病11年，2 h前生气后突然头痛、呕吐，右侧肢体不能动，10 min后呼之不应。查体：血压180/120 mmHg，中度昏迷，瞳孔左＞右，右鼻唇沟浅，右侧巴氏征（＋）。脑CT示左侧基底节有一类圆形高密度影，直径约5 cm，中线向右侧移位。考虑：脑出血。

具体任务：

最急需的治疗措施不是马上开颅手术，而是静脉快速滴注甘露醇，其治疗机理是什么？

尿的生成包括肾小球的滤过、肾小管和集合管的重吸收、肾小管和集合管的分泌三个基本过程,机体对尿生成的这三个过程都有调节作用。尿生成的调节方式包括自身调节、神经调节和体液调节,这三种方式对尿生成的每个环节都有调节作用。关于肾小球滤过的影响因素前已述及,这里主要介绍机体对肾小管和集合管的重吸收及肾小管和集合管的分泌环节的调节作用。

一、肾内自身调节

(一) 肾血流量和肾小球滤过率的自身调节

离体肾动脉灌注实验证明,当肾动脉灌注压在 $80 \sim 180$ mmHg($10.7 \sim 24.0$ kPa)范围内变动时,肾血流量仍保持相对恒定,因此,肾小球滤过率也能保持相对恒定,这是典型的自身调节机制。

肾血流量的自身调节可用肌源性学说来解释。肌源性学说认为,当动脉血压增高时,肾入球小动脉平滑肌因压力增大而受到牵张刺激,这使得平滑肌的紧张性加强,血管口径反应性减小,血流阻力相应增大,因而肾血流量保持稳定;而当动脉血压降低时则发生相反的变化。但当动脉血压低于 80 mmHg(10.7 kPa)时,肾入球小动脉平滑肌舒张已达到极限,故血压再降则肾血流量减少。而动脉血压高于 180 mmHg(24.0 kPa)时,肾入球小动脉平滑肌收缩则达到极限,故血压再升则肾血流量增加。动脉血压只有在 $80 \sim 180$ mmHg($10.7 \sim 24.0$ kPa)范围内变化时,肾入球小动脉的平滑肌才能发挥自身调节作用,从而保持肾血流量的相对恒定。正常情况下,人体动脉血压一般都在此范围内变化,因此,虽然人体动脉血压经常发生波动,但尿量并不因此而发生大幅度变化。

(二) 小管液溶质的浓度

肾小管内、外的渗透压梯度是水重吸收的动力,如果小管液中溶质的浓度升高,渗透压升高,就会妨碍肾小管对水的重吸收,结果使尿量增多。如糖尿病患者或正常人进食大量葡萄糖后,其血糖浓度明显升高,肾小球滤过的葡萄糖量增多,超过肾糖阈,滤出的葡萄糖不能被全部重吸收,造成小管液渗透压升高,肾小管对水的重吸收减少,尿量增多,且出现尿糖。这种由小管液中溶质浓度升高引起的尿量增多称为渗透性利尿(osmotic diuresis)。临床上给患者静脉滴注甘露醇,甘露醇可通过肾小球自由滤过但不被肾小管重吸收,即可增加肾小管腔内的溶质浓度,从而产生渗透性利尿效应,达到利尿消肿的目的。

(三) 球-管平衡

近端小管的重吸收能力最强,重吸收量最大,而且随着肾小球滤过率的增大,近端小管对 NaCl 和水的重吸收也相应增加。近端小管对 NaCl 和水的重吸收量占肾小球滤过率的 $60\% \sim 70\%$,不论肾小球滤过率是增大还是减小,近端小管总是以恒定的比例重吸收 NaCl 和水,这种现象称为球-管平衡(glomerulo-tubular balance)。

球-管平衡的生理意义在于缓冲尿量,使尿量和尿中溶质不致因肾小球滤过率的增减而发生大幅度的变化。如果没有球-管平衡现象,近端小管重吸收量为定值,人体尿量就会因为肾小球滤过率的变化而发生大幅度的波动。此时一旦肾小球滤过率降低,近端小管重吸收量就会相对增多,导致机体尿量明显减少而发生水肿。而一旦肾小球滤过率增加,近端小管重吸收就会相对减少,由于远端小管和集合管的重吸收能力有限,机体很可能会发生尿崩而引起脱水。

二、肾神经调节

一般来说,生理状态下肾可通过自身调节维持尿量稳定,失血、缺氧、中毒等病理状态下,可通过神经调节、体液调节减少肾小球滤过率,以维持机体血容量的相对稳定。

实验证明,肾交感神经不仅支配肾血管,还支配肾小管上皮细胞和近球小体。肾交感神经兴奋可通过下列方式影响尿的生成:①引起肾血管收缩而减少肾血流量,肾小球滤过率下降;②刺激球旁器(近球小体)的球旁细胞(近球细胞)释放肾素,导致血液循环中血管紧张素和醛固酮浓度的增加,从而增加肾小管对 NaCl 和水的重吸收;③直接刺激近端小管和髓袢对 NaCl 和水的重吸收。抑制肾交感神经活动则有相反的作用。

三、体液调节

与肾泌尿功能相关的体液因素主要包括抗利尿激素、醛固酮和心房钠尿肽等。

(一) 抗利尿激素

抗利尿激素(antidiuretic hormone,ADH),又称血管升压素(vasopressin,VP),是一种九肽激素。在下丘脑视上核和室旁核神经元胞体内合成。沿下丘脑-垂体束的轴突被运输到神经垂体,在运输过程中,抗利尿激素与运载蛋白分离并储存在颗粒中,直至被释放入血。

1. 抗利尿激素的作用 抗利尿激素主要是作用于远曲小管和集合管,尤其是集合管,增加水的通透性,从而增加对水的重吸收。如抗利尿激素缺乏,则远曲小管和集合管细胞膜上的水通道可经吞饮作用进入细胞质,细胞膜对水的通透性降低,从而使水的重吸收减少,尿量增加。

2. 抗利尿激素分泌的影响因素 抗利尿激素的分泌和释放受多种因素的调节和影响,其中最重要的是血浆晶体渗透压和血容量。

(1) 血浆晶体渗透压:这是调节血管升压素分泌释放的最重要因素。有资料证明在下丘脑第三脑室前腹侧部存在渗透压感受器。渗透压感受器对血浆晶体渗透压的变化很敏感。血浆渗透压 1‰~2‰ 的变动,即可改变血管升压素的分泌释放。如大量出汗、严重呕吐或腹泻等情况引起机体失水时,血浆晶体渗透压升高,可引起血管升压素的分泌释放增多,肾小管和集合管增加对水的重吸收,使尿量减少,尿液浓缩;相反,大量饮用清水后,血浆晶体渗透压降低,引起血管升压素的分泌释放减少,肾小管和集合管对水的重吸收减少,尿量增加,尿液稀释。由饮用大量清水引起尿量增多的现象,称为水利尿(water diuresis)。而饮用等渗盐水,则不引起明显的尿量增多(图 10-13)。

(2) 血容量:血容量通过心肺容量感受器发挥作用。当循环血量增多,回心血量增加时,可刺激心肺感受器,信息经迷走神经传入下丘脑,抑制血管升压素的分泌释放,肾小管和集合管对水的重吸收减少,尿量增加。如临床大量输液,可使尿量明显增多;反之,当血容量减少,如大失血时,对心肺感受器的刺激减弱,血管升压素的分泌释放增加,肾小管和集合管对水的重吸收增加,尿量减少。

(3) 其他因素:动脉血压的改变也可通过压力感受器对血管升压素的释放进行调节。当动脉血压升高时,可反射性地抑制血管升压素的释放;疼痛、应激刺激和低血糖可刺激血管升压素分泌;乙醇可抑制血管升压素分泌,故饮酒后尿量可增加。

(二) 醛固酮

1. 醛固酮的作用 醛固酮是肾上腺皮质球状带分泌的。它主要作用于远曲小管和

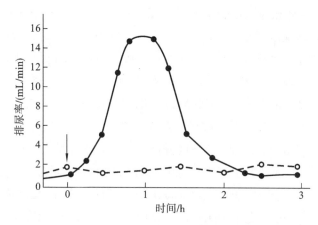

图 10-13　一次饮 1 L 清水和 1 L 等渗盐水后的排尿率

注:箭头表示饮水时间;实线表示清水;虚线表示等渗盐水

集合管的上皮细胞,促进 Na^+、水的重吸收和 K^+ 的排泄,即保 Na^+、保水、排 K^+,进而保持和稳定细胞外液的作用。

2. 醛固酮分泌的影响因素　醛固酮的分泌主要受肾素-血管紧张素-醛固酮系统和血 K^+ 浓度、血 Na^+ 浓度的调节。

(1) 肾素-血管紧张素-醛固酮系统:肾素、血管紧张素(angiotensin)和醛固酮这三种物质在功能上是紧密联系的一个整体,它们形成肾素-血管紧张素-醛固酮系统(图 10-14)。血管紧张素的激活有赖于肾素,而醛固酮的分泌又受到血管紧张素的影响。肾素由球旁器的球旁细胞分泌,是一种蛋白水解酶,能催化血浆中的血管紧张素原(angiotensinogen)生成血管紧张素Ⅰ(十肽)。血管紧张素Ⅰ在血液和组织(尤其是肺组织)中经血管紧张素转换酶降解,生成血管紧张素Ⅱ(八肽),血管紧张素Ⅱ可在氨基肽酶作用下进一步降解生成血管紧张素Ⅲ(七肽)。血管紧张素Ⅱ和血管紧张素Ⅲ都具有收缩血管和刺激醛固酮分泌的作用,但血管紧张素Ⅱ的缩血管作用较强,血管紧张素Ⅲ主要刺激醛固酮的分泌。由此可见,肾素分泌的量,决定了血浆中血管紧张素的浓度,而血浆中醛固酮的水平则取决于血管紧张素的浓度。

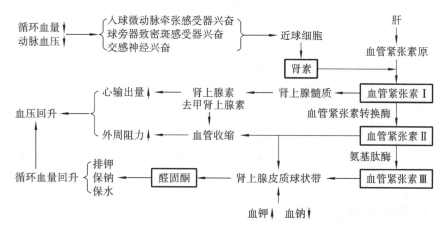

图 10-14　肾素-血管紧张素-醛固酮系统的生成和作用示意图

肾素的分泌受多方面因素的调节:①入球微动脉的牵张感受器,当肾动脉灌注压降低时,入球微动脉壁受牵拉的程度减小,可刺激肾素释放;反之,当肾动脉灌注压升高时则肾素释放减少。②致密斑能感受流经该处小管液中的 Na^+ 量。当肾小球滤过率减少或其他因素导致流经致密斑的小管液中 Na^+ 量减少时,肾素释放增加;反之,通过致密斑的小管液中 Na^+ 量增加时,肾素释放减少。③肾交感神经兴奋时释放去甲肾上腺素,作用于球旁细胞,可直接刺激肾素释放。如急性失血,血量减少,血压下降,可反射性兴奋肾交感神经,从而使肾素释放增加。④血液循环中的儿茶酚胺(肾上腺素和去甲肾上腺素),肾内生成的 PGE_2 和 PGI_2,均可刺激球旁细胞释放肾素。血管紧张素 Ⅱ、血管升压素、心房钠尿肽、内皮素和 NO 则可抑制肾素的释放。

(2) 血 K^+ 与血 Na^+ 浓度:血 K^+ 浓度升高或血 Na^+ 浓度降低(血 Na^+ 浓度/血 K^+ 浓度比值降低),均可直接刺激肾上腺皮质球状带醛固酮的分泌增加,导致保 Na^+、排 K^+,从而维持了血浆高 Na^+、低 K^+ 的状态,维持组织良好的兴奋性,反之亦然。醛固酮的分泌对血 K^+ 浓度的变化更为敏感,而血 Na^+ 浓度必须明显改变时才能引起同样的反应。

(三) 心房钠尿肽

心房钠尿肽(atrial natriuretic peptide,ANP)是心房肌合成的多肽类激素,具有明显的促进 NaCl 和水排出的作用。血容量过高可刺激心房容量感受器,进而使心房分泌心房钠尿肽,通过强大的利尿作用使血容量恢复正常。

第四节　尿液及其排放

案例 10-3

案例解析 10-3

　　患者,男,36 岁。因眼睑水肿、少尿 3 天入院。一周前曾发生上呼吸道感染。查体:眼睑水肿,咽部红肿,心肺(一),血压 126/90 mmHg。尿常规检查:红细胞(＋＋＋),尿蛋白(＋＋＋),红细胞管型 5/HP,24 小时尿量 270 mL,血尿素氮 11.3 mmol/L,血肌酐 172 μmmol/L。临床诊断:急性肾小球肾炎。

　　具体任务:

　　运用尿液的理化特性,正确评价分析患者尿液检查是否正常。写出尿液检查的正常结果及临床意义。

尿液是连续不断生成的,由集合管、肾盏、肾盂经输尿管进入膀胱。尿液在膀胱内储存达一定量时,即可引起反射性排尿,尿液遂经尿道排出体外。

一、尿液及其理化特性

(一) 尿量

正常人尿量一般为每天 1000～2000 mL,平均每天 1500 mL。如长期保持每天 2500 mL 以上称为多尿;每天在 100～500 mL,称为少尿;每天少于 100 mL 称为无尿。肾的排泄物都是溶解于尿液中并随尿排出体外,如每天尿量不足 500 mL,排泄物无法全部排出

Note

体外而在体内积聚,将使机体正常功能受到严重影响。

(二)尿的理化性质

新鲜尿液呈淡黄色,其深浅程度与尿量呈反变关系,尿色常受药物影响。在某些病理情况下,如尿中含有一定数量的红细胞,尿呈红色,称为血尿。尿中有大量淋巴液或大量白细胞时,尿呈乳白色。正常新鲜尿液外观透明,如外观混浊,常属病态。

正常尿比重与尿量呈反变关系,一般在 1.015～1.025,随机体缺水的程度和尿量的多少,尿比重可有很大的变动。

正常尿液一般呈弱酸性,pH 值在 5.7～7.0,最大变动在 4.5～8.0。尿的酸碱度主要取决于食物的成分,荤素杂食者体内蛋白质分解产生的硫酸盐、磷酸盐等酸性物质经肾排出,故尿呈酸性。素食者由于植物所含有机酸均可在体内氧化,产生的酸性物质较少,而排出的碱基较多,故尿呈弱碱性。

尿的主要成分是水,占 95%～97%,其余是溶解于其中的固体物,固体物以电解质和非蛋白含氮物质为主。

二、排尿反射

血液不断循环流动,肾尿液的生成是连续的过程。终尿经肾盂、输尿管被运送到膀胱储存,当膀胱内尿液充盈到一定程度,才会引起排尿。因此排尿是间歇性的。

(一)神经支配

膀胱逼尿肌和尿道内括约肌受副交感和交感神经的双重支配(图 10-15)。副交感神经节前神经元的胞体位于脊髓第 2～4 骶段,节前纤维行走于盆神经,节后纤维分布于膀胱逼尿肌和尿道内括约肌,盆神经兴奋可使膀胱逼尿肌收缩,尿道内括约肌松弛,促进排尿。支配膀胱的交感神经起自腰段脊髓,经腹下神经到达膀胱。刺激交感神经可使膀胱逼尿肌松弛,尿道内括约肌收缩,抑制排尿。阴部神经支配尿道外括约肌,属于躯体运动神经,故可随意控制。阴部神经兴奋时,尿道外括约肌收缩;反之,尿道外括约肌舒张。

(二)反射过程

排尿是一个反射过程,也称为排尿反射。排尿反射是一种脊髓反射,但脑的高级中枢可抑制或加强其反射过程。当膀胱内无尿时,膀胱内压为零,当膀胱内尿液在 300～400 mL 时,膀胱内压明显升高,在此基础上,尿量稍有增加就会引起膀胱内压迅速升高。

当膀胱内尿量达到一定充盈度(400～500 mL)时,膀胱壁上,特别是后尿道的感受器受牵张刺激而兴奋,冲动沿盆神经传入纤维传至脊髓骶段的排尿反射初级中枢,同时,冲动也上传到达脑干和大脑皮层的排尿反射高级中枢,并产生尿意。高级中枢可发出强烈抑制或兴奋冲动控制骶髓排尿反射初级中枢。

在发生排尿反射时,脊髓骶段排尿反射初级中枢的传出信号经盆神经传出,引起膀胱逼尿肌收缩,尿道内括约肌舒张,于是尿液被压向后尿道。进入后尿道的尿液又刺激尿道的感受器,冲动沿传入神经再次传至脊髓骶段排尿反射初级中枢,进一步加强其活动,这是一个正反馈过程,使膀胱逼尿肌收缩更强,尿道外括约肌开放,于是尿液被强大的膀胱内压(可高达 150 cmH$_2$O)驱出。这一正反馈过程可反复进行,直至膀胱内的尿液被排完为止。若膀胱充盈后引起尿意,而条件不许可排尿时,人可有意识地通过高级中枢的活动来抑制排尿。随着膀胱的进一步充盈,引起排尿的向上传入信号越来越强烈,尿意也越来越强烈(图 10-15)。

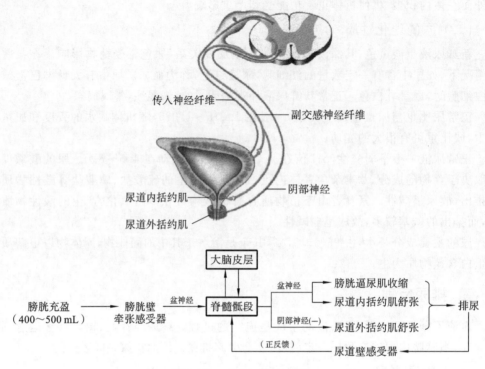

图 10-15 排尿反射示意图

三、排尿异常

临床上常见的排尿异常有尿失禁、尿潴留、尿频等。排尿活动失去意识控制称为尿失禁,其病因多是腰髓以上中枢受损,以致初级中枢不能接受大脑皮层的功能性抑制。膀胱中尿充盈过多而不能排出者称为尿潴留,多由腰髓、骶髓损伤使骶髓排尿反射初级中枢的活动发生障碍所致。排尿次数过多(明显超过本人以往正常频率)称为尿频,尿频有多尿性尿频及少尿性尿频。多尿性尿频多由尿崩症引起,少尿性尿频常由膀胱炎症、肿瘤、结石、前列腺增生等刺激引起,这些刺激可以使患者持续出现尿意,由于患者排尿次数增加而每天总尿量并不增加,所以每次排尿时尿量少于正常。

(林 平)

第十一章 水盐代谢及酸碱平衡

能力目标

1. 掌握：水的摄入与排出及需要量；体液中电解质的分布特点及钾、钠、氯、钙、磷的含量、分布、摄入与排出，血钙与血磷；血液、肺、肾对酸碱平衡的调节。

2. 熟悉：水、电解质的功能及微量元素的主要功能及代谢；钙磷代谢的调节；体内酸性物质、碱性物质的来源及判断酸碱平衡的生化指标及其临床意义。

3. 了解：高血钾、低血钾；酸中毒与碱中毒的概念和特点及酸碱平衡与电解质的关系。

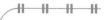

本章 PPT

案例 11-1

患者，男，35 岁。因呕吐、全身乏力伴发热 5 天入院。5 天前感冒，发热 3 天，口服"感冒冲剂"退热药好转，但食纳欠佳，伴有呕吐，无腹泻及排尿异常等情况。2 天后因四肢软弱无力，抬头困难，眩晕，恶心，呕吐，腹胀，神志淡漠，全身乏力，症状加重而入院。查体：脉搏 86 次/min，呼吸 16 次/min，血压 120/70 mmHg，四肢软弱无力，两膝腱反射消失。实验室检查：血[K$^+$]1.7 mmol/L，血 pH 值 7.5，尿酸性。ECG：窦性心律，T 波低平，U 波明显，ST 段压低。临床诊断：低血钾伴代谢性碱中毒。

案例解析 11-1

具体任务：

1. 造成患者发生低血钾的病因是什么？诊断为低血钾的依据有哪些？

2. 导致"恶心，呕吐，腹胀，神志淡漠，全身乏力，四肢软弱无力，两膝腱反射消失"的机制是什么？

3. 用所学相关知识解释碱中毒的原因。

4. 患者是否出现了脱水现象？为什么？

第一节 水与电解质平衡

水与电解质是人体重要的组成成分，也是不可缺少的营养物质。水及溶于其中的无

217

机盐、有机物构成的液体称为体液,约占体重的60%。体液分为细胞内液和细胞外液,细胞外液包括血浆和组织间液。体液中的无机盐、某些小分子有机物和蛋白质等常以离子状态存在,故又称为电解质。机体细胞的正常代谢和功能活动均在体液中进行,并依赖于体液含量、分布和组成三个方面的动态平衡。内外环境和疾病的剧烈变化,常会影响体液的平衡,从而导致水、电解质平衡的失调,这种失调如得不到及时纠正,可引起严重后果,甚至危及生命。掌握水、电解质的基础理论知识,对疾病的防治、护理有重要的指导意义。

一、水平衡

(一) 水的生理功能

水是人体含量最多,也是最重要的成分,体内大部分的水与蛋白质、多糖等物质结合,以结合水的形式存在,另一部分以自由状态存在。水具有很多特殊的理化性质,是维持人体正常代谢活动和生理功能的必需物质之一。

1. 促进并参与物质代谢 水是良好的溶剂,能使物质溶解,促进化学反应的发生。水的介电常数高,能促进各种电解质的解离,也能促进化学反应加速进行。水分子还能直接参与体内物质代谢反应(水解、水化、加水脱氢等),在代谢过程中起着重要作用。

2. 调节体温 水的比热容大,1 g水从15 ℃升至16 ℃时,需吸收4.2 J(1 cal)热量,因此水能吸收较多的热量而本身的温度升高不多,体温不致因机体产热或外界温度的变化而发生明显波动。水的蒸发热大,1 g水在37 ℃时,完全蒸发需吸收2415 J(575cal)热量,故蒸发少量汗液就能散发大量热量,这在高温环境时尤为重要。水的流动性大,导热性强,能随血液循环使代谢产生的热在体内迅速均匀分布并通过体表散发。

3. 运输作用 水是一种良好的溶剂,且水黏度小、易流动,有利于运输营养物质和代谢产物。即使是某些难溶或不溶于水的物质(如脂类),也能与亲水性的蛋白质分子结合而分散于水中,通过血液循环运输至全身。

4. 润滑作用 唾液有利于咽部湿润及食物吞咽,泪液能防止眼球干燥,关节滑液有助于关节活动,胸腔与腹腔浆液、呼吸道与胃肠道黏液都有良好的润滑作用。

5. 维持组织的形态与功能 体内存在的结合水参与构成细胞的特殊形态,以保证一些组织具有独特的生理功能。如心肌约含水79%,血液约含水83%,两者相差无几,但心肌主要含结合水,可使心脏具有坚实的形态,保证心脏有力地推动血液循环。

(二) 水的摄入和排出

1. 水的摄入 正常成人一般情况下每天所需的水量约为2500 mL,主要来源有以下几种。

(1) 饮水:包括饮料、汤,饮水量随个人习惯、气候条件和劳动强度的不同而有较大差别。成人一般每天饮水量约1200 mL。

(2) 食物水:各种食物含水量不同,成人每天随食物摄入的水量约1000 mL。

(3) 代谢水:指糖、脂肪和蛋白质等营养物质在体内氧化分解过程中生成的水,又称内生水。成人每天体内生成的代谢水约300 mL。

2. 水的排出 成人每天排出的水量约2500 mL,途径有以下几种。

(1) 肺排水:肺呼吸时以水蒸气形式排出部分水分,肺排水量取决于呼吸的深度和频率,如高热时呼吸加深、加快,排水量增多。一般成人每天由此排出的水量约350 mL。

(2) 皮肤排水:皮肤排水有两种方式:①非显性出汗,即体表水分的蒸发。成人每天由此蒸发的水量为 500 mL,因其中电解质含量甚微,故可将其视为纯水。②显性出汗,为皮肤汗腺活动分泌的汗液。出汗量与环境温度、湿度及活动强度有关。汗液属于低渗溶液,其中 Na^+ 为 $40\sim80$ mmol/L,Cl^- 为 $35\sim70$ mmol/L,K^+ 为 $3\sim5$ mmol/L,故高温作业或强体力劳动大量出汗后,除失水外也有 Na^+、K^+、Cl^- 等电解质的丢失。因此,大量出汗后,在补充水分的基础上还应注意电解质的补充。

(3)消化道排水:各种消化腺分泌进入胃肠道的消化液,平均每天约 8 L,其中含有大量水分和电解质。正常情况下,这些消化液绝大部分被胃肠道重吸收,只有 150 mL 左右随粪便排出。但在呕吐、腹泻、胃肠减压、肠瘘等情况下,消化液大量丢失,导致体内水、电解质平衡紊乱,故临床补液时应根据丢失消化液的性质决定其应补充的电解质种类。

(4)肾排水:肾排尿是体内排水的主要途径,正常成人每天尿量约为 1500 mL,但尿量受饮水量和其他途径排水量的影响较大。成人每天从尿排出至少 35 g 代谢废物,1 g 代谢废物至少需要 15 mL 水才能溶解,故成人每天至少需排尿 500 mL 才能将代谢废物排尽,因此最低尿量为 500 mL。尿量少于 500 mL 时,则称为少尿,此时代谢废物将在体内潴留引起中毒。

正常成人每天水的摄入量与排出量大体相当,约为 2500 mL(表 11-1)。每天水的摄入量为 2500 mL 可满足正常生理需要,称为生理需水量。但在缺水或不能进水时,每天仍然要从肺、皮肤、消化道和肾丢失约 1500 mL 水,称为水的必然丢失量。故成人每天最少应补充 1200 mL 水(必然丢失量减去 300 mL 代谢水)才能维持水平衡,此量称为最低需水量,是临床补充水的依据。

表 11-1　正常成人每天水的摄入量与排出量

来　源	水的摄入量/mL	途　径	水的排出量/mL
饮水	1200	肺排水	350
食物水	1000	皮肤排水	500
代谢水	300	消化道排水	150
		肾排水	1500
总量	2500	总量	2500

另外,对于儿童、孕妇和恢复期患者,须保留部分水作为组织生长、修复的需要,故他们的摄水量略大于排水量。婴幼儿新陈代谢旺盛,每天水的需要量按千克体重计算,比成人高 $2\sim4$ 倍,但因其神经、内分泌系统发育尚不健全,调节水、电解质平衡的能力较差,所以比成人更容易发生水与电解质平衡失调现象。

知识拓展
水的衰老

二、电解质平衡

人体内电解质主要是指无机盐,无机盐在人体的含量并不多,总量占体重的 $4\%\sim5\%$。但种类很多,功能各异,有些无机盐含量甚微,却具有很重要的生理功能。

(一)电解质的生理功能

1. 维持体液渗透压和酸碱平衡　Na^+ 和 Cl^- 是维持细胞外液渗透压的主要离子;K^+ 和 HPO_4^{2-} 是维持细胞内液渗透压的主要离子。这些电解质的浓度发生改变时,体液的渗透压亦将发生变化,从而影响体内水的分布。体液电解质中的阴离子(HCO_3^- 和 HPO_4^{2-} 等)与其相应的酸类可形成缓冲对,构成维持体液酸碱平衡的重要缓冲物质。此外，K^+ 可通过细胞膜与细胞外液的 H^+ 和 Na^+ 进行交换，以维持和调节体液的酸碱平衡。

2. 维持神经、肌肉的兴奋性 神经、肌肉的兴奋性需要体液中各种电解质维持一定的浓度和比例，其关系如下：

$$神经、肌肉兴奋性 \propto \frac{[Na^+]+[K^+]+[OH^-]}{[Ca^{2+}]+[Mg^{2+}]+[H^+]}$$

从上式可见，Na^+、K^+ 和 OH^- 可提高神经、肌肉的兴奋性，Ca^{2+}、Mg^{2+} 和 H^+ 可降低神经、肌肉的兴奋性。低血钾患者常出现肌肉松弛、腱反射减弱或消失，严重者可导致肌肉麻痹、胃肠蠕动减弱、腹胀，甚至肠麻痹等；当体液 pH 值增高（如碱中毒时），低血钙或低血镁者可出现手足抽搐。正常神经、肌肉兴奋性是各种离子综合影响的结果，如低血钾同时伴有低血钙时，低血钾症状和低血钙抽搐均不出现，一旦低血钾被纠正，则可出现低钙性抽搐。

对于心肌，Ca^{2+} 与 K^+ 的作用恰好与上式相反：

$$心肌兴奋性 \propto \frac{[Na^+]+[Ca^{2+}]+[OH^-]}{[K^+]+[Mg^{2+}]+[H^+]}$$

血钾过高对心肌有抑制作用，心脏舒张期延长，心率减慢，严重时甚至可使心跳停止于舒张期。血钾过低则常出现心律失常，严重时可使心跳停止于收缩期。Na^+、Ca^{2+} 可拮抗 K^+ 对心肌的作用，维持心肌的正常应激状态，保证心脏的正常功能。

3. 构成组织细胞成分 所有组织中均有电解质成分，如钙、磷和镁是骨骼、牙齿组织中的主要成分；含硫酸根的蛋白多糖参与构成软骨、皮肤和角膜等组织。

4. 维持细胞正常的新陈代谢 某些无机离子是多种酶类的激活剂或辅助因子，如细胞色素氧化酶需要 Fe^{2+} 和 Cu^{2+}；Mg^{2+} 参与糖类、脂类、蛋白质、核酸的合成；Ca^{2+} 作为凝血因子参与机体内凝血过程；Cl^- 和 K^+ 分别是唾液淀粉酶和磷酸果糖激酶的激活剂，而 Na^+ 和 Ca^{2+}、Mg^{2+} 分别是丙酮酸激酶和醛缩酶的抑制剂等。血红蛋白中的铁、维生素 B_{12} 中的钴、甲状腺素中的碘也均与其生物活性密切相关。

（二）钠、氯代谢

1. 含量与分布 正常成人体内钠总量为每千克体重 40～50 mmol/kg，其中 50% 存在于细胞外液，是细胞外液的主要阳离子，约 40% 结合于骨骼的基质，10% 存在于细胞内液。血清钠浓度平均为 142 mmol/L。氯主要存在于细胞外液，血清氯浓度平均为 103 mmol/L。

2. 吸收与排泄 人体的钠与氯主要来自食盐（NaCl）。成人每天 NaCl 的需要量为 4.5～9.0 g（相当于 500～1000 mL 生理盐水），其摄入量因个人饮食习惯不同而异。膳食中的 NaCl 几乎全部被消化道吸收，因而一般情况下不会引起钠和氯的缺乏。

Na^+ 和 Cl^- 主要经肾随尿排出。肾对排钠的调节能力很强，当血钠浓度高时，肾小管对钠的重吸收降低，过量的钠可以迅速通过肾排出体外；反之，血钠浓度低时，重吸收增强，尿钠减少；当机体完全停止摄入钠时，肾排钠几乎为零。肾对排钠的高效调节能力可概括为"多吃多排，少吃少排，不吃不排"。体内氯随钠排出。此外，汗液和粪便亦可排出少量的 Na^+ 和 Cl^-。

（三）钾代谢

1. 含量与分布 人体内钾含量为每千克体重 31～57 mmol/kg。其中约 98% 分布于细胞内，是细胞内液的主要阳离子，约 2% 存在于细胞外液。血清钾浓度为 3.5～5.5 mmol/L，而细胞内液钾浓度则高达 150 mmol/L。因此，测定血浆钾时一定要防止溶血。

K^+ 在细胞内外的分布极不均匀,主要是由于细胞膜上的 Na^+-K^--ATP 酶的作用。用同位素做静脉注射,大约需 15 h 才能使细胞内、外的 K^+ 达到平衡,心脏病患者用同位素做静脉注射则需 45 h 左右才能达到平衡。为防止高血钾的发生,临床上静脉补钾应遵循"四不宜"原则,即不宜过浓、不宜过多、不宜过快、不宜过早(注意观察尿量)。此外,钾在细胞内、外的分布还受物质代谢和体液酸碱平衡等方面的影响。

(1) 糖代谢的影响:每合成 1 g 糖原需要 0.15 mmol K^+ 进入细胞内;而分解 1 g 糖原又可释放等量的 K^+ 到细胞外。因此,当大量补充葡萄糖时,细胞内糖原合成作用增强,K^+ 从细胞外进入细胞内,可引起血浆 K^+ 浓度降低,故应注意适当补钾,否则可导致低血钾。对于高血钾患者,可采用注射葡萄糖溶液和胰岛素的方法,加速糖原合成,促使 K^+ 进入细胞内,以达到降低血钾浓度的目的。

(2) 蛋白质代谢的影响:每合成 1 g 蛋白质,约需 0.45 mmol K^+ 进入细胞内;而分解 1 g 蛋白质,又可释放等量的 K^+ 到细胞外。因此,在组织生长或创伤恢复期等情况下,蛋白质合成代谢增强,可使血钾浓度降低,此时应注意钾的补充;而在严重创伤、感染、缺氧以及溶血等情况下,蛋白质分解代谢增强,细胞内 K^+ 释放到细胞外,如超过肾的排钾能力时,则可导致高血钾。

(3) 细胞外液 H^+ 浓度的影响:酸中毒时细胞外液 H^+ 浓度增高,部分 H^+ 由血浆进入细胞内,细胞内的 K^+ 则移出细胞外与之进行交换,从而引起高血钾;碱中毒则可以引起低血钾。

2. 吸收与排泄　成人每天钾的需要量为 2~3 g。体内钾主要来自食物。蔬菜、果仁和肉类均含有丰富的钾,故一般食物即可满足钾的生理需要。食物中的钾 90% 被消化道吸收,其余未被吸收的部分则随粪便排出体外。正常情况下,80%~90% 的钾经肾由尿排出,肾对钾的排泄能力很强,特点是"多吃多排、少吃少排、不吃也排"。即使禁食钾 1~2 周,肾每天排钾仍可达 5~10 mmol。故对长期不能进食或大量失钾的患者(如严重腹泻、呕吐、肠瘘等),应注意及时补钾,防止发生低血钾。此外,汗液也可排出少量钾。

3. 钾代谢紊乱　钾代谢紊乱主要是指细胞外液中 K^+ 浓度的异常变化,包括低血钾与高血钾。

(1) 低血钾:血钾浓度低于 3.5 mmol/L 时,称为低血钾。一般情况下,血清钾浓度低于 3.0 mmol/L 时即可出现全身软弱无力,腱反射减弱或消失,甚至呼吸肌麻痹而呼吸困难;低血钾时,心肌兴奋性和自律性增高,可导致心律失常,严重者心脏停跳于收缩期。

产生低血钾的原因主要有以下几点:①摄入过少,见于摄食障碍、禁食等;②丢失过多,见于严重腹泻、呕吐和过多应用排钾利尿剂等;③细胞内、外钾分布异常,见于治疗糖尿病酮症酸中毒时,应用大量胰岛素,促进血浆 K^+ 随葡萄糖进入细胞内,又未及时补钾。此外,碱中毒也促使钾过多转入细胞内,导致低血钾。

(2) 高血钾:血钾浓度高于 5.5 mmol/L 时,称为高血钾。正常人血清钾浓度稍微升高时,肾很快可将过量的钾排出,所以一般只有在肾排钾障碍时,才容易发生高血钾。

产生高血钾的原因主要有以下几点:①输入钾过多,如输钾过多、过快或输入大量库存血液;②排泄障碍,常见于肾衰竭或肾上腺皮质功能低下;③细胞内钾外移,当大面积烧伤或呼吸障碍引起缺氧以及酸中毒时均可导致高血钾。

三、水和电解质平衡的调节

(一) 神经系统的调节

中枢神经系统对水、电解质平衡的调节起着很重要的作用。例如,口渴需要喝水,喝水则可止渴,这是神经系统对摄水的调节作用;强烈的精神抑制可使肾减少排尿,而情绪紧张则可使尿量增多,这是神经系统对排水的调节作用。在神经系统调节中血浆渗透压具有重要意义,如大量出汗、失水过多或进食过多的食盐,都会使细胞外液晶体渗透压增高,细胞内的水外移至细胞间液,从而引起细胞失水,使唾液分泌减少而引起口渴反射;同时在细胞外液晶体渗透压升高时,下丘脑视前区的渗透压感受器受刺激,产生兴奋并传至大脑皮层,也可产生口渴感。口渴时补充饮水,则血浆等细胞外液的晶体渗透压下降,水自细胞外向细胞内转移,又重新恢复平衡。

(二)激素的调节

中枢神经系统除直接以产生口渴的感觉来调节饮水量外,还可通过激素的作用来调节水、电解质的平衡。激素对水、电解质平衡的调节是通过肾的排泄功能进行的。调节水和电解质代谢的主要激素有抗利尿激素和醛固酮。

1. 抗利尿激素的调节 详见第十章第三节。

2. 醛固酮的调节 详见第十章第三节。

3. 其他激素的调节 除抗利尿激素、醛固酮外,其他一些激素也参与水、电解质平衡的调节,如雌激素促使 Na^+ 在体内潴留;甲状腺激素能增加 K^+ 移出细胞而从尿中排出;胰岛素可促使 K^+ 进入细胞;心房钠尿肽的调节作用详见第十章第三节。

当体内水、电解质变化范围超过一定限度,破坏了水、电解质的动态平衡时,就会出现水、电解质代谢的紊乱,以脱水最为常见。脱水是指水和钠从体内的丢失。根据水、钠丢失比例的不同,可将脱水分为三种类型,包括:①高渗性脱水,又称缺水性脱水,是指体液中水的丢失多于盐的丢失,致使细胞外液渗透压高于正常,主要原因是进水不足或排水过多;②低渗性脱水,又称缺盐性脱水,是指体液中盐的丢失多于水的丢失,致使细胞外液渗透压低于正常,主要原因是在剧烈呕吐、腹泻、大面积烧伤或大量出汗等情况下,只补水而未及时补盐;③等渗性脱水,又称混合性脱水,是指体液中水和盐成比例丢失,细胞外液渗透压基本正常,主要见于剧烈呕吐或腹泻等情况。

(本节)重点及难点:水的摄入与排出途径及需要量;钠、钾的功能及分布特点。

第二节 钙、磷及其代谢

一、钙、磷在体内的分布与功能

(一)钙、磷的分布

钙和磷是体内含量较丰富的无机元素,钙的含量仅次于碳、氢、氧及氮。正常成人体内钙含量约为 30 mol(1200 g/70 kg 体重),磷约为 19.4 mol(600 g/70 kg 体重)。其中 99% 以上的钙和 86% 左右的磷以羟基磷灰石[$Ca_{10}(PO_4)_6(OH)_2$]的形式构成骨盐,存在于骨骼及牙齿中,其余部分存在于体液和软组织中(表 11-2)。

表 11-2 人体内钙、磷分布情况

部　　位	钙		磷	
	含量/g	占总量比例/(%)	含量/g	占总量比例/(%)
骨及牙	1200	99.3	600	85.7
细胞内液	6	0.6	100	14.0
细胞外液	1	0.1	0.2	0.03

（二）钙、磷的生理功能

1. 构成骨盐　体内绝大部分的钙和磷参与构成骨骼组织的无机盐成分，即骨盐。骨盐的化学成分主要为羟基磷灰石，可牢固地结合在胶原纤维上，形成有机-无机复合材料，赋予骨骼硬度，使骨骼作为身体的支架，负荷体重；同时又可作为钙的储存库。

2. Ca^{2+} 的功能　体液和软组织中的钙含量尽管只占体内总钙量的 0.3%，但它却与体内多种生理功能和代谢过程密切相关，发挥着重要作用。目前已知 Ca^{2+} 的主要功能有以下几点：①增强心肌收缩力，它和促进心肌舒张的 K^+ 相拮抗，维持心肌的正常工作；②降低毛细血管及细胞膜的通透性，临床上常用钙制剂治疗荨麻疹等过敏性疾病，以减轻组织的渗透性病变；③降低神经、肌肉的兴奋性；④作为第二信使，在细胞信息传递中起重要作用；⑤为某些酶的激活剂或抑制剂，对物质代谢起调节作用；⑥参与血液凝固过程。

3. 磷的功能　①参与辅酶的形成，它是 NAD^+、$NADP^+$、TPP、FMN、FAD 等多种辅酶的重要组成成分；②参与体内能量的生成、转移、储存及利用（如 ATP、ADP、C～P）；③以磷酸基的形式参与体内许多物质代谢（如核苷酸、核酸、磷脂、3-磷酸甘油醛、6-磷酸葡萄糖等）过程；④血液中的磷酸盐构成缓冲体系，调节机体的酸碱平衡；⑤参与物质代谢的调节。

二、钙、磷的吸收与排泄

（一）钙、磷的吸收

1. 钙的吸收　因机体生长发育阶段不同，机体对钙的需要量和吸收量随年龄和生理状态的不同而有所差异（表 11-3）。

表 11-3　不同年龄及生理状态的人群每天对钙的需要量

年龄及生理状态	需要量/(mg/d)
婴儿	360～540
儿童	800
青春期	1200
成人	800
孕妇或者乳母	1500

钙主要在酸度较大的小肠上段（十二指肠、空肠上段）主动吸收，在生理状况下，只有游离的 Ca^{2+} 才能被肠道吸收。钙的吸收率一般为 25%～40%，当机体缺钙或钙需要量增加时，钙吸收率可随之增加。钙的吸收受多种因素的影响。

（1）活性维生素 D(1,25-$(HO)_2$-D_3)：维生素 D_3 在体内经肝、肾羟化酶作用转变为其活性形式，可促进小肠对钙和磷的吸收，是影响钙吸收最重要的因素。

（2）食物成分及肠道 pH 值：凡能降低肠道 pH 值的食物成分均可促进钙的吸收，如乳酸，氨基酸，糖（主要是乳糖）及中、短链脂肪酸等。临床上补钙多用乳酸钙、葡萄糖酸钙等；食物中含钙量越丰富，越有利于钙的吸收，但含有过多的碱性磷酸盐、草酸、鞣酸和植酸等阴离子，因其可与钙结合生成难溶性的钙盐，从而阻碍钙的吸收；镁盐过多也会抑制钙的吸收。

（3）年龄：钙的吸收率与年龄成反比。婴儿对食物中钙的吸收率达 50% 以上，儿童可吸收 40%，成人约为 20%。40 岁以后，钙的吸收率明显下降，平均每增龄 10 岁，吸收率减少 5%～10%,女性比男性更显著,这是老年人易于缺钙而发生骨质疏松的原因之一。

2. 磷的吸收 成人每天进食磷 1.0～1.5 g,食物中的磷大部分以磷酸盐、磷蛋白或磷脂的形式存在,有机磷酸酯需在消化液中磷脂酶的作用下,水解为无机磷酸盐后才能被吸收。磷的吸收部位及其影响因素与钙大致相同,若食物中 Ca^{2+}、Fe^{2+} 和 Mg^{2+} 过多,则易于磷酸根结合生成不溶性盐,从而影响磷的吸收。

(二) 钙、磷的排泄

1. 钙的排泄 正常成人每天摄入的钙,约 80% 经肠道排出,20% 经肾排出。肠道排出的钙主要是食物中未被吸收的以及消化液中未被重吸收的钙。肾排钙不受食物钙含量影响,而是随血钙水平升降而增减,这是因为钙在肾的重吸收取决于血钙的浓度。当血钙浓度低于 1.9 mmol/L(7.5 mg/dL)时,钙重吸收可达 100%,肾排钙量接近于零。成人每天进出体内的钙量基本相当,多吃多排,少吃少排,保持动态平衡。

2. 磷的排泄 正常成人每天摄入的磷,60%～80% 由肾排出,20%～40% 随粪便排出。

三、血钙与血磷

(一) 血钙

血液中的钙几乎全部存在于血浆中,称为血钙。正常人血钙浓度为 2.25～2.75 mmol/L(9～11 mg/dL)。血钙的存在形式有三种。

1. 蛋白结合钙 蛋白结合钙是指与血浆蛋白(主要为清蛋白)结合的钙,不能透过半透膜,称为非扩散钙,约占血钙总量的 46%。

2. 扩散结合钙 扩散结合钙是指与柠檬酸、乳酸、HCO_3^-、HPO_4^{2-}、Cl^- 等结合在一起,形成可溶性钙盐的钙。这种钙含量较少,易于解离,可透过半透膜。

3. 游离钙 游离钙即钙离子(Ca^{2+}),约占总量的 47.5%。易透过半透膜,它与上述两种钙处于动态平衡,其含量与血液 pH 值有关。

当血浆 pH 值下降时,结合钙释放出 Ca^{2+},使 Ca^{2+} 浓度升高;当血浆 pH 值升高时,Ca^{2+} 与血浆清蛋白结合形成蛋白结合钙,使 Ca^{2+} 浓度下降。平均每增减 1 个 pH 单位,每 100 mL 血浆游离钙浓度相应改变 0.42 mmol(1.68 mg)。血浆中只有 Ca^{2+} 具有生理作用,当血浆中 Ca^{2+} 浓度降低,神经、肌肉的兴奋性增强,当 Ca^{2+} 浓度降至 0.9 mmol/L(3.5 mg/dL)时,可出现手足抽搐;若 Ca^{2+} 浓度过高,则引起精神神经症状或者肌无力。

(二) 血磷

血磷是指血浆无机磷酸盐中所含的磷。血浆无机磷酸盐主要以 HPO_4^{2-} 和 $H_2PO_4^-$ 的形式存在。正常成人血磷浓度为 1.1～1.3 mmol/L(3.5～4.0 mg/dL),婴儿较高,为 1.3～2.3 mmol/L。血磷不如血钙稳定,其浓度可受生理因素的影响而变动。随着年龄的增大,血磷缓慢降低,绝经后妇女却略有增高。

(三) 血钙与血磷的关系

正常人血浆中钙和磷的浓度相当恒定,两者的浓度保持一定的数量关系。若以 mg/dL 表示两者浓度,则钙、磷乘积为 35～40 mg/dL。当两者乘积大于 40 mg/dL 时,促进钙、磷以骨盐的形式沉积于骨中;钙、磷乘积若小于 35 mg/dL,则提示骨的钙化将发生障碍,甚至骨盐溶解脱钙,影响正常的成骨作用,儿童可引起佝偻病,成人可患软骨病。

该乘积在临床上常用来衡量体内钙、磷代谢及骨化程度,可作为佝偻病、软骨病临床诊断和判断疗效的参考指标。

四、钙、磷代谢的调节

体内调节钙、磷代谢的因素主要有三种,即 $1,25\text{-}(OH)_2\text{-}D_3$、甲状旁腺素和降钙素,它们作用于肾、小肠和骨骼三个靶器官,维持血钙和血磷水平的恒定以及骨组织的正常生长。

(一) $1,25\text{-}(OH)_2\text{-}D_3$ 的调节作用

体内的维生素 D_3 可直接从食物中获得,也可以胆固醇为原料合成。维生素 D_3 本身不具有生物活性,需在肝和肾经两次羟化转变成 $1,25\text{-}(OH)_2\text{-}D_3$ 后才具有生物活性。

$1,25\text{-}(OH)_2\text{-}D_3$ 在肾生成后,经血液循环运送到靶组织发挥作用,故可将其视为肾分泌的一种激素。$1,25\text{-}(OH)_2\text{-}D_3$ 的靶器官为小肠、骨和肾。其生理作用如下。

1. 对小肠的作用　$1,25\text{-}(OH)_2\text{-}D_3$ 促进小肠对钙、磷的吸收。这是因为 $1,25\text{-}(OH)_2\text{-}D_3$ 与小肠黏膜细胞特异的胞质受体结合后,进入细胞核,刺激肠黏膜上皮细胞钙结合蛋白的合成,后者作为载体蛋白促进小肠对钙的吸收;还能加强肠黏膜细胞刷状缘上钙泵的活性。同时,可直接促进磷的吸收,提高血浆钙、磷的浓度。

2. 对骨的作用　$1,25\text{-}(OH)_2\text{-}D_3$ 作用于骨组织,有溶骨和成骨的双重作用。一方面能增加破骨细胞的活性和数量,促进骨盐溶解;另一方面能促进小肠对钙、磷的吸收,升高血浆钙、磷浓度,促进骨骼钙化。因此,$1,25\text{-}(OH)_2\text{-}D_3$ 的作用是促进钙和磷的周转利用。整体而言,它促进了溶骨和成骨两个对立的过程,促进骨代谢,使骨质在不断更新的同时维持血钙平衡。

3. 对肾的作用　促进肾近曲小管对钙和磷的重吸收,减少尿钙、尿磷的排出。

(二) 甲状旁腺素

甲状旁腺素(parathyroid hormone,PTH)是由甲状旁腺主细胞合成和分泌,由 84 个氨基酸残基组成的多肽类激素,其分泌受血钙浓度的调节。血钙浓度与 PTH 的分泌呈负相关,当血钙浓度升高时,PTH 的分泌减少;当血钙浓度降低时,PTH 的分泌增加。PTH 的主要靶器官为骨和肾,其次是小肠。

1. 对骨的作用　PTH 能促使骨组织中的间叶细胞转化为破骨细胞,又抑制破骨细胞转化为成骨细胞,使骨组织中破骨细胞的数量增多,活性增强,释放多种水解酶,使骨基质水解及骨盐溶解,其结果是骨组织中的钙和磷释放入血液,致血钙、血磷升高。

2. 对肾的作用　PTH 促进肾远曲小管对钙的重吸收,抑制近曲小管对磷的重吸收,使血钙升高、血磷下降。

3. 对小肠的作用　由于 PTH 能激活肾中的 $\alpha\text{-}$羟化酶,使 $25\text{-}OH\text{-}D_3$ 活化为 $1,25\text{-}(OH)_2\text{-}D_3$,因而 PTH 能促进小肠对钙、磷的吸收。

PTH 总的作用是升高血钙、降低血磷,促进溶骨和脱钙。

(三) 降钙素

降钙素(calcitonin,CT)是甲状腺滤泡旁细胞(C 细胞)合成、分泌,由 32 个氨基酸残基组成的多肽,其作用靶器官为骨和肾。CT 的分泌直接受血钙浓度调节,随着血钙浓度的升高而分泌增加,两者呈显著的正相关。

1. 对骨的作用　CT 抑制间叶细胞转化为破骨细胞,并抑制破骨细胞的活性,阻止骨盐溶解及骨基质的分解;同时促进破骨细胞转化为成骨细胞,并增加其活性,促使钙、

知识拓展
钙、磷代谢
与佝偻病

（本节）重点及难点：钙、磷的功能、分布特点及调节。

磷在骨中沉积，导致血浆钙、磷浓度降低。

2. 对肾的作用 CT 能抑制近曲小管对钙和磷的重吸收，使尿钙、尿磷排出增加；抑制肾中 α-羟化酶活性，减少 $1,25\text{-}(OH)_2\text{-}D_3$ 的生成，间接抑制肠道对钙、磷的吸收和骨钙的释放。

CT 的主要作用是降低血钙和血磷浓度。

综上所述，血钙与血磷在 $1,25\text{-}(OH)_2\text{-}D_3$、PTH、CT 三者的协同作用下维持正常的动态平衡（表 11-4）。

表 11-4 $1,25\text{-}(OH)_2\text{-}D_3$、PTH、CT 对钙、磷代谢的调节

激素	小肠吸收钙	溶骨	成骨	尿钙	尿磷	血钙	血磷
$1,25\text{-}(OH)_2\text{-}D_3$	↑↑	↑	↓	↓	↓	↑	↑
PTH	↑	↑↑	↓	↓	↑	↑	↓
CT	↓	↓↓	↑	↑	↑	↓	↓

第三节　微量元素代谢

微量元素是指体内含量小于体重 0.01% 的元素，主要包括有铁、锌、铜、硒、碘、钴、钼、氟、钒、铬、镍、锶、硅等。微量元素含量很少，总共只占人体体重的 0.05%，但在人体内却具有十分重要的生理功能，越来越引起人们的重视。下面就其中的几种微量元素进行介绍。

一、铁的代谢

（一）含量与分布

铁是人体内含量最多的一种微量元素，正常成人含铁量为 $3\sim5$ g，或者 50 mg/kg 体重，女性约为 30 mg/kg 体重。体内 75% 的铁存在于血红蛋白、肌红蛋白和细胞色素系统、过氧化物酶等含铁的化合物中，为功能性铁。25% 以铁蛋白或含铁血黄素形式，储存于肝、脾、骨髓、肌肉和肠黏膜中，为储存铁。成年男性及绝经后的妇女每天需铁量约 1 mg，经期女性每天平均失铁 $0.35\sim0.7$ mg，妊娠期女性每天需要量约为3.6 mg。

（二）吸收与排泄

铁的吸收部位主要在十二指肠和空肠上段。无机铁只有 Fe^{2+} 可以透过小肠黏膜细胞被吸收，血红素中的铁可直接被吸收。酸性环境、维生素 C 和谷胱甘肽可将 Fe^{3+} 还原为 Fe^{2+}，有利于铁的吸收。植酸、鞣酸、草酸、无机磷酸、含磷酸的抗酸药等可与铁形成不溶性或者不能吸收的铁复合物，从而妨碍铁的吸收。从小肠黏膜吸收入血液的 Fe^{2+} 在铁氧化酶（又称铜蓝蛋白）的催化下氧化成 Fe^{3+} 后与运铁蛋白结合，大部分运至骨髓用于合成血红蛋白，小部分运至肝、脾等器官中储存。铁的主要储存形式是铁蛋白。

小肠黏膜上皮细胞的生命周期为 $2\sim6$ 天，储存于细胞内的铁蛋白随着细胞的脱落而排泄于肠腔。这几乎是体内铁排泄的唯一途径。尿、汗、消化液、胆汁中均不含铁。

（三）生理功能与缺乏病

铁是血红蛋白和肌红蛋白的组成成分，参与 O_2 和 CO_2 的运输，也是细胞色素体系、铁硫蛋白、过氧化物酶及过氧化氢酶的组成成分，在生物氧化中起重要作用。

铁缺乏可引起小细胞低色素性贫血。引起缺铁性贫血的原因不限于铁摄入不足，急性大量出血、慢性小量出血以及儿童生长期和女性妊娠、哺乳期得不到铁的额外补充，均可引起缺铁性贫血。

二、锌的代谢

（一）含量与分布

锌在体内的含量仅次于铁，为 $1.5\sim2.5$ g。正常成人需锌量为 $15\sim20$ mg/d，月经期女性为 25 mg/d，孕妇或哺乳期女性为 $30\sim40$ mg/d，儿童为 $6\sim10$ mg/d。锌广泛分布于所有组织，其中皮肤、毛发的含锌量约占全身总量的 20%，故测定头发含锌量既可反映体内含锌总量，又可反映膳食锌的供给情况。血锌浓度为 $0.1\sim0.15$ mmol/L。

（二）吸收与排泄

锌主要在小肠被吸收。从小肠吸收的锌进入血液后，与清蛋白或运铁蛋白结合，将锌运至门静脉，再输送到全身各组织利用。人体中的锌 $25\%\sim30\%$ 储存在皮肤和骨骼内。锌主要随胰液和胆汁经肠道排出，部分锌可从尿和汗中排出。

（三）生理功能与缺乏病

锌的作用主要是通过含锌酶的功能来表达，目前已知的含锌酶达 80 多种。如碳酸酐酶、DNA 聚合酶、RNA 聚合酶、乳酸脱氢酶、谷氨酸脱氢酶、羧基肽酶 A 和 B 等都含锌。

锌缺乏可引起消化功能紊乱、生长发育滞后、智力发育不良、皮肤炎症、伤口愈合缓慢、脱发、神经精神障碍等；儿童可出现发育不良和睾丸萎缩。

三、铜的代谢

（一）含量与分布

正常成人总含铜量为 2 mmol（$80\sim110$ mg），分布于各组织细胞中，骨骼肌中约占 50%，10% 存在于肝。成人每天需铜为 $1\sim3$ mg，孕妇和成长期的青少年略有增加。成人血清铜含量约 0.02 mmol/L。

（二）吸收与排泄

铜主要在十二指肠被吸收。血液中约 60% 的铜与铜蓝蛋白紧密结合，其余的与清蛋白疏松结合或与组氨酸形成复合物。体内的铜主要随胆汁排出，少量由肾排出。

（三）生理功能与缺乏病

铜的生理功能：①参与生物氧化和能量代谢。铜是细胞色素氧化酶的组成成分，起传递电子的作用；②形成血浆铜蓝蛋白，参与铁代谢；③参与胺氧化酶、抗坏血酸氧化酶、超氧化物歧化酶等的组成；④参与毛发和皮肤的色素代谢。

铜缺乏的特征性表现为小细胞低色素性贫血、白细胞减少、出血性血管改变、高胆固醇血症和神经性疾病等。铜摄入过多也会引起中毒现象，如蓝绿色粪便、行动障碍等。

四、碘的代谢

（一）含量与分布

正常人体内总含碘量为 30～50 mg，约有 30％集中在甲状腺内，其余分布在其他组织中。中国营养学会提出的人体每天膳食碘摄入量如下：成人 150 μg/d，儿童 90～150 μg/d，孕妇和乳母 200 μg/d，在地方性甲状腺肿流行地区，应额外补充碘。

（二）吸收与排泄

碘主要在小肠被吸收，吸收后的碘，在血浆内与球蛋白结合，运至甲状腺、肺、骨骼肌、唾液腺、肾、乳腺等组织被利用。体内碘 85％随尿排出，其他由汗腺排出。

（三）生理功能与缺乏病

碘的主要生理功能是合成甲状腺激素，即甲状腺素和三碘甲腺原氨酸，以调节物质代谢，并促进儿童生长发育。碘的另一重要功能是抗氧化作用。碘可与活性氧竞争细胞成分和中和羟自由基，防止细胞遭受破坏。碘还可以与细胞膜多不饱和脂肪酸的双键接触，使之不易产生自由基。因此，碘在预防癌症方面有积极作用。

碘缺乏在我国的发病率较高，较常见的是成人缺碘导致的地方性甲状腺肿；婴儿缺碘可导致发育停滞、智力低下、生殖力丧失，甚至痴呆、聋哑，形成克汀病（或称呆小病）。防治的有效措施是供应碘化食盐或海产食品。

五、硒的代谢

（一）含量与分布

人体含硒量为 14～21 mg，肝、肾内含量较高。成人每天需要量为 30～50 μg。

（二）吸收与排泄

食物硒主要在十二指肠被吸收，维生素 E 可促进硒的吸收。吸收入血后与 α 和 β 球蛋白结合，小部分与 VLDL 结合运输。体内硒主要随尿、粪便及汗液排出体外。

（三）生理功能与缺乏病

硒主要作为谷胱甘肽过氧化物酶的组成部分。硒还可加强维生素 E 的抗氧化作用，参与 CoQ 和 CoA 的组成；硒有拮抗和降低许多重金属毒性的作用。动物实验证明，硒可降低化学物质的致癌率，还有提高机体免疫功能的作用。

硒缺乏可引发多种疾病，如糖尿病、心血管疾病、神经变性疾病、某些癌症，以及被认为是地域性农作物含硒量低所致的克山病、大骨节病等。硒过多也会引起中毒症状。

六、氟的代谢

（一）含量与分布

成人体内含氟约 2.6 g，其中 90％分布于骨、牙中，少量存在于指甲、毛发及神经、肌肉中。中国营养学会提出的成人每天膳食氟摄入量为 1.5 mg/d。

（二）吸收与排泄

天然的氟化物水溶性较高，故膳食氟的主要来源是水。饮水中的可溶性氟几乎全部被胃肠道吸收，食物中的氟大部分可被吸收，以离子形式随血液运至各组织被利用。体

知识拓展
硒与大骨节病

内氟大部分由肾随尿液排出,少部分可由粪便或汗腺排出。

(三) 生理功能与缺乏病

氟与骨、牙的形成及钙、磷代谢密切相关。适量的氟能被牙釉质中的羟磷灰石吸附,形成坚硬质密的氟磷灰石表面保护层,有防龋作用。缺氟可致骨质疏松,易发生骨折;氟过多也可引起中毒,出现牙齿损害,表现为斑釉齿。

七、锰的代谢

(一) 含量与分布

正常人体内锰含量为 $12\sim20$ mg。分布在身体各组织和体液中,其中骨、肝、胰、肾中锰浓度较高。成人每天需锰 $2\sim5$ mg。

(二) 吸收与排泄

锰主要在小肠被吸收,入血后大部分与血浆中的 γ-球蛋白和清蛋白结合而运输。锰几乎完全经肠道排泄,仅有微量经尿排出。

(三) 生理功能与缺乏病

体内锰主要构成多种酶的组成成分和激活剂,是氧化还原、磷酸化等生化过程中不可缺少的因子。含锰的酶有精氨酸酶、丙酮酸羧化酶、谷氨酰胺合成酶和锰超氧化物歧化酶(Mn-SOD)、RNA 聚合酶等。体内锰对多种酶的激活作用可被镁替代。锰在体内正常免疫功能、血糖与细胞能量代谢调节、生殖、消化、骨骼生长、抗自由基等方面均发挥作用。锰缺乏时生长发育会受到影响。锰摄入过量会引起中毒。

> (本节)重点及难点:各微量元素在体内的功能及缺乏病。

第四节　酸碱平衡

人体内各部分体液必须具有适宜的酸碱度,这是维持正常生理活动的重要条件之一。组织细胞在进行物质代谢的过程中不断产生酸性物质和碱性物质,同时机体又不断从食物中摄取一定数量的酸性物质和碱性物质。机体通过一系列的调节作用,最后将多余的酸性物质或者碱性物质排出体外,使体液 pH 值维持在恒定范围内,这一过程称为酸碱平衡。

机体内各部分体液的 pH 值不尽相同,细胞内液的 pH 值略低于血浆。正常情况下血浆的 pH 值维持在 $7.35\sim7.45$。因各部分体液相互沟通,故血浆 pH 值可间接反映各部分体液的酸碱平衡状态。

一、体内酸、碱性物质的来源

(一) 酸性物质的来源

糖、脂肪、蛋白质在体内分解代谢最终产生 H_2O 和 CO_2,两者在红细胞内碳酸酐酶的催化下结合生成碳酸,碳酸随血液循环运至肺部后重新分解成 CO_2 并呼出,故称碳酸为挥发性酸,它是体内酸性物质的主要来源。正常成人每天产生的 CO_2 为 $300\sim400$ L,可生成 15 mol 的碳酸,释放相当于 15 mol 的 H^+。此外,体内物质在代谢的过程中还产生一些有机酸及无机酸,如丙酮酸、乳酸、乙酰乙酸、磷酸、硫酸等,由于这些酸均不能由肺呼出,故称为非挥发性酸或固定酸。正常成人每天从固定酸解离出的 H^+ 为 50~100 mmol。

体内的酸性物质主要来自含糖、脂肪、蛋白质丰富的动物性和谷类食物,故将这些食物称为成酸性食物。食物中的醋酸、乳酸、柠檬酸,防腐剂中的苯甲酸,药物中的氯化铵、乙酰水杨酸、维生素 C 等,也是体内酸性物质的来源。

(二)碱性物质的来源

机体在物质代谢过程中可产生少量的碱性物质,如 NH_3、胆碱、胆胺等,但人体碱性物质的主要来源还是食物中蔬菜和水果中含有的有机酸盐,如苹果酸、柠檬酸的钠盐或钾盐。有机酸盐进入体内,其中的有机酸根与 H^+ 结合生成有机酸,后者可分解为 H_2O 和 CO_2,排出体外。剩余的 Na^+、K^+ 可与 HCO_3^- 结合为 $NaHCO_3$ 或者 $KHCO_3$,成为体内碱性物质的来源。所以,蔬菜、水果称为成碱性食物。

正常情况下,体内产生的酸性物质多于碱性物质,因此,机体对体内酸碱平衡的调节以对酸的调节为主。

二、体内酸碱平衡的调节

体液 pH 值的相对恒定,主要依靠血液的缓冲、肺的呼吸以及肾的排泄与重吸收等三个方面的协同作用来实现。

(一)血液的缓冲体系

无论是体内代谢产生的还是从外界摄入体内的酸性或碱性物质,都需经血液稀释并被血液的缓冲体系缓冲,将较强的酸或碱变成较弱的酸或碱,以维持血液 pH 值的相对恒定。

血液中一些弱酸与其对应的盐构成缓冲系统,也称缓冲对或缓冲体系。血液缓冲体系分布于血浆和红细胞中,其中血浆中有 3 对,红细胞中有 5 对,它们分别是血浆中的 $NaHCO_3/H_2CO_3$,Na_2HPO_4/NaH_2PO_4,$Na\text{-}Pr/H\text{-}Pr$(Pr 为血浆蛋白)缓冲体系及红细胞内的 $KHCO_3/H_2CO_3$,K_2HPO_4/KH_2PO_4,$K\text{-}Hb/H\text{-}Hb$(Hb 为血红蛋白),$K\text{-}HbO_2/H\text{-}HbO_2$($HbO_2$ 为氧合血红蛋白),有机磷酸钾盐/有机磷酸缓冲体系。血液几种缓冲体系的缓冲能力的比较见表 11-5。

表 11-5　血液几种缓冲体系的缓冲能力的比较

缓冲体系	占全血缓冲能力/(%)
HbO_2 和 Hb	35
红细胞碳酸氢盐	18
血浆碳酸氢盐	35
血浆蛋白质	7
有机磷酸盐	3
无机磷酸盐	2

通过上表可见,在血浆缓冲体系中以碳酸氢盐缓冲体系最重要,在红细胞缓冲体系中以 HbO_2 及 Hb 缓冲体系最为重要。血浆 $NaHCO_3/H_2CO_3$ 缓冲体系之所以重要,是因为该体系缓冲能力强,且易于调节,其中 H_2CO_3 浓度可通过肺的呼吸调节,而 $NaHCO_3$ 浓度则可通过肾的调节作用维持相对恒定。

血浆 pH 值主要取决于 $NaHCO_3$ 与 H_2CO_3 浓度的比值。正常人血浆 $NaHCO_3$ 浓度为 24 mmol/L,H_2CO_3 浓度为 1.2 mmol/L,两者比值为 20∶1。根据亨德森-哈塞巴方程式计算：

$$pH=pK_a+\lg\frac{[NaHCO_3]}{[H_2CO_3]}$$

其中的 pK_a 是碳酸解离常数的负对数，在 37 ℃时为 6.1。将数值代入上式得：

$$pH=6.1+\lg20=6.1+1.3=7.4$$

由此可见，只要 $NaHCO_3$ 与 H_2CO_3 浓度的比值保持为 20:1，血浆 pH 值即为 7.4。若一方浓度改变，而另一方浓度也随之作相应增减，使比值保持不变，则血浆 pH 值仍为 7.4。因此，机体酸碱平衡调节的实质，就在于调节 $NaHCO_3$ 和 H_2CO_3 的含量，使两者比值保持 20:1，从而维持血浆 pH 值相对恒定。$NaHCO_3$ 浓度可反映体内的代谢状况，受肾的调节，称为代谢性因素；H_2CO_3 浓度反映肺的通气状况，受呼吸作用的调节，称为呼吸性因素。

1. 对固定酸的缓冲作用 当固定酸（HA）进入血液时，首先由 $NaHCO_3$ 与之反应，生成固定酸钠盐和 H_2CO_3，在血液流经肺时，H_2CO_3 分解成 H_2O 和 CO_2，后者由肺呼出。

$$HA+NaHCO_3\rightarrow NaA+H_2CO_3$$
$$H_2CO_3\rightarrow CO_2+H_2O$$

此外，Na-Pr 和 Na_2HPO_4 也能缓冲固定酸。

由于血浆中的 $NaHCO_3$ 主要用来缓冲固定酸，在一定程度上它代表血浆对固定酸的缓冲能力。因此习惯上把血浆 $NaHCO_3$ 称为碱储。碱储的多少可用 CO_2 结合力来表示。

2. 对挥发性酸的缓冲作用 体内代谢产生的 CO_2 主要经红细胞内的血红蛋白缓冲体系缓冲，此过程与血红蛋白的运氧作用相耦联。

当血液流经组织时，由于组织细胞中的血二氧化碳分压（PCO_2）较高，CO_2 可迅速扩散入血浆，其中大部分进入红细胞。在红细胞内碳酸酐酶的作用下，CO_2 与 H_2O 结合生成 H_2CO_3，后者解离成 H^+ 和 HCO_3^-。H^+ 与 HbO_2 释放 O_2 后的 Hb^- 结合生成 HHb（$HbO_2\rightarrow Hb^-+O_2\rightarrow H^++Hb^-\rightarrow HHb$），使挥发性酸得以缓冲，红细胞内的 HCO_3^- 因浓度增高而向血浆扩散；因红细胞内阳离子（主要是 K^+）较难通过红细胞膜，不能随 HCO_3^- 逸出，故血浆中有等量的 Cl^- 进入红细胞以维持电荷平衡，这种通过红细胞膜进行的 HCO_3^- 与 Cl^- 交换的过程称为氯离子转移。这样就保证了红细胞内生成的 HCO_3^- 不断进入血浆生成 $NaHCO_3$。

当血液流经肺部时，由于肺泡中血氧分压（PO_2）高，（PCO_2）低，红细胞中的 HHb 解离成 H^+ 和 Hb^-，Hb^- 与 O_2 结合形成 HbO_2，H^+ 与 HCO_3^- 结合生成 H_2CO_3，并经碳酸酐酶催化分解成 CO_2 和 H_2O，CO_2 从红细胞扩散入血浆后，再扩散入肺泡而呼出体外。此时，红细胞中的 HCO_3^- 迅速下降，继而血浆中的 HCO_3^- 进入红细胞，与红细胞内的 Cl^- 进行又一次等量交换，最终使 H_2CO_3 得以缓冲。

3. 对碱性物质的缓冲作用 碱性物质进入血液后，主要被碳酸氢盐缓冲体系中的 H_2CO_3 缓冲。H_2CO_3 含量相对较少，但由于体内不断产生 CO_2，因此仍是对碱起缓冲作用的主要成分。缓冲后生成的碳酸氢盐可由肾排出体外。

$$Na_2CO_3+H_2CO_3\rightarrow 2NaHCO_3$$
$$Na_2CO_3+NaH_2PO_4\rightarrow NaHCO_3+Na_2HPO_4$$
$$Na_2CO_3+H\text{-}Pr\rightarrow NaHCO_3+Na\text{-}Pr$$

综上所述，血液缓冲体系在缓冲酸和碱中起着重要作用，缓冲固定酸时，消耗了 $NaHCO_3$ 生成 H_2CO_3，使 H_2CO_3 浓度升高；缓冲碱性物质时则使 H_2CO_3 被消耗，$NaHCO_3$ 浓度升高，从而导致血浆 $NaHCO_3$ 与 H_2CO_3 浓度的比值发生改变，造成血液

pH 值的改变。但在正常情况下,这样的改变是轻微的,原因是机体还可通过肺和肾的调节来保持 $NaHCO_3$ 与 H_2CO_3 的浓度及比值不变。

(二)肺对酸碱平衡的调节

肺主要是通过呼吸运动调节血浆 H_2CO_3 的浓度来实现对酸碱平衡的调节作用。位于延髓的呼吸中枢调控着呼吸的深度和频率,从而加速或减慢 CO_2 的排出。呼吸中枢的兴奋性受血二氧化碳分压(PCO_2)和 pH 值的影响,当 PCO_2 升高,pH 值降低时,呼吸中枢兴奋,呼吸加深、加快,CO_2 排出增多,使 H_2CO_3 浓度下降;反之,则呼吸变浅、变慢,CO_2 排出减少,H_2CO_3 浓度升高。肺通过呼出 CO_2 的多少来调节血浆 H_2CO_3 的浓度,从而维持血浆中 $NaHCO_3$ 与 H_2CO_3 浓度的正常比值,使血液的 pH 值保持在 $7.35 \sim 7.45$。

(三)肾对酸碱平衡的调节

肾主要通过排出过多的酸或碱以及对 $NaHCO_3$ 的重吸收来调节血浆 $NaHCO_3$ 的浓度。肾对酸碱平衡的调节作用强而持久。

1. $NaHCO_3$ 的重吸收 详见第十章第二节。

2. 尿液的酸化 肾小管上皮细胞分泌至管腔中的 H^+ 还可与小管液中 Na_2HPO_4 解离出的 Na^+ 进行交换。交换的结果是小管液中的 Na_2HPO_4 转变为 NaH_2PO_4 随尿排出,而回到肾小管上皮细胞内的 Na^+ 则与细胞产生的 HCO_3^- 一起转运至血液,形成 $NaHCO_3$(图 11-1)。通过这种交换,小管液中 Na_2HPO_4 与 NaH_2PO_4 的比值由原尿的 $4:1$ 逐渐下降,至终尿(当小管液 pH 值至 4.8 时),此比值降至 $1:99$,说明绝大部分的 Na_2HPO_4 转变为 NaH_2PO_4。以这种方式排出的 H^+ 每天大约可达 39 mmol/L。

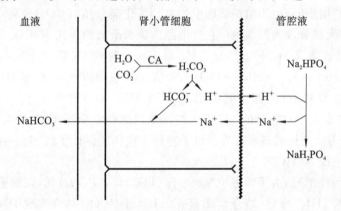

图 11-1 尿液的酸化

3. 泌 NH_3 作用 详见第十章第二节。经过尿液酸化和泌 NH_3 作用的方式转运入血液的 $NaHCO_3$ 与从肾小管液中重吸收者不同,它是由肾小管上皮细胞重新生成的,故也称为 $NaHCO_3$ 再生。通过上述过程既可排出过多的酸性物质,又可补充消耗的 $NaHCO_3$,因此,可有效地调节酸碱平衡。

(四)酸碱平衡与电解质的关系

1. 酸碱平衡与血钾浓度的关系 当肾功能正常时,酸碱平衡与血钾浓度的关系主要在于细胞内外 H^+ 与 K^+ 的交换和肾泌 H^+ 与泌 K^+ 的相互竞争。酸中毒时,H^+ 进入细胞内与 K^+ 交换,细胞外液 K^+ 浓度增加。同时,肾小管细胞 H^+-Na^+ 交换增强,K^+-Na^+ 交换减弱,尿排出 H^+ 增多,K^+ 减少,导致高血钾,尿液呈酸性;反之,碱中毒时造成低血钾。高血钾时,部分 K^+ 进入细胞内,而细胞内 H^+ 向外转移,使得细胞外液 H^+ 浓度增加。此

时肾小管细胞 K^+-Na^+ 交换增强，H^+-Na^+ 交换减弱，尿 K^+ 排出增多，H^+ 排出减少，尿液呈碱性，血浆中 H^+ 浓度增加，出现酸中毒；反之，低血钾引起碱中毒。Na^+、K^+ 和 H^+ 的交换，除了在肾小管上皮细胞进行外，也见于肌肉、骨骼等细胞。细胞内外离子的交换起到了调节酸碱平衡的作用。

2. 酸碱平衡与血氯浓度的关系　体液中阳离子与阴离子的电荷数相等，呈电中性。血浆中主要的阳离子是 Na^+，主要的阴离子是 Cl^- 和 HCO_3^-。当 Na^+ 浓度不变时，Cl^- 浓度的升高或降低必然伴随 HCO_3^- 浓度的降低或升高。如胃幽门梗阻引起严重呕吐时，肾可通过 HCO_3^- 重吸收来弥补阴离子的不足，此时易引起低氯性碱中毒；当严重腹泻时，碱性消化液丢失过多，使血液中 HCO_3^- 浓度降低，则可出现高氯性酸中毒。

三、酸碱平衡紊乱

体内酸、碱过多或肺、肾的调节功能发生障碍时，均可使血浆中 $NaHCO_3$ 和 H_2CO_3 的浓度甚至比值发生改变，造成酸碱平衡失调。根据酸碱平衡失调的原因不同可将其分为四种基本类型。各种酸碱平衡失调又可根据血浆 pH 值是否正常，分为代偿性和失代偿性两类。

（一）酸碱平衡失调的基本类型

1. 代谢性酸中毒　各种原因使血浆中 $NaHCO_3$ 浓度原发性降低而引起的 pH 值降低，称为代谢性酸中毒，是临床上最常见的类型。常见原因有：①酸性物质产生过多，如严重糖尿病并发酮症酸中毒、严重缺氧所致的乳酸酸中毒等；②肾排酸功能障碍，如肾衰竭；③碱性物质丢失过多，如严重腹泻、肠瘘等。

代谢性酸中毒时，血浆中 H_2CO_3 浓度升高和 pH 值降低，增强呼吸中枢兴奋性，使呼吸加深、加快，CO_2 排出增多；同时，肾的泌 H^+、泌 NH_3 及 $NaHCO_3$ 的重吸收作用加强。

2. 代谢性碱中毒　各种原因使血浆中 $NaHCO_3$ 浓度原发性升高而引起的 pH 值升高，称为代谢性碱中毒。常见于胃液大量丢失（如剧烈呕吐、长期胃肠减压等）、大量使用利尿剂、低钾血症、$NaHCO_3$ 摄入过多等。

代谢性碱中毒时，血浆 pH 值升高，抑制呼吸中枢兴奋性，使呼吸变浅、变慢，CO_2 排出减少；肾的泌 H^+、泌 NH_3 作用减弱，$NaHCO_3$ 排出增多。

3. 呼吸性酸中毒　各种原因引起呼吸功能障碍，CO_2 呼出减少，致使血浆中 H_2CO_3 浓度原发性升高引起的 pH 值降低，称为呼吸性酸中毒。常见于呼吸道梗阻（如喉痉挛、支气管异物等）、肺部疾病（如肺气肿、肺炎等）、胸部损伤（如创伤、气胸、胸腔积液等）、呼吸中枢抑制（如麻醉药使用过量）。

由于 H_2CO_3 浓度的升高，机体通过肾进行代偿调节，肾的泌 H^+、泌 NH_3 作用增强，使 $NaHCO_3$ 的重吸收增多。

4. 呼吸性碱中毒　各种原因引起的肺通气过度，CO_2 排出过多，致使血浆中 H_2CO_3 浓度原发性降低引起的 pH 值升高，称为呼吸性碱中毒。可见于癔症、高热、手术麻醉时辅助呼吸过快、高山缺氧等。

呼吸性碱中毒时，肾泌 H^+、泌 NH_3 作用减弱，加强 $NaHCO_3$ 排出增多。

（二）酸碱平衡的主要生化诊断指标

1. 血浆 pH 值　正常人血浆 pH 值为 7.35～7.45，平均为 7.40。pH 值＞7.45 为失代偿性碱中毒，pH 值＜7.35 为失代偿性酸中毒。但血浆 pH 值不能区分酸碱平衡失调属于失代偿性还是代偿性。如果血浆 pH 值在正常范围，说明体内酸碱平衡，或有酸碱平衡失调但代偿良好,或有酸中毒合并碱中毒。

2. 血浆二氧化碳分压(PCO$_2$)　血浆 PCO$_2$ 是指物理溶解在血液中的 CO$_2$ 所产生的张力。正常人动脉血 PCO$_2$ 为 $4.5\sim6.0$ kPa($35\sim45$ mmHg),平均 5.3 kPa(40 mmHg),是反映呼吸因素的重要指标。PCO$_2<4.5$ kPa 时,表示肺通气过度,CO$_2$ 排出过多,见于呼吸性碱中毒或代偿性代谢性酸中毒;当 PCO$_2>6.0$ kPa 时,表示肺通气不足,CO$_2$ 积蓄,见于呼吸性酸中毒或代偿性代谢性碱中毒。

3. 二氧化碳结合力(CO$_2$-CP)　血浆 CO$_2$-CP 是指在 25 ℃,PCO$_2$ 为 5.3 kPa 时,每升血浆中以 NaHCO$_3$ 形式存在的 CO$_2$ 毫摩尔数,正常参考范围为 $23\sim31$ mmol/L。代谢性酸中毒时,CO$_2$-CP 降低;代谢性碱中毒时,CO$_2$-CP 升高。在呼吸性酸中毒和呼吸性碱中毒时由于肾的代偿,CO$_2$-CP 可有改变。

4. 标准碳酸氢盐(SB)和实际碳酸氢盐(AB)　SB 是指全血在标准条件下(即 37 ℃,PCO$_2$ 为 5.3 kPa,血氧饱和度为 100%)测得的血浆中 NaHCO$_3$ 的含量。该指标不受呼吸因素影响,是判断代谢因素的指标。AB 是指在隔绝空气的条件下测得的血浆中 NaHCO$_3$ 的实际含量,受呼吸和代谢两方面因素的影响。

正常人 AB=SB,其正常值为 $22\sim27$ mmol/L,平均为 24 mmol/L。代谢性酸中毒时,AB=SB,且两者均降低;代谢性碱中毒,AB=SB,且两者均升高。若 AB<SB,说明 CO$_2$ 呼出过多,为呼吸性碱中毒;若 AB>SB,为呼吸性酸中毒,表明有 CO$_2$ 蓄积。

5. 碱过剩(BE)或碱欠缺(BD)　BE 或 BD 是指在标准条件下,用酸或碱滴定全血至 pH 值为 7.4 时所需的酸或碱的量。若用酸滴定,结果用正值表示;若用碱滴定,结果用负值表示。

血浆 BE 正常参考范围为 $-3.0\sim3.0$ mmol/L。BE 是判断代谢性因素的重要指标。BE>3.0 mmol/L,则表明有碱过剩,见于代谢性碱中毒;BE<-3.0 mmol/L,则说明体内有碱欠缺,见于代谢性酸中毒。

6. 阴离子间隙(AG)　阴离子间隙(anion gap,AG)是指血浆中未测定阳离子与未测定阴离子之间的差值,常用可测定阳离子与可测定阴离子的差值表示。血浆中主要阳离子是 Na$^+$,为可测定阳离子;主要阴离子是 Cl$^-$ 和 HCO$_3^-$,为可测定阴离子。因此,AG=$[Na^+]-([Cl^-]+[HCO_3^-])$,正常值为 $10\sim14$ mmol/L,平均值为 12 mmol/L。AG 值增大可见于代谢性酸中毒,如糖尿病酮症酸中毒等。

酸碱平衡失调时主要生物化学诊断指标的变化见表 11-6。

表 11-6　酸碱平衡失调的类型及其生物化学诊断指标的改变

指标	代谢性酸中毒	呼吸性酸中毒	代谢性碱中毒	呼吸性碱中毒
原发性改变	[NaHCO$_3$]↓	[H$_2$CO$_3$]↑	[NaHCO$_3$]↑	[H$_2$CO$_3$]↓
pH 值	↓	↓	↑	↑
PCO$_2$	↓	↑	↑	↓
CO$_2$-CP	↓	↑	↑	↓
SB 与 AB	SB=AB,均↓	SB<AB	SB=AB,均↑	SB>AB
BE 与 BD	BD[负值]↑	—	BE[正值]↑	—

(刘义成)

(本节)重点及难点:酸碱平衡的概念及调节途径。

直通护考
在线答题

第十二章 感觉器官

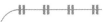
本章 PPT

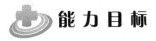 能力目标

1. 掌握：眼的调节；眼的折光；异常声音的传导途径。
2. 熟悉：感受器的一般生理特性；眼的感光功能；视力。
3. 了解：视野明适应和暗适应；听觉器官的功能；前庭器官的功能。

感觉是客观事物在人脑中的主观反映，是由感受器或感觉器官、传入通路和感觉中枢三部分共同活动的结果。感觉的产生过程，首先是感受器或感觉器官接受环境的刺激，将其转变为电信号，然后传入中枢的相应部位，再经过脑的分析处理而产生主观意识的感觉。

 案例 12-1

患者，女，50 岁。主诉左眼红、痛、畏光、流泪，视力下降半年，加重伴头痛 2 天。曾在外院诊治，具体用药不详。既往有胃溃疡。行眼科检查，视力：右眼，1.0，左眼，0.2。右眼检查未见明显异常；左眼结膜混合性充血，角膜雾状混浊，灰白色尘状及色素 KP，前房 Tyn（＋＋），虹膜肿胀膨隆，瞳孔花瓣样散大，晶状体表面灰白色渗出及色素沉着，晶状体前皮质混浊，眼底看不清。眼压：右眼 16 mmHg，左眼 36 mmHg。

具体任务：
1. 请做出初步诊断？
2. 可以进行何种治疗？

案例解析 12-1

第一节 感受器及其一般生理特性

一、感受器与感觉器官的概念

感受器是指分布在体表或组织内，专门感受机体内、外环境变化的特殊结构或装置，种类和结构多种多样。最简单的感受器是感觉神经末梢,如体表或组织内部与痛觉感受有关的游离神经末梢;有些感受器是由裸露的神经末梢包绕其他组织结构而成的,如环体小体、触觉小体和肌梭等;还有一些感受器则为高度分化的感受器细胞,如视网膜上的视锥细胞和视杆细胞、耳蜗中的毛细胞等。

感受器的种类很多,可按不同方法进行分类。根据所感受刺激的来源,可分为内感受器和外感受器。内感受器分布在身体内部器官或组织内,感受内部环境变化,如平衡感受器、本体感受器和内脏感受器等;内感受器不引起主观意识上的感觉或只引起模糊感觉,但对于维持机体功能的协调统一和内环境的稳态具有重要作用。外感受器分布在体表,感受外界环境变化的信息,如距离感受器(包括视觉、听觉、嗅觉),接触感受器(包括触觉、压觉、味觉及温度觉等),引起清晰的主观感觉,对人类认识世界和适应外界环境具有重要意义。根据所感受刺激的性质,可分为机械感受器、化学感受器、光感受器和温度感受器等。

感觉器官,简称为感官,是指由高度分化的感受器细胞及其附属结构组成的器官。如视觉器官,除视锥细胞和视杆细胞这两种感光细胞外,还包括眼球壁的一些其他结构和眼球的内容物等。在感觉器官中,附属结构可使感受功能更加灵敏和完善,还可以起到支持、营养和保护的作用。人的主要感觉器官有眼(视觉)、耳(听觉)、前庭(平衡感觉)、嗅上皮(嗅觉)、味蕾(味觉)等,这些感觉器官都分布在头部,成为特殊感觉器官。

二、感受器的一般生理特性

1. 感受器的适宜刺激 一般而言,一种感受器通常只对某种形式的刺激最为敏感,该刺激就称为这一感受器的适应刺激。例如,可见光波长内的电磁波是视网膜感光的适宜刺激,而声波的机械振动是耳蜗毛细胞的适宜刺激等。感受器对适宜刺激非常敏感,只需很小的刺激强度就能引起兴奋。但是,感受器并不只是对适应刺激有反应。例如,撞击眼部可刺激视网膜感光细胞产生感光。

2. 感受器的换能作用 各种感受器在功能上的一个共同特点是将不同形式的刺激能量转化为传入神经上的动作电位,这种能量转换的功能称为感受器的换能作用,因此可以把感受器看成是生物换能器。在换能过程中,一般不是直接把刺激能量转变为动作电位,而是先在感受器细胞或感觉神经末梢产生一种过渡性的局部电位变化,发生在感受器细胞的局部电位称为感受器电位,发生在感觉神经末梢的局部电位则称为发生器电位。

感受器电位或发生器电位与终板电位一样,是一种局部电位,具有"全或无"的性质,可以总和,并以电紧张的形式沿所在的细胞膜作短距离扩布等特征。因此,感受器电位或发生器电位可通过改变其幅度、持续时间和波动方向,真实地反映和转换外界刺激信号所携带的信息。

感受器电位或发生器电位的产生并不意味着感受器功能的完成,只有当这些过渡性局部电位变化使该感受器的传入神经纤维发生去极化并产生"全或无"式的动作电位,从而在中枢一定部位引起主观感觉时,才标志着这一感受器或感觉器官作用的完成。

3. 感受器的编码作用 感受器在把刺激信号转换成动作电位时,不但发生了能量形式的转换,同时还能把刺激所包含的各种信息编排成不同顺序的神经冲动,这种现象称为感受器的编码作用。

在同一条传入神经的纤维上,虽然动作电位的大小是相等的,但是由于序列的不同和多条纤维的配合,感觉中枢便可获得各种不同的感觉。如光刺激只能由视网膜感官细胞来接受,其传入冲动也只能通过视神经最终到达枕叶皮层的视觉中枢,从而引起光的感觉;又如耳蜗受到声波刺激时不但能将机械能转换成神经冲动,还能把声音的音量、音调、音色等信息包含在神经冲动的序列之中。感受器的编码作用是一个很复杂的过程,除感受器以外,神经传入通路和各级感觉中枢在编码中也发挥着重要作用。大脑皮层对这些电信号的特定通路及其对特定的排列组合形式进行分析综合,从而获得对外界的主观感觉。

4. 感受器的适应现象 当某种恒定强度的刺激持续作用于感受器时,其传入神经的冲动频率随刺激作用时间的延长会逐渐下降,这一现象称为感受器的适应。根据感受器适应的快慢不同,常把感受器分为快适应感受器和慢适应感受器两类,各感受器适应的快慢也有不同的生理意义。如触觉和嗅觉感受器属于快适应感受器,在接受刺激的短时间内,传入神经的冲动就会明显减少甚至消失,有利于机体再接受其他新的刺激;而肌梭感受器、颈动脉窦压力感受器、痛觉感受器等属于慢适应感受器,在接受持续刺激时,仅在刺激开始后不久出现传入神经冲动频率的轻微降低,此后则可长时间维持该冲动的发放频率,使机体能对某些功能状态进行长时间的持续监测,有利于机体对这些功能进行经常性调节而维持其相对稳定性。

感受器发生适应现象的机制尚不清楚,可能与感受器的换能作用、离子通道的功能状态及感受器细胞与传入神经纤维之间的突触传递特性有关。

第二节 眼的视觉功能

视觉是由视觉器官、视觉神经和视觉中枢的共同活动完成的。自然界各种物体的形状、轮廓、颜色以及文字和图形等,都是通过视觉系统才能被感知。在人脑从外界获得的所有信息中,大约有70%来自视觉系统。所以,视觉是极其重要的一种感觉。

人的视觉器官是眼,视觉感受器是位于视网膜上的视锥细胞和视杆细胞,适宜刺激是波长为380~760 nm的电磁波(可见光)。眼的结构很复杂(图12-1),与视觉功能有直

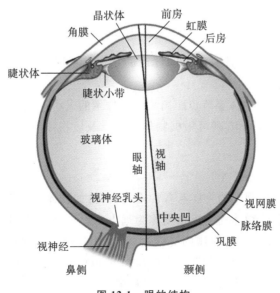

图12-1 眼的结构

接关系的结构可分为两部分:折光系统和感光系统。折光系统包括角膜、房水、晶状体和玻璃体,它的功能是将外界射入眼内的光线经过折射后,在视网膜上形成清晰的物像;感光系统由视网膜构成,其功能是将物像的光刺激转变成生物电变化,继而产生神经冲动,由视神经传至中枢。

一、眼的折光功能

(一)眼的折光与成像

眼的折光系统是一个复杂的光学系统,包括四种折光率不同的传光介质:角膜、房水、晶状体和玻璃体。光线射入眼后要经过多次折射,其折射程度取决于四种介质的折射率,折射程度也与各折射面的曲率有关,曲率半径越小,折光能力越强;反之,曲率半径越大,折光能力越弱。晶状体凸度的可调节性最大,即其折光能力最强,在成像过程中起重要作用。

眼的成像原理与凸透镜相似,但更复杂。因此,为了实际应用上的方便,通常用简化眼模型来描述折光系统的功能。简化眼只是一个假想的人工模型,但其光学参数和其他特征与正常眼等值,故可用来分析眼的成像情况和进行其他计算。简化眼假定眼球的前后径为 20 mm,内容物为均匀的折光体,折光率为 1.33,角膜的前表面相当于单球面,外界光线由空气进入球形界面时只折射一次,该球面的曲率半径为 5 mm,即节点在球形界面后方 5 mm 的位置,后主焦点在节点后方 15 mm 处,正好相当于视网膜的位置。这个模型和正常安静时的人眼一样,正好能使平行光线聚焦在视网膜上,形成一个清晰的物像(图 12-2)。

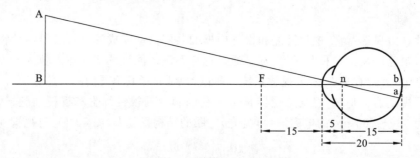

图 12-2 简化眼(单位:mm)

利用简化眼可以方便地计算出不同远近的物体在视网膜上成像的大小。根据相似三角形原理,其计算公式为:

AB(物体的大小)/Bn(物体至节点距离)=ab(物像的大小)/nb(节点至视网膜距离)

式中 nb 固定不变,为 15 mm,则可根据物体大小以及该物体与眼的距离,就可计算出物像的大小。

(二)眼的调节

在日常生活中,眼所观察的物体有各种不同情况,如物体的远近不同和亮度各异等,眼在静息状态下,能看清物体的最远距离称为远点。理论上,正常眼的远点为无限远,但实际上是有限度的。如果来自物体的光线过弱、物体过小或者离眼距离太远,在视网膜上成像太小,也不能产生清晰的视觉。看近物(6 m 以内)时,由于近物发出的光线有不同程度的辐散,如果眼的折光能力不变,光线经过眼折射后成像于视网膜之后,只能形成一个模糊的物像。正常眼仍能看清近距离的物体,这是由于看近物时,眼进行了调节,眼的调节包括晶状体的调节、瞳孔的调节和双眼球会聚，这三种调节方式是同时进行的，其中以晶状体的调节最为重要。

1. 晶状体的调节　晶状体是一个透明、有弹性的半固体组织，形似双凸透镜。其周边由悬韧带将其与睫状体相连。睫状体内有睫状肌，由辐射状及环状平滑肌组成，前者受交感神经支配，后者受副交感神经支配。看远物时，睫状肌处于松弛状态，使悬韧带保持一定的紧张度，晶状体受悬韧带的牵引而相对扁平；当看近物时，视网膜上物像模糊，当模糊的视觉图像到达视皮层时，反射性地引起动眼神经中的副交感神经纤维兴奋，使睫状肌的环形肌收缩，引起悬韧带松弛，晶状体因自身的弹性而向前方和后方凸出，尤以向前凸出更为明显（图 12-3），折光能力增强，物像前移，正好落在视网膜上。

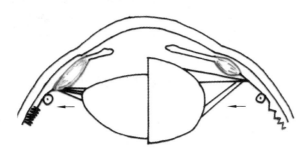

图 12-3　晶状体的调节

晶状体的最大调节能力可用近点来表示。所谓近点（near point）是指眼尽最大能力调节所能看清物体的最近距离。近点越近，说明晶状体的弹性越好，也就是调节能力越强。晶状体的弹性与年龄有关，年龄越大，弹性越差，因而调节能力也就减弱。如 8 岁儿童的近点平均约为 8.3 cm，20 岁时约为 11.8 cm，一般人在 45 岁以后晶状体的调节能力显著减退，表现为近点变远，60 岁时近点可延伸至 80 cm 或更远。随着年龄增长造成近点远移，看远物清楚，看近物困难，称为老视（即老花眼），可戴凸透镜来矫正。

2. 瞳孔的调节　正常人瞳孔的直径可在 1.5～8.0 mm 进行调节。瞳孔的大小受自主神经的调控。交感神经兴奋时虹膜辐射肌收缩，瞳孔扩大；副交感神经兴奋时虹膜环形肌收缩，瞳孔缩小。看近物时，在晶状体凸度增加的同时，反射性地引起双侧瞳孔缩小，称为瞳孔近反射或瞳孔调节反射。这种调节的意义在于看近物时，可减少由折光系统造成的球面像差及色像差，使成像清晰。由于虹膜环形肌受副交感神经支配，这些神经末梢释放的乙酰胆碱，都作用于 M 型胆碱能受体。临床上行眼科检查需放大瞳孔时，可用阿托品类眼药水滴眼以阻断 M 型胆碱能受体，阻断其突触传递而产生扩瞳效应。

瞳孔的大小可随光线的强弱而改变，即弱光下瞳孔散大，强光下瞳孔缩小，称为瞳孔对光反射（pupillary light reflex）。其意义在于调节进入眼内的光亮，使视网膜上的物像保持适宜的亮度，既可以在光线弱时看清物体，又可以在光线强时使眼不至于受到损伤，保护视网膜。

瞳孔对光反射的过程：当强光射入视网膜时，产生的冲动经视神经传入对光反射中枢，再经动眼神经中的副交感神经传出，使瞳孔括约肌收缩，瞳孔缩小。瞳孔对光反射的效应是双侧性的，光照一侧眼时，两眼瞳孔同时缩小，这种现象称为互感性对光反射。瞳孔对光反射的中枢在中脑，反应灵敏，便于检查，因此临床上常把它作为判断中枢神经系统病变部位、麻醉深度和病情危重程度的重要指标。

3. 双眼球会聚　当两眼看近物时，发生两眼内收及视轴向鼻侧聚拢的现象，称为眼球会聚或视轴会聚。眼睛会聚是两眼内直肌反射性收缩所致。其意义是使双眼看近物时,物像仍可落在两眼视网膜的对称点上,产生单一清晰的视觉,从而避免复视。

（三）眼的折光异常

正常眼的折光系统不需调节就能将平行光线聚焦在视网膜上,因而可看清远处的物体,经过眼的调节,也能看清 6 m 以内距离接近近点的物体,这种眼称为正视眼(emmetropia)。若眼的形态异常或折光系统异常,使平行光线不能聚焦在视网膜上,称非正视眼,包括近视、远视和散光。

1. 近视　近视(myopia)多数是由于眼球的前后径过长引起的,也有一部分人是由于折光系统的折光力过强,致使平行光线聚焦在视网膜之前,故视远物模糊不清。当视近物时,由于近点移近,故近物发出的光线呈辐射状,成像位置比较靠后,物像便可以落在视网膜上,所以能看清近处物体。矫正近视眼可戴合适的凹透镜。

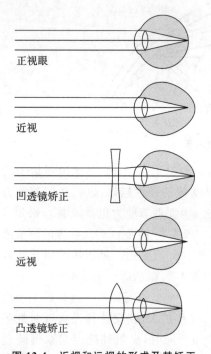

图 12-4　近视和远视的形成及其矫正

（图中标注：正视眼、近视、凹透镜矫正、远视、凸透镜矫正）

2. 远视　远视(hypermetropia)多数是由于眼球的前后径过短引起的,常见于眼球发育不良,多系遗传因素;也可因折光系统的折光力过弱引起,如角膜扁平等。远视眼在安静状态下看远物时,所能形成的物像落在视网膜之后;若是轻度远视,经过适当调节可以看清物体;远视眼看近物时,由于近点远移,物像更加靠后,晶状体的调节即使达到最大限度也不能看清。可见,远视眼无论看近物还是远物,都需要动用眼调节功能,因此容易产生疲劳。可戴合适的凸透镜来矫正(图 12-4)。

3. 散光　正视眼折光系统的各折光面都是正球面。散光(astigmatism)是由于眼的角膜表面不呈正球面,即角膜表面不同方位的曲率半径不相等,致使经折射后的光线不能聚焦成单一的焦点而视物不清。除角膜外,晶状体表面曲率异常也可引起散光。矫正的方法为戴合适的圆柱形透镜,使角膜某一方位的曲率异常情况得到纠正。

二、眼的感光换能功能

眼的感光系统由视网膜构成。来自外界物体的光线,通过眼的折光系统在视网膜上成像,这是一种物像,但它被感光细胞所感受后转变成生物电信号传入中枢,经视觉中枢处理后才能形成主观意识上的感觉。

（一）视网膜的感光系统

视网膜(retina)是一层透明的神经组织膜,仅 0.1~0.5 mm 厚,但其结构复杂。组织学将其由外向内分为 10 层,但按主要细胞层次可简化为四层(图 12-5),即色素上皮细胞层、感光细胞层、双极细胞层和神经节细胞层。视网膜最外层是色素上皮细胞层,这一层的来源不属于神经组织。色素上皮细胞在强光照射视网膜时可伸出伪足样突起,包被视杆细胞外段,使其相互隔离。只有在暗光条件下视杆细胞外段才被暴露。色素上皮细胞层的内侧为感光细胞层。感光细胞分视杆细胞和视锥细胞两种,它们都含有特殊的视色

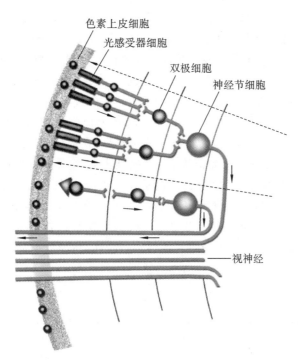

色素上皮细胞
光感受器细胞
双极细胞
神经节细胞
视神经

图 12-5 视网膜的主要细胞层次及其联系

素,是真正的光感受器细胞。视锥细胞和视杆细胞在视网膜分布很不均匀,在中央凹只有视锥细胞,视杆细胞最高密度在偏离中央凹 6 mm 处。视锥细胞外段呈短圆锥状,视杆细胞外段呈长杆状。两种感光细胞都通过终足与双极细胞层内的双极细胞发生突触联系,双极细胞再与神经节细胞层中的神经节细胞联系。

距眼球后极内侧约 3 mm 处有一直径约 1.5 mm、境界清楚的淡红色圆盘结构,称为视神经盘,是视神经的穿出部位。因为该处无感光细胞,所以无光的感受作用,在视野中形成生理盲点(blind spot)。但在正常情况下,由于同时用两眼视物,一侧眼视野中的盲点可被对侧眼的视野所补偿,因此人们并不会感觉到自己的视野中有盲点存在。

在人和大多数脊椎动物的视网膜中存在两种感光换能系统,即视杆系统和视锥系统。

1. 视杆系统 视杆系统由视杆细胞和与之有关的双极细胞以及神经节细胞等组成。视杆细胞主要分布于视网膜的周边部,其特点是对光的敏感度较高,能感受弱光刺激而引起反应,但分辨率低,仅能粗略分辨物体的轮廓,看不清微细结构,只能区别明暗而无色觉,具有晚光觉功能。一些只在夜间活动的动物如地松鼠和猫头鹰等,其视网膜中只含视杆细胞。

2. 视锥系统 视锥系统由视锥细胞和与之有关的双极细胞及神经节细胞等组成。视网膜中央凹只有视锥细胞,其特点是对光的敏感性低,只能在强光条件下感觉光刺激引起视觉,但分辨力高。能看清物体表面的细节和轮廓界限,可辨颜色。某些只在白昼活动的动物如爬虫类、鸡和麻雀等,其视网膜中以视锥细胞为主。

(二) 视网膜的光化学反应

感光细胞能接受光的刺激而产生兴奋,是由于它们含有感光色素(即为感光物质),当受到光刺激时,首先发生光化学反应,感光色素是把光能转变为电信号的物质基础。

1. 视杆细胞的光化学反应 视杆细胞内的感光色素是视紫红质。现已证实,视紫红质是一种结合蛋白质,由一分子视蛋白和一分子 11-顺式视黄醛组成。视黄醛是由维生素 A 在酶的作用下氧化而来。视紫红质的光化学反应是可逆的,在光的作用下分解,在暗处则可重新合成。视紫红质的再合成是全反型的视黄醛变为 11-顺式视黄醛。而 11-顺式视黄醛的合成需要一种异构酶。储存在色素上皮细胞层中的维生素 A,即全反型视黄醛,后者与视蛋白结合形成视紫红质(图 12-6)。其合成与分解过程的快慢取决于光线的强弱,光线越弱,合成越大于分解,视杆细胞内处于合成状态的视紫红质越多,视网膜对弱光越敏感;相反,光线越强,视紫红质的分解越强,合成越弱,使较多的视紫红质处于分解状态,视杆细胞暂时失去感光能力,而由视锥细胞来承担亮光环境中的感光任务。视紫红质虽然可以不断地进行再生循环,但是在它的分解和合成的过程中,总有一部分视黄醛要被消耗,因此须依赖于食物中的维生素 A(相当部分储存于肝)来补充。如果维生素 A 长期摄入不足,将影响人在暗光时的视力,早期引起夜盲症,若长期缺乏维生素 A,导致感光细胞的形态学以及视网膜其他细胞的变性,将导致视觉功能的严重损伤。

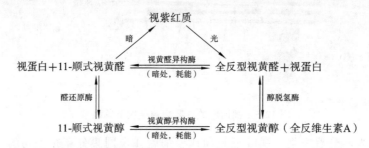

图 12-6 视紫红质的光化学反应

2. 视锥细胞的光化学反应和色觉 视锥细胞中含有三种不同的感光色素,三种感光色素都含有同样的 11-顺式视黄醛,只是视蛋白的分子结构不同。光线作用于视锥细胞时,首先引起光化学反应,从而使视锥细胞产生与视杆细胞类似的感受器电位。

视锥细胞的主要功能是分辨颜色,颜色视觉是由不同波长的光线作用于视网膜后在人脑中引起的主观映象。有关颜色的形成目前广为接受的是三原色学说。该学说认为,视网膜中有三种不同的视锥细胞,分别含有对红、绿、蓝三种光敏感的感光色素。当某一波长的光线作用于视网膜时,以一定的比例使三种视锥细胞分别产生不同的兴奋,兴奋信息经处理后,传至中枢,就会产生某一种颜色的感觉。人眼可区分波长在 400～750 nm 的约 150 种不同的颜色。若缺乏或完全没有辨色力,称为色盲。色盲可分为全色盲和部分色盲。全色盲极为少见,表现为只能分辨光线的明暗,呈单色视觉。部分色盲又可分为红色盲、绿色盲与蓝色盲。其中红绿色盲最为常见。

三、与视觉有关的几种生理现象

(一) 暗适应和明适应

1. 暗适应 人在明亮处较长时间后突然进入暗处,最初会视物不清,需经过一定时间后,才逐渐能看清在暗处的物体,这种现象称为暗适应(dark adaptation)。暗适应是人眼在暗处对光的敏感度逐渐提高的过程。暗适应的产生机制是在亮处由于视杆细胞的视紫红质大量分解,剩余量少,到暗处后不足以引起对光的感受;而视锥细胞又只感受强光不感受弱光,所以,开始进入暗环境时视物不清,只有在暗处视紫红质合成增多时才能逐步恢复暗视觉。整个暗适应过程需 25～30 min。实验证明,光敏感度的强弱与视紫红质的含量有密切关系。视紫红质的浓度与敏感度的对数成正比。因此,视紫红质的含量只要稍有减少,光敏感度就会大大降低。

2. 明适应　人在暗处较长时间后突然进到明亮处,起初会感到一片耀眼光亮,看不清物体,稍待片刻才能恢复视觉,这种现象称为明适应(light adaptation)。明适应出现较快,约需几秒钟即可完成。其产生机制是在暗处视杆细胞内蓄积了大量视紫红质,到亮处时遇强光迅速分解,因而产生耀眼的光感。待视紫红质大量分解后,视锥细胞便能承担在亮光下的感光任务,明适应过程完成。

（二）视野

单眼固定注视前方一点时,该眼所能看到的空间范围称为视野(visual field)。视野的最大界限以它和视轴所形成夹角的大小来表示,可用视野计检查视野大小。在同一光照条件下,用不同颜色的视标测得的视野大小不一,其中白色视野最大,其次为蓝色,再为红色,绿色视野最小(图 12-7)。由于面部结构(鼻和额)对光线的阻挡,颞侧与下侧视野大,鼻侧与上侧视野小。临床上检查视野,有助于诊断视神经、视觉传导通路和视网膜的病变。

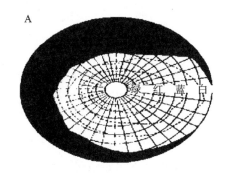
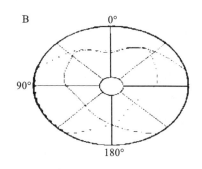

图 12-7　视野

（三）双眼视觉和立体视觉

两眼同时看某一物体时产生的视觉称为双眼视觉。双眼视觉要靠眼外肌的精细协调运动来完成。在双眼视物时,物像必须落在两眼视网膜的对称点上才能产生单一物体。若用手指压一侧眼球的外缘,则一物就见两像,称为复视。双眼视觉可扩大视野,弥补生理盲点的缺陷,增加对物体距离和形态大小判断的准确性;同时还能感知物体的深度(厚度),产生立体视觉。因为用两眼注视同一物体时,在两眼视网膜上所形成的物像并不完全相同,左眼看到物体的左侧面较多,右眼看到物体的右侧面较多。这些来自两眼稍有不同的信息经过高级中枢处理后,形成立体感。单眼视觉有时因物体阴影、光线反射、生活经验等原因,也可产生立体感,但不够精确。

（四）视敏度

视敏度(visual acuity)也称视力,是指眼对物体细微结构的分辨能力,即分辨物体上两点间最小距离的能力,通常以视角的大小作为衡量标准。所谓视角,是指物体上两点发出的光线射入眼球后,在节点交叉时所形成的夹角。眼能辨别两点所构成的视角越小,表示视力越好。视力表就是根据这个原理设计的。视网膜上物像的大小与视角的大小有关。当视角为 1 分(1/60 度)时,视网膜上的物像两点间的距离为 5 μm,稍大于一个视锥细胞的平均直径(视锥细胞的直径一般为 2～6 μm,中央凹处最小的视锥细胞直径为 1.5 μm),此时两点间刚好隔着一个未被兴奋的视锥细胞。于是,冲动传入中枢后可形成两点分开的感觉。因此,视角为 1 分的视力为正常视力,按国际视力表表示为1.0,按对数视力表示为5.0。

第三节　耳的听觉功能

听觉的感觉器官是耳,由外耳、中耳和内耳的耳蜗组成。听觉的适宜刺激是物体振动引起空气产生的疏密波,通过外耳、中耳传至内耳,被耳蜗中的毛细胞感受,将声波的机械能转变为听神经纤维上的神经冲动,后者传送到大脑皮层的听觉中枢,经大脑皮层分析处理产生主观上的听觉,听觉对多种动物适应环境起着重要作用。语言是人们互通信息、交流思想的重要工具。因此,听觉对人们认识自然界和参与社会活动具有重要意义。

一、外耳和中耳的传音功能

(一) 外耳的功能

外耳由耳廓和外耳道组成。耳廓的形状利于收集声波,具有集音功能,使进入外耳道口的声波密集,强度增大。耳廓在一定程度上还可以判断声音的来源与方向。外耳道是声波的传入通道,其一端开口于耳廓,另一端终止于鼓膜,可引起声波的共振,提高声音强度,具有增压作用。

(二) 中耳的功能

中耳由鼓膜、听骨链、鼓室和咽鼓管等结构组成,其主要功能是将空气中的声波振动能量高效地传递到内耳,其中鼓膜和听骨链在传音过程中起着重要作用。

1. 鼓膜　鼓膜为椭圆形、稍向内凹的半透明薄膜,是外耳道和鼓室的分界膜,面积为 $50\sim90$ mm^2,厚度约 0.1 mm。鼓膜形状犹如一个浅漏斗,顶点朝向中耳,内侧与听骨链上的锤骨柄相连,具有较好的频率响应和较小的失真度,它的振动与声波振动同步,余振很少,能如实将声波传递给听骨链上的听小骨。

2. 听骨链　听骨链由锤骨、砧骨和镫骨依次连接成链。锤骨柄附着于鼓膜,镫骨底与卵圆窗(前庭窗)相贴,砧骨居中,将锤骨和镫骨连接起来使听骨链构成有一个固定角度的杠杆系统,其中锤骨柄为长臂,砧骨长突为短臂(图 12-8),杠杆的支点刚好在整个听

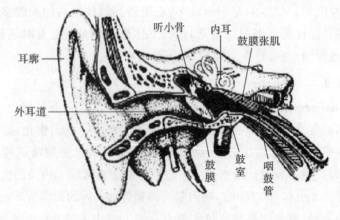

图 12-8　耳的结构

骨链的重心上。因此，在能量传递过程中惰性最小，效率最高。鼓膜振动时，实际发生振动的面积约为 59.4 mm²，而卵圆窗膜的面积只有 3.2 mm²，二者之比为 18.6∶1，即作用于卵圆窗膜上的压强将增大 18.6 倍；此外，听骨链杠杆的长臂与短臂的长度之比约为 1.3∶1，即锤骨柄较长，于是短臂一侧的压力将增大到原来的 1.3 倍。通过以上作用，整个中耳传递过程中总的增压效应为 18.6×1.3 倍，即 24.2 倍，从而大大提高了声波传递的效率。

3. 咽鼓管　咽鼓管是连接鼓室和鼻咽部的唯一通道，借此使鼓室内的空气与大气相通。正常情况下，咽鼓管的鼻咽部开口常处于闭合状态；在吞咽、打哈欠或喷嚏时，咽鼓管鼻咽部的开口开放，使鼓室与外界相通，外界空气进入鼓室。因而通过咽鼓管可以平衡鼓室内空气和大气之间的压力差，有利于维持鼓膜的正常位置、形状和振动性能。咽鼓管因炎症阻塞后，鼓室内空气被组织吸收，鼓室内压力降低，可造成鼓膜内陷，严重时可影响中耳的传音功能，甚至产生耳鸣现象。在日常生活中，由于某种情况，可造成鼓室内外空气的压力差发生变化。如乘坐飞机的升降过程，可使鼓膜向外膨出，引起疼痛甚至鼓膜破裂。此时，如做吞咽动作，常可避免此类情况的发生。

（三）声波传入内耳的途径

声波传入内耳的途径有两种：气传导与骨传导。正常情况下，以气传导为主。

1. 气传导　声波经外耳道空气传导引起鼓膜振动，再经听骨链和卵圆窗膜传入耳蜗的外淋巴，这一声波传导途径称为气传导（air conduction），简称气导。气导是产生正常听觉的主要途径。当正常气传导途径的结构损坏时，如鼓膜大穿孔或听骨链严重受损，声波也可通过外耳道和鼓室内的空气传至卵圆窗，经卵圆窗膜（蜗窗）振动传至耳蜗的内淋巴，使听觉功能得到部分代偿。

2. 骨传导　声波直接引起颅骨的振动，再引起位于颞骨骨质中耳蜗内淋巴的振动，这种传导途径称为骨传导（bone conduction），也称骨导。若将外耳道塞住，阻断气传导途径，将振动的音叉柄放在后乳突或前额上，也可听到音叉振动的声音，此时声波是通过骨传导到达内耳的，在正常情况下，骨导的效率比气导的效率低得多，人们几乎感觉不到它的存在。因为平时接触到的声音一般不足以引起颅骨振动，只有较强的声波，或者是自己的说话声，才能引起颅骨较明显的振动。当外耳道或中耳发生病变引起传音性耳聋时，气传导明显受损，骨传导则不受影响，甚至比健侧更加敏感；但当耳蜗发生病变或各级听中枢及其通路上病变导致听力障碍引起感音性耳聋时，气传导和骨传导都受损。因此，临床上检查气传导和骨传导受损的情况，有助于判断听觉异常的产生部位和原因。

二、内耳耳蜗的功能

内耳由耳蜗和前庭器官组成。其中感受声音的装置位于耳蜗；而前庭器官则与平衡觉有关。耳蜗是一个形似蜗牛壳的骨管。耳蜗内有一条长约 30 mm 的基底膜，沿耳蜗的管道盘曲成螺旋状，声音感受器就附着在基底膜上，称为螺旋器，也称科尔蒂器（organ of corti）。在耳蜗的横断面上可见两个分界膜：斜行的前庭膜和横行的基底膜，将管道分为三个腔，分别称为前庭阶、鼓阶和蜗管（图 12-9）。蜗管是一个盲管，其中充满内淋巴。前庭阶和鼓阶充满外淋巴，二者在耳蜗顶部相通。

螺旋器由内、外毛细胞及支持细胞等组成。毛细胞的顶部与蜗管内淋巴相接触，毛细胞周围和基底部则与外淋巴液相接触。每一个毛细胞的顶部表面都有上百条整齐排列的听纤毛（也称听毛），外毛细胞中较长的一些听毛埋植于盖膜的胶冻状物质

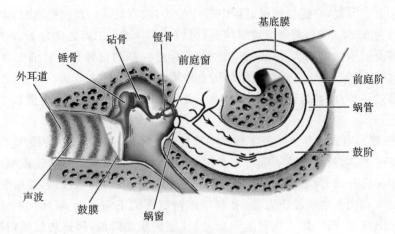

图 12-9　耳蜗的横断面

中。盖膜的内侧连耳蜗轴，外侧游离在内淋巴液中。毛细胞的顶部与内淋巴接触，其底部则与外淋巴接触并于耳蜗神经末梢形成突触联系。这种特殊的外环境有利于毛细胞感受器电位的形成。在某些病理情况下，内、外淋巴混合，将导致毛细胞死亡，影响听觉功能。

（一）基底膜的振动与行波学说

内耳的感音作用是将传到耳蜗的机械振动转变为听神经纤维上的动作电位，即将机械能转换为生物电能。在这一转变过程中，耳蜗基底膜的振动起着关键作用。

当声波振动通过听骨链到达卵圆窗膜时，压力变化立即传给耳蜗内的液体和膜性结构。如果卵圆窗膜内移，前庭膜和基底膜也将下移，最后是骨阶的外淋巴压力升高，使卵圆窗膜发生外移；相反，当卵圆窗膜外移时，整个耳蜗内的淋巴和膜性结构均作反方向的移动，如此反复，便形成了基底膜的振动。在基底膜振动时，基底膜与盖膜之间的相对位置会随之发生相应的变化，从而使毛细胞受到刺激而引起生物电变化。

进一步的观察表明，基底膜的振动是按照物理学中行波（traveling wave）原理的方式进行传播的。即振动最先发生在靠近卵圆窗外的基底膜，随后以行波的方式沿基底膜向耳蜗顶部传播。声波频率不同，行波传播的距离和最大振动幅出现的部位各异。声波振动频率越高，行波传播越近，引起最大振幅出现的部位越靠近卵圆窗外；反之，声波振动频率越低，则行波传播越远，最大振幅出现的部位越靠近耳蜗顶部。这是行波学说的主要论点，也被认为是耳蜗能区分不同声音频率的基础，即耳蜗的底部感受高频声波，耳蜗的顶部感受低频声波。动物实验和临床研究都已证实，耳蜗底部受损时主要影响对高频声音的听力；而耳蜗顶部受损时主要影响对低频声音的听力。

（二）耳蜗的生物电现象

1. 耳蜗的静息电位　耳蜗未受到刺激时，可测得蜗管内淋巴的电位约为 80 mV（以外淋巴电位为零），此为耳蜗内电位，又称内淋巴电位。毛细胞膜内电位约为 -80 mV，这样蜗管内（80 mV）与毛细管内（-80 mV）电位差可达 160 mV 左右，这就是静息电位。耳蜗静息电位是产生其他电位变化的基础。耳蜗毛细胞顶部膜的静息电位与一般细胞静息电位的不同之处在于蜗管内淋巴的正电位。

2. 耳蜗微音器电位　耳蜗受到声波刺激时，在耳蜗及其附近结构所记录到的一种与声波的频率和幅度完全一致的电位变化，称为耳蜗微音器电位（cochlear microphonic potential）。如对着动物的耳廓讲话，同时记录耳蜗微音器电位，并将记录到的电位变化通过放大器连接到扬声器上,便可从扬声器中听到讲话的声音。这就说明耳蜗起着微音器(麦克风)的作用,可以把声波振动转换成相应的音频电信号。其特点是波形和频率与声波振动完全一致;潜伏期极短,小于 0.1 ms;没有不应期,可以总和;对缺氧和深麻醉相对不敏感,甚至在听神经纤维变性或动物死亡半小时左右时,微音器电位仍能出现。实验证明,耳蜗微音器电位是多个毛细胞在接受声波刺激时所产生的感受器电位的复合表现,它可以诱发听神经产生动作电位。

3. 听神经动作电位 听神经动作电位是耳蜗对声音刺激所产生的一系列反应中最后出现的点变化,由耳蜗毛细胞的微音器电位产生,是耳蜗对声波刺激进行换能和编码作用的总结果,作用是向听觉中枢传递声音信息。听觉神经动作电位的波幅和形状并不能反映声音的特性,但通过神经冲动的节律、间隔时间以及发放冲动的纤维在基底膜上起源的部位等来传递不同形式的声音信息。作用于人耳的声波是十分复杂的,因此基底膜的振动形式和由此而引起的听神经纤维的兴奋及其序列组合也是千差万别的,其冲动传入中枢后,人脑便可依据其中特定的规律而区分不同的音量、音调和音色等信息。

综上所述,耳蜗在没有声音刺激时存在静息电位;当有声音刺激时,在静息电位的基础上,耳蜗毛细胞产生微音器电位,进而触发听觉神经产生动作电位,该神经冲动沿着听神经传入听觉中枢,经分析综合后引起主观上的听觉。

三、耳的听阈和听域

耳的适宜刺激是空气振动的疏密波,但必须是在一定频率和强度范围内的振动才能引起人的正常听觉。人类能听到的频率范围为 220~20000 Hz。即便在这个范围内,对于每一种频率的声波,都有一个刚能引起听觉的最低振动强度,称为听阈(hearing threshold)。如果振动频率不变,振动强度在听阈的基础上继续增加,听觉的感受也会增强;但当强度增加到某一限度时,所引起的将不只是听觉,同时还会引起鼓膜的疼痛感觉,这个限度称为最大可听阈。人耳对每一种振动频率都有它自己的听阈和最大可听阈,如果以频率为横坐标,以声波的强度为纵坐标,将每一频率的听阈和最大可听阈分别连接起来,可绘制出人耳对声波频率和强度的感受范围曲线(图 12-10)。图中下方曲线为不同频率的听阈,上方曲线为不同频率的最大可听阈,二者所包括的范围称为听阈,也称听力范围,即人耳所能感受到声音的频率和强度范围。从图 12-10 可以看出,正常人在声波频率为 1000~3000 Hz 时听阈最低,也就是此频率听觉最敏感。

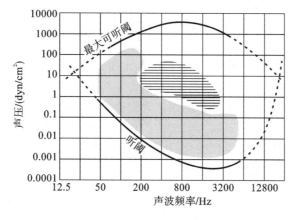

图 12-10 人的正常听域

第四节 前庭器官的平衡感觉功能

前庭器官由椭圆囊、球囊和三个半规管组成，是人体对自身在空间的位置、自身姿势和运动状态的感受器。前庭器官在调节机体运动和维持身体的平衡中占有重要地位，它们感受的信息以及由视觉器官和本体感受器感受的信息传入中枢，共同参与人体正常姿势的维持。

一、前庭器官的感受细胞

前庭器官的感受细胞都称为毛细胞，椭圆囊、球囊和三个半规管的毛细胞具有类似的结构和功能。每个毛细胞顶部有 $60\sim100$ 条纤毛，按一定的顺序排列，其中位于一侧边缘最长的一条纤毛，称为动纤毛；其余的纤毛长短不一，离动纤毛越远的越短，呈阶梯排列，称为静纤毛。电生理学实验证明，当这些毛细胞的适宜刺激（让纤毛发生偏转的机械力）使这些纤毛倒向一侧时，位于毛细胞底部的前庭神经纤维上就有冲动发放频率的变化。当动纤毛和静纤毛都处于自然状态时，细胞膜内外存在着约 $-80\ mV$ 的静息电位，毛细胞底部的神经纤维上有中等频率的持续放电；当外力使顶部静纤毛倒向动纤毛侧时，毛细胞出现去极化，膜内电位上移到阈电位（$-60\ mV$）时，神经纤维上冲动发放频率增加；与此相反，当外力使顶部动纤毛倒向静纤毛侧时，毛细胞出现超极化，膜内电位下移到 $-120\ mV$，神经纤维上冲动发放频率减少。在正常条件下，由于各前庭器官中毛细胞所在位置的不同，不同形式的变速运动和位置变化都能以特定的方式改变毛细胞纤毛的偏转方向，从而使相应的神经纤维的冲动发放频率发生改变，把机体空间位置和运动状态的信息进行编码处理，最终在皮层中枢产生特殊的位置觉和运动觉，并引起相应的躯体和内脏功能的反射性改变。

二、椭圆囊和球囊的功能

椭圆囊和球囊是膜质的小囊，内部充满内淋巴，囊内各有一个特殊的感受装置，分别称为椭圆囊斑和球囊斑。毛细胞即位于囊斑中，其纤毛埋植在一种称为耳石膜的胶质结构中。耳石膜内含有许多微细的耳石，由碳酸钙和蛋白质组成，其比重明显高于内淋巴。人体直立位时，椭圆囊的囊斑呈水平位，毛细胞向上竖立，耳石膜压在毛细胞纤毛的上方；而球囊的囊斑则处于垂直位，毛细胞则大致以水平方向向外伸出，耳石膜悬在纤毛的外侧。但是，椭圆囊和球囊的囊斑上几乎每个毛细胞的纤毛排列方向都存在差异。毛细胞纤毛的这种配置有利于分辨人体在囊斑平面上所做的各个方向的直线变速运动。

椭圆囊和球囊的功能是感受头部的空间位置与直线变速运动。其适宜刺激是直线运动正、负加速度运动。如当头部的空间位置发生改变时，或者躯体做直线变速运动时，由于重力和惯性的作用，使耳石膜与毛细胞的相对位置发生偏转，导致纤毛发生弯曲，倒向某一方向，引起毛细胞发生电位变化，从而使传入神经纤维发放的冲动发生变化，这种信息经前庭神经传入中枢后，可引起相应的感觉。由于各毛细胞的纤毛排列方向存在差异，头部空间位置发生改变或躯体做变速运动所产生的不同方向的力，可导致不同毛细胞的纤毛偏转方向不同，从而使毛细胞发生不同程度的去极化或超极化，综合效应体现为反射性引起躯干和四肢不同肌肉的紧张度的改变，从而维持机体在各种姿势和运动情况下的身体平衡,并引起位置觉和运动觉。

三、半规管的功能

人体两侧内耳各有三个相互垂直的半规管,称为上、外、后半规管,分别代表空间的三个平面。头部前倾 30°时,外半规管代表的平面与地面平行,其他半规管与地面垂直。每条半规管都呈半弧形,各半规管在与椭圆囊连接处均有一膨大的部位,称为壶腹。壶腹内有一个隆起,称为壶腹嵴,毛细胞就位于壶腹嵴上,其纤毛较长,顶部埋植在一种称为壶腹帽的胶质性圆顶结构中。毛细胞在各壶腹嵴上的排列方向都有自己的特点,动纤毛和静纤毛的相对位置也是相对固定的,外半规管毛细胞的动纤毛都在椭圆囊的一侧,而上、后两个半规管的静纤毛都在椭圆囊一侧。因此,当外半规管的内淋巴向壶腹嵴流动引起毛细胞兴奋时,该壶腹嵴的传入神经纤维冲动发放增加,而内淋巴反向流动时则引起抑制,传入神经纤维冲动发放减少;另外两个半规管的情况则正好相反。

半规管的功能是感受旋转变速运动。其适宜刺激是正、负角加速度运动。以水平半规管为例,当人体向左旋转时,开始由于内淋巴的惯性作用,左侧半规管中的内淋巴压向壶腹,使该侧毛细胞兴奋而产生较多的神经冲动;与此同时,右侧水平半规管中的内淋巴压力作用方向正好是离开壶腹,于是由该侧壶腹毛细胞产生抑制,而传入中枢的冲动减少。人脑根据来自两侧半规管传入信息的不同,来判定是否开始旋转和旋转方向。如果旋转以匀速持续进行下去,内淋巴惯性运动即逐渐停止,对毛细胞的刺激将消失。而当旋转停止时,半规管内淋巴因惯性继续运动,就会发生与旋转开始时相反的变化,毛细胞又受到新的刺激。因此,在旋转过程中,旋转开始和停止时的变速运动会因内淋巴的惯性作用而牵拉纤毛,刺激毛细胞。人体有三对半规管,而且互相垂直,它们可以感受任何平面不同方向旋转变速运动的刺激,最后经前庭神经传入中枢。毛细胞的兴奋不仅会引起相应中枢产生旋转的感觉,而且还会引起眼震颤和躯体、四肢骨骼肌紧张性的改变以调整姿势,保持平衡。

四、前庭反应

来自前庭器官的传入冲动,除引起运动觉和位置觉的改变外,还能引起各种姿势反射、自主神经反应和眼震颤等现象,这些现象统称为前庭反应。

(一)前庭器官的姿势反射

当人体进行直线变速运动时,可刺激椭圆囊和球囊,反射性地改变颈部和四肢肌的紧张度。如乘汽车时,汽车突然向前加速,椭圆囊中的耳石由于惯性可使毛细胞的纤毛向后偏转,可反射性地使躯干的屈肌收缩和下肢伸肌的张力增加,使身体前倾,防止可能因惯性导致身体向后倾倒,从而维持身体平衡。又如电梯突然上升可使椭圆囊中的耳石对毛细胞施加的压力增加,球囊中的耳石使毛细胞的纤毛向下方偏转,导致四肢伸肌被反射性抑制而发生下肢屈曲;电梯下降时,作用力的方向改变,则反射性地引起伸肌收缩而出现下肢伸直,从而对抗外力以维持身体平衡。以上都是直线变速运动引起的前庭器官的姿势反射。此外,动物的状态反射和翻正反射也都是有前庭器官参与的姿势反射。同样,做旋转变速运动则可刺激半规管,反射性地改变颈部和四肢肌的紧张度以维持身体平衡。

综上所述,运动姿势反射所引起的反射动作,都是和发动这些反射的刺激相对抗的。其意义在于维持机体一定的姿势和保持身体平衡。

（二）前庭自主神经反应

人类前庭器官受到过强或过久的刺激,常可引起恶心、呕吐、眩晕、皮肤苍白、心率加快和血压下降等现象。这是通过前庭神经核与网状结构的联系引起的自主神经功能失调的反应,故被称为前庭自主神经反应。在有些人中,这种现象特别明显,易出现晕船、晕车等,这可能是因为其前庭器官的功能过于敏感。

（三）眼震颤

躯体做旋转运动时引起眼球产生的一种不自主的节律性往返运动,称为眼震颤。眼震颤主要是由于半规管受刺激所引起的一种特殊的前庭反应,眼震颤的方向与受刺激的半规管有关。生理情况下,如果以身体纵轴为轴心进行旋转运动时,可使外半规管受刺激而出现水平方向眼震颤;若侧身翻转时,可使上半规管受刺激出现垂直方向眼震颤;若进行前、后翻滚,则可使后半规管受刺激出现旋转性眼震颤。人类在水平面上的活动较多,如转身、回头等,故以水平方向的眼震颤为例来说明。当人体向左开始旋转时,左侧壶腹嵴内的毛细胞受刺激产生兴奋,而右侧正好相反,这样的刺激可反射性地引起某些眼外肌的兴奋和另一些眼外肌的抑制,于是出现两侧眼球先缓慢向右侧移动,这称为眼震颤的慢动相;当慢动相使眼球移动到两眼右侧端而不能再移动时,又突然返回到眼正中,这称为眼震颤的快动相。之后再出现新的慢动相和快动相,如此反复,这就是眼震颤。当旋转变为匀速运动时,旋转虽在继续,但由于内淋巴的惯性滞后作用消除,眼球不再震颤而居于正中。当旋转减速或停止时,内淋巴因惯性而不能立刻停止运动,使壶腹嵴产生与开始时相反的压力变化,又引起一阵与开始方向相反的慢动相和快动相。临床上通过检查眼震颤以判断前庭器官功能状态,一般是让受试者坐在转椅上,头前倾30°,以每2秒1周的速度旋转10周,然后突然停止,这时一个正常人的眼震颤持续15~40 s,震颤时间过长或过短,提示前庭功能可能异常。如前庭器官发生某些病变时,也可能出现自发性眼球震颤或眼震颤消失。

第五节　嗅觉和味觉的功能

一、嗅觉

嗅觉感受器位于上鼻道及隔后上部的嗅上皮,两侧总面积约5 cm²。嗅上皮含有三种细胞,即主细胞、支持细胞、基底细胞。主细胞也称嗅细胞,是嗅觉的感受细胞,属神经元。细胞顶端有6~8条短而细的纤毛,称为嗅毛;形成嗅束后进入更高级的嗅觉中枢。

嗅觉感受器的适宜刺激是空气中有气味的化学物质。嗅细胞的纤毛受到存在于空气中的嗅质分子刺激时,这些化学物质与嗅毛上的特异性受体结合,使细胞膜产生去极化感受器电位,后者在轴突膜上引起不同频率的动作电位发放,经嗅神经传至嗅球,进而将嗅觉信息传入更高级的嗅觉中枢,引起嗅觉。

人类能够明确辨别的气味约有1万种。探究其原理,发现人类拥有大约1000种不同的嗅细胞。那么,这1000种嗅细胞是怎么对1万种味道进行辨别的。研究发现,每个嗅细胞与不同嗅质的结合程度不同。用细胞内记录法检查单一嗅细胞电反应的实验发现,一个嗅细胞可对一种或多种嗅质反应,而一种嗅质又可激活多种嗅细胞。因此,尽管嗅细胞只有 1000 种,但它们可以产生大量的组合,形成大量的气味模式,这就是人们能够辨别和记忆 1 万种不同气味的基础。另外,嗅觉系统也与其他感受器系统类似,不同性质的气味刺激有其相对专用的感受位点和传输线路;非基本气味则由于它们在不同传入通路上有对神经冲动不同程度的组合,最后在嗅觉中枢引起特有的主观感受。嗅觉的一个特点是敏感度高,不同动物的嗅觉敏感程度差异很大,同一动物对不同有气味物质的嗅觉敏感程度也不同。与动物相比,人的嗅觉比较迟钝,如狗对醋酸的嗅觉敏感度比人约高 1000 万倍。嗅觉另一个重要特点是嗅觉感受器的适应较快,当某种气味突然出现时,可引起明显嗅觉,如果这种气味持续存在,感觉便很快减弱,甚至消失。

二、味觉

味觉的感受器是味蕾,主要分布在舌背部表面和舌周边部位的黏膜内,口腔和咽部黏膜的表面也有散在的味蕾分布。味蕾由味细胞和支持细胞组成。味细胞是味觉的感受细胞,其顶端有纤毛,称为味毛,由味蕾表面的孔伸出,是味觉感受的关键部位。

人和动物的味觉系统可以感受和区分出多种味道,但众多的味道都是由四种基本味觉的不同组合所形成,这四种味觉就是酸、甜、苦、咸。舌表面不同部分对不同味觉刺激的敏感程度不一样。在人,一般是舌尖部对甜味比较敏感,舌两侧对酸味比较敏感,舌前部对咸味比较敏感,而软腭和舌根部对苦味比较敏感。味觉的敏感度受食物或其他刺激物的温度影响。在 20～30 ℃,味觉的敏感度最高。有时,同一种物质作用于不同部位的感受器,可引起不同的味觉,如以硫酸镁溶液刺激舌尖,可引起甜的感觉,刺激舌根则引起苦味,表明味觉感受器具有机能特异性。此外,味觉的辨别能力也受血液化学成分的影响,如动物实验中正常大鼠能辨出 1：2000 的氯化钠浓度,而切除肾上腺皮质的大鼠,可能是由于血液中低 Na^+,可辨别出 1：33000 的氯化钠浓度,从而主动选饮含盐多的液体。因此,味觉的功能不仅在于辨别不同的味道,而且与营养物的摄取和内环境稳态的维持也有关系。

对单一细胞的研究证实,味细胞上存在多种电压门控离子通道。当给予味刺激时,不同离子的膜电导增加或减小,从而产生去极化感受电位。有实验证明,一个味觉感受器并不只是对一种味觉物质引起反应,而是对酸、甜、苦、咸的刺激均有反应,但对不同味觉物质刺激的反应程度存在差异。总之,引起反应的各种味觉物质的种类繁多,目前对其换能机制尚不十分清楚。味觉感受器没有轴突,味细胞产生的感受器电位通过突触传递引起感觉神经末梢产生动作电位,传向味觉中枢,味觉中枢可通过来自传导四种基本味觉专用线路上的神经信号的不同组合来认知基本味觉以外的各种味觉。

味觉的敏感程度还与年龄有关,可随年龄的增长而减低,这与味蕾在儿童和成人时期较多,老年时因萎缩而逐渐减少有关。味觉也有适应现象,但适应某一种有味物质之后,对其他有味物质的味觉并无影响。

(侯　玲)

第十三章　神 经 系 统

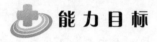

能力目标

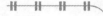

1. 掌握：神经纤维传导兴奋的特征；突触的结构、传递过程和特点；脊髓牵张反射的概念、分类及生理意义；特异性投射系统和非特异性投射系统的概念、特点及其意义。

2. 熟悉：条件反射与第二信号系统的意义；脊休克的表现；去大脑僵直的产生机制；牵涉痛的概念及常见牵涉部位；小脑的功能；内脏痛的特点。

3. 了解：交感神经系统与副交感神经系统的结构和功能特点；大脑皮层运动区的特点。

　　神经系统是人体内最重要的功能调节系统。它在人体内无处不在，控制着全身各系统、器官、组织细胞的功能活动，使之成为一个相互联系、相互协调的统一整体，从而使机体更好地适应内、外环境的变化，维持生命活动的正常进行。神经系统接收信息、整合分析信息，发出指令，协调各系统、器官的功能活动，它是指挥人体的最高司令部。

第一节　神经元及反射活动的一般规律

　　神经细胞又称神经元(neuron)，是神经系统结构和功能的基本单位。在高等动物的神经系统中，大约有1000亿个神经元，它们共同担负起完成某项生理功能的特殊使命。

一、神经元和神经纤维

（一）神经元的结构和功能

　　如图13-1所示，神经元由胞体和突起两部分组成。胞体主要位于脑、脊髓、神经节以及某些器官的神经组织中，它是神经元代谢和营养的中心。突起分为树突和轴突。一般来说树突较短，一个神经元有一个或多个，其功能是接受刺激并将兴奋传向胞体。轴突由胞体的轴丘伸出，细而长，一个神经元一般只有一条，轴突起始的部分称为始段，轴突的末端分成许多分支，每个分支末梢的膨大部分称为突触小体(synaptic knob)。轴突外面包有髓鞘或神经膜，称为神经纤维，它的功能就是将兴奋由胞体传向轴突末梢。通常把在神经纤维上传导的兴奋即动作电位称为神经冲动(nerve impulse)。神经胶质细胞，包括星形胶质细胞、少突胶质细胞和小胶质细胞等。这些胶质细胞填充于神经元之间，主要起支持、营养和保护作用，并有再生功能，参与神经纤维髓鞘和神经膜的形成。

本章PPT

252

（二）神经纤维

神经纤维（nerve fiber）是由轴索（轴突和感觉神经元的长树突）外包裹神经胶质细胞（髓鞘和神经膜）而成。根据髓鞘的有无，神经纤维又分为有髓纤维和无髓纤维。实际上无髓纤维也不是裸露的，只是被神经膜包裹而已。

1. 神经纤维传导冲动的特征

（1）生理完整性：神经纤维只有在结构和功能上都保持完整时才能完成传导兴奋的功能，如果神经纤维受到损伤或被麻醉、低温，其兴奋传导也将受到阻滞。

（2）绝缘性：一条神经干中含有许多根神经纤维，在传导兴奋时能够互不干扰，称为神经纤维的绝缘性。其主要原因是神经纤维的外面包有髓鞘，即使是无髓神经纤维外面也有神经膜。

（3）双向性：刺激神经纤维中任何一处引起的兴奋可同时向神经纤维的两端传导，称为双向传导。

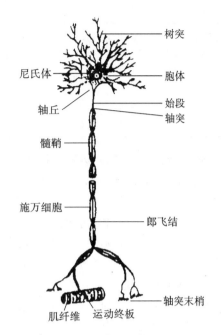

图 13-1 神经元模式图

（4）相对不疲劳性：神经纤维能在较长时间内保持不衰减性传导兴奋的能力。有人曾连续用频率 50～100 次/min 的电刺激刺激神经 9～12 h，发现它仍然保持传导冲动的能力。

2. 神经纤维的传导速度 不同类型的神经纤维的兴奋传导速度有着较大的差别（表 13-1）。神经纤维的直径、有无髓鞘、温度都与神经纤维的兴奋传导速度有着密切的关系。一般来说，直径较粗、有髓鞘、温度较高时兴奋传导速度快。而直径较细、无髓鞘、温度较低时兴奋传导速度减慢。当降至 0 ℃以下时传导就要发生阻滞，局部可暂时失去感觉，这就是临床上运用局部低温麻醉的依据。

3. 神经纤维的分类 生理学上常用的分类方法有两种：一是根据电生理学特点（主要依据兴奋传导速度）将神经纤维分为 A、B、C 三类，其中 A 类纤维又分为 α、β、γ、δ 四个亚类；二是根据神经纤维的来源和直径（主要用于传入神经）将传入神经纤维分为 Ⅰ、Ⅱ、Ⅲ、Ⅳ 共四类。两种分类方法及对应关系见表 13-1。

表 13-1　神经纤维的分类

按电生理学特性分类	传导速度/(m/s)	直径/μm	来　　源	按来源及直径分类
A 类				
α	70～120	12～22	肌梭、腱器官传入纤维，梭外肌传出纤维	Ⅰ
β	30～70	8～13	皮肤触压觉传入纤维	Ⅱ
γ	15～30	4～8	梭内肌传出纤维	
δ	12～30	1～4	皮肤痛温觉传入纤维	Ⅲ
B 类	3～15	1～3	自主神经节前纤维	

续表

按电生理学 特性分类	传导速度 /(m/s)	直径 /μm	来　源	按来源及 直径分类
C 类				
sC	0.7～2.3	0.3～1.3	自主神经节后纤维	
drC	0.6～2.0	0.4～1.2	脊髓后根痛觉传入纤维	Ⅳ

4. 神经纤维的轴浆运输　神经元轴突内的胞质称为轴浆。轴浆经常在胞体与轴突末梢之间流动,在轴突内借助轴浆流动运输物质的现象,称为轴浆运输。轴浆运输是双向的,即轴浆可以从胞体向轴突末梢运输(顺向运输);也可以从轴突末梢向胞体运输(逆向运输)。从胞体向轴突末梢的顺向运输有快速与慢速之分。快速轴浆运输的速度为410 mm/d,主要是含有递质的囊泡运输;慢速轴浆运输的速度为1～12 mm/d,主要是细胞内新构成的微管、微丝等结构的向前延伸。逆向运输目前了解得很少。

5. 神经的营养作用　神经对所支配的组织除能释放递质调节它的功能以外,还经常释放一些营养因子,持续地调节受支配组织内在的代谢活动,影响其结构和功能,这种作用称为神经的营养作用。正常情况下,神经对骨骼肌的营养作用不易表现出来,但在神经损伤时就容易观察到。这时被支配的肌肉内糖原的合成减慢,蛋白质分解加速,肌肉逐渐萎缩。如临床上周围神经损伤时,肌肉会发生明显的萎缩,就是由于失去了神经营养作用的结果。

二、神经元间的信息传递

人类的神经系统中约含有1000亿个神经元,其中仅大脑皮层的神经元就有140亿之多,传出神经元约数十万,传入神经元可达百万之多,其余均为中间神经元,神经元之间按照一定的方式建立起一定形式的联系,形成复杂的神经网络,通过突触联系进行相互作用,对内外环境的各种信息进行加工处理,以实现对机体生理功能的调节。

(一) 突触的基本结构与分类

突触(synapse)是指神经元之间发生接触并传递信息的部位。如图13-2所示,一个经典的突触由突触前膜、突触间隙和突触后膜三部分组成。电子显微镜下观察可见,一个神经元的轴突末梢常分成许多小支,其末端膨大,形成突触小体,附在另一神经元的表

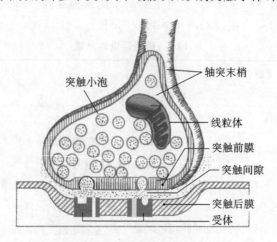

图 13-2　突触结构模式图

面。突触小体的膜称为突触前膜,比一般神经元的膜稍厚,约 7 nm;与突触前膜相对的另一个神经元的胞体或突起的膜称为突触后膜,其厚度亦约为 7 nm;两膜之间为突触间隙,宽约 20 nm,间隙内含有黏多糖和糖蛋白,与组织间隙相通。在突触小体的轴浆内,有大量含神经递质的囊泡(突触小泡)及线粒体。不同的神经元,突触小体内囊泡的大小和形态不完全相同,其内所含的递质也不同。突触后膜是受体密集的部位,它能与突触前膜释放的递质结合,在突触后神经元上发挥生理效应。突触后膜上还含有破坏递质的酶,使突触前膜传来的信息及时终止。

突触有不同的分类方法。按神经元之间接触的部位不同,将突触分为:①轴突-胞体突触;②轴突-树突突触;③轴突-轴突突触(图 13-3);根据突触前神经元对下一个神经元功能活动的影响,又可把突触分为兴奋性突触和抑制性突触两种。

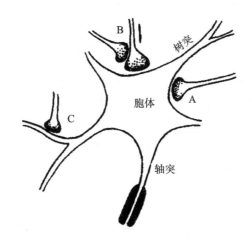

图 13-3 突触的类型

A. 轴突-胞体突触　B. 轴突-轴突突触　C. 轴突-树突突触

(二)突触传递信息的过程

突触传递(synaptic transmission)过程与神经肌肉接头的兴奋传递相似。它的过程是动作电位传导到轴突末梢,突触前膜去极化,对 Ca^{2+} 的通透性增加,膜外的 Ca^{2+} 进入突触小体。由于 Ca^{2+} 作用,囊泡向突触前膜移动,与突触前膜接触、融合、破裂,将所含的递质释放出来,并通过突触间隙扩散到突触后膜,与突触后膜上的特异性受体结合,由于受体蛋白质的变构作用,使与受体相耦联的某些离子通道开放,改变了突触后膜对离子的通透性。由于离子的流动,突触后膜的膜电位发生去极化或超极化的变化,从而产生兴奋性或抑制性的突触后电位,进而引起突触后膜的神经元兴奋或抑制。

1. 兴奋性突触后电位　兴奋性突触后电位(excitatory postsynaptic potential,EPSP)的特征是突触后膜出现局部去极化。它的产生是由于突触前膜释放兴奋性递质(如 ACh),与突触后膜上的受体结合后,提高了突触后膜对 Na^+、K^+ 的通透性,尤其是对 Na^+ 的通透性。Na^+ 扩散入细胞内(图 13-4(b)),使突触后膜的静息电位负值变小,出现了局部去极化,这就是兴奋性突触后电位。EPSP(图 13-4(a))是局部电位:①如果去极化的幅度足够大,就可以达到阈电位,进而在突触后神经元的轴突始段诱发出动作电位。如果去极化的幅度不够大,虽然达不到阈电位,但这种局部电位也能使突触后神经元兴奋性升高,容易产生动作电位,这种现象称之为易化。②EPSP 具备局部电位的所有特点,可以进行时间总和和空间总和。

2. 抑制性突触后电位　抑制性突触后电位(inhibitory postsynaptic potential,IPSP)

255

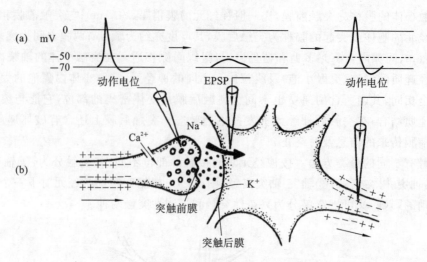

图 13-4 兴奋性突触后电位产生机制示意图

的特点是突触后膜产生超极化。它的产生也是由于突触前神经元末梢兴奋,但不同的是末梢释放抑制性递质,与受体结合后,可提高突触后膜对 K^+、Cl^- 的通透性,尤其是 Cl^-,由于 Cl^- 由膜外进入到膜内,使静息电位的负值增大,出现了突触后膜的超极化(图 13-5(b))。IPSP 也可以总和,它使突触后膜的负值更大(图 13-5(a))。IPSP 降低了突触后膜的兴奋性,使突触后的神经元不能产生兴奋,而出现抑制效应。

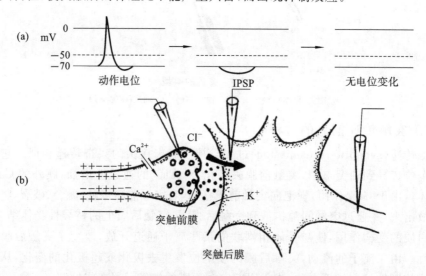

图 13-5 抑制性突触后电位产生机制示意图

(三) 突触传递信息的中介物质——神经递质

所谓神经递质(neurotransmitter)是指由突触前神经元合成,在神经末梢处释放的传递信息的一些特殊化学物质。另外,还有一类由突触前神经元产生和释放的化学物质,虽不直接参与神经元之间的信息传递,但可通过改变突触前神经元末梢神经递质的释放,来调节神经元之间的信息传递效率,此类物质被称为神经调质(neuromodulator)。因为,有些化学物质在信息传递中可扮演双重身份,故目前对神经递质和神经调质的概念已不做明确区分,一般统称为神经递质。一个神经元内可以存在两种或两种以上的神经递质,称之为神经递质的共存。神经递质共存的生理意义可能在于协调某些生理过程。

神经递质的种类很多,按其产生的部位不同,一般分为外周神经递质和中枢神经递质两大类。

1. 外周神经递质　主要有乙酰胆碱和去甲肾上腺素。以乙酰胆碱为递质的神经纤维称为胆碱能纤维。在外周,支配骨骼肌的运动神经纤维、所有自主神经节前纤维、大多数副交感神经节后纤维、少部分交感神经节后纤维(支配汗腺的交感神经节后纤维和支配骨骼肌血管的交感舒血管纤维),都属于胆碱能纤维。去甲肾上腺素(norepinephrine,NE)和肾上腺素(epinephrine,E)属于儿茶酚胺类物质。凡以去甲肾上腺素作为递质的神经纤维称为肾上腺素能纤维。大部分交感神经节后纤维(即除上述少数交感神经节后纤维外)都属于肾上腺素能纤维(图 13-6)。此外,近年来还在胃肠道中发现有嘌呤类或肽类外周神经递质,可影响胃肠道平滑肌的活动。

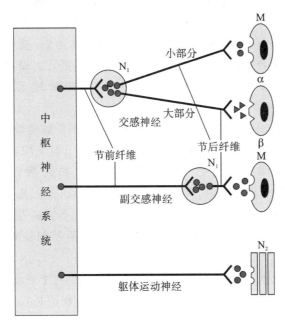

图 13-6　外周神经纤维分类及释放递质示意图

2. 中枢神经递质　中枢神经递质要比外周神经递质复杂得多。目前,中枢神经递质主要可分为三类。

(1)乙酰胆碱:分布在脊髓、丘脑、脑干网状结构、纹状体、边缘系统等处。乙酰胆碱是在中枢神经系统内分布很广泛、很重要的神经递质,几乎参与了神经系统的所有功能活动,包括学习与记忆、觉醒与睡眠、感觉与运动、内脏活动等多方面的调节过程。

(2)单胺类:单胺类递质包括多巴胺、去甲肾上腺素和 5-羟色胺。它们分别组成不同的递质系统。脑内的多巴胺主要由中脑的黑质合成,沿黑质-纹状体投射系统分布,组成黑质-纹状体多巴胺递质系统,其功能状态与震颤麻痹(锥体外系疾病)关系很大。去甲肾上腺素递质系统的神经元分布比较集中,主要分布在低位脑干的网状结构内。5-羟色胺递质系统的分布也比较集中,主要位于脑干的中缝核内。

(3)氨基酸类:现已肯定,中枢神经系统内一部分氨基酸是神经递质,其中谷氨酸起兴奋作用,主要分布于大脑皮层和感觉传入系统;γ-氨基丁酸、甘氨酸起抑制作用,在脊髓、小脑和大脑皮层均有分布。

除上述三类主要的中枢神经递质外,近来发现肽类神经递质,如 P 物质、脑啡肽、强啡肽等,它们与感觉兴奋的传递、镇痛等生理过程有关。

知识拓展
神经递质的发现

（四）受体

1. 胆碱受体 胆碱受体是人体内能与乙酰胆碱相结合的受体,可分为两类。

（1）毒蕈碱受体:这种受体能被毒蕈碱所激动,产生与乙酰胆碱结合时类似的效应,故称为毒蕈碱受体(muscarinic receptor,M 受体)。ACh 与 M 受体结合后,产生一系列副交感神经末梢兴奋的效应,如心脏活动被抑制,支气管、胃肠道平滑肌和膀胱逼尿肌收缩,消化腺分泌增加,瞳孔缩小。另外,由于汗腺和骨骼肌血管上也是 M 受体,故可引起汗腺分泌增多、骨骼肌血管舒张等反应。阿托品是毒蕈碱受体的阻断剂。临床上使用阿托品,可解除胃肠道平滑肌痉挛,也可引起心跳加快、唾液和汗腺分泌减少等反应。

（2）烟碱受体:这类受体能被烟碱所激动,产生与乙酰胆碱结合时类似的效应,故称为烟碱受体(nicotinic receptor,N 受体)。N 受体又分为两个亚型:位于神经节突触后膜上的受体为 N_1 受体,存在于骨骼肌运动终板膜上的受体为 N_2 受体。乙酰胆碱、烟碱等化学物质与 N_1 受体结合后,可引起自主神经节的节后神经元兴奋;如与 N_2 受体结合,则引起运动终板电位,导致骨骼肌的兴奋。六烃季胺主要阻断 N_1 受体的功能。筒箭毒碱阻断 N_2 受体,临床手术中可用于松弛肌肉。

2. 肾上腺素受体 肾上腺素受体是人体内能与儿茶酚胺类物质(包括肾上腺素、去甲肾上腺素等)相结合的受体,可分为 α 肾上腺素受体和 β 肾上腺素受体两类。

（1）α 肾上腺素受体:简称 α 受体。α 受体又分为 $α_1$ 和 $α_2$ 两个亚型。$α_1$ 受体主要分布在内脏血管平滑肌、子宫平滑肌、胃肠道括约肌和扩瞳肌上。儿茶酚胺与 $α_1$ 受体结合后,产生的效应是兴奋,如血管收缩、子宫收缩、瞳孔扩大等。$α_2$ 受体主要分布在小肠平滑肌上,主要作用是抑制小肠平滑肌的活动。α 受体的阻断剂是酚妥拉明,可以阻断 $α_1$ 和 $α_2$ 受体。

（2）β 肾上腺素受体:简称 β 受体。它又可分为 $β_1$、$β_2$ 两个亚型。$β_1$ 受体主要分布于心脏组织中,如窦房结、房室传导系统、心肌细胞等处,其作用是兴奋性的,即促使心率加快、心肌收缩力加强。在脂肪组织中也有 $β_1$ 受体,可促进脂肪的分解代谢。$β_2$ 受体分布于支气管、胃、肠、子宫及许多血管平滑肌细胞上,作用是抑制性的,即促使这些平滑肌舒张。普萘洛尔是重要的 β 受体阻断剂,它对 $β_1$ 和 $β_2$ 两种受体都有阻断作用。普萘洛尔能阻断 $β_1$ 受体,使心率减慢,而对支气管平滑肌作用很小,故对于心绞痛心率快且兼有支气管痉挛者比较适用。丁氧胺则主要阻断 $β_2$ 受体。目前,β 受体阻断剂的研究发展很快,有利于临床上根据病情需要选择合适的药物(受体阻断剂)。

胆碱受体、肾上腺素受体的分类、作用部位、主要作用及阻断剂见表 13-2。

表 13-2 胆碱受体、肾上腺素受体的分类、作用部位、主要作用及阻断剂

受 体	部位及主要作用	阻 断 剂
胆碱受体		
M	副交感神经节后纤维支配的效应器,产生副交感神经兴奋效应,汗腺分泌增多,骨骼肌血管平滑肌舒张	阿托品
N		
N_1	自主神经节后纤维神经元兴奋	六烃季胺
N_2	骨骼肌终板膜兴奋	筒箭毒碱
肾上腺素受体		
α	大多数内脏平滑肌、腺体兴奋	酚妥拉明

续表

受　体	部位及主要作用	阻　断　剂
β		
β₁	心肌兴奋	普萘洛尔
β₂	平滑肌抑制	丁氧胺

实际上,α受体和β受体不仅对交感神经释放的神经递质去甲肾上腺素起反应,也能对体内分泌的或从体外注入血中的其他儿茶酚胺类物质起反应,而且不同的物质与受体结合后产生的作用强弱不一。去甲肾上腺素对α受体作用强,对β受体作用弱;肾上腺素对α受体和β受体作用都强;异丙肾上腺素主要对β受体有较强烈的兴奋作用。因此,在动物实验中可观察到,注射去甲肾上腺素,动物血压上升,这是由于α受体被激活,引起血管广泛收缩的结果;注射肾上腺素,血压先上升后下降,这是由于α受体和β受体都被激活,引起血管先收缩后舒张;如果注射异丙肾上腺素,反而见到血压下降,这是因为β受体被激活,血管大量舒张所致。

进一步的研究发现,受体不仅存在于突触后膜,在突触前膜上也存在,称为突触前膜受体。目前发现,突触前膜受体的作用与突触后膜受体的作用不同,它的作用主要是调节突触前神经末梢神经递质的释放量。如在肾上腺素能神经末梢的突触前膜上存在α₂受体,当前膜释放去甲肾上腺素增多时,α₂受体可被激活,对去甲肾上腺素的释放产生负反馈抑制作用。突触前膜受体的作用与某些疾病的发生和治疗有关,如长时间精神紧张引起的高血压可以用这一理论来解释。故临床上可使用α₂受体激动剂可乐定治疗高血压。此外,低浓度的肾上腺素作用于突触前膜β₂受体,可促进去甲肾上腺素的释放(正反馈);而高浓度的肾上腺素作用于突触前膜的α₂受体,则抑制去甲肾上腺素的释放(负反馈)。持续的精神紧张,不仅通过交感神经直接使血管收缩,而且使肾上腺髓质分泌低浓度的肾上腺素,它不断作用于突触前膜β₂受体,促使交感神经末梢释放更多的去甲肾上腺素,进而引起血压升高。在这种情况下,如使用β₂受体阻滞剂,由于阻断了突触前膜β₂受体,就能减弱或消除肾上腺素对去甲肾上腺素释放的正反馈作用,使去甲肾上腺素的释放减少,这就是β₂受体阻滞剂治疗高血压的生理学基础。

（五）突触抑制

在任何反射活动中,神经中枢内既有兴奋活动又有抑制活动。某一反射进行时,某些其他反射即受到抑制。如吞咽时呼吸停止、屈肌反射进行时伸肌受抑制,这是反射的协调功能的表现。反射活动之所以能够协调,依赖于中枢内既有兴奋活动又有抑制活动,如果中枢抑制受到破坏,则反射活动就不可能协调了。如破坏脊髓的抑制活动后,任何一个微弱的刺激都会导致四肢出现强烈的痉挛性收缩,失去了反射活动的协调性。根据突触抑制的机制不同,抑制可分为突触后抑制(postsynaptic inhibition)和突触前抑制两种(presynaptic inhibition)。

1. 突触后抑制　突触后抑制是通过抑制性中间神经元来发挥作用,即兴奋性神经元必须先兴奋抑制性中间神经元,由后者释放抑制性神经递质,使突触后膜产生抑制性突触后电位(IPSP),即超极化电位变化,从而突触后神经元抑制。突触后抑制又分为两种类型。

（1）侧支抑制:传入神经纤维兴奋一个中枢神经元时,经侧支兴奋另一个抑制性中间神经元,进而使另一个神经元抑制,这一现象称为侧支抑制(collateral inhibition),又称交互抑制。这种抑制发生在具有拮抗作用的中枢神经元活动之间。典型的例子是如图13-7(a)所示的屈肌反射过程。当引起屈肌反射的传入神经进入脊髓后,一方面直接兴奋支配关节的屈肌运动神经元,另一方面经侧支兴奋一个抑制性中间神经元,再通过突触后抑制作用抑制支配该关节的伸肌运动神经元,以便在引起屈肌收缩的同时,使支配该关节的伸肌舒张。这种交互抑制的意义是保证反射活动的协调。

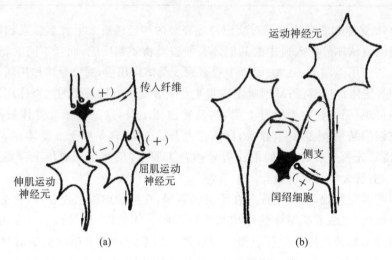

图 13-7　两类突触后抑制示意图

(a)侧支抑制　(b)回返性抑制

(2) 回返性抑制:这是一种典型的反馈抑制。兴奋从中枢发出后,通过反馈环路,再抑制原来发动兴奋的神经元及临近的细胞,这种现象称为回返性抑制(recurrent inhibition)。回返性抑制的结构基础是神经元之间的环路式联系。当脊髓前角运动神经元兴奋时,其传出冲动一方面使骨骼肌收缩,另一方面又通过侧支兴奋脊髓内的一个抑制性中间神经元——闰绍细胞,转而抑制原先发动运动的 α 神经元和脊髓前角中其他运动神经元(图13-7(b))。这是一种负反馈,它的意义在于防止神经元过度和过久的兴奋,促使同一中枢内许多神经元相互制约和保持协调一致。闰绍细胞释放的抑制性递质可能是甘氨酸,其作用能被士的宁阻断,破伤风毒素也可抑制甘氨酸的释放,因此两者均能阻断闰绍细胞对脊髓前角 α 神经元的负反馈抑制作用,使骨骼肌发生强烈的痉挛。

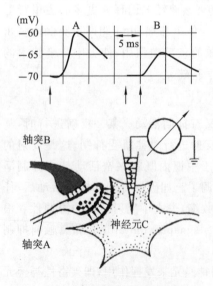

图 13-8　突触前抑制模式图

A. 表示单独刺激轴突 A,
记录神经元 C 的电位
B. 表示先刺激轴突 B,再刺激轴突 A,
记录神经元 C 的电位

2. 突触前抑制　突触前抑制主要是通过改变突触前膜的活动,最终使突触后神经元的兴奋性突触后电位降低而引起的抑制效应,称为突触前抑制。其结构基础是轴-轴突触(图 13-8)。轴突 B 与轴突 A 构成轴-轴突触,轴突 A 的末梢又与运动神经元 C 的胞体形成轴-体突触。当刺激轴突 A 时,可使神经元 C 产生 10 mV 的兴奋性突触后电位。假如在刺激轴突 A 之前,预先刺激轴突 B,通过轴突 B、A 之间的轴-轴突触可使神经元 C 发生的兴奋性突触后电位减小,仅有 5 mV,这就产生了抑制。其发生机制是由于轴突 B 末梢释放的兴奋性递质,使轴突 A 末梢部分去极化,使膜电位的绝对值减小。在这种情况下,可使轴突 A 产生的动作电位变小,它与神经元 C 之间的轴-体突触释放的递质也减少,从而使运动神经元 C 的兴奋性突触后电位减小。突触前抑制在中枢神经系统内存在比较广泛,但主要发生于感觉传入系统的各级转换站。此外,从大脑皮层、脑干等处发出的下行神经纤维,也可对感觉传导束发生突触前抑制。它的生理意义是控制从外周传入中枢的感觉信息,故对感觉传入的调节具有重要作用。

三、中枢神经元及其联系、整合方式

1. 中枢神经元的联系方式　中枢神经元的联系方式多种多样,但主要有辐散式、聚合式、环路式、链锁式等几种(图 13-9)。

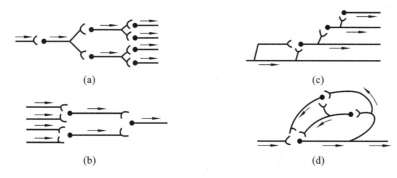

图 13-9　中枢神经元的联系方式

(a)辐散式　(b)聚合式　(c)链锁式　(d)环路式

(1) 辐散式:一个神经元通过轴突分支与多个神经元建立突触联系,称为辐散式联系。它能使一个神经元的活动引起许多神经元同时发生兴奋或抑制。这种联系方式在感觉传入通路上多见。

(2) 聚合式:许多神经元通过轴突末梢与一个神经元发生突触联系,称为聚合式联系。它能使许多神经元的作用集中到同一神经元,从而发生总和或整合作用,聚合式联系在运动传出通路上多见。

(3) 环路式:一个神经元通过侧支和中间神经元相连,中间神经元的轴突分支反过来直接或间接地再作用到该神经元上,这种联系方式称为环路式联系。若环路内中间神经元是兴奋性神经元,则通过环路式联系使兴奋效应得到增强和时间上的延长,即产生正反馈效应;若环路内的中间神经元是抑制性神经元,则通过环路式联系使兴奋效应及时终止,即产生负反馈效应。

(4) 链锁式:指神经元之间通过侧支依次连接,形成传递信息的链锁。神经冲动通过这种联系,可以在空间上扩大作用的范围。

2. 兴奋在突触传递的特征

(1) 单向传递:在反射活动中,突触传递只能朝一个方向进行,即从突触前神经末梢传向突触后神经元,而不能逆传。故中枢神经系统内反射活动的兴奋扩布总是有一定的方向,即由传入神经元传向反射中枢,再传向传出神经元。单向传递是由突触性质决定的,因为通常情况下递质是由突触前膜释放的。

(2) 突触延搁:兴奋通过突触时,需要经历神经递质的释放、扩散、与突触后膜受体结合、产生突触后电位等一系列过程,因而消耗时间较长,这种现象称为突触延搁或中枢延搁。据测定兴奋通过一个突触需用时 0.3～0.5 ms。所以在反射活动中,通过突触数目越多反射时间就越长。

(3) 总和:在中枢神经系统内,兴奋和抑制都可以产生总和现象。总和包括空间总和与时间总和两种(见细胞生理)。聚合式联系是产生空间总和的结构基础。总和在中枢神经系统的活动中具有重要的作用。

(4) 兴奋节律的改变:实验中发现,在反射活动中,传入神经上的冲动频率往往与传出神经发出的频率不同,这是因为传出神经的兴奋节律,既受传入神经冲动频率的影响,又与自身的功能状态有关,而且还要受到反射中枢内中间神经元的功能和联系方式的影响。因此传出神经元放电频率的多少,取决于以上各种因素总和的结果。如果总和后的突触后电位水平低,则传出冲动的频率也低;如突触后电位的水平高,则传出冲动的频率也高。

(5) 易疲劳和对内环境变化敏感:在反射活动中,突触部位是反射弧中最易疲劳的环节。实验发现,如用较高频率电流连续刺激突触前神经元几毫秒或几分钟后,突触后神经元的放电频率即很快减少,反射活动也明显减弱。这是由于反复刺激引起突触前膜内的神经递质耗竭所致。突触对内环境的各种变化十分敏感,如缺氧、CO_2 过多、麻醉剂等均可作用于中枢而改变其兴奋性,亦即改变突触部位的传递能力。

第二节 神经系统的感觉功能

人和动物的感受器受到特异性刺激时,可将刺激能量变为传入神经冲动而传入中枢神经系统,引起各种反射活动,同时产生特异性感觉,即对刺激的性质、部位、强度、空间和时间等予以认定、衡量和区分。因此,感受器感受到刺激并形成传入神经冲动,是产生感觉的第一步,这些传入神经冲动由第一级感觉纤维传入中枢神经系统,通过相应的感觉投射通路上传,最后到达大脑皮层而产生各种感觉。

一、脊髓的感觉传导功能

躯体感觉分为浅感觉和深感觉,其传入途径一般由三级神经元接替。浅感觉传导路径主要传导皮肤的粗触压觉、温度觉和痛觉。第一级神经元的胞体在脊神经节,其周围突连接分布于躯干和四肢皮肤内的感受器,其中枢突经后根外侧部(细纤维部分)进入脊髓,然后在后角更换神经元。第二级神经元的纤维经白质前联合交叉到对侧上行,经脊髓丘脑侧束(痛温觉)和脊髓丘脑前束(轻触觉)上行抵达丘脑腹后外侧核(第三级神经元所在地)。由第三级神经元发出纤维经内囊投射到大脑皮层的中央后回。深感觉传导路径主要传导肌肉、肌腱和关节的运动觉、位置觉和精细触觉。第一级神经元的胞体在脊神经节,其周围突与分布于肌腱、关节等处的感受器相连,中枢突经脊神经后根的内侧部(粗纤维部分)进入脊髓,在同侧后索内形成薄束(传送第 5 胸节以下的感觉)和楔束(传送第 4 胸节以上的感觉),上行到延髓,分别与薄束核和楔束核内的第二级神经元形成突触联系。第二级神经元发出的投射纤维在延髓腹侧交叉到对侧上行,投射到丘脑的腹后外侧核(第三级神经元的胞体所在地)。由第三级神经元发出纤维经内囊投射到大脑皮层的中央后回。浅感觉的传导路径是先交叉后上行,而深感觉的传导路径是先上行后交叉。因此,在脊髓半离断时,浅感觉的传导障碍发生在离断对侧的断面以下肢体,而深感觉的传导障碍发生在离断同侧的断面以下肢体。

二、丘脑感觉投射系统

大脑皮层不发达的动物,其丘脑是感觉的最高中枢。大脑皮层发达的动物,其丘脑成为感觉的换元接替站,只进行感觉的粗糙分析与综合。丘脑与下丘脑和纹状体之间有复杂的纤维联系,三者一起成为许多复杂的非条件反射的皮层下中枢。

丘脑的核团大致可分为三类(图 13-10)。

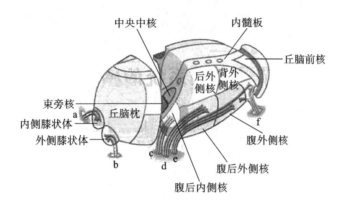

图 13-10 丘脑主要核团示意图
a.听觉传来的纤维 b.视觉传来的纤维 c.来自头面部的感觉纤维
d.来自躯干四肢的感觉纤维 e.来自小脑的纤维 f.来自苍白球的纤维

(一) 丘脑的感觉功能

1. 感觉接替核 感觉接替核接受除嗅觉以外的各种感觉投射纤维,换元后投射到大脑皮层感觉运动区。主要有腹后核的内侧部分与外侧部分、内侧膝状体、外侧膝状体等。腹后内侧核接受由三叉神经核传来的纤维,腹后外侧核接受脊髓丘脑束的纤维,换元后发出纤维投射到大脑皮层感觉区,与头面部和躯体感觉的传导有关。外侧膝状体是视觉传导通路的换元站、内侧膝状体是听觉传导通路的换元站,发出纤维分别投射到大脑皮层的视区和听区。

2. 联络核 联络核不直接接受感觉传入的投射纤维,而接受感觉接替核和其他皮层下中枢传来的纤维,换元后发出纤维投射到大脑皮层某一特定区域,参与大脑皮层对内脏和躯体运动的调节以及各种感觉间的联系和协调。主要有丘脑前核、腹外侧核、丘脑枕等。

3. 非特异性投射核 非特异性投射核包括中线核、板内核和网状核。它们主要接受脑干网状结构、嗅脑、脊髓及小脑的传入纤维,然后弥散地投射到大脑皮层的广泛区域及皮层下边缘结构。

(二) 丘脑的感觉投射系统

丘脑向大脑皮层的感觉投射系统有两类:即特异性投射系统(specific projection system)与非特异性投射系统(non-specific projection system)。

1. 特异性投射系统及其功能 经典的感觉传导路,如皮肤浅感觉、深感觉、听觉、视觉、味觉(嗅觉除外)的传导和神经元序列是固定的,它们经脊髓或脑干,上升到丘脑感觉接替核,再投射到大脑皮层的特定感觉区,主要终止于皮层的第四层细胞。每一种感觉的传导投射途径都是专一的,具有点对点的投射关系,故称为特异性投射系统。其主要功能是引起特定的感觉,并激发大脑皮层发出神经冲动。丘脑的联络核在结构上也与大脑皮层有特定的投射关系,所以也属于特异性投射系统,但它不引起特定感觉,主要起联络和协调的作用(图 13-11)。

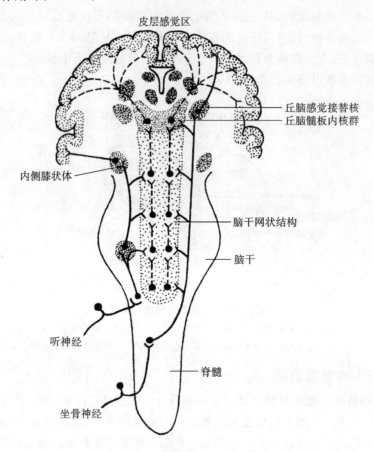

图 13-11 感觉投射系统示意图

实线代表特异性投射系统,虚线代表非特异性投射系统

2. 非特异性投射系统及其功能 这类投射系统起源于脑干。上述经典感觉传导路的纤维经过脑干时,发出许多侧支,与脑干网状结构的神经元发生突触联系,经多次换元,抵达丘脑的髓板内核群,由此发出纤维,弥散地投射到大脑皮层的广泛区域,这一投射途径称为非特异性投射系统。其纤维进入大脑皮层后反复分支,广泛终止于各层细胞。它不具有点对点的投射关系,失去了原先具有的专一特异传导功能,所以是不同感觉的共同上传途径。非特异性投射系统的主要功能是维持与改变大脑皮层的兴奋状态。

实验中还发现,脑干网状结构内还存在有上行,起唤醒作用的功能系统。如用电流刺激此处,可唤醒动物,出现觉醒状态的脑电波。因此也将这一系统称为脑干网状结构上行激活系统(ascending activating system)。现在认为这种上行激活作用主要是通过丘脑非特异性投射系统来完成的。当这一系统的上行冲动减少时,大脑皮层就由兴奋状态转入抑制状态,这时动物表现为安静或睡眠;如果这一系统受损伤,可发生昏睡。上行激活系统是一种多突触结构,易受药物影响而发生传导阻滞。巴比妥类催眠药物的作用,可能就是阻断了上行激活系统的传导而产生的。

正常情况下,由于有特异性和非特异性两个感觉投射系统的存在,以及它们之间的作用和配合,大脑既能处于觉醒状态,又能产生各种特定的感觉。当某一系统损伤时,则另一系统也不能很好地执行它的功能。

三、大脑皮层的感觉分析功能

各种感觉传入冲动最后到达大脑皮层,通过分析和综合,产生感觉。因此,大脑皮层是产生感觉的最高级中枢。皮层的不同区域在功能上具有不同的作用,这就是大脑皮层的功能定位。不同性质的感觉在大脑皮层有不同的代表区。

(一) 体表感觉

全身体表感觉在大脑皮层的投射区,主要位于中央后回,称为第一体表感觉区。其投射规律如下:①投射纤维左右交叉,但头面部感觉投向双侧皮层;②投射区域的空间安排是倒置的,即下肢的感觉区在皮层的顶部,上肢感觉区在中间,头面部感觉区在底部,但头面部的内部安排仍是正立的;③投射区在皮层占位的大小,与不同体表部位的感觉灵敏程度有关,感觉灵敏度高的拇指、示指、唇的代表区大,而感觉迟钝的背部代表区小。第一体表感觉区定位明确而且清晰(图 13-12)。

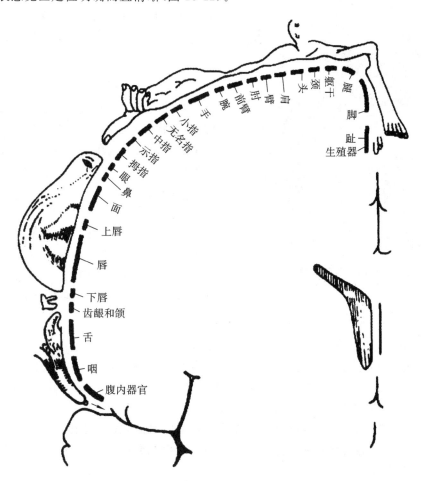

图 13-12　大脑皮层体表感觉代表区

人和高等动物在中央前回和岛叶之间还存在第二体表感觉区,体表感觉在第二体表感觉区的投射是双侧性的,空间安排是正立而不倒置,感觉功能定位较差。该区只能对感觉作粗糙的分析,但与痛觉尤其是慢痛有密切的关系。人类第二体表感觉区的切除或损伤,并不产生显著的感觉功能障碍。

（二）内脏感觉

内脏感觉的投射区位于第二体表感觉区、运动辅助区和边缘系统等皮层部位。

（三）本体感觉

本体感觉是指肌肉、关节等的运动觉。目前认为,中央前回既是运动区,也接受肌肉本体感觉的投射,刺激人脑的中央前回,可引起受试者企图发动肢体运动的主观感觉。

（四）视觉

视觉投射区在枕叶距状裂的上下缘。左眼颞侧和右眼鼻侧视网膜的传入纤维投射到左侧枕叶皮层,而右眼颞侧和左眼鼻侧视网膜的传入纤维投射到右侧枕叶皮层。另外,视网膜的上半部投射到距状裂的上缘,下半部投射到它的下缘,视网膜中央的黄斑区投射到距状裂的后部(图 13-13)。

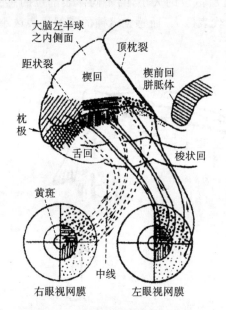

图 13-13　视网膜各部分到大脑皮层枕叶的投射示意图

（五）听觉

听觉的投射是双侧性的,即一侧皮层代表区接受双侧耳蜗听觉感受器传来的冲动。听觉的皮层代表区位于颞叶的颞横回和颞上回。

（六）嗅觉和味觉

嗅觉的皮层投射区位于边缘叶的前底部(包括梨状区皮层的前部、杏仁核的一部分)。味觉的皮层投射区在中央后回头面部感觉区的下侧。

四、痛觉

痛觉是人体受到伤害性刺激时产生的一种不愉快感觉,通常伴有情绪变化和防卫反应。作为机体受损害时的一种报警系统,痛觉具有保护性作用。许多疾病都表现有疼痛。因此,认识痛觉的产生及其规律具有重要的临床意义。

（一）痛觉感受器及其刺激

一般认为,痛觉感受器是游离神经末梢。有些传入神经末梢失去髓鞘,成为裸露纤细的分支,这就是痛觉感受器。游离神经末梢分布十分广泛,它们位于组织细胞之间,直接与组织液接触,易于感受其中化学物质的刺激。

许多事实表明,引起痛觉可以不需要特殊的适宜刺激,各种刺激达到一定的强度造成组织损伤时,都能引起痛觉。物理性刺激和化学性刺激通过产生致痛物质,都可以刺激神经末梢,引起疼痛。

痛觉感受器换能的过程可能是各种伤害性刺激以不同的能量形式造成组织损伤,由损伤组织释放出一些致痛的化学物质,如 K^+、H^+、组织胺、5-羟色胺、缓激肽等,它们可促进神经末梢去极化,从而发放痛觉冲动(动作电位)。实验证明,当伤害性刺激加强时,发放的冲动频率增加,传导冲动的神经纤维数目也增多;反之,则减少。

临床上,人体可因各种原因引起疼痛,常见的有组织缺血和肌肉痉挛。这些病变使局部生成的致痛物质增加而引起疼痛。心绞痛就是一个典型的例子。此外,各种组织的损伤和炎性反应,如胃和十二指肠溃疡等都有疼痛产生,疼痛的部位、性质和时间在疾病的诊断上有重要的参考价值。

（二）皮肤痛觉

当伤害性刺激作用于皮肤时,可先后引起两种性质不同的痛觉。首先出现的是快痛,它是受到刺激后立即出现的尖锐性刺痛,特点是产生和消失迅速,感觉清楚,定位明确,还可引起逃避性反射动作。慢痛一般在刺激后约 1 s 出现,特点是定位不太准确,持续时间较长,为强烈的烧灼痛。慢痛常常难以忍受,伴有心率加快、血压升高、呼吸改变以及情绪变化等。在外伤时,这两种痛觉相继出现,不易明确区分,但皮肤炎症时,常以慢痛为主。

以上两种痛觉的传导途径是不同的。快痛由较粗的、传导速度较快的 A 类纤维传导,其兴奋阈较低;慢痛由无髓鞘、传导速度较慢的 C 类纤维传导,其兴奋阈较高。

痛觉传导的中枢通路十分复杂。一般说,由背根进入脊髓后,痛觉冲动可沿两个途径上传:一条抵达丘脑的感觉接替核,转而投射到大脑皮层第一体表感觉区,引起定位明确的痛觉;另一条在脊髓内较弥散地上行,抵达丘脑的髓板内核群,换元后投射到大脑皮层的第二体表感觉区和边缘系统,引起定位不明确的慢痛,常伴有强烈的情绪反应。

（三）内脏痛与牵涉痛

与皮肤痛相比,内脏痛常是缓慢的、持续的、定位不清楚的痛觉。对机械牵拉、痉挛、缺血、炎症等刺激敏感,而对切割、烧灼等刺激并不敏感。临床上观察到,肠管发生梗阻时,可出现痉挛、炎症或局部缺血,引起剧烈的疼痛。

有时内脏受到刺激,患者自觉疼痛部位不在内脏而在体表某一部位。这种因内脏疾病引起体表发生疼痛或痛觉过敏的现象,称为牵涉痛(referred pain)。如心肌梗死或心绞痛时,可出现心前区和左上臂尺侧疼痛;患胆囊炎、胆结石时,可出现右肩胛部疼痛;患阑尾炎时,初期可出现脐周围或上腹部疼痛。了解牵涉痛的部位,对诊断某些内脏疾病具有一定的意义。

产生牵涉痛的原因,可能是患病内脏的传入纤维与发生牵涉痛皮肤部位的传入纤维由同一后根进入脊髓,它们在脊髓内换神经元的部位也很靠近。当内脏传入冲动增加时,引起脊髓相应中枢兴奋并向周围扩散,提高了邻近脊髓中皮肤传入接替神经元的兴奋性,使其阈值降低。这样,皮肤的传入性冲动会在脊髓引起相应接替神经元更大的兴奋,使平常不致引起疼痛的刺激变成了致痛刺激(图 13-14)。也有人认为,人们在生活中的疼痛多来自体表部位,大脑皮层习惯于识别体表的刺激信息,因而将内脏痛觉冲动的传入信息,误认为来自体表,于是产生了牵涉痛。

知识拓展
临床镇痛

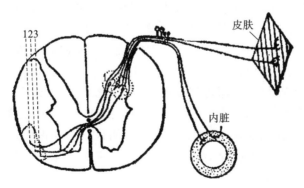

图 13-14　牵涉痛产生原理示意图

1:传导体表感觉的后角细胞;2:传导体表和内脏感觉共用的后角细胞;3:传导内脏感觉的后角细胞

第三节　神经系统对躯体运动的调节

一、脊髓对躯体运动的调节

（一）脊髓的躯体运动神经元与运动单位

脊髓是完成躯体运动最基本的反射中枢。在脊髓前角中，存在有大量运动神经元，分为 α 和 γ 两类，它们末梢释放的神经递质都是乙酰胆碱。

α 运动神经元的胞体较大，轴突较粗，其末梢分为许多小支，每一小支支配骨骼肌的一根梭外肌纤维，当一个 α 运动神经元产生兴奋时，会引起它所支配的所有肌纤维同时收缩。由一个 α 运动神经元及其所支配的全部肌纤维组成的功能单位，称为运动单位（motor unit）。运动单位的大小不一：有的较大，如一个支配四肢肌肉的运动神经元，可支配 2000 根肌纤维，当它兴奋时，支配的肌纤维都收缩，有利于产生较大的肌张力；有的较小，如一个支配眼外肌的运动神经元只支配 6～12 根肌纤维，它有利于完成精细的肌肉运动。

γ 运动神经元的轴突较细，它支配骨骼肌内的梭内肌纤维，可调节肌梭感受装置的敏感性。

（二）脊髓的躯体反射

脊髓调节躯体运动是以反射的方式进行的，重要的反射如下。

1. 屈肌反射与交叉伸肌反射　皮肤受到伤害性刺激时，引起受刺激一侧肢体的屈肌收缩，肢体屈曲，这种反射称为屈肌反射（flexor reflex）。屈肌反射使肢体离开伤害性刺激，具有保护性意义。

如果受到的伤害性刺激较强，则在本侧肢体屈曲时，对侧肢体出现伸直的反射活动，此称为交叉伸肌反射（crossed-extensor reflex）。其意义在于伸直对侧肢体，可以支持体重，防止歪倒，故具有维持姿势的生理意义。

2. 牵张反射　骨骼肌受到外力牵拉时，通过支配的神经，可反射性引起受牵拉的肌肉收缩，称为牵张反射（stretch reflex）。

（1）牵张反射的类型：牵张反射有两种类型，即腱反射和肌紧张。腱反射是指快速牵拉肌腱时发生的牵张反射，它表现为被牵拉肌肉迅速而明显地缩短，如膝跳反射（图13-15）。当膝关节屈曲时，叩击股四头肌肌腱，可使股四头肌因受牵拉而发生快速的反射性收缩。再如跟腱反射，当叩击跟腱以牵拉腓肠肌，可引起腓肠肌快速的反射性收缩。这些反射都是由叩击肌腱而引起，所以统称为腱反射（tendon reflex）。腱反射是单突触反射，所以它们的反射时间（从叩击到出现肌肉收缩反应所经历的时间）很短，约为 0.7 ms。它的中枢只涉及 1～2 个脊髓节段，所以反应的范围仅限于受牵拉的肌肉。临床常采用检查腱反射的方法来了解神经系统的某些功能状态。如果腱反射减弱或消失，常提示该反射弧的某个部分有损伤；而腱反射亢进，说明控制脊髓的高级中枢的作用减弱，这可能是高级中枢有病变的指征。

肌紧张是由缓慢而持续地牵拉肌腱所引起的牵张反射。它表现为骨骼肌轻度而持续收缩，即维持肌肉的紧张性收缩状态。肌紧张是由肌肉中的肌纤维轮流收缩产生的，

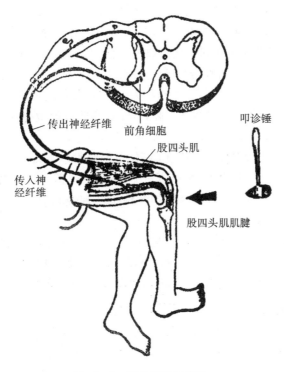

图 13-15　膝跳反射示意图

所以不易发生疲劳,产生的收缩力量也不大,不会引起躯体明显的移位。肌紧张的反射弧与腱反射相似,但它的中枢为多突触接替,属于多突触反射。肌紧张是维持躯体姿势最基本的反射活动,是姿势反射的基础。如果破坏肌紧张反射弧的任何部分,即可出现肌张力的减弱或消失,表现为肌肉松弛,因而身体的正常姿势也就无法维持。

（2）牵张反射的反射弧:牵张反射的基本反射弧比较简单。感受器是肌肉中的肌梭,中枢主要在脊髓内,传入纤维和传出纤维都包含在支配该肌肉的神经中,效应器就是该肌肉的肌纤维(图 13-16)。因此,牵张反射反射弧的显著特点是感受器和效应器都在同一块肌肉中。

肌梭呈梭形,两端细小,中间膨大,其外面有一层结缔组织膜,膜内含 2~12 根特殊的肌纤维,称为梭内肌纤维,肌梭外的一般肌纤维称为梭外肌纤维。梭内肌纤维的收缩成分在两端,中间部分是感受装置,并无收缩功能。它们呈串联关系。当梭内肌从两端收缩时,可使中间部分受牵拉而敏感性增高。肌梭有两种传入神经分布:一种是直径较粗的Ⅰ类纤维,其末梢环绕于梭内肌纤维的中间部分;另一类为直径较细的Ⅱ类纤维,其末梢分布于梭内肌纤维的两端部分。

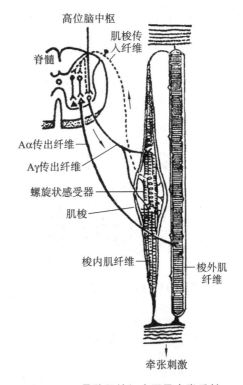

图 13-16　骨骼肌神经支配及牵张反射

　　肌梭附着在梭外肌纤维之间,与后者平行排列,呈并联关系,它感受肌长度的变化。当梭外肌纤维被牵拉变长时,肌梭也变长,它中间部分的感受装置受到的刺激加强,产生的传入冲动增加,反射性地引起同一肌肉收缩,这就是牵张反射;当梭外肌纤维收缩变短时,肌梭也变短而放松,它中间部分的感受装置受到的刺激减弱,传入冲动减少甚至停止,肌纤维的长度恢复。γ运动神经元支配梭内肌,当它兴奋时,可使梭内肌从两端收缩,中间部分的感受装置被牵拉而兴奋性增高,从而提高肌梭的敏感性。因此,γ运动神经元对调节牵张反射有重要的意义(图13-16)。

　　腱器官是肌肉内的另一种感受装置,它分布于肌腱胶原纤维之间,与梭外肌纤维呈串联关系。它可以感受肌张力的变化,是一种张力感受器。当梭外肌收缩而张力增大时,腱器官发放的传入冲动增加,可通过抑制性中间神经元,使牵张反射受到抑制,以避免被牵拉的肌肉受到损伤。

　　可见,肌梭和腱器官兴奋时在脊髓中枢内引起的反应不同,所以两者引出的结果也不一样。当肌肉受牵拉变长时引起肌梭兴奋,结果出现肌肉收缩以对抗牵拉。腱器官则在牵拉力增加、肌张力增大时才出现兴奋,其效果是抑制肌肉收缩。

(三)脊髓横断与脊休克

　　如上所述,脊髓对躯体运动有重要调节作用。但是在整体内,脊髓是在上级中枢的调控下发挥作用的,下面以脊休克(spinal shock)为例说明这一重要关系。所谓脊休克是指脊髓与高位中枢突然离断后,断面以下的脊髓暂时丧失反射活动能力而进入无反应的状态,此时躯体运动和内脏反射活动消失,如骨骼肌紧张性下降,外周血管扩张,血压下降,出汗被抑制,直肠和膀胱内粪尿潴留等。脊休克是暂时现象,之后各种脊髓反射活动可逐渐恢复,但不同动物的恢复时间长短不一。低等动物如蛙在脊髓离断后数分钟内恢复,而犬需几天时间,人类恢复最慢,需数周至数月。脊休克的产生,不是由脊髓损伤引起,而是由于离断面以下的脊髓突然失去高位中枢的调控,出现了无反应的休克状态。

二、脑干对肌紧张的调节

　　脑干对肌紧张的调节,主要是通过脑干网状结构易化区和抑制区的活动实现的。

(一)脑干网状结构易化区和抑制区

脑干网状结构易化区的范围较广,分布于脑干的中央区域,包括延髓网状结构的背外侧部分、脑桥的被盖、中脑的中央灰质及被盖。此外,下丘脑和丘脑中线核群也有对肌紧张的易化作用,因此也包含在易化区的概念之内(图13-17)。

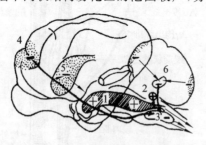

图13-17　脑干网状结构下行抑制和易化系统示意图

＋表示易化区;－表示抑制区。

1为网状结构易化区,发放下行冲动加强脊髓牵张反射;2为延髓前庭核,有加强脊髓牵张反射的作用;3为网状结构抑制区,发放下行冲动抑制脊髓牵张反射;4为大脑皮层;5为基底神经核;6为小脑

　　脑干网状结构易化区的主要作用是加强伸肌的肌紧张和肌运动。它的活动比较强,并与延髓的前庭核、小脑前叶两侧部共同作用,以加强肌紧张。其作用途径是通过网状脊髓束向下与脊髓前角的γ运动神经元联系,使γ运动神经元传出冲动增加,梭内肌收缩,肌梭敏感性增高,从而增强肌紧张。另外,易化区对α运动神经元也有一定的易化作用。

脑干网状结构抑制区较小,位于延髓网状结构的腹内侧部分。它通过网状脊髓束经常抑制 γ 运动神经元,使肌梭敏感性降低,从而降低肌紧张。此外,大脑皮层运动区、纹状体、小脑前叶蚓部等处也有抑制肌紧张的作用,这种作用可能是通过加强脑干网状结构抑制区的活动来实现的。

(二)去大脑僵直

正常情况下,肌紧张易化区的活动较强,抑制区的活动较弱,两者在一定水平上保持相对平衡,以维持正常的肌紧张。但在动物实验中发现,如在中脑上、下丘之间切断脑干,此时动物会出现四肢伸直、头尾昂起、脊柱挺硬等伸肌过度紧张的现象,称为去大脑僵直(decerebrate rigidity)。它的发生是因为切断了大脑皮层、纹状体等部位与脑干网状结构抑制区的功能联系,使抑制区活动减弱,而易化区活动相对占优势,使伸肌紧张加强,造成了僵直现象。当人类患某些脑部疾病时,这两个系统的关系失去平衡,将出现肌紧张亢进或减弱,也可以出现类似去大脑僵直的现象(图 13-18)。

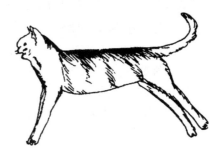

图 13-18　去大脑僵直

三、小脑对躯体运动的调节

生理学上,依据与小脑联系的传入和传出纤维情况,将小脑分为前庭小脑、脊髓小脑和皮层小脑三部分,它们对运动功能的调节各有不同的作用(图 13-19)。

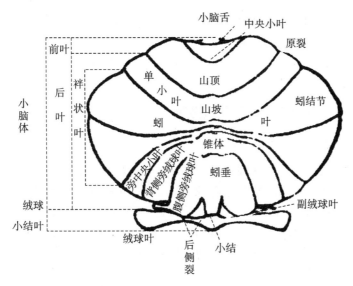

图 13-19　灵长类动物小脑分叶平展示意图

(一)前庭小脑的功能

前庭小脑即绒球小结叶,又称古小脑,它与前庭器官和前庭神经核有密切的纤维联系。主要功能是参与维持身体平衡。其反射途径:前庭器官→前庭神经核→前庭小脑→前庭神经核→脊髓运动神经元→肌肉。实验证明,切除猴绒球小结叶后,其平衡功能严重失调,身体倾斜,站立困难,但其他随意运动仍能协调。临床上也观察到,患有第四脑室肿瘤的患者,由于肿瘤压迫损伤绒球小结叶,患者可出现类似上述平衡失调的症状。

（二）脊髓小脑的功能

脊髓小脑包括小脑前叶和后叶的部分,又称旧小脑,接受来自脊髓的本体感觉和皮肤感觉的信息。脊髓小脑对肌紧张的调节包括易化和抑制双重作用,分别是通过脑干网状结构易化区和抑制区而实现的。

小脑前叶对肌紧张的调节作用,不同动物表现不一样。在进化过程中,抑制肌紧张的作用逐渐减弱,而易化肌紧张的作用逐渐加强。因此,人类小脑损伤后,主要表现为肌紧张降低,即易化作用减弱,出现肌无力等症状。

（三）皮层小脑的功能

皮层小脑主要指小脑半球,又称新小脑,它与大脑半球以及丘脑、脑干等处的神经核有密切的纤维联系,构成了与协调运动密切相关的联系环路。其主要途径:大脑皮层运动区→脑桥→皮层小脑→齿状核→红核→丘脑→大脑皮层运动区。如当大脑皮层运动区发动某种随意运动时,一方面通过锥体系,经脊髓前角运动神经元,支配相应骨骼肌产生收缩,同时大脑皮层运动区也将这一信息经脑桥传至皮层小脑;另一方面,骨骼肌等运动器官活动后,其本体感受器产生的冲动又沿脊髓小脑束到达皮层小脑。这样,皮层小脑可以对这两种信息,即大脑皮层发出的指令与骨骼肌等执行情况的信息进行分析和比较,将结果再经反馈环路传入大脑皮层运动区,经过皮层的分析综合,发出调整性指令,便可及时纠正误差,保证躯体运动协调、准确和稳定进行。

人们进行的各种精巧活动,就是反复通过上述调节过程而逐步熟练起来的。骨骼肌在完成一个新的动作时,最初常常是粗糙而不协调的,这是因为小脑尚未发挥其协调功能。经过反复练习,通过大脑皮层与小脑之间不断进行的环路联系活动,小脑就储存了一套程序。这时大脑皮层只要发动这项精巧运动,通过环路联系,就可以从小脑中提取储存的程序,协调骨骼肌活动,使动作顺利、准确和熟练完成。临床上,皮层小脑损伤的患者,其随意运动的力量、方向及准确度将发生变化,动作不是过度就是不及,行走摇晃,步态蹒跚。这种皮层小脑损伤后的动作性协调障碍,称为小脑性共济失调。同时还可出现肌肉震颤、肌张力减退和肌无力等症状。

四、基底神经节对躯体运动的调节

（一）基底神经节对躯体运动的调节功能

基底神经节是指大脑皮层基底部的一些核团,主要包括尾状核和豆状核,豆状核分为壳核和苍白球。尾状核和豆状核合称纹状体,其中苍白球是较古老的部分,称为旧纹状体;尾状核和壳核称为新纹状体。此外,丘脑底核、中脑的黑质和红核在结构和功能上与纹状体紧密相连,因此也常在基底神经节中一并讨论。基底神经节各部分之间有广泛的神经纤维联系,其中苍白球是纤维联系的中心。

（二）基底神经节损伤

长期以来,纹状体被认为是皮层下控制躯体运动的重要中枢,它与随意运动的稳定、肌紧张的控制、本体感觉传入信息的处理等都有关系。但基底神经节各部分是如何调节躯体运动的,目前仍未弄清楚。有关人类基底神经节功能的认识,主要是根据它们损伤时出现的临床症状和治疗结果进行推测得来的。一般来说,基底神经节损伤的临床表现可分为两大类:一类是运动过少而肌紧张增强,例如震颤麻痹;另一类是运动过多而肌紧张降低,例如舞蹈病。

有关震颤麻痹的产生原因,已了解较多。目前认为,中脑黑质内含多巴胺能神经元,而纹状体内存在乙酰胆碱递质系统(图 13-20)。震颤麻痹的主要病变部位在黑质。黑质细胞受损,多巴胺含量大大减少,无法抑制乙酰胆碱递质系统的活动,导致后者的功能亢进,因而出现一系列症状,如全身肌紧张增高、肌肉强直、随意活动减少、动作缓慢、面部表情呆板,常出现静止性震颤(多见于手部)等。临床实践表明,使用左旋多巴以增加多巴胺的合成,或应用 M 受体阻断剂阿托品阻断胆碱能神经元的作用,均对震颤麻痹有治疗作用。

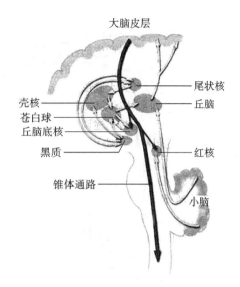

图 13-20　基底神经节及其纤维联系示意图

舞蹈病患者的主要表现为头面部和上肢出现不自主、无目的的舞蹈样动作,肌张力也降低。其主要病变部位在新纹状体,其中的胆碱能神经元和 γ-氨基丁酸能神经元功能减退,而黑质多巴胺能神经元功能相对亢进。临床实践表明,利用利舍平耗竭多巴胺类递质,可以缓解舞蹈病患者的症状。

五、大脑皮层对躯体运动的调节

大脑皮层是调节躯体运动的最高级中枢。如大脑皮层损伤,随意运动将出现严重障碍,甚至丧失运动的能力,即瘫痪。

(一) 大脑皮层的运动区

人类的大脑皮层运动区主要在中央前回。它对躯体运动的控制具有下列特征。

1. 交叉性控制　大脑皮层运动区对躯体运动的支配是交叉的,即一侧大脑皮层运动区支配对侧躯体的骨骼肌,但咀嚼运动、喉运动及上面部(肌肉的运动)受双侧大脑皮层控制。由面神经支配的下面部肌肉及舌下神经支配的舌肌主要受对侧大脑皮层控制。所以,当一侧内囊损伤时,将引起对侧躯体肌肉、下面部肌肉及舌肌瘫痪,而受双侧控制的上面部肌肉并不完全麻痹。

2. 功能定位精细,呈倒置安排　运动区所支配的肌肉定位精细,即一定皮层部位管理一定肌肉的收缩。其总的安排与体表感觉区相似,为倒置的人体投影,但头面部代表区的安排仍是正立分布(图 13-21)。

3. 运动代表区的大小与运动的精细程度有关　运动越精细、复杂的部位,在大脑皮层运动区内所占的范围越大。如手和五指所占的区域几乎与整个下肢所占的区域大小相等。

除中央前回以外,大脑皮层内还有第二躯体运动区、运动辅助区等。运动实验中刺激这些区域,可以引起一定的肢体运动,反应一般为双侧性。

(二) 大脑皮层下行传导通路及其功能

大脑皮层调节躯体运动的功能,是通过锥体系与锥体外系的下传冲动完成的。

锥体系在传统认识上一般包括上、下两个运动神经元。上运动神经元在大脑中央前回等处,由它发出的纤维,一部分经内囊、延髓锥体下行到达下运动神经元即对侧脊髓前角细胞,这些纤维组成了皮质脊髓束;另一部分下行到达下运动神经元即脑干的脑神经运动核,组成了皮质核束。皮质脊髓束和皮质核束合称锥体束。下运动神经元发出的轴突,分别组成了脑神经和脊神经内的运动纤维。

严格来说,锥体系纤维中只有少部分是来自大脑皮层运动区的大锥体细胞,而大部

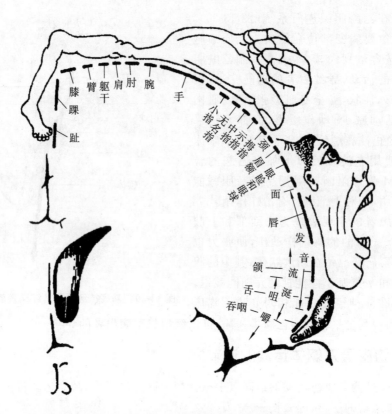

图 13-21　大脑皮层的运动区

分是由该区的小锥体细胞发出,还有一些纤维来自额叶、颞叶等皮层区域。过去认为,锥体束包含上、下两个运动神经元,但近来研究发现,只有 $10\%\sim20\%$ 的纤维与下运动神经元发生直接的单突触联系,而 $80\%\sim90\%$ 的纤维与下运动神经元之间还有一个以上的中间神经元接替。一般来说,单突触联系与完成技巧性活动的能力有关。因此,这种单突触直接联系,在上肢运动神经元比下肢运动神经元多;肢体远端肌肉又比近端肌肉多,以便对完成精细动作的肌肉进行控制。

　　锥体系的主要功能是执行大脑皮层运动区的指令,分别管理头面部、躯干和四肢肌肉的随意运动。它下传的冲动,既可引起 α 运动神经元兴奋,以发动肌肉运动,也可以引起 γ 运动神经元兴奋,调整肌梭的敏感性,以协调肌肉的收缩。

　　锥体外系是指锥体系以外与躯体运动有关的各种下行传导通路。它的组成较锥体系复杂,包括脑内许多结构,如大脑皮层、纹状体、丘脑、红核、黑质、脑桥核、前庭核、小脑、脑干网状结构等。从大脑皮层到脊髓前角运动神经元,需多次更换神经元,还常有反馈回路。锥体外系的下行通路有多条,其中比较重要的有皮层-纹状体系和皮层-脑桥-小脑系(图 13-22)。

　　锥体外系的大脑皮层起源比较广泛,但主要来源于额叶和顶叶的感觉运动区,一般属于中、小型锥体细胞。它们发出的轴突较短,在基底神经节、丘脑、脑桥、小脑、脑干网状结构等处多次更换神经元,再经下行传导束到达脊髓,控制前角运动神经元的活动。

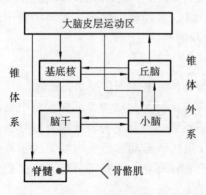

图 13-22　锥体系与锥体外系示意图

　　锥体外系的基本功能是调节肌紧张,协调肌

群的运动。其具体作用有些已在脑干网状结构、小脑、基底神经节等对躯体运动的调节中进行了介绍。

　　锥体系损伤时,可引起人体随意运动的障碍,即出现瘫痪。根据损伤的部位不同,其临床表现有很大差别。一般来说,上运动神经元损伤时,常表现出随意运动麻痹,骨骼肌张力增加,腱反射亢进,还可出现病理反射,如巴宾斯基征阳性;而下运动神经元损伤时,骨骼肌张力降低,为弛缓性瘫痪,肌肉因营养障碍而出现明显萎缩,腱反射减弱或消失。

第四节　神经系统对内脏活动的调节

一、自主神经系统

　　人体的内脏器官活动,主要受自主神经系统的调节。自主神经系统按结构和功能的不同,分为交感神经系统和副交感神经系统两大部分。平常所说的自主神经是指支配心肌、平滑肌和腺体(消化腺、汗腺、部分内分泌腺)的传出神经,它们广泛分布于全身各内脏器官(图 13-23)。

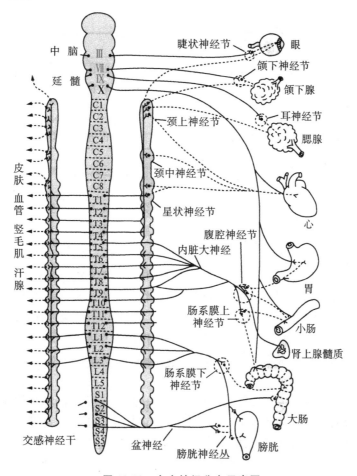

图 13-23　自主神经分布示意图

交感神经系统起源于脊髓胸腰段（胸 1～腰 3）灰质侧角；副交感神经系统起源于脑干内副交感神经核和脊髓骶段第 2～4 节灰质相当于侧角的部位。自主神经从中枢发出后，并不直接到达效应器官，而要在自主神经节内先更换神经元。因此自主神经有节前纤维和节后纤维之分。交感神经节远离效应器，故节前纤维短，节后纤维长；副交感神经节一般位于效应器壁内，故节前纤维长，节后纤维短。一根交感神经节前纤维与许多个节后神经元联系，故刺激交感神经节前纤维，引起的反应比较弥散；而副交感神经节前纤维只与较少的节后神经元联系，因此引起的反应比较局限。

（一）自主神经系统的主要功能

自主神经系统的交感神经和副交感神经，对人体的内脏器官有重要的调节作用，具体内容在前面章节中已有介绍。现将自主神经系统的主要功能按人体系统、器官的分类列表如下（表 13-3）。

表 13-3　自主神经系统的主要功能

器　官	交 感 神 经	副 交 感 神 经
循环器官	心跳加快、加强，皮肤、腹腔内脏血管收缩，肌肉血管可收缩（肾上腺素受体）或舒张（胆碱受体）	心跳减慢，心房肌收缩力减弱，部分血管（如软脑膜动脉和外生殖器的血管等）舒张
呼吸器官	支气管平滑肌舒张	支气管平滑肌收缩，刺激呼吸道黏膜腺体分泌
消化器官	分泌黏稠唾液，抑制胃肠运动和胆囊收缩，使括约肌收缩	分泌稀薄唾液，促进胃液、胰液、胆汁分泌，促进胃肠运动和胆囊收缩，使括约肌舒张
泌尿	逼尿肌舒张，尿道内括约肌收缩	逼尿肌收缩，尿道内括约肌舒张
生殖	有孕子宫收缩，无孕子宫舒张	—
眼	瞳孔扩大，睫状肌松弛	瞳孔缩小，睫状肌收缩，泪腺分泌
皮肤	促进汗腺分泌，使竖毛肌收缩	—
代谢	促进肾上腺髓质激素分泌和糖原分解	促进胰岛素分泌

（二）自主神经系统的功能特征

1. 双重神经支配　人体多数器官都接受交感神经和副交感神经的双重支配，但交感神经的分布要比副交感神经更为广泛。副交感神经分布相对比较局限，有些器官如汗腺、竖毛肌、肾上腺髓质、皮肤和骨骼肌内的血管等，都只受交感神经支配。

2. 功能相互拮抗　在受双重神经支配的器官中，交感和副交感神经的作用往往是拮抗的。如交感神经兴奋，会导致心动过速；而迷走神经兴奋，会导致心动过缓。但交感与副交感神经对唾液腺的分泌表现为协同效应，只是前者使分泌的唾液较黏稠，后者使分泌的唾液较稀薄。

3. 紧张性作用　在安静时，自主神经经常发放低频神经冲动传至效应器官，使效应器官处于一种微弱的持续的活动状态，称为紧张性作用。包括交感紧张和副交感紧张。各种功能调节都是在紧张性活动的基础上进行的。如切断支配心脏的交感神经，交感紧张性作用消失，兴奋心脏的传出冲动减少，心率减慢；反之切断支配心脏的迷走神经，心率加快。

4. 受效应器功能状态的影响　交感和副交感神经对某一器官的兴奋或抑制作用不是固定不变的,而是会受到所作用器官的功能状态影响。如交感神经兴奋可使无孕的子宫舒张,但能引起有孕的子宫收缩。原因是无孕的子宫平滑肌上表达的是 β_2 受体,而受孕后的子宫平滑肌上表达的是 α_1 受体。

总之,交感神经系统的活动比较广泛,它常伴有肾上腺髓质分泌,故称交感-肾上腺髓质系统。其主要作用是促使机体迅速适应环境的急剧变化。当人体遭遇紧急情况,如剧痛、失血、窒息、恐惧等,将引起交感神经广泛兴奋,表现出一系列交感-肾上腺髓质系统亢进的现象,被称之为应急反应(emergency reaction)。这一反应包括呼吸加快,通气量增大;心跳加快加强,循环血量增多,血压升高;内脏血管收缩,肌肉血流量增多,血液重新分配;代谢活动加强,为肌肉收缩提供充分的能量等。还有肾上腺髓质分泌增多也可加强以上的反应。这些活动均有利于机体动员各器官的储存力量,应对环境的急剧变化。实验证明,动物切除双侧交感神经以后,尽管在平静的环境中还能生存,但应付环境急剧变化的能力大大降低。

与交感神经相比,副交感神经的活动范围较小,它常伴有胰岛素的分泌,故称迷走-胰岛素系统。这个系统的活动主要在于促进机体的调整恢复和消化吸收、积蓄能量以及加强排泄和生殖功能等,保证机体平静时生命活动的进行(即休养生息)。

可见,人体由于同时存在交感和副交感两个系统,它们之间密切联系又相互制约,共同调节内脏活动,使所支配的脏器,既不致活动过强,也不会过分减弱,经常保持动态平衡,以适应整体的需要。

(二) 内脏感觉传入的特征

内脏感觉是由各脏器的感受器受刺激后产生的一种主观感受。内脏感受器有化学感受器、压力感受器、牵张感受器及容量感受器等,它们对机体内环境的各种微小变化进行监控,并通过其换能作用转变为传入神经的动作电位,传至中枢神经系统的相应部位,从而产生各种内脏感觉。

内脏感觉传入与躯体感觉传入一样,通过 A_β、A_δ、C 三种不同类型的传入纤维进入中枢,内脏感觉的传入神经主要是交感神经干内的传入纤维。食管及气管的痛觉传入神经混合在迷走神经内进入中枢。盆腔脏器中的膀胱三角区、前列腺、子宫颈、直肠等冲动是沿盆神经传入骶髓的。内脏初级传入神经元在外周的分布较广,一个脏器的传入神经的分支可与多个脊神经节细胞形成突触联系,在几个节段进入脊髓,在进入脊髓后也可以形成跨节段的联系。由于这种辐散式传入方式,使不同脏器的传入节段范围相互重叠,造成内脏感觉的性质模糊,定位不准确等特点。

内脏中所含的温度和触压觉感受器很少,无本体感受器,但有痛觉感受器。因此,内脏感觉的主要表现是痛觉。

二、内脏功能的中枢调节

(一) 脊髓对内脏活动的调节

脊髓是某些内脏反射活动的初级中枢。如血管运动、排尿、排便、发汗和勃起反射等。交感神经及部分副交感神经的节前神经元胞体位于脊髓胸腰段侧角或骶段相当于侧角的部位,它们可以进行初步的调节活动。当脊髓受到损伤,脊休克期之后上述内脏反射可以逐渐恢复,说明脊髓对内脏活动具有一定的调节能力。但由于失去了高位中枢的控制,这些反射远不能适应正常生理需要。如基本的排尿反射虽可进行,但排尿常常不完全，而且不能受意识控制。

（二）低位脑干对内脏活动的调节

脑干中有许多重要的内脏活动中枢，其中延髓具有特别重要的作用，因为呼吸运动、心血管运动、胃肠运动、消化腺分泌以及某些物质代谢的调节的基本反射中枢都位于延髓。因此，延髓历来被认为是生命的基本中枢。动物实验或临床实践中也观察到，如延髓被压迫或受伤，可迅速引起呼吸、心搏等生命活动停止，造成死亡。此外，中脑是瞳孔对光反射中枢的所在地，也有比较重要的临床意义。

（三）下丘脑对内脏活动的调节

下丘脑不仅是调节内脏活动的较高级中枢，而且能把内脏活动与机体的其他生理过程联系起来，与躯体运动及情绪反应等都有密切的关系。下丘脑的主要功能如下。

1. 对摄食行为的调节　下丘脑内有摄食中枢（feeding center）和饱中枢（satiety center），这已从动物实验中得到证实的。如果毁坏动物下丘脑外侧区，则此动物拒绝饮食；而用电流刺激此区时，动物则发动摄食活动，食量大增。因此，把这个区域称为摄食中枢。如果刺激下丘脑腹内侧核，动物停止摄食活动；而毁坏腹内侧核，动物饮食量增大，逐渐肥胖。因此，把下丘脑腹内侧核称为饱中枢。一般情况下，摄食中枢与饱中枢之间具有互相抑制的关系，而且它们对血糖的浓度变化比较敏感。如血糖浓度增高，下丘脑摄食中枢将被抑制，而饱中枢活动可增强。

2. 对水平衡的调节　实验证明，下丘脑内控制饮水的区域在外侧区，与摄食中枢靠近。破坏下丘脑外侧区后，动物除拒食外，饮水量也明显减少；而刺激下丘脑外侧区某些部位，动物饮水量增加。但是，直至目前，控制饮水中枢的确切部位尚不清楚。下丘脑控制排水的功能是通过改变抗利尿激素的分泌来完成的。关于抗利尿激素的情况已在前面章节介绍，这里不再重复。

3. 对体温的调节　下丘脑有调节体温的基本中枢，它可能包括两部分：一部分对温度变化很敏感，是温度的感受部分；另一部分对温度变化不敏感，它在温度感受部分的作用下能传出冲动，调节器官的产热和散热活动，是对产热和散热起整合作用的部分。两部分互相联系，共同调节体温的恒定。有关体温调节的详细情况见第九章。

4. 对情绪反应的影响　动物实验证明，下丘脑有和情绪反应密切相关的神经结构，在间脑水平以上切除大脑的猫，可出现一系列交感神经活动亢进的现象，如张牙舞爪、毛发竖起、心跳加速、呼吸加快、瞳孔扩大、血压升高等，好似发怒一样，称为"假怒"。在平时，下丘脑的这种活动，由于受到大脑皮层的抑制，不易表现出来。切除大脑后，抑制被解除，轻微的刺激也可引发"假怒"。近年来还证实，在下丘脑近中线两旁的腹内侧区存在"防御反应区"。刺激该区，可表现出防御性行为，它与杏仁核之间有着密切的功能联系，均与情绪反应有关。临床上，人类的下丘脑疾病，也常常出现不正常的情绪反应。

人类情绪是一种心理活动，但它常伴有一系列的生理变化，包括自主神经功能、躯体运动功能以及内分泌功能的改变。情绪会影响人的行为，如愉快、喜悦的情绪，往往使人办事效率提高；而悲哀、愤怒的情绪，往往使人消沉或丧失理智。

情绪的生理反应，主要表现为自主神经系统的功能变化，比较多见的是交感神经系统活动的相对亢进。如果人长期处于紧张、愤怒、忧虑、烦闷等不正常的情绪中，常可造成自主神经功能紊乱，导致与情绪有关的心身疾病（如神经官能症、冠心病、高血压等）的发生。

5. 对垂体及其他内分泌功能的调节　下丘脑内有些神经元可合成多种调节腺垂体功能的肽类物质，对人体内分泌功能的调节也十分重要，具体作用将在内分泌章节中详述。

（四）大脑皮层对内脏活动的调节

关于大脑皮层对内脏活动的调节,目前的了解不多。与内脏活动关系密切的皮层结构,是边缘系统和新皮层中的某些区域。

边缘系统包括边缘叶以及与其密切相关的皮层和皮层下结构(图 13-24)。边缘叶指围绕着脑干的大脑半球内侧面的一些结构,如海马、穹窿、海马回、扣带回、胼胝体回等。这些都属于进化上较古老的皮层,它们与大脑皮层上的岛叶、颞极、眶回以及皮层下的杏仁核、隔区、下丘脑和丘脑前核等在结构和功能上有密切的关系,因此都属于边缘系统。边缘系统是内脏活动的重要中枢。刺激边缘系统的不同部位,可以找到各种内脏活动的代表区,引起不同的功能反应,如呼吸、胃肠道运动,瞳孔和膀胱收缩等变化。因此,有人把边缘系统称为内脏脑。另外,边缘系统还与情绪、食欲、性欲、生殖和防御等活动有密切关系。如刺激扣带回、海马回等处可引起发怒或恐惧;切除这些区域,则发怒和恐惧减弱。刺激杏仁核、基底外侧核群可出现类似刺激下丘脑引起的防御反应。切除杏仁核,可引起情绪反应降低,动物变得比较驯服。破坏隔区可使情绪反应亢进。边缘系统还与记忆功能有关,海马、穹窿、乳头体以及乳头体丘脑束等与近期记忆能力有关。这些部位受到损伤,会导致近期记忆丧失,丧失的程度决定于损伤部位的大小。海马环路可能是与记忆活动有关的神经结构。

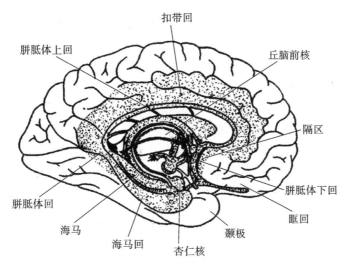

图 13-24　大脑皮层边缘系统结构示意图

新皮层中的某些区域也与内脏活动密切相关。如用电流刺激大脑皮层运动区及其周围区域,除产生不同部位的躯体运动外,还可分别引起血管舒张和收缩、汗腺分泌、呼吸运动、直肠膀胱活动等的改变。这些结果表明,新皮层与内脏活动也有关系,而且区域分布和躯体运动代表区的分布有一致的地方。

第五节　脑的高级功能

一、人类大脑皮层的活动特征

人脑除了产生感觉、协调躯体运动和内脏活动外,还有一些更为复杂的高级功能,如条件反射、学习和记忆、语言、睡眠与觉醒等，这些高级功能主要属于大脑皮层的活动。大脑皮层活动时也伴有生物电变化，它是研究大脑皮层功能活动的重要指标之一。

（一）条件反射原理

条件反射学说是俄国著名生理学家巴甫洛夫创立的。反射活动是中枢神经系统的基本活动方式，可分为非条件反射和条件反射两种。它们的一般情况已在绪论中叙述。

1. 条件反射的形成　条件反射必须建立在非条件反射的基础上，是个体在生活中获得的，它的建立有一个过程。如在动物实验中，给狗喂食会引起狗的唾液分泌，这是非条件反射，食物是非条件刺激。在平时，灯光是不会使狗分泌唾液的，因为灯光与进食无关，故称为无关刺激。但是，如果喂食前先出现灯光，然后再给食物，经过多次结合后，每当灯光出现，即使不给狗喂食，狗也会分泌唾液，这就是建立了条件反射。在这种情况下，灯光不再是无关刺激，而成为进食的信号，也就变成了条件刺激。由条件刺激引起的反射称为条件反射。在日常生活中，任何无关刺激只要多次与非条件刺激结合，都可能成为条件刺激而引起条件反射。如铃声，食物的形状、颜色、气味，进食的环境、喂食的人等，由于经常与食物伴随出现，都可能成为条件刺激而引起唾液分泌。由此可见，条件反射形成的基本条件，是无关刺激与非条件刺激在时间上的结合，这个过程称为强化。初期建立的条件反射一般若不巩固，容易消退，经过多次强化后，就可以巩固下来。

有些条件反射比较复杂，动物必须自己完成一定的动作或操作，才能得到食物，这类条件反射称为操作条件反射。如训练动物走迷宫，表演各种动作等，就属于这类条件反射，其建立比较困难，需要较长时间的训练。

2. 条件反射的消退和分化　条件反射建立以后，如果只使用条件刺激而得不到非条件刺激的强化，这时条件反射的效应会逐渐减弱，以至于最后完全消退。巴甫洛夫认为条件反射的消退是由于大脑皮层中枢内发生了抑制过程。

在条件反射建立的过程中，还可以看到另一种现象。当一种条件反射建立后，给予与条件刺激类似的刺激，也能同样获得条件反射的效果，引起条件反射，这种现象称为条件反射的泛化。如果以后只对原来的条件刺激给予强化，而对其他近似的刺激不予强化。经多次重复后，其他近似刺激就不再引起条件反射，这种现象称为条件反射的分化。巴甫洛夫认为，条件反射的泛化是由于条件刺激引起的兴奋向周围大脑皮层扩散所致；而分化的形成则是由于近似刺激得不到强化，使大脑皮层产生了抑制过程，这种抑制称为分化抑制。分化抑制的出现对大脑皮层完成分析功能具有重要的意义。

3. 条件反射的生物学意义　条件反射的建立既扩大了动物对环境变化适应的范围，又提高了预见性，使动物对具有信号意义的刺激产生准确、及时的反应。人和动物在生活中常遇到各种无关刺激与非条件刺激相伴随出现，自然形成了一些条件反射，如果通过训练，就能形成更为复杂的条件反射，其数量是无限的。加之，条件反射可以消退、改造和重建，具有极大的易变性。因此，条件反射的形成大大增强了机体活动的预见性、灵活性、精确性，使机体对环境具有更加广泛的适应能力。

（二）优势半球

语言活动的中枢往往集中在一侧大脑半球，此称为语言中枢的优势半球（dominant hemisphere）。临床实践证明，习惯于用右手的人（右利者），其优势半球在左侧，因此左侧颞叶受损可发生感觉失语症，而右侧颞叶受损不会出现此病。这种一侧优势的现象仅在人类中具有，它的出现虽与一定的遗传因素有关，但主要是在后天生活实践中逐渐形成的，与人类习惯运用右手进行劳动有密切关系。小儿在12岁以前，左侧优势半球还未完

知识拓展
条件反射
的建立

全建立牢固,如此时左侧大脑半球损伤,尚有可能在右侧大脑皮层再建立起语言活动的中枢。当发育为成人后,左侧优势半球已经完全形成,如果发生左侧大脑半球损害,就很难在右侧大脑皮层再建立起语言活动的中枢。在用左手劳动为主的人中,左右双侧皮层有关区域都可能成为语言活动的中枢。

一侧优势的现象充分说明人类两侧大脑半球的功能是不对称的。左侧半球在语词认识功能上占优势,而右侧半球则在非语词认识功能上占优势,如对空间的辨认、深度知觉、触觉的认识,音乐欣赏分辨等。但是这种优势也是相对的,左侧半球有一定的非语词性认识功能,而右侧半球也有一定的简单的语词活动功能。

人与动物一样,都可以建立条件反射。但人类通过生产劳动和社会活动,大脑皮层得到了高度发展,产生了语言功能和思维。人类大脑皮层活动的特征在于:具有两个信号系统活动和语言功能。

巴甫洛夫认为,条件反射是大脑皮层活动的具体表现,引起条件反射的刺激是信号刺激,由信号刺激引起的大脑皮层神经活动就是信号活动。信号的数目、种类非常多,可区分为两大类:一类是具体信号,如灯光,铃声,食物的形状、气味等,它们都是以本身的理化性质来发挥刺激作用的,这些信号称为第一信号;另一类是抽象信号,即语言和文字,它们是以所代表的含义来发挥刺激作用的。如"灯光"这个词语,并不是单指某个具体的灯发出的光,而是概括了世界上一切灯发出的光,是这一具体事物的抽象和概括,故称为第二信号。巴甫洛夫认为,能对第一信号发生反应的大脑皮层功能系统,称为第一信号系统(first signal system),是人类和动物所共有的。能对第二信号发生反应的大脑皮层功能系统,称为第二信号系统(second signal system),这是人类所特有的,也是人类区别于动物的主要标志。

第二信号系统是在第一信号系统活动的基础上建立的,是在个体后天发育过程中逐渐形成的。初生婴儿只有一些非条件反射,如吸吮反射、眨眼反射等。随着年龄的增长,在这些非条件反射的基础上逐渐建立起各种各样的条件反射。特别是语言性条件反射的建立,第二信号系统活动很快发展起来,在小儿出生后的第二年,是语言活动发展最快的时期。

人类由于有了第二信号系统活动,就能借助于语言和文字来表达思维,并通过抽象思维,形成概念以进行推理,从而大大扩展了认识的能力和范围,发现和掌握事物的规律,以便认识世界和改造世界。从医疗角度来看,由于第二信号系统对人体心理和生理活动能产生重要影响,所以作为医务工作者,不仅要注意自然环境因素对患者的影响,还应注意语言、文字对患者的作用。临床实践表明,语言运用恰当,可以收到治疗疾病的效果,而语言运用不当,则可能成为致病因素使病情恶化,给患者带来不良后果。

(三) 语言中枢

大脑皮层语言功能定位是由布罗卡(Broca)在 1861 年首先提出的。他观察到一位患者能听懂别人的语言,但自己却不会讲话,即运动失语症。尸检发现此患者在额叶后部有一损伤区,此区以后即称为布罗卡氏区(Broca's area),或称运动语言区(图13-25)。它位于中央前回底部前方。

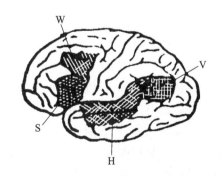

图 13-25　人大脑皮层关于语言功能的区域
W:书写中枢;S:说话中枢;H:听觉中枢;V:阅读中枢

如果损伤额中回后部接近中央前回手部代表区的部位,则会出现失写症。这种患者能听懂别人讲话和看懂文字,也会说话,手的功能也正常,但却丧失了书写功能。如果颞上回后部损伤则会产生感觉失语症,患者能讲话、书写、看懂文字,也能听见别人的发音,就是不懂发音的含义,听不懂别人讲话的内容。如果角回损伤则可引起失读症,患者视觉正常,但看不懂文字的含义。可见,大脑皮层的语言功能具有一定的分区,各区管理语言功能的内涵不同,但各区的活动又是紧密关联的。正常情况下,它们共同活动,以完成复杂的语言功能。

二、学习和记忆

学习和记忆是两个互相联系的神经活动过程。学习是指人和动物依据经验来改变自身行为以适应环境变化的神经活动过程;记忆则是将学习到的信息在脑内储存和"读出"的神经活动过程。学习是记忆的基础,记忆是学习发展的结果。

(一)学习的形式

1. 非联合型学习 非联合型学习又称简单学习,是一种简单的学习行为,不需要在刺激和反应之间形成某种明确的联系。习惯化和敏感化都属于这种类型的学习。习惯化是指当一个不产生伤害性效应的刺激重复作用时,机体对该刺激的反射反应逐渐减弱的过程。如人们对有规律出现的噪音会逐渐减弱反应,即出现习惯化。敏感化是指反射反应加强的过程,如一个弱伤害性刺激仅引起弱的反应,但在强的伤害性刺激作用后,对弱伤害性刺激的反应会明显加强,即出现敏感化。在这里,强伤害性刺激与弱伤害性刺激之间并不需要建立联系。

2. 联合型学习 联合型学习是两个事件在时间上很靠近地重复发生,最后在脑内逐渐形成联系,如经典的条件反射和操作式条件反射都属于这种类型的学习。两种类型条件反射形成的关键都是条件刺激与无关刺激多次重复学习,才能形成稳定的条件反射活动。

(二)记忆的过程

外界通过感觉器官进入大脑的信息很多,但大部分被遗忘,大约只有1%对个体有重要意义和反复作用的信息,能被较长期地储存、记忆。信息的储存要经过多个步骤,但可简略地把记忆划分为两个阶段,即短时性记忆和长时性记忆。在短时性记忆中,信息的储存是不牢固的。如对一个电话号码,当人们刚刚看过但没有通过反复运用而转入长时性记忆的话,很快便会遗忘。但如通过长时间反复使用,最后可形成非常牢固的记忆,这种记忆不易受干扰而遗忘。

人类的记忆过程可以分为四个阶段(图13-26),即感觉性记忆、第一级记忆、第二级记忆和第三级记忆。前两个阶段相当于短时性记忆,后两个阶段相当于长时性记忆。感觉性记忆指人体获得信息后,在脑内感觉区储存的阶段,时间不超过1 s。如果没有经过注意和处理就会很快消失。第一级记忆是将感觉性记忆得来的信息,经过加工处理,把那些不持续的、先后进来的信息整合成新的连续印象,从而转入第一级记忆。这种转移主要通过把感觉性资料变成口头表达性语言符号而转移到第一级记忆。这个阶段信息停留的时间也很短暂,平均约几秒钟。第二级记忆是一个大而持久的储存系统,持续时间可由数分钟至数年。由第一级记忆转入第二级记忆的重要条件是反复运用学习,使信息在第一级记忆中多次循环,延长了信息在第一级记忆中停留的时间,这样容易使信息

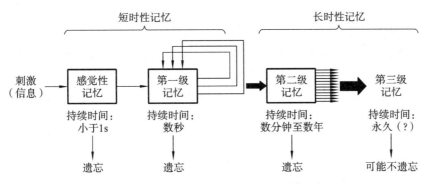

图 13-26 人类记忆过程四个阶段示意图

转入第二级记忆中。有些记忆的痕迹,如自己的名字或每天都在进行的操作手艺等,通过长年累月的运用,几乎是不会遗忘的,这一类记忆储存在第三级记忆中。

(三)记忆障碍

临床上把记忆障碍分为两类,即顺行性遗忘症(anterograde amnesia)和逆行性遗忘症(retrograde amnesia)。凡不能保留新近获得的信息,称为顺行性遗忘症。患者对于一个新的感觉性信息虽能做出合适的反应,但只限于该刺激出现时,一旦该刺激消失,患者在数秒钟就失去做出正确反应的能力。特点是患者易忘近事,而久远的记忆仍存在,多见于慢性酒精中毒者。关于其机制,一般认为,这种障碍是海马及其环路的功能损坏,导致信息不能从第一级记忆转入第二级记忆。

凡正常脑功能发生障碍之前的一段时间内的记忆均已丧失,称为逆行性遗忘症。患者不能回忆起本症发生前一段时间的经历。一些非特异性脑疾病(脑震荡、电击)和麻醉均可引起本症。其发生的机制可能是第二级记忆发生了紊乱,而第三级记忆却不受影响。

(四)学习和记忆的机制

人类学习和记忆的机制,总的来看可能与神经元生理活动的功能表现、突触的联系及脑内有关蛋白质的合成等有关。

1. 从神经生理角度看学习和记忆的机制 从神经生理的角度来看,感觉性记忆和第一级记忆主要是神经元生理活动的功能表现。神经元活动具有一定的后作用,刺激消失后,活动仍存留一定时间,这是记忆的最简单形式,感觉性记忆的机制可能属于这一类。神经系统中,神经元之间形成许多环路联系,环路的连续活动也是记忆的一种形式,第一级记忆的机制可能属于这一类,如海马环路的活动就与第一级记忆的保持和第一级记忆转入第二级记忆有关。

对海马突触传递过程的变化和学习记忆的关系研究表明,习惯化的发生是由于突触传递发生了变化,突触前末梢的递质释放量减少导致突触后电位减小,从而使反射反应逐渐减弱。敏感化的机制是突触传递效能的增强,突触前末梢的递质释放量增加。在高等动物中也观察到突触传递具有可塑性。有人在麻醉兔的过程中,观察海马齿状回颗粒细胞的电活动发现,如先以一串电脉冲刺激海马的传入纤维(前穿质纤维),再用单个电刺激来测试颗粒细胞的电活动变化,则兴奋性突触后电位和锋电位波幅增大,锋电位的潜伏期缩短。这种易化现象持续时间可长达 10 h 以上,并被称为长时程增强(long term potentiation)。不少人把长时程增强与学习和记忆联系起来,认为它可能是学习和记忆的神经基础。在训练大鼠进行旋转平台的空间分辨学习过程中,记忆能力强的大鼠,其海马长时程增强反应大,而记忆能力差的大鼠,其长时程增强反应小。

2. 从神经生化角度看学习和记忆的机制 从神经生化的角度来看,长时性记忆必然与脑内的物质代谢有关,尤其是与脑内蛋白质的合成有关。在金鱼建立条件反射的过程中,如用嘌呤霉素(puromycin)注入金鱼脑内以抑制脑内蛋白质的合成,则其不能完成条件反射的建立,学习和记忆能力发生明显障碍。人类的第二级记忆可能与这一类机制关系较大。逆行性遗忘症可能就是由于脑内蛋白质合成代谢受到了破坏,导致前一段时间的记忆丧失。

中枢递质与学习和记忆活动也有关。运动学习训练后注射拟胆碱药毒扁豆碱可加强记忆活动,而注射抗胆碱药东莨菪碱可使学习和记忆活动减退。用利血平使脑内儿茶酚胺耗竭,则破坏学习和记忆过程。动物在训练后,在脑室内注入 γ-氨基丁酸可加速学习。动物训练后将加压素注入海马齿状回可增强其记忆,而注入催产素则使记忆减退。一定量的脑啡肽可使动物学习过程遭受破坏,而纳洛酮可增强记忆。临床研究发现,老年人血液中垂体后叶激素含量减少,用加压素喷鼻可使记忆效率提高,用加压素治疗遗忘症亦收到满意效果。

3. 从神经解剖角度看学习和记忆的机制 从神经解剖的角度来看,长时性记忆可能与新的突触联系的建立有关。动物实验中观察到,生活在复杂环境中的大鼠,其大脑皮层的厚度大,而生活在简单环境中的大鼠,其大脑皮层的厚度小;说明学习和记忆活动多的大鼠,其大脑皮层发达,突触的联系多。人类的第三级记忆的机制可能属于这一类。

三、大脑皮层的电活动

大脑皮层神经细胞的生物电活动有两种形式:一种是在无特殊外来刺激的情况下,大脑皮层自身具有持续的、节律性的电位变化,称为自发脑电活动;另一种是在外加刺激引起的感觉传入冲动激发下,大脑皮层某一区域产生较为局限的电位变化,称为皮层诱发电位(evoked potential)。临床上使用脑电图机在头皮表面用双极或单极导联记录法,可记录出脑细胞群自发性电位变化的波形,称为脑电图(electroencephalogram,EEG)。把动物颅骨打开或给患者进行脑外科手术时,直接在皮层表面安放电板引导,所记录出的电位变化称为皮层电图。

(一)正常脑电图的波形

正常脑电图的波形不规则,一般依据频率和振幅的不同,分为四种基本波形(图13-27)。

1. α波 频率为 8～13 次/秒,波幅为 20～100 μV。人类 α 波在清醒安静、闭眼时出现。波幅常由小变大,再由大变小,接着又由小变大,如此反复,形成 α 波梭形。每一梭形持续 1～2 s。睁开眼睛或受其他刺激时,α 波立即消失转而出现 β 波,这一现象称为 α 波阻断(α-block)。如果被试者又安静闭眼,则 α 波又重现。

2. β波 频率为 14～30 次/秒,波幅为 5～20 μV。当受试者睁眼视物或接受其他刺激时即出现 β 波。一般认为,β 波是新皮层处在紧张活动状态下的主要脑电活动表现。

3. θ波 频率为 4～7 次/秒,波幅为 100～150 μV。在困倦时,一般即可见到。

4. δ波 频率为 0.5～3 次/秒,波幅为 20～200 μV。成人在清醒时,几乎见不到 δ 波,但在睡眠时可以出现,婴儿常可以见到 δ 波(表 13-4)。

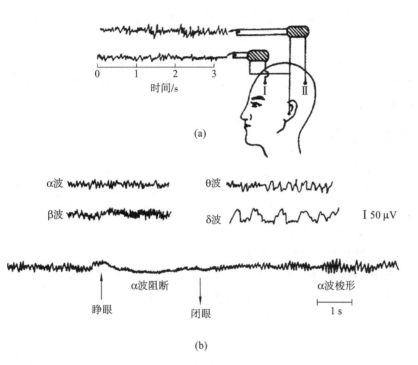

图 13-27 正常脑电图的描记和几种基本波形

(a):由额叶（Ⅰ）电极导出的脑电波振幅低,由枕叶（Ⅱ）电极导出的脑电波振幅高,频率较慢;

(b):正常脑电图的各种波形

表 13-4 脑电图的正常波形

波 形 名 称	频率/（次/秒）	波幅/（μV）	主 要 特 征
α 波	8～13	20～100	为慢波、呈梭形,清醒、安静、闭目时出现,枕叶显著
β 波	14～30	5～20	为快波,觉醒睁眼、活动时出现,额叶、顶叶较显著
δ 波	0.5～3	20～200	为慢波,睡眠出现
θ 波	4～7	100～150	为慢波,疲倦时出现

一般情况下,脑电波随大脑皮层不同的生理情况而变化,当许多大脑皮层神经元的电活动趋于一致时,就会出现低频率高振幅的波形,称为同步化。当大脑皮层神经元的电活动不一致时,就会出现高频率低振幅的波形,称为去同步化。一般认为,脑电波由高振幅的慢波转化为低振幅的快波,表示兴奋过程的增强;反之,由低振幅的快波转为高振幅的慢波时,则表示抑制过程的加深。

（二）脑电波的形成机制

关于脑电波的形成机制,有许多假说。较多的人认为,大脑皮层表面的电位变化,主要是由神经元的突触后电位形成的。当然,单个神经元的突触后电位不足以引起大脑皮层表面的电位变化,必须有大量神经元同时发生突触后电位时,才能同步起来,引起明显的电位改变。进一步研究发现,脑电波节律的形成有赖于大脑皮层下结构特别是丘脑的活动。正常情况下,由丘脑上传的非特异性投射的节律性兴奋,到达大脑皮层,可引起大脑皮层细胞自发脑电活动。如给丘脑非特异投射系统 8～12 次/秒的电刺激,从大脑皮层可引导出同样频率的脑电波变化,类似于 α 波。如果切断丘脑的联系,则这种脑电活动将大大减弱。当大脑皮层的传入冲动频率显著增加时,可引起去同步化,出现高频率低振幅的快波。反之,当大脑皮层的传入冲动减少时,就会引起同步化低频率高振幅的慢波。

脑电波对某些疾病,如癫痫、脑炎、颅内占位性病变等有重要的诊断价值。癫痫患者脑电图可出现棘波、尖波、棘慢综合波等异常波形,或在发作间歇期,亦有异常脑电活动出现,故有重要的诊断意义。

四、觉醒与睡眠

昼夜交替进行的觉醒与睡眠是人体正常生活中必不可少的两个生理过程。觉醒时机体能迅速适应环境变化,从事各种体力和脑力劳动。睡眠时机体的意识暂时丧失,失去对环境的精确适应能力,表现为感觉功能减退,骨骼肌反射和肌紧张减弱,并伴有一系列自主神经功能抑制的现象。

睡眠的主要功能是促进机体精神和体力的恢复。如有睡眠障碍,常导致中枢神经系统特别是大脑皮层活动的失常,出现幻觉,记忆力和工作能力下降等。每天所需要的睡眠时间依年龄、个体而有所不同。一般成人每天需睡眠 7～9 h,儿童需要的睡眠时间为10～12 h,新生儿需 18～20 h,老年人需 5～7 h。

(一) 觉醒状态的维持

人体的觉醒状态靠脑干网状结构上行激活系统的活动来维持。实验证明,用电流刺激中脑网状结构可以唤醒动物,动物脑电波呈现去同步化快波。进一步研究表明,觉醒状态包括脑电觉醒状态与行为觉醒状态两种。脑电觉醒状态指脑电图波形由睡眠时的同步化慢波变为觉醒时的去同步化快波,而行为上不一定呈觉醒状态。行为觉醒状态指动物出现觉醒时的各种行为表现。从中枢神经递质的研究结果看,脑电觉醒状态与行为觉醒状态的维持各有不同的机制。脑电觉醒状态与脑干网状结构上行激活系统(乙酰胆碱递质系统)及脑桥蓝斑核上部的去甲肾上腺素递质系统有关。而行为觉醒状态的维持,可能是中脑黑质多巴胺递质系统的功能。

(二) 睡眠的时相

通过对整个睡眠过程的观察,发现睡眠是由交替出现的两种时相组成,分别称为正相睡眠(orthodox sleep)和异相睡眠(paradoxical sleep)。

1. 正相睡眠 即一般熟知的睡眠状态,此时机体活动的特点已在前文述及。其脑电图为同步化慢波,期间出现短暂梭形睡眠波,故正相睡眠也称为慢波睡眠(slow wave sleep)。正相睡眠期间,垂体前叶生长激素的分泌明显增多,有利于促进生长和体力的恢复。

2. 异相睡眠 异相睡眠期间表现为各种感觉功能进一步减退,以致唤醒阈升高。骨骼肌运动及肌紧张进一步减弱,肌肉几乎完全松弛,睡眠更深。脑电图特征为去同步化快波,因此又称为快波睡眠(fast wave sleep)。此外,在异相睡眠期间还可能有间断的阵发性表现,如部分肢体抽动、血压升高、心率加快、呼吸快而不规则,特别是可出现眼球快速运动,所以又称为快速眼球运动睡眠(rapid eye movement sleep,REMS)。

在整个睡眠过程中,正相睡眠与异相睡眠交替出现。成人睡眠时,先进入正相睡眠,持续 80～120 min,然后转入异相睡眠,持续 20～30 min,又转入正相睡眠。在整个睡眠期间,如此反复转化 4～5 次,越接近睡眠后期,异相睡眠时间越延长。正常成人正相睡眠和异相睡眠均可能转为觉醒,但睡眠时总是先进入正相睡眠,而不是直接进入异相睡眠。在异相睡眠期间,如将其唤醒,80％左右的人会诉说自己正在做梦,所以做梦也是异相睡眠的特征之一。还有些实验表明,异相睡眠期间,脑内蛋白质合成加快。由此认为,异相睡眠与幼儿神经系统的成熟、增进记忆和促进精力恢复都有关系。但是,异相睡眠期间也会出现一些阵发性的表现。这可能与某些疾病在夜间突然发作有关。如心绞痛患者,常在异相睡眠期间先做梦,梦中情绪激动,伴有呼吸和心跳加快,血压升高,继而引起心绞痛发作而觉醒。其他如哮喘、阻塞性肺气肿的缺氧发作等也常在异相睡眠期间突然发生。

关于睡眠的产生,有各种学说,目前较多的人认为,睡眠是一个主动过程。在实验中观察到,用电流刺激脑干网状结构尾端,可引起动物睡眠,并出现同步化慢波的脑电图。因此认为,脑干尾端存在着一个睡眠中枢(sleep center)。由这一中枢发出的冲动向上传导可作用于大脑皮层与上行激活系统引起的觉醒作用相对抗。在它们的共同作用下,调节睡眠与觉醒的相互转化。

进一步的研究证明,睡眠的发生还与不同中枢递质系统的功能活动有关。如正相睡眠主要与脑干内 5-羟色胺递质系统有关,异相睡眠主要与脑干内 5-羟色胺和去甲肾上腺素递质系统有关。选择性破坏中缝核上部的 5-羟色胺递质系统,正相睡眠明显减少。选择性破坏蓝斑核下部的去甲肾上腺素递质系统,异相睡眠减少。

（景　红　刘少华　侯　玲）

第十四章 内 分 泌

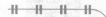

能 力 目 标

1. 掌握：下丘脑、垂体、甲状腺、肾上腺髓质、胰岛所分泌的激素功能。
2. 熟悉：垂体、甲状腺、肾上腺髓质、胰岛分泌激素异常会导致的疾病。
3. 了解：甲状旁腺、肾上腺皮质分泌激素的作用；激素的协同作用。

案例 14-1

患者，男，15 岁。幼年时生活在交通封闭的山区农村，身材矮小，声音沙哑，因智力发育一直滞后于同龄人，走路形态异于常人，家人送来入院就诊。查体：无阴毛、无腋毛、无胡须；生殖器短、小，仍为幼稚型；面部皮肤褶皱、黏液性水肿，鼻扁平；四肢骨骼短小且有畸形。临床诊断：呆小症。

具体任务：

用甲状腺激素的知识解释呆小症的发病机制，提出可能的治疗方法。

第一节 概 述

内分泌系统是由内分泌腺和内分泌细胞或组织组成的一个体内信息传递系统，它与神经系统的调节活动密切联系，相互配合，共同调节机体的各种功能活动，维持内环境相对稳定。

人体内主要的内分泌腺有下丘脑、垂体、甲状腺、甲状旁腺、肾上腺、胰岛、性腺、松果体和胸腺，散在于组织器官中的内分泌细胞比较广泛，如消化道黏膜、心、肾、肺、皮肤、胎盘等部位均存在各种各样的内分泌细胞。此外，在中枢神经系统内，特别是下丘脑存在兼有内分泌功能的神经细胞。由内分泌腺或散在内分泌细胞所分泌的高效能的生物活性物质，经组织液或血液传递而发挥其调节作用，此种化学物质称为激素（hormone），也称荷尔蒙。

所谓内分泌系统，是区别于外分泌系统的。大多数内分泌腺体细胞产生的激素从分泌细胞直接经血液或其他体液运输,无须额外的专用管道运输,且激素主要在体内发挥调节作用;而外分泌系统所分泌的物质需从腺体由专门的管道运输至某些特定场所如体表或者体腔才能发挥作用,常见的外分泌系统主要是消化道腺体、管道和体表分泌腺(如口腔唾液腺、胃腺、胰腺、十二指肠腺、大肠腺、泪腺、汗腺等),这些分泌物常运输至与体外连接的空腔、管道或者体表。需要注意的是某些多功能器官的腺体,如胰腺是外分泌腺,而胰岛是内分泌腺。

激素从分泌细胞经血液运输至远距离的靶细胞而发挥作用,这种方式称为远距分泌;某些激素可不经血液运输,仅由组织液扩散而作用于邻近细胞,这种方式称为旁分泌;如果内分泌细胞所分泌的激素在局部扩散而又返回作用于该内分泌细胞而发挥反馈作用,这种方式称为自分泌。另外,下丘脑有许多具有内分泌功能的神经细胞,这类细胞既能产生和传导神经冲动,又能合成和释放激素,故称神经内分泌细胞,它们产生的激素称为神经激素。神经激素可沿神经细胞轴突借轴浆流动运送至末梢而释放,这种方式称为神经分泌(如图14-1)。神经分泌是神经调节与体液调节结合,共同参与人体生命活动调节的典型例子。

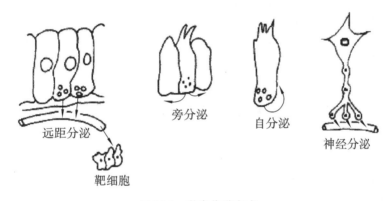

图 14-1 激素传递方式

一、激素的分类

激素的种类繁多,来源复杂,按其化学性质可分为两大类(表14-1)。

表 14-1 激素的分类

主要来源	激素名称
下丘脑	促甲状腺激素释放激素
	促性腺激素释放激素
	生长激素释放抑制激素(生长抑素)
	生长激素释放激素
	促肾上腺皮质激素释放激素
	促黑(素细胞)激素释放因子
	促黑(素细胞)激素释放抑制因子
	催乳素释放因子
	催乳素释放抑制因子
	升压素(抗利尿激素)
	催产素

续表

主要来源	激素名称
腺垂体	促肾上腺皮质激素
	促甲状腺素皮质激素
	卵泡刺激素
	黄体生长素（间接细胞刺激素）
	促黑（素细胞）激素
	生长素
	催乳素
甲状腺	甲状腺素（四碘甲腺原氨酸）
	三碘甲腺原氨酸
甲状腺 C 细胞	降钙素
甲状旁腺	甲状旁腺激素
胰岛	胰岛素
	胰高血糖素
	胰多肽
肾上腺皮质	糖皮质激素（如皮质醇）
	盐皮激素（如醛固酮）
肾上腺髓质	肾上腺素
	去甲肾上腺素
睾丸：间质细胞	睾酮
支持细胞	抑制素
卵巢、胎盘	雌二醇
	雌三醇
	孕酮
胎盘	绒毛膜促性腺激素
消化道、脑	胃泌素
	胆囊收缩素-促胰酶素
	促胰液素
心房	心房利尿钠肽
松果体	褪黑素
胸腺	胸腺激素

（一）含氮激素

1. 肽类和蛋白质激素 肽类和蛋白质激素主要有下丘脑调节肽、神经垂体激素、腺垂体激素、胰岛素、甲状旁腺激素、降钙素以及胃肠激素等。

2. 胺类激素 胺类激素包括肾上腺素、去甲肾上腺素和甲状腺激素。

（二）类固醇（甾体）类激素

类固醇激素是由肾上腺皮质和性腺分泌的激素，如皮质醇、醛固酮、雌激素、孕激素以及雄激素等。另外,胆固醇的衍生物1,25-二羟维生素 D_3 也被作为激素看待。

此外,前列腺素由花生四烯酸转化而成,广泛存在于许多组织之中,主要在组织局部释放,可对局部功能活动进行调节,因此可将前列腺素看作一类局部激素。

二、激素的作用机制

激素作为信息物质,与靶细胞上的受体结合后,引起信号转导过程并最终产生生物效应,这一调节过程至少包括三个环节:①激素与受体的互相识别与结合;②激素受体复合物的信号转导;③转导信号进一步引起生物效应。

随着分子生物学的发展,关于激素作用机制的研究获得了迅速发展,不断丰富与完善了关于激素作用机制的理论学说。激素按其化学性质分为两类:含氮激素和类固醇激素,这两类激素的作用机制不同,现分别叙述。

(一) 含氮激素的作用机制(第二信使学说)

第二信使学说是 Sutherland 学派于 1965 年提出来的,Sutherland 学派在研究糖原酵解第一步所需限速酶磷酸化酶的活性时,发现胰高血糖素与肾上腺素可使肝匀浆在 ATP、Mg^{2+} 与腺苷酸环化酶(adenylate cyclase,AC)的作用下产生一种新物质,这种物质具有激活磷酸化酶从而催化糖原酵解的作用。实验证明,它是环磷腺苷(cyclic AMP,cAMP),在 Mg^{2+} 和腺苷酸环化酶作用下,由 ATPA 转变而来。cAMP 在磷酸二酯酶(phosphodiesterase)的作用下,降解为 5'AMP。随后,进一步发现 cAMP 之所以能激活磷酸化酶,是由于 cAMP 激活了另一种酶,即依赖 cAMP 的蛋白激酶(cAMP-dependent protein kinase,cAMP-PK,PKA)(图 14-2)。

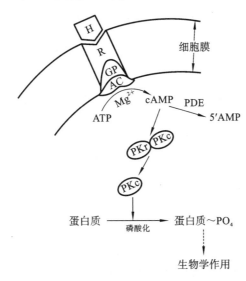

图 14-2　含氮激素作用机制示意图

H:激素;R:受体;GP:G 蛋白;AC:腺苷酸环化酶;PDE:磷酸二酯酶;

PKr:蛋白激酶调节亚单位;PKc:蛋白激酶催化亚单位

第二信使学说的主要内容包括:①激素是第一信使,它可与靶细胞膜上具有立体构型的专一性受体结合;②激素与受体结合后,激活膜上的腺苷酸环化酶系统;③腺苷酸环化酶促使 ATP 转变为 cAMP,cAMP 是第二信使,信息由第一信使传递给第二信使;④cAMP 能使无活性的蛋白激酶(PKA)激活。PKA 具有两个亚单位,即调节亚单位与催化亚单位。cAMP 与 PKA 的调节亚单位结合,导致调节亚单位与催化亚单位脱离而使

PKA激活,催化细胞内多种蛋白质发生磷酸化反应,从而引起靶细胞各种生理生化反应。

以cAMP为第二信使学说的提出,推动了激素作用机制研究工作的迅速深入发展。近年来的研究资料表明,cAMP并不是唯一的第二信使,可能作为第二信使的化学物质还有cGMP、三磷酸肌醇、二酰甘油、Ca^{2+}等。另外,关于细胞表现受体调节、腺苷酸环化酶活化机制、蛋白激酶C的作用等方面的研究都取得了很大进展。

1. 激素与受体有相互作用 激素的细胞膜受体多为糖蛋白,其结构一般分为三部分:细胞膜外区段、质膜部分和细胞膜内区段。细胞膜外区段含有许多糖基,是识别激素并与之结合的部位。激素分子和靶细胞受体均由许多不对称的功能基团构成极为复杂而又可变的立体构型。激素和受体可以相互诱导而改变本身的构型以适应对方的构型,这就为激素与受体发生专一性结合提供了物质基础。

激素与受体的结合力称为亲和力(affinity)。一般来说,由于相互结合是激素作用的第一步,所以亲和力与激素的生物学作用往往一致,但激素的类似物可与受体结合而不表现出激素的作用,相反却阻断激素与受体相结合。实验证明,亲和力可以随生理条件的变化而发生改变,如动物性周期的不同阶段,卵巢颗粒细胞上的卵泡刺激素(FSH)受体的亲和力是不相同的。某一激素与受体结合时,其邻近受体的亲和力也可出现增高或降低的现象。

受体除表现出亲和力改变外,其数量也可发生变化。有人对淋巴细胞膜上胰岛素受体进行观察发现,如长期使用大剂量的胰岛素,将出现胰岛素受体数量减少,其亲和力也降低;当降低胰岛素的量后,受体的数量和亲和力可恢复正常。许多种激素(如促甲状腺激素、绒毛膜促性腺激素、黄体生成素、卵泡刺激素等)都会出现上述情况。这种激素使其特异性受体数量减少的现象,称为减衰调节或简称为下调。下调发生的机制可能与激素-受体复合物内移入胞有关。相反,有些激素(多在剂量较小时)也可使其特异性受体数量增多,称为上增调节或简称为上调,如催乳素、卵泡刺激素、血管紧张素等都可以出现上调现象。受体的下调或上调现象说明,受体的合成与降解处于动态平衡之中,其数量是这一平衡的结果,调节程度与激素体内含量相适应,以调节靶细胞对激素的敏感性与反应强度。

2. G蛋白在信息传递中的作用 激素受体与腺苷酸环化酶是细胞膜上两类分开的蛋白质。激素受体结合的部分在细胞膜的外表面,而腺苷酸环化酶在细胞膜的胞质面,在两者之间存在一种起偶联作用的调节蛋白——鸟苷酸结合蛋白,简称G蛋白。G蛋白由α、β和γ三个亚单位组成,α亚单位上有鸟苷酸结合位点。当G蛋白上结合的鸟苷酸为GTP时则激活而发挥作用,但当G蛋白上的GTP水解为GDPA时则失去活性。当激素与受体结合时,活化的受体便与G蛋白的α亚单位结合,并促使其与β、γ亚单位脱离,对腺苷酸环化酶起激活或抑制作用。G蛋白可分为兴奋型G蛋白(Gs)和抑制型G蛋白(Gi)。Gs的作用是激活腺苷酸环化酶,从而使cAMP生成增多;Gi的作用则是抑制腺苷酸环化酶的活性,使cAMP生成减少。有人提出,细胞膜的激素受体也可分为兴奋型(Rs)与抑制型(Ri)两种,它们分别与兴奋性激素(Hs)或抑制性激素(Hi)发生结合,随后分别启动Gs或Gi,再通过激活或抑制腺苷酸环化酶使cAMP增加或减少而发挥作用。

3. 三磷酸肌醇和二酰甘油为第二信使的信息传递系统 许多含氮激素是以cAMP为第二信使调节细胞功能活动的,但有些含氮激素的作用信息并不以cAMP为媒介进行传递,如胰岛素、催产素、催乳素、某些下丘脑调节肽和生长因子等。实验证明,这些激素作用于膜受体后,往往引起细胞膜磷脂酰肌醇转变成为三磷酸肌醇(IP_3)和二酰甘油

（DAG），并导致胞质中 Ca^{2+} 浓度增高。有人提出 IP_3 和 DAG 可能是第二信使的学说引起人们的重视，并且得到越来越多的实验证实。在激素的作用下，通过 G 蛋白的介导，激活细胞膜内的磷脂酶 C（PLC），使由磷脂酰肌醇（PI）二次磷酸化生成的磷脂酰二磷肌醇（PIP_2）分解，生成 IP_3 和 DAG。DAG 生成后仍留在细胞膜中，IP_3 则进入胞质。在未受到激素作用时，细胞膜几乎不存在游离的 DAG，细胞内 IP_3 的含量也极微，只有在细胞受到相应激素作用时，才加速 PIP_2 的降解，大量产生 IP_3 和 DAG。IP_3 的作用是促使细胞内 Ca^{2+} 储存库释放 Ca^{2+} 进入胞质。细胞内 Ca^{2+} 主要储存在线粒体与内质网中。实验证明，IP_3 引起 Ca^{2+} 的释放是来自内质网而不是线粒体，因为在内质网膜上有 IP_3 受体，IP_3 与其特异性受体结合后，激活 Ca^{2+} 通道，使 Ca^{2+} 从内质网中进入胞质。IP_3 诱发 Ca^{2+} 动员的最初反应是引起短暂的内质网释放 Ca^{2+}，随后是由 Ca^{2+} 释放诱发作用较长的细胞外 Ca^{2+} 内流，导致胞质中 Ca^{2+} 浓度增加。Ca^{2+} 与细胞内的钙调蛋白（CaM）结合后，可激活蛋白酶，促进蛋白质磷酸化，从而调节细胞的功能活动。

DAG 的作用主要是它能特异性激活蛋白激酶 C（PKC），PKC 的激活依赖于 Ca^{2+} 的存在。激活的 PKC 与蛋白激酶 A（PKA）一样可使多种蛋白质或酶发生磷酸化反应，进而调节细胞的生物效应。另外，DAG 的降解产物花生四烯酸是合成前列腺素的原料，花生四烯酸与前列腺素的过氧化物又参与鸟苷酸环化酶的激活，促进 cGMP 的生成。cGMP 作为另一种可能的第二信使，通过激活蛋白激酶 G（PKG）而改变细胞的功能。

（二）类固醇激素作用机制（基因表达学说）

因类固醇激素的分子小（相对分子质量仅为 300 左右），呈脂溶性，因此可透过细胞膜进入细胞。在进入细胞之后，经过两个步骤影响基因表面而发挥作用，故把此种作用机制称为二步作用原理，或称为基因表达学说。

第一步是激素与胞质受体结合，形成激素-胞质受体复合物。在靶细胞胞质中存在类固醇激素受体，它们是蛋白质，与相应激素结合的特点是专一性强、亲和性大。如子宫组织胞质的雌二醇受体能与 17β-雌二醇结合，而不能与 17α-雌二醇结合。激素与受体的亲和性大小与激素的作用强度是平行的。而且胞质受体的含量也随靶器官的功能状态的变化而发生改变。当激素进入细胞内与胞质受体结合后，受体蛋白发生构型变化，从而使激素-胞质受体复合物获得进入核内的能力，由胞质转移至核内。第二步是激素与核内受体相互结合，形成激素-核受体复合物，从而激发 DNA 的转录过程，生成新的 mRNA，诱导蛋白质合成，引起相应的生物效应（图 14-3）。

近年来由于基因工程技术的发展与应用，不少类固醇激素的核内受体的结构已经清楚。它们是特异地对转录起调节作用的蛋白质，其活性受类固醇激素的控制。核受体主要有三个功能结构域：激素结合结构域、DNA 结合结构域和转录增强结构域。一旦激素与受体结合，受体的分子构象发生改变，暴露出隐蔽于分子内部的 DNA 结合结构域及转录增强结构域，使受体 DNA 结合，从而产生增强转录的效应。在 DNA 结合结构域还有一个特异序列的氨基酸片段，它起着介导激素受体复合物与染色质中特定的部位相结合，发挥核定位信号的作用。

甲状腺激素虽属含氮激素，但其作用机制却与类固醇激素相似，它可进入细胞内，但可不经过与胞质受体结合进入核内，与核受体结合调节基因表达。

应该指出，含氮激素可作用于转录与翻译阶段而影响蛋白质的合成；反过来，类固醇激素也可以作用于细胞膜。

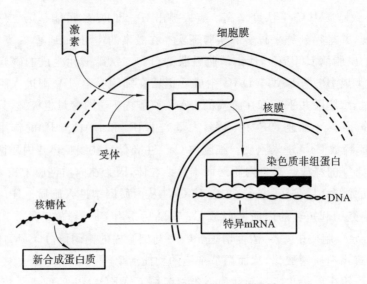

图 14-3　类固醇激素作用机制示意图

三、激素作用的一般特征

激素虽然种类很多,作用复杂,但它们在对靶细胞、靶组织或靶器官发挥调节作用的过程中,具有某些共同的特点。

(一) 激素的信息传递作用

内分泌系统与神经系统一样,是机体的生物信息传递系统,但两者的信息传递形式有所不同。神经信息在神经纤维上传输时,以电信号为信息的携带者,在突触或神经-效应器接头处,电信号要转变为化学信号,而内分泌系统的信息只是化学的形式,即依靠激素在细胞与细胞之间进入信息传递。不论是哪种激素,它只能对靶细胞的生理生化过程起到加强或减弱的作用,从而调节其功能活动。如生长激素促进生长发育,甲状腺激素增强代谢过程,胰岛素降低血糖等。在这些作用中,激素既不能添加成分,也不能提供能量,仅仅起着"信使"的作用,将生物信息传递给靶细胞,发挥增强或减弱靶细胞内原有的生理、生化反应的作用。

(二) 激素作用的相对特异性

激素释放进入血液被运送到全身各个部位,虽然它们与各处的组织、细胞有广泛接触,但有些激素只作用于某些器官、组织和细胞,这称为激素作用的特异性。被激素选择作用的器官、组织和细胞,分别称为靶器官、靶组织和靶细胞。有些激素专一性地选择作用于某一内分泌腺,称为激素的靶腺。激素作用的特异性与靶细胞上存在的能与该激素发生特异性结合的受体有关。肽类和蛋白质激素的受体存在于靶细胞膜上,而类固醇激素与甲状腺激素的受体则位于细胞质或细胞核内。激素与受体相互识别并发生特异性结合,经过细胞内复杂的反应,从而激发出一定的生理效应。有些激素作用的特异性很强,只作用于某一靶腺,如促甲状腺激素只作用于甲状腺,促肾上腺皮质激素只作用于肾上腺皮质,而垂体促性腺激素只作用于性腺等。有些激素没有特定的靶腺,其作用比较广泛,如生长激素、甲状腺激素等,它们几乎对全身的组织细胞的代谢过程都发挥调节作用,但是,这些激素也是与细胞的相应受体结合而起作用的。

（三）激素的高效能生物放大作用

激素在血液中的浓度都很低，一般在纳摩尔（nmol/L），甚至在皮摩尔（pmol/L）数量级。虽然激素的含量甚微，但其作用显著。如1分子的促甲状腺激素释放激素可使腺垂体释放10万分子的促甲状腺激素。1分子的胰高血糖素使1分子的腺苷酸环化酶激活后，通过cAMP-蛋白激酶途径，可激活10000分子的磷酸化酶。0.1 μg 的促肾上腺皮质激素释放激素，可引起腺垂体释放1 μg 促肾上腺皮质激素，后者能引起肾上腺皮质分泌40 μg 糖皮质激素，此作用被放大了400倍，可增加约6000 μg 糖原储存。激素与受体结合后，在细胞内发生一系列酶促放大作用，逐级增大效果，形成一个效能极高的生物放大系统。因而血中的激素浓度虽低，但其作用却非常强烈，人体体液中激素浓度维持相对稳定，对激素发挥正常的调节作用极为重要。

（四）激素间的相互作用

当多种激素共同参与某一生理活动的调节时，激素与激素之间往往存在着协同作用或拮抗作用，这对维持其功能活动的相对稳定起着重要作用。如生长激素、肾上腺素、糖皮质激素及胰高血糖素，虽然使用的环节不同，但均能提高血糖浓度，在升糖效应上有协同作用；相反，胰岛素则降低血糖，与上述激素的升糖效应有拮抗作用。甲状旁腺激素与1,25-二羟维生素 D_3 对血钙的调节是相辅相成的，而降钙素则有拮抗作用。激素之间的协同作用与拮抗作用的机制比较复杂，可以发生在受体水平，也可以发生在受体后信息传递过程，或者是细胞内酶促反应的某一环节。如甲状腺激素可使许多组织（如心、脑等）β-肾上腺素能受体增加，提高对儿茶酚胺的敏感性，增强其效应。孕酮与醛固酮在受体水平存在着拮抗作用，虽然孕酮与醛固酮受体的亲和性较小，但当孕酮浓度升高时，则可与醛固酮竞争同一受体，从而减弱醛固酮调节水盐代谢的作用。前列环素（PGI_2）可使血小板内cAMP增多，从而抑制血小板聚集；相反，血栓素 A_2（TXA_2）却能使血小板内cAMP减少，促进血小板的聚集。

另外，有的激素本身并不能直接对某些器官、组织或细胞产生生理效应，然而当它存在时，可使另一种激素的作用明显增强，即对另一种激素的调节起支持作用，这种现象称为允许作用（permissive action）。糖皮质激素的允许作用是最明显的，它对心肌和血管平滑肌并无收缩作用，但是，必须有糖皮质激素存在，儿茶酚胺才能很好地发挥对心血管的调节作用。允许作用的机制是由于糖皮质激素抑制儿茶酚-O-甲基转移酶，使儿茶酚胺降解速率减慢，增强儿茶酚胺作用，糖皮质激素也可以调节受体介导的细胞内信号传导过程，如影响腺苷酸环化酶的活性以及cAMP的生成等。

【护考提示】

激素的传递方式；激素之间的相互作用形式。

第二节　下丘脑与垂体

一、下丘脑的内分泌功能

下丘脑又称丘脑下部，位于大脑腹面、丘脑的下方，构成第三脑室的下壁，向下延伸与垂体柄相连。下丘脑面积虽小，但能调节内脏活动和内分泌活动，是人体生理活动内分泌调节和神经调节的中心。

下丘脑的一些神经元既能分泌激素(神经激素),具有内分泌细胞的作用,又保持典型神经细胞的功能。它们可将大脑或中枢神经系统其他部位传来的神经信息,转变为激素的信息,起着换能神经元的作用,以下丘脑为枢纽,把神经调节与体液调节紧密联系起来。下丘脑与垂体一起组成下丘脑-垂体功能单位(图 14-4)。

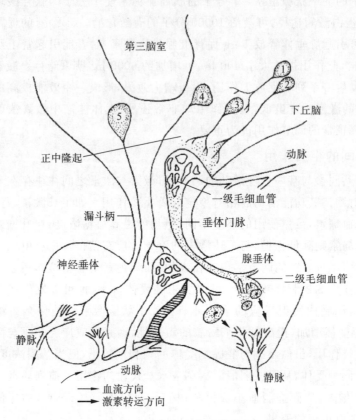

图 14-4　下丘脑-垂体功能单位示意图

1 为单胺能神经元,2、3、4、5 为下丘脑各类肽能神经元

下丘脑促垂体区肽能神经元分泌的肽类激素,主要作用是调节腺垂体的活动,因此称为下丘脑调节肽(hypothalamus regulatory peptide,HRP)。1968 年 Guillemin 实验室从 30 万只羊的下丘脑中成功分离出几毫克的促甲状腺激素释放激素(TRH),并在一年后确定其化学结构为三肽。在这一成果鼓舞下,Schally 实验室致力于促性腺激素释放激素(GnRH)的提取工作。1971 年他们从 16 万头猪的下丘脑中提纯出 GnRH,又经过 6 年的研究,阐明其化学结构为十肽。此后,生长激素释放抑制激素(GHRIH)、促肾上腺皮质激素释放激素(CRH)与生长激素释放激素(GHRH)相继分离成功,并确定了其化学结构,此外,还有四种对腺垂体催乳素和促黑激素的分泌起促进或抑制作用的激素。下丘脑调节肽除调节腺垂体功能外,它们几乎都具有垂体外作用,而且它们也不仅仅在下丘脑"促垂体区"产生,还可以在中枢神经系统其他部位及许多组织中找到它们的踪迹。

(一) 促甲状腺激素释放激素

促甲状腺激素释放激素(TRH)是三肽,主要作用于腺垂体促进促甲状腺激素(TSH)释放,血中 T_4 和 T_3 随 TSH 浓度上升而增加。腺垂体的促甲状腺激素细胞的膜上的 TRH 受体,与 TRH 结合后,通过 Ca^{2+} 介导引起 TSH 释放,因此 IP3-DG 系统可能是 TRH 发挥作用的重要途径。TRH 除了刺激腺垂体释放 TSH 外,也促进催乳素的释放。

下丘脑存在大量的 TRH 神经元,它们主要分布于下丘脑中间基底部。TRH 神经元合成的 TRH 通过轴浆运输至轴突末梢储存。延伸到正中隆起一级毛细血管周围的轴突末梢,在适当刺激作用下,释放 TRH 并进入垂体门脉系统运送到腺垂体,促进 TRH 释放(图 14-4)。另外,在第三脑室周围尤其是底部排列有形如杯状的脑室膜细胞,其形态特点与典型的脑室膜细胞有所不同,其胞体细长,一端面向脑室腔,其边界上无纤毛而有突起,另一端则延伸至正中隆起的毛细血管周围。在这些细胞内含有大量的 TRH 与 GnRH 等肽类激素。下丘脑特别是室周核释放的 TRH 或 GnRH 进入第三脑室的脑脊液中,可被脑室膜细胞摄入,再转导至正中隆起附近释放,然后进入垂体门脉系统。

除了下丘脑有较多的 TRH 外,在下丘脑以外的中枢神经部位,如大脑和脊髓,也发现有 TRH 存在,其作用可能与神经信息传递有关。

(二) 促性腺激素释放激素

促性腺激素释放激素(GnRH)是十肽,能促进性腺垂体合成与释放促性腺激素。下丘脑释放 GnRH 呈脉冲式,因而造成血中黄体生成素(LH)与卵泡刺激素(FSH)浓度也呈现脉冲式波动,发挥其激素调节作用。腺垂体的促性腺激素细胞的膜上有 GnRH 受体,GnRH 与其受体结合后,经磷脂酰肌醇信息传递系统使细胞内 Ca^{2+} 浓度增加而发挥作用。

在人的下丘脑,GnRH 主要集中在弓状核、内侧视前区与室旁核。除下丘脑外,在脑的其他区域如间脑、边缘叶,以及松果体、卵巢、睾丸、胎盘等组织中,也存在着 GnRH。GnRH 对性腺的直接作用是抑制性的,特别是药理剂量的 GnRH,其抑制作用更为明显,对卵巢可抑制卵泡发育和排卵,使雌激素与孕激素生成减少;对睾丸则抑制精子的生成,使睾酮的分泌减低。

(三) 生长抑素与生长激素释放激素

1. 生长抑素(生长激素释放抑制激素,SST)　生长抑素是由 116 个氨基酸的大分子肽裂解而来的十四肽,是作用比较广泛的一种神经激素,它的主要作用是抑制垂体生长激素(GH)的基础分泌,也抑制腺垂体对多种刺激所引起的 GH 分泌反应,包括运动、进餐、应激、低血糖等。另外,生长抑素还可抑制 LH、FSH、TSH、PRL 及 ACTH 的分泌。生长抑素与腺垂体生长激素细胞的膜受体结合后,通过减少细胞内 cAMP 和 Ca^{2+} 而发挥作用。

除下丘脑外,其他部位如大脑皮层、纹状体、杏仁核、海马,以及脊髓、交感神经、胃肠、胰岛、肾、甲状腺与甲状旁腺等组织广泛存在生长抑素。生长抑素的垂体外作用比较复杂,它在神经系统可能起递质或调质的作用,对胃肠运动与消化道激素的分泌均有一定的抑制作用。它还抑制胰岛素、胰高血糖素、肾素、甲状旁腺激素以及降钙素的分泌。

2. 生长激素释放激素(GHRH)　生长激素释放激素在下丘脑中的含量极少。产生 GHRH 的神经元主要分布在下丘脑弓状核及腹内侧核,它们的轴突投射到正中隆起,终止于垂体门脉一级毛细血管旁。GHRH 呈脉冲式释放,从而导致腺垂体的 GH 分泌也呈现脉冲式。一般认为,GHRH 是 GH 分泌的经常性调节者,而 SST 则是在应激刺激 GH 分泌过多时,才显著地发挥对 GH 分泌的抑制作用。GHRH 与 SST 相互配合,共同调节腺垂体 GH 的分泌。

在腺垂体生长激素细胞的膜上有 GHRH 受体,GHRH 与其受体结合后,通过增加细胞内 cAMP 与 Ca^{2+},促进 GH 释放。

(四) 促肾上腺皮质激素释放激素

促肾上腺皮质激素释放激素(CRH)为四十一肽,其主要作用是促进腺垂体合成与释放促肾上腺皮质激素(ACTH)。腺垂体中存在大分子的阿黑皮素原(POMC),在 CRHA 作用下经酶分解成 ACTH、溶脂激素(β-LPH)和少量的 β-内啡肽。

分泌 CRH 的神经元主要分布在下丘脑室旁核,其轴突多投射到正中隆起。在下丘脑以外部位,如杏仁核、海马、中脑,以及松果体、胃肠、胰腺、肾上腺、胎盘等处组织中,均发现有 CRH 存在。下丘脑 CRH 呈脉冲式释放,并呈现昼夜周期节律,其释放量在 6—8 点达高峰,在 0 点最低。这与 ACTH 及皮质醇的分泌节律同步。机体遇到的应激刺激,如低血糖、失血、剧痛以及精神紧张等,作用于神经系统不同部位,最后将信息汇集于下丘脑 CRH 神经元,然后通过 CRH 引起垂体-肾上腺皮质系统反应。CRH 与腺垂体促肾上腺皮质激素细胞膜上的 CRH 受体结合,通过增加细胞内 cAMP 与 Ca^{2+},促进 ACTH 的释放。

(五) 催乳素释放抑制因子与催乳素释放因子

下丘脑对腺垂体催乳素(PRL)的分泌有抑制和促进两种作用,但平时以抑制作用为主。

(六) 促黑(素细胞)激素释放因子与抑制因子

促黑素细胞激素释放因子与抑制因子(MRF 与 MIF)是催产素裂解出来的两种小分子肽。MRF 促进 MSH 的释放,而 MIF 抑制 MSH 的释放。

下丘脑神经元与来自其他部位的神经纤维有广泛的突触联系,其神经递质比较复杂,可分为两大类:一类递质是肽类物质,如脑啡肽、β-内啡肽、神经降压素、P 物质、血管活性肠肽及胆囊收缩素等;另一类递质是单胺类物质,主要有多巴胺(DA)、去甲肾上腺素(NE)与 5-羟色胺(5-HT)。

组织化学研究表明,三种单胺类递质的浓度,以下丘脑"促垂体区"正中隆起附近最高。单胺能神经元可直接与释放下丘脑调节肽的肽能神经元发生突触联系,也可以通过多突触发生联系。单胺能神经元通过释放单胺类递质,调节肽能神经元的活动。下丘脑神经元的活动不断受中枢神经系统其他部位的影响。

阿片肽对下丘脑调节肽的释放有明显的影响。如给人注射脑啡肽或 β-内啡肽可抑制 CRH 的释放,从而使 ACTH 分泌减少,而纳洛酮则有促进 CRH 释放的作用;注射脑啡肽或 β-内啡肽可刺激下丘脑释放 TRH 和 GHRH,使腺垂体分泌 TSH 与 GH 增加,而对下丘脑的 GnRH 释放则有明显的抑制作用。

二、下丘脑与垂体的功能关系

垂体按其胚胎发育和功能、形态的不同,分为腺垂体和神经垂体两部分。腺垂体来自胚胎的外胚层上皮,是由六种腺细胞组成的上皮细胞,属于内分泌系统的一部分,其分泌的多种激素可以发挥重要的体液调节及神经调节作用。神经垂体来自间脑底部的漏斗,主要由下丘脑-垂体束的无髓神经纤维和神经胶质细胞分化而成的神经垂体细胞组成。垂体借漏斗与下丘脑相连,由于在形成与功能上下丘脑与垂体的联系非常密切,可将它们看作一个功能单位。

下丘脑与神经垂体和腺垂体的联系非常密切,如视上核和室旁核的神经元轴突延伸终止于神经垂体,形成下丘脑-垂体束,在下丘脑与腺垂体之间通过垂体门脉系统发生功能联系。

凡是能分泌神经肽或肽类激素的神经分泌细胞称为肽能神经元。下丘脑的肽能神经元主要分布于视上核、室旁核与"促垂体区"核团。"促垂体区"核团位于下丘脑的内侧基底部,主要包括正中隆起、弓状核、腹内侧核、视交叉上核以及室周核等,多属于小细胞肽能神经元,其轴突投射到正中隆起,轴突末梢与垂体门脉系统的第一级毛细血管网接触,可将下丘脑调节肽释放进入门脉系统,从而调节垂体的分泌活动。

三、腺垂体

腺垂体是人体内最重要的内分泌腺。它由不同的腺细胞分泌七种激素:由生长激素细胞分泌生长激素(GH);由促甲状腺激素细胞分泌促甲状腺激素(TSH);由促肾上腺皮质激素细胞分泌促肾上腺皮质激素(ACTH)与促黑(素细胞)激素(MSH);由促性腺激素细胞分泌卵泡刺激素(FSH)与黄体生成素(LH);由催乳素细胞分泌催乳素(PRL)。本节主要介绍生长激素和催乳素。

在腺垂体分泌的激素中,TSH、ACTH、FSH 与 LH 均有各自的靶腺,分别形成:①下丘脑-垂体-甲状腺轴;②下丘脑-垂体-肾上腺皮质轴;③下丘脑-垂体-性腺轴。腺垂体的这些激素是通过调节靶腺的活动而发挥作用的,而 GH、PRL 与 MSH 则不通过靶腺,分别直接调节个体生长、乳腺发育与泌乳、黑素细胞活动等。所以,腺垂体激素的作用极为广泛而复杂。

(一) 生长激素

生长激素(growth hormone,GH)化学结构与催乳素近似,故生长激素有弱催乳素作用,而催乳素有弱生长激素作用。不同种类动物的生长激素,其化学结构与免疫性质等有较大差别,除猴的生长激素外,其他动物的生长激素对人无效。

1. 生长激素的作用　GH 的生理作用是促进物质代谢与生长发育,对机体各个器官与各种组织均有影响,尤其是对骨骼、肌肉及内脏器官的作用更为显著。

(1)促进生长作用:机体生长受多种激素的影响,而 GH 是起关键作用的调节因素。人幼年时期 GH 缺乏,将出现生长停滞,身材矮小,称为侏儒症;如幼年时 GH 分泌过多则患巨人症。人成年后 GH 分泌过多,由于长骨骨骺已经钙化,长骨不再生长,只能使软骨成分较多的手脚肢端短骨、面骨及其软组织生长异常,以致出现手足粗大、鼻大唇厚、下颌突出等症状,称为肢端肥大症。正常成年男子在空腹安静状态下,血浆中 GH 浓度不超过 5 μg/L,成年女子不超过 10 μg/L。而巨人症与肢端肥大症患者血中 GH 浓度可明显增高。

GH 的促生长作用是由于它能促进骨、软骨、肌肉以及其他组织细胞分裂增殖,蛋白质合成增加,GH 主要诱导肝产生一种具有促生长作用的肽类物质,称为生长介素(SM),因其化学结构与胰岛素近似,所以又称为胰岛素样生长因子(IGF)。生长介素主要的作用是促进软骨生长,它除了可促进硫酸盐进入骨髓组织外,还促进氨基酸进入软骨细胞,增强 DNA、RNA 和蛋白质的合成,促进软骨组织增殖与骨化,使长骨加长。血液中的生长介素,绝大部分与生长介素结合蛋白结合,被运送到全身各处,除肝外,肌肉、肾、心与肺等组织也能产生生长介素,可能以旁分泌的方式,在局部起作用。

(2)促进代谢作用:GH可通过生长介素促进氨基酸进入细胞,加速蛋白质合成,包括软骨、骨、肌肉、肝、肾、心、肺、肠、脑及皮肤等组织的蛋白质合成增强;GH促进脂肪分解,增强脂肪酸氧化,抑制外周组织摄取与利用葡萄糖,减少葡萄糖的消耗,提高血糖水平。

血液中的生长介素可对GH分泌有负反馈调节作用,能刺激下丘脑释放GHIH,从而抑制GH的分泌,并可通过下丘脑和垂体两个水平对GH分泌进行负反馈调节。

2. 影响生长激素分泌的因素

(1)睡眠的影响:人在觉醒状态下,GH分泌较少,进入慢波睡眠后,GH分泌明显增加,在60 min左右,血中GH浓度达到高峰。转入快波睡眠后,GH分泌又减少。在慢波睡眠时GH分泌增多对促进生长和恢复体力是有利的。50岁以后,GH这种分泌峰消失。

(2)代谢因素的影响:血中糖、氨基酸与脂肪酸均能影响GH的分泌,其中以低血糖对GH分泌的刺激作用最强。当静脉注射胰岛素使血糖降至500 mg/L以下时,经30~60 min,血中GH浓度增加2~10倍。相反,血糖升高可使GH浓度降低。有人认为,在血糖降低时,下丘脑GHRH神经元兴奋性提高,释放GHRH增多,GH分泌增加,可减少外周组织对葡萄糖的利用,而脑组织对葡萄糖的利用可基本不受影响。血中氨基酸与脂肪酸增多可引起GH分泌增加,有利于机体对这些物质的代谢与利用。

此外,运动、应激刺激、甲状腺激素、雌激素与睾酮都能促进GH分泌。在青春期,血中雌激素或睾酮浓度增高,可明显地增加GH分泌,促进青年人快速生长发育。

(二)催乳素

催乳素(PRL)是含199个氨基酸并有三个硫键的多肽,相对分子质量为22000。在血中还存在着较大分子的PRL,成人血浆中的PRL浓度小于20 μg/L。催乳素的作用主要有以下几个方面。

1. 对乳腺的作用 PRL引起并维持泌乳,故名催乳素。在女性青春期乳腺的发育中,雌激素、孕激素、生长激素、皮质醇、胰岛素、甲状腺激素及PRL起着重要的作用。到妊娠期,PRL、雌激素与孕激素分泌增多,使乳腺组织进一步发育,具备泌乳能力却不泌乳,原因是此时血中雌激素与孕激素浓度过高,抑制PRL的泌乳作用。分娩后,血中的雌激素和孕激素浓度大大降低,PRL才能发挥引起和维持泌乳的作用。在妊娠期PRL的分泌显著增加,可能与雌激素刺激垂体催乳素细胞的分泌活动有关。女性授乳时,婴儿吸吮乳头能反射性引起PRL大量分泌。

2. 对性腺的作用 在哺乳类动物,PRL对卵巢的黄体功能有一定的作用,促进黄体形成并维持分泌孕激素,但大剂量的PRL又能使黄体溶解。PRL对人类的卵巢功能也有一定的影响,随着卵泡的发育成熟,卵泡内的PRL含量逐渐增加,在颗粒细胞上出现PRL受体,它是在FSH的刺激下形成的。PRL与其受体结合,可刺激LH受体生成,LH与其受体结合后,促进排卵、黄体生成及孕激素与雌激素的分泌。少量的PRL对卵巢激素与孕激素的合成起允许作用,而大量的PRL则有抑制作用。临床上患闭经溢乳综合征的女性,表现特征为闭经、溢乳与不孕,患者一般都存在无排卵与雌激素水平低落,而血中PRL浓度却异常增高。

男性在睾酮存在的条件下,PRL促进前列腺及精囊腺的生长,还可以增强LH对间质细胞的应用,使睾酮的合成增加。

3. 其他作用　PRL 有时可参与应激反应,在应激状态下,血中 PRL 浓度升高,而且往往与 ACTH 和 GH 浓度的增高一同出现,刺激停止数小时后才逐渐恢复到正常水平。PRL、ACTH 及 GH 为应激反应中腺垂体分泌的三大激素。

腺垂体 PRL 的分泌受下丘脑 PRF 与 PIF 的双重控制,前者促进 PRL 分泌,而后者则抑制其分泌。多巴胺通过下丘脑或直接对腺垂体 PRL 分泌有抑制作用。下丘脑的 TRH 能促进 PRL 的分泌。吸吮乳头的刺激引起传入神经冲动,经脊髓上传至下丘脑,使 PRF 神经元发生兴奋,PRF 释放增多,促使腺垂体分泌 PRL 增加,这是一个典型的神经内分泌反射。

四、神经垂体

神经垂体不含腺体细胞,不能合成激素。所谓的神经垂体激素是指在下丘脑视上核、室旁核产生而储存于神经垂体的血管升压素(抗利尿激素,VP 或 ADH)与催产素(OXT),在适宜的刺激作用下,这两种激素由神经垂体释放进入血液循环。

血管升压素(以下简称升压素)与催产素在下丘脑的视上核与室旁核均可产生,但前者主要在视上核产生,而后者主要在室旁核产生。它们的化学结构都是九肽,催产素与升压素只是第 3 位与第 8 位的氨基酸残基有所不同,这两种激素已能人工合成。

升压素与催产素是在视上核和室旁核神经元的核糖体上先形成激素前身物质(激素原),再裂解成神经垂体激素,并与同时合成的神经垂体激素运载蛋白形成复合物,包于囊泡中,呈小颗粒状。在轴突内,囊泡以每天 2～3 mm 的速度运送至神经垂体。在适宜刺激的作用下,视上核或室旁核发生兴奋,神经冲动将沿着下丘脑-垂体束传导至神经垂体中的神经末梢,使其发生去极化,导致 Ca^{2+} 内流进入末梢内,促进末梢的分泌囊泡经出泡作用将神经垂体激素与其运载蛋白一并释放进入血液。

神经垂体激素运载蛋白有两种:一种与催产素结合释放入血液的,称为运载蛋白Ⅰ,由 92 个氨基酸组成;另一种与升压素结合的称为运载蛋白Ⅱ,由 97 个氨基酸组成,烟碱可使血浆中运载蛋白Ⅱ和升压素浓度同时升高,而雌激素可使血浆中运载蛋白Ⅰ含量增加,催产素浓度并不随之增加。

神经垂体激素不仅存在于下丘脑-垂体束系统内,而且也存在于下丘脑正中隆起与第三脑室附近的神经元轴突中,可影响垂体的分泌活动。

(一) 升压素(抗利尿激素)

升压素的主要作用是提高远曲小管和集合管对水的通透性,促进水的吸收,是尿液浓缩和稀释的关键性调节激素。此外,该激素还能增强内髓部集合管对尿素的通透性。正常人血浆中升压素浓度为 1.0～1.5 ng/L,它在血浆中的半衰期仅为 6～10 min。升压素的生理浓度很低,几乎没有收缩血管而致血压升高的作用,对正常血压调节没有重要性,但在失血情况下由于升压素释放较多,对维持血压有一定的作用。升压素的抗利尿作用十分明显,因而常被称为抗利尿激素。

升压素的抗利尿机制为升压素与远曲小管和集合管上皮细胞管周膜上的 V_2 受体结合后,激活膜内的腺苷酸环化酶,使上皮细胞中 cAMP 的生成增加;cAMP 生成增加激活上皮细胞中的蛋白激酶,蛋白激酶的激活使位于管腔膜附近的含有水通道的小泡镶嵌在管腔膜上,增加管腔膜上的水通道,从而增加水的通透性。当抗利尿激素缺乏时,管腔膜上的水通道可在细胞膜的衣被凹陷处集中,后者形成吞饮小泡进入胞质,称为内移。因此,管腔膜上的水通道消失,对水就不通透。这些含水通道的小泡镶嵌在管腔膜或从管腔膜进入细胞内,就可调节管腔膜对水的通透性。水可自由通过基侧膜,因此,水通过管腔膜进入细胞后自由通过基侧膜进入毛细血管而被重吸收。

关于抗利尿激素的作用与分泌的调节,在泌尿系统的调节机制中再详细描述。

（二）催产素

催产素具有促进乳汁排出、刺激子宫收缩的作用。

1. 对乳腺的作用 哺乳期乳腺不断分泌乳汁,储存于腺泡中,在腺泡周围具有收缩性的肌上皮细胞,当腺泡压力增高时,可使乳汁从腺泡经输乳管由乳头射出。射乳是典型的神经内分泌反射。乳头含有丰富的感觉神经末梢,吸吮乳头的感觉信息经传入神经传至下丘脑,使分泌催产素的神经元发生兴奋,神经冲动经下丘脑-垂体束传送到神经垂体,使储存的催产素释放入血,并作用于乳腺中的肌上皮细胞使之产生收缩,引起乳汁排出。在射乳反射过程中,血浆中抗利尿激素浓度毫无变化。在射乳反射的基础上,很容易建立条件反射,如母亲见到婴儿或听到其哭声均可引起条件反射性射乳。催产素除引起乳汁排出外,还有维持哺乳期乳腺不致萎缩的作用。

在射乳反射中,催乳素与催产素的分泌一同增加,而促性腺激素释放激素（GnRH）的释放减少。催乳素分泌增多促使 GnRH 分泌,对下一次射乳有利。GnRH 释放减少引起腺垂体促性腺激素分泌减少,可导致哺乳期月经暂停。GnRH 释放减少可能是由于吸吮乳头刺激引起下丘脑多巴胺神经元兴奋,释放多巴胺,多巴胺可抑制 GnRH 的释放;也可能与下丘脑的 β-内啡肽有关,β-内啡肽既可促进催乳素分泌,又可抑制 GnRH 的释放。

2. 对子宫的作用 催产素促进子宫肌收缩,但此种作用与子宫的功能状态有关。催产素对非孕子宫的作用较弱,而对妊娠子宫的作用较强,雌激素的允许作用能增加子宫对催产素的敏感性,而孕激素则相反。催产素可使细胞外 Ca^{2+} 进入子宫平滑肌细胞内,提高肌细胞内的 Ca^{2+} 浓度,通过钙调蛋白的作用,在蛋白激酶的参与下,诱发肌细胞收缩。催产素虽然可刺激子宫收缩,但它并不是分娩时发动子宫进一步收缩的决定因素。分娩过程中,胎儿刺激子宫颈可反射性引起催产素释放,形成正反馈调节机制,使子宫进一步收缩。

【护考提示】
生长激素、催乳素、升压素与催产素的生理作用。

催产素与抗利尿激素的化学结构相似,它们的生理作用有一定程度的交叉。催产素还对机体的神经内分泌、学习和记忆、体温调节等生理功能有一定作用。此外,在性交过程中,阴道及子宫颈受到的机械性刺激也会通过神经反射途径引起催产素分泌和子宫收缩,有利于精子在女性生殖道内运动。

第三节 甲状腺与甲状旁腺

一、甲状腺

甲状腺是人体最大的内分泌腺体,位于甲状软骨下紧贴在气管第三、四软骨环前面,由两侧叶和峡部组成,平均重量成人为 $20\sim25$ g,女性的略大、略重。甲状腺后面有甲状旁腺及喉返神经。血液供应有上下左右四条动脉,所以甲状腺血供较丰富。腺体受颈交感神经节的交感神经和迷走神经支配。甲状腺的主要功能是合成甲状腺激素,调节机体代谢。

甲状腺激素合成的原料有碘和甲状腺球蛋白,在甲状腺球蛋白的酪氨酸残基上发生碘化,并合成甲状腺激素。人每天从食物中摄碘 $100 \sim 200 \ \mu g$,占全身碘量的 90%。因此,甲状腺与碘代谢的关系极为密切。胚胎期 $11 \sim 12$ 周,胎儿甲状腺开始有合成甲状腺激素的能力,到 $13 \sim 14$ 周在胎儿垂体促甲状腺激素的刺激下,甲状腺加强激素的分泌,这对胎儿脑的发育起着关键作用,因为母体的甲状腺激素进入胎儿体内的量很少。

甲状腺素、碘和神经调节的关系如下:碘化物经胃肠道吸收入血液循环,迅速为甲状腺摄取浓缩,腺体中储碘量约为全身的 1/5。碘化物进入细胞后,经过氧化酶的作用,产生活性碘并迅速与胶质腔中的甲状腺球蛋白分子上的酪氨酸基结合,形成一碘酪氨酸(MIT)和二碘酪氨酸(DIT),碘化酪氨酸通过氧化酶的作用,使 MIT 和 DIT 偶联结合成甲状腺素(T_4),MID 和 DIT 偶联结合成三碘甲状腺原氨酸(T_3),储存于胶质腔内。合成的甲状腺素(T_4)和三碘甲状腺原氨酸(T_3)分泌至血液循环后,主要与血浆中甲状腺素结合球蛋白(TBG)结合,有利于转运和调节血中甲状腺素的浓度。T_4 在外周组织经脱碘分别形成生物活性较强的 T_3 和无生物活性的 rT_3。脱下的碘可被重新利用。所以,在甲状腺功能亢进时,血 T_4、T_3 及 rT_3 均增高,而在甲状腺功能减退时,三者均低于正常值。甲状腺素分泌量由垂体细胞分泌和 TSH 通过腺苷酸环化酶-cAMP 系统调节。而 TSH 则由下丘脑分泌的促甲状腺素释放素(TRH)控制,从而形成下丘脑-垂体-甲状腺轴,调节甲状腺功能。

(一)甲状腺激素的合成过程

1. 甲状腺腺泡聚碘 由肠黏膜吸收的碘,以离子形式存在于血液中,浓度为 250 $\mu g/L$,而甲状腺内碘离子浓度比血液高 $20 \sim 25$ 倍,碘离子从血液转运进入甲状腺上皮细胞内,必须逆着电-化学梯度进行主动转运,并消耗能量。在甲状腺腺泡上皮细胞底面的膜上,可能存在转运蛋白,它依赖 Na^+-K^+-ATP 酶活动提供能量来完成碘离子的主动转运。有一些离子的竞争转运机制能抑制甲状腺的聚碘作用。用同位素($Na^{131}I$)示踪法观察甲状腺对放射性碘的摄取,发现在正常情况下有 20% $\sim$ 30% 的碘被甲状腺摄取,因此临床常用摄取放射性碘的能力来检查与判断甲状腺的功能状态。

2. 碘离子的活化 摄入腺泡上皮细胞的 I^-,在过氧化物酶的作用下被活化,活化的部位在腺泡上皮细胞顶端质膜微绒毛与腺泡腔交界处。I^- 的活化是碘得以取代酪氨酸残基上氢原子的先决条件。如某种原因使 I^- 不能活化,将使甲状腺激素有合成障碍。

3. T_3 与 T_4 的碘化及合成 在腺泡上皮细胞粗面内质网的核糖体上,可形成一种由四个肽链组成的大分子糖蛋白,即甲状腺球蛋白(TG)。碘化过程就是发生在甲状腺球蛋白的酪氨酸残基上,10% 的酪氨酸残基可被碘化,碘化过程发生在甲状腺腺泡上皮细胞微绒毛与腺泡腔交界处。

在甲状腺球蛋白的分子上常含有 T_4 及 T_3。在一个甲状腺球蛋白分子上,T_4 与 T_3 之比为 20∶1,这种比值常受碘含量的影响,值得注意的是,T_3 比 T_4 活性强 $3 \sim 5$ 倍。当甲状腺内碘化活动增强时,DIT 增多,T_4 含量也相应增加,在缺碘时,MIT 增多,则 T_3 含量明显增加。

甲状腺过氧化酶是由腺上皮细胞的核糖体生成的,能促进碘活化、酪氨酸残基碘化及碘化酪氨酸的偶联，在甲状腺激素的合成过程中起关键作用，抑制此酶活性的药物，如硫尿嘧啶，可抑制甲状腺激素的合成，可用于治疗甲状腺功能亢进。

（二）甲状腺激素的储存、释放、运输与代谢

1. 储存 在甲状腺球蛋白上形成的甲状腺激素，在腺泡腔内以胶质的形式储存。甲状腺激素的储存有两个特点：一是储存于细胞外（腺泡腔内）；二是储存的量很大，可供机体利用 $50 \sim 120$ 天，在激素储存的量上居首位，所以应用抗甲状腺药物时，用药时间需要较长才能奏效。

2. 释放 当甲状腺受到 TSH 刺激后，腺泡上皮细胞顶端即活跃起来，伸出伪足，通过吞饮作用将含有 T_4、T_3 及其他多种碘化酪酸残基的甲状腺球蛋白胶质小滴，吞入腺细胞内。吞入的甲状腺球蛋白随即与溶酶体融合而形成吞噬体，并在溶酶体蛋白水解酶的作用下，将 T_4、T_3 以及 MIT 和 DIT 水解。甲状腺球蛋白分子较大，一般不易进入血液循环，而 MIT 和 DIT 的分子虽然较小，但很快受脱碘酶的作用而脱碘，脱下来的碘大部分储存在甲状腺内以供重新利用合成激素，另一小部分从腺泡上皮细胞释出，进入血液。T_4 和 T_3 对腺泡上皮细胞内的脱碘不敏感，可迅速进入血液。此外，尚有微量的 rT_3、MIT 和 DIT 也可从甲状腺释放，进入血中。已经脱掉 T_4、T_3、MIT 和 DIT 的甲状腺球蛋白，则被溶酶体中的蛋白水解酶水解。

由于甲状腺球蛋白分子上的 T_4 数量远远超过 T_3，因此甲状腺分泌的激素主要是 T_4，占总量的 90% 以上，T_3 的分泌量较少，但 T_3 的生物活性比 T_4 约强 5 倍。

3. 运输 T_4 与 T_3 释放入血之后，以两种形式在血液中运输，一种是与血浆蛋白结合，另一种则呈游离状态，两者之间可互相转化，维持动态平衡。游离的甲状腺激素在血液中含量甚少，然而正是这些游离的激素才能进入细胞发挥作用，结合型的甲状腺激素是没有生物活性的。能与甲状腺激素结合的血浆蛋白有三种：甲状腺素结合球蛋白（TBG）、甲状腺素结合前白蛋白（TBPA）与白蛋白。它们可与 T_4 和 T_3 发生不同程度的结合。血中 T_4 与 TBG 的结合受 TBG 含量与 T_4 含量变化的影响，TBG 在血浆中的浓度为 10 mg/L，可以结合 $100 \sim 260 \text{ } \mu g \text{ } T_4$。$T_3$ 与各种蛋白的亲和力小得多，主要与 TBG 结合，但也只有 T_4 结合量的 3%。所以，T_3 主要以游离形式存在。正常成人血清 T_4 浓度为 $51 \sim 142 \text{ nmol/L}$，$T_3$ 浓度为 $1.2 \sim 3.4 \text{ nmol/L}$。

4. 代谢 血浆 T_4 半衰期为 7 天，T_3 半衰期为 1.5 天，20% 的 T_4 与 T_3 在肝内降解，与葡萄糖醛酸或硫酸结合后，经胆汁排入小肠，在小肠内重吸收极少，绝大部分被小肠液进一步分解，随粪便排出。其余 80% 的 T_4 在外周组织脱碘酶的作用下，产生 T_3（占 45%）与 rT_3（占 55%）。T_4 脱碘变成 T_3 是 T_3 的主要来源，血液中的 T_3 有 75% 来自 T_4，其余来自甲状腺；rT_3 仅有少量由甲状腺分泌，绝大部分是在组织内由 T_4 脱碘而来。由于 T_3 的作用比 T_4 大 5 倍，所以脱碘酶的活性将影响 T_4 在组织内发挥作用，如 T_4 浓度减少可使 T_4 转化为 T_3 增加，而使 rT_3 减少。此外，妊娠、饥饿、应激、代谢紊乱、肝疾病、肾衰竭等均会使 T_4 转化为 rT_3 增多。T_3 或 rT_3 可再经脱碘变成二碘、一碘以及不含碘的甲状腺氨酸。另外，还有少量的 T_4 与 T_3 在肝和肾组织脱氨基和羧基，分别形成四碘甲状腺醋酸与三碘甲状腺醋酸，并随尿排出体外。

T_4 与 T_3 都具有生理作用。由于 T_4 在外周组织中可转化为 T_3，而且 T_3 的活性较大，曾有人认为 T_4 可能是 T_3 的激素原，T_4 只有通过 T_3 才起作用。目前认为，T_4 不仅可作为 T_3 的激素原，而且其本身也具有激素作用，约占全部甲状腺激素作用的 35%。临

床观察发现,部分甲状腺功能低下患者的血浆中 T_3 浓度强;另外,实验证明,在甲状腺激素作用的细胞核受体上,既存在 T_3 结合位点,也有 T_4 结合位点,T_3 或 T_4 与其结合位点的亲和力是不同的,T_3 比 T_4 高 10 倍。这些资料提示,T_4 本身也具有激素作用。

(三) 甲状腺激素的主要作用

甲状腺激素的主要作用是促进物质与能量代谢,促进机体生长和发育过程。机体未完全分化与已分化的组织,对甲状腺激素的反应不同,而成年后,不同的组织对甲状腺的敏感性也有差别。甲状腺激素除了与核受体结合,影响转录过程外,在核糖体、线粒体以及细胞膜上也发现了它的结合位点,可能对转录后的过程、线粒体的生物氧化作用以及膜的转运功能均有影响,所以,甲状腺激素的作用机制十分复杂。

1. 对代谢的影响

(1) 产热效应:甲状腺激素可提高绝大多数组织氧消耗率,增加产热量。1 mg T_4 可使组织产热增加,提高基础代谢率 28%。T_3 的生热作用比 T_4 强 3~5 倍,但持续时间较短。注射 T_4 或 T_3 后,心、肝、骨骼肌和肾等组织的氧消耗率明显增加,但另一些组织,如脑、肺、性腺、脾、淋巴结和皮肤等组织的氧消耗率则不受影响。在胚胎期胎儿大脑组织可受甲状腺激素的作用而增加氧消耗率,但出生后,大脑组织就失去了这种反应能力。甲状腺激素也能促进脂肪酸氧化,产生大量的热能。

甲状腺功能亢进时,产热量增加,基础代谢率升高,患者喜凉怕热,极易出汗;而甲状腺功能低下时,产热量减少,基础代谢率降低,患者喜热恶寒。可见两种情况都不能很好地适应环境温度的变化。

(2) 对蛋白质、糖和脂肪代谢的影响:

①蛋白质代谢:T_4 或 T_3 作用于核受体,刺激 DNA 转录过程,促进 mRNA 形成,加速蛋白质与各种酶的生成。肌肉、肝与肾的蛋白质合成明显增加,细胞数量增多,体积增大,尿氮减少,表现为正氮平衡。甲状腺激素分泌不足时,蛋白质合成减少,肌肉收缩无力,但组织间的黏蛋白增多,可结合大量的正离子和水分子,引起黏液性水肿。甲状腺分泌过多时,则加速蛋白质分解,特别是促进骨骼蛋白质分解,使肌酐含量降低,肌肉收缩无力,尿酸含量增加,并可促进骨的蛋白质分解,从而导致血钙升高和骨质疏松,尿钙的排出量增加。

②糖代谢:甲状腺激素促进小肠黏膜对糖的吸收,增强糖原分解,抑制糖原合成,并能增强肾上腺素、胰高血糖素、皮质醇和生长激素的生糖作用,因此,甲状腺激素有升高血糖的趋势;但是,由于 T_4 与 T_3 还可加强外周组织对糖的利用,也有降低血糖的作用。甲状腺功能亢进时,血糖常升高,有时出现糖尿。

③脂肪代谢:甲状腺激素促进脂肪酸氧化,增强儿茶酚胺与胰高血糖素对脂肪的分解作用。T_4 与 T_3 既可促进胆固醇的合成,又可通过肝加速胆固醇的降解,而且分解的速度超过合成。所以,甲状腺功能亢进患者血中胆固醇含量低于正常。

甲状腺功能亢进时,由于蛋白质、糖和脂肪的分解代谢增强,所以患者常感饥饿,食欲旺盛,且有明显消瘦。

2. 对生长与发育的影响 甲状腺激素具有促进组织分化、生长与发育成熟的作用。被切除甲状腺的蝌蚪,其生长与发育停滞,不能变态成蛙,若及时给予甲状腺激素,又可恢复生长发育,包括长出肢体、尾巴消失、躯体长大、发育成蛙。在哺乳动物中,甲状腺激素是维持正常生长和发育不可缺少的激素,特别是对骨和脑的发育尤为重要。甲状腺功能低下的儿童,表现为智力发育迟缓、身材矮小为特征的呆小症(又称克汀病)。在胚胎期缺碘造成甲状腺激素合成不足,或出生后甲状腺功能低下,脑的发育明显障碍,脑各部位的神经细胞变小,轴突、树突与髓鞘均减少,胶质细胞数量也减少。神经组织内的蛋白质、磷脂以及各种重要的酶与递质的含量都降低。甲状腺激素刺激骨化中心发育,软骨骨化,促进长骨和牙齿的生长。值得提出的是,在胚胎期胎儿骨的生长并不必需甲状腺激素,所以患先天性甲状腺发育不全的胎儿,出生后身长可以基本正常,但脑的发育已经受到不同程度的影响。在出生后数周至 3～4 个月后,就会表现出明显的智力迟钝和长骨生长停滞。所以,在缺碘地区预防呆小症的发生,应在妊娠期注意补充碘,治疗呆小症必须抓住时机,应在出生后 3 个月之内补给甲状腺激素,过迟则难以奏效或疗效很差。

3. 对中枢神经系统的影响　甲状腺激素不但影响中枢神经系统的发育,对已分化成熟的中枢神经系统活动也有作用。甲状腺功能亢进时,中枢神经系统的兴奋性增高主要表现为注意力不易集中、过度疑虑、多愁善感、喜怒失常、烦躁不安、睡眠不好而且多梦,以及肌肉震颤等。相反,甲状腺功能低下时,中枢神经系统兴奋性降低,出现记忆力减退,说话和行动迟缓,淡漠无情与终日思睡状态。

此外,甲状腺激素对心脏的活动有明显影响。T_4 与 T_3 可使心率加快,心缩力增强,心输出量与心功能增加。甲状腺功能亢进患者心动过速,心肌可因过度耗竭而致心力衰竭。离体培养的心肌细胞实验表明,甲状腺激素可直接作用于心肌,T_3 能增加心肌细胞膜上 β 受体的数量,促进肾上腺素刺激心肌细胞内 cAMP 的生成。甲状腺激素促进心肌细胞肌质网释放 Ca^{2+},从而激活与心肌收缩有关的蛋白质,增强收缩力。

（四）甲状腺功能活动的调节

甲状腺功能活动主要受下丘脑与腺垂体的调节,下丘脑、腺垂体和甲状腺三个方面紧密联系,组成下丘脑-腺垂体-甲状腺轴。此外,甲状腺还可进行一定程度的自身调节。

腺垂体分泌的促甲状腺激素(TSH)是调节甲状腺功能的主要激素。TSH 的作用是促进甲状腺激素的合成与释放。TSH 可以促使甲状腺球蛋白的水解,并促进甲状腺腺泡上皮细胞靠吞饮作用把胶质小滴吞入细胞内,加速 T_4 与 T_3 的释放,增强碘的摄取和甲状腺激素的合成。TSH 还能促进腺泡上皮细胞的葡萄糖氧化,尤其经己糖化旁路,可提供过氧化物酶作用所需要的还原型辅酶Ⅱ(NADPH)。TSH 的长期效应是刺激甲状腺细胞增生,腺体增大,这是由于 TSH 刺激腺泡上皮细胞核酸与蛋白质合成增强的结果。切除垂体之后,血中 TSH 迅速消失,甲状腺发生萎缩,甲状腺激素分泌明显减少。有些甲状腺功能亢进患者,血中可出现一些免疫球蛋白物质,其中之一是人类刺激甲状腺免疫球蛋白(HTSI),其化学结构与 TSH 相似,它可与 TSH 竞争甲状腺细胞膜上的受体刺激甲状腺,这可能是引起甲状腺功能亢进的原因之一。

血中游离的 T_4 与 T_3 浓度的升降,对腺垂体 TSH 的分泌起着经常性反馈调节作用。当血中游离的 T_4 与 T_3 浓度增高时,抑制 TSH 分泌。

除了下丘脑-腺垂体对甲状腺进行调节以及甲状腺激素的反馈调节外,甲状腺本身还具有适应碘的供应变化,调节自身对碘的摄取以及合成与释放甲状腺激素的能力,在缺乏 TSH 或 TSH 浓度不变的情况下,这种调节仍能发生,称为自身调节。它是一个有限度的缓慢的调节系统。血碘浓度增加时,T_4 与 T_3 的合成有所增加,但碘量超过一定限度后,T_4 与 T_3 的合成在维持一高水平之后,旋即明显下降,当血碘浓度超过 1 mmol/L

时,甲状腺摄碘能力开始下降,若血碘浓度达到 10 mmol/L 时,甲状腺聚碘作用完全消失,即过量的碘可产生抗甲状腺效应。如果在持续加大碘量的情况下,抑制 T_4 与 T_3 合成的现象就会消失,激素的合成再次增加,出现对高碘含量的适应。相反,当血碘含量不足时,甲状腺将增强碘转运机制,并加强甲状腺激素的合成。

二、甲状旁腺

甲状旁腺分泌的甲状旁腺激素(PTH)与甲状腺 C 细胞分泌的降钙素(CT)共同调节钙磷代谢,维持血浆中钙和磷的稳定。

PTH 是调节血钙水平的最重要激素,它有升高血钙和降低血磷含量的作用。如果外科切除甲状腺时不慎误将甲状旁腺摘除,可引起严重的低血钙。钙离子对维持神经和肌肉组织正常兴奋性起重要作用,血钙浓度降低时,神经和肌肉的兴奋性异常增高,可发生低血钙性手足抽搐,严重时可引起呼吸肌痉挛而造成窒息。

(一) PTH 的生理作用

1. 对骨的作用　骨是体内最大的钙储存库,PTH 动员骨钙入血,使血钙浓度升高,其作用包括快速效应与延缓效应两个时相。

(1)快速效应:在 PTH 作用后数分钟即可发生,是将位于骨和骨细胞之间骨液中的钙转运至血液中。在骨膜与骨质之间含有少量骨液,骨液中含有 Ca^{2+}(只有细胞外流入的 1/3),PTH 能迅速提高骨膜对 Ca^{2+} 的通透性,使骨液中的 Ca^{2+} 进入细胞,进而使骨膜上的钙泵活动增强,将 Ca^{2+} 转运到细胞外液中。

(2)延缓效应:在 PTH 作用 2~14 h 后出现,通常在几天甚至几周后达高峰,这一效应是通过刺激破骨细胞活动而实现的。PTH 既能促进已有的破骨细胞的溶骨活动,又能促进破骨细胞的生成。破骨细胞向周围骨组织伸出绒毛样突起,释放蛋白水解酶与乳酸,使骨组织溶解,钙与磷大量入血,使血钙浓度长时间升高。PTH 的两个效应相互配合,不但能对血钙的急切需要做出迅速应答,而且能使血钙长时间维持在一定水平。

2. 对肾的作用　PTH 促进肾远端小管和集合管对钙的重吸收,使尿钙减少,血钙升高,同时还抑制近端小管对磷的重吸收,增加尿磷酸盐的排出,使血磷降低。

(二) PTH 的分泌调节

PTH 主要受血钙浓度变化的调节。血钙浓度轻微下降时,就可使甲状旁腺分泌 PTH 迅速增加,血钙浓度降低可直接刺激甲状旁腺细胞释放 PTH,PTH 动员骨钙入血,增强肾重吸收钙的能力,结果使已降低的血钙浓度迅速回升。相反,血钙浓度升高时,PTH 分泌减少。长时间的高血钙,可使甲状旁腺发生萎缩,而长时间的低血钙,则可使甲状旁腺增生。

PTH 的分泌还受其他一些因素的影响,如血磷升高可使血钙降低而刺激 PTH 的分泌。血 Mg^{2+} 浓度很低时,可使 PTH 分泌减少。另外,生长抑素也能抑制 PTH 的分泌。

(三) 降钙素

正常人血清中降钙素浓度为 10~20 ng/L,血浆半衰期小于 1 h,主要在肾降解并排出,降钙素整个分子皆为激素活性所必需。降钙素的主要作用是降低血钙和血磷,其主要靶器官是骨,对肾也有一定的作用。

1. 对骨的作用　降钙素抑制破骨细胞活动,减弱溶骨过程,这一反应发生很快,大剂量的降钙素在 15 min 内便可使破骨细胞活动减弱 70%。在给降钙素 1 h 左右,出现成骨细胞活动增强,持续几天之久。这样,降钙素减弱溶骨过程,增强成骨过程,使骨组织释放的钙磷减少,钙磷沉积增加,因而血钙与血磷含量下降。

成人降钙素对血钙的调节作用较小,因为降钙素引起的血钙浓度下降,可强烈地刺激 PTH。PTH 的作用完全可以超过降钙素的效应。另外,成人的破骨细胞每天只能向细胞外液提供 0.8 g 钙,因此,抑制破骨细胞的活动对血钙的影响是很小的。然而,儿童骨的更新速度很快,破骨细胞活动每天可向细胞外液提供 5 g 以上的钙,相当于细胞外液总钙量的 5～10 倍,因此,降钙素对儿童血钙的调节十分明显。

2. 对肾的作用　降钙素能抑制肾小管对钙、磷、钠及氯的重吸收,使这些离子从尿中排出增多。

降钙素的分泌主要受血钙浓度的调节。当血钙浓度升高时,降钙素的分泌亦随之增加,降钙素与 PTH 对血钙的作用相反,共同调节血钙浓度的相对稳定。比较降钙素与PTH 对血钙的调节作用,有两个主要的差别:①降钙素分泌启动较快,在 1 h 内即可达到高峰,而 PTH 分泌则需几个小时;②降钙素只对血钙水平产生短期调节作用,其作用很快被有力的 PTH 作用所克服,后者对血钙浓度发挥长期调节作用,由于降钙素的作用快速而短暂,所以,对高钙饮食引起的血钙浓度升高恢复到正常水平起着重要作用。进食可刺激降钙素的分泌。这可能与几种胃肠激素如胃泌素、促胰液素以及胰高血糖素的分泌有关,它们都有促进降钙素分泌的作用,其中以胃泌素的作用最强。

第四节　肾　上　腺

肾上腺包括中央部的髓质和周围部的皮质两个部分,两者在发生、结构与功能上均不相同,实际上是两种内分泌腺。

一、肾上腺皮质

肾上腺皮质分泌的皮质激素分为三类,即盐皮质激素(醛固酮)、糖皮质激素(皮质醇)和性激素。各类皮质激素是由肾上腺皮质不同层上皮细胞所分泌的,球状带细胞分泌盐皮质激素,主要是醛固酮;束状带细胞分泌糖皮质激素,主要是皮质醇;网状带细胞主要分泌性激素,如脱氢表雄酮和雌二醇,也能分泌少量的糖皮质激素。肾上腺皮质激素属于类固醇(甾体)激素。胆固醇是合成肾上腺皮质激素的原料,主要来自血液。

(一) 肾上腺皮质激素的生理功能

1. 糖皮质激素　人体血浆中糖皮质激素主要为皮质醇,其次为皮质酮,但皮质酮的含量仅为皮质醇的 1/20～1/10。

(1) 对物质代谢的影响:糖皮质激素对糖、蛋白质和脂肪代谢均有作用。①糖代谢:糖皮质激素是调节机体糖代谢的重要激素之一,它促进糖异生,升高血糖,这是由于它促进蛋白质分解,有较多的氨基酸进入肝,同时增强肝内与糖异生有关酶的活性,致使糖异生过程大大加强。此外,糖皮质激素又有抗胰岛素作用,促进血糖升高。如果糖皮质激素分泌过多(或服用此类激素药物过多)可引起血糖升高,甚至出现糖尿;相反,肾上腺皮质功能低下患者(如阿狄森病患者),则可出现低血糖;②蛋白质代谢:糖皮质激素促进肝外组织,特别是肌肉组织蛋白质分解,加速氨基酸转移至肝生成肝糖原。糖皮质激素分泌过多时,由于蛋白质分解增强,合成减少,将出现肌肉消瘦、骨质疏松、皮肤变薄、淋巴组织萎缩、免疫球蛋白抑制等;③脂肪代谢:糖皮质激素促进脂肪分解并重新分布,增强脂肪酸在肝内氧化过程,有利于糖异生作用。肾上腺皮质功能亢进时,糖皮质激素对身体不同部位的脂肪作用不同,四肢脂肪组织分解增强,而腹、面、肩及背部脂肪合成有所增加,以致呈现面圆(满月脸)、背厚(水牛背)、躯干部发胖而四肢消瘦的特殊体形,也称库欣综合征。

(2) 对水盐代谢的影响:皮质醇有较弱的储钠排钾作用,即对肾远端小管及集合管重吸收和排出钾有轻微的促进作用。此外,皮质醇还可以降低肾小球入球血管阻力,增加肾小球血浆流量而使肾小球滤过率增加,有利于水的排出。皮质醇对水的快速排出有一定的作用,肾上腺皮质功能不足患者,排水能力明显降低,严重时可出现"水中毒",如补充适量的糖皮质激素即可得到缓解,而补充盐皮质激素则无效。

(3) 对血细胞的影响:糖皮质激素可使血中红细胞、血小板和中性粒细胞的数量增加,而使淋巴细胞和嗜酸性粒细胞减少,其原因各有不同。红细胞和血小板的增加,是由于骨髓造血功能增强;中性粒细胞的增加,是由于附着在小血管壁边缘的中性粒细胞进入血液循环增多;至于淋巴细胞减少,是糖皮质激素使淋巴细胞 DNA 合成过程减弱,抑制胸腺与淋巴组织的细胞分裂。此外,糖皮质激素还能促进淋巴细胞与嗜酸性粒细胞破坏。

(4) 对循环系统的影响:糖皮质激素对维持正常血压是必需的,这是由于:①糖皮质激素能增强血管平滑肌对儿茶酚胺的敏感性(允许作用),这可能是由于糖皮质激素能使血管平滑肌细胞膜上的儿茶酚胺受体数量增加以及调节受体介导的细胞内的信息传递过程;②糖皮质激素能抑制具有血管舒张作用的前列腺素的合成;③糖皮质激素能降低毛细血管的通透性,有利于维持血容量。肾上腺皮质功能低下时,血管平滑肌对儿茶酚胺的反应性降低,毛细血管扩张,通透性增加,血压下降,补充皮质醇后可恢复。

另外,糖皮质激素可增强心肌的收缩力,但在整体条件下对心脏的作用并不明显。

(5) 在应激反应中的作用:当机体受到各种有害刺激,如缺氧、创伤、手术、饥饿、疼痛、寒冷以及精神紧张和焦虑不安等。血中 ACTH 浓度立即增加,糖皮质激素也相应增多。能引起 ACTH 与糖皮质激素分泌增加的各种刺激称为应激刺激,而产生的反应称为应激反应(stress reaction)。在这一反应中,除垂体-肾上腺皮质系统参加外,交感-肾上腺髓质系统也参加,所以,在应激反应中,血中儿茶酚胺含量也相应增加。

应激反应可能从以下几个方面调节机体对不良环境的耐受能力:①减少应激刺激引起的一些物质(缓激肽、蛋白水解酶及前列腺素等)的产生量及其不良作用;②使能量代谢以糖代谢为中心,保持葡萄糖对重要器官(如脑和心)的供应;③在维持血压方面起允许作用,增强儿茶酚胺对血管的调节作用。应该指出,在应激反应中,除了ACTH、糖皮质激素与儿茶酚胺的分泌增加外,β-内啡肽、生长激素、催乳素、抗利尿素、胰岛素及醛固酮等均可增加,说明应激反应是多种激素参与并使机体抵抗力增强的非特异性反应。

糖皮质激素的作用广泛而复杂,以上仅简述了它们的主要作用。此外,还有多方面的作用,如促进胎儿肺表面活性物质的合成,增强骨骼肌的收缩力,提高胃腺细胞对迷走神经与胃泌素的反应性,增加胃酸与胃蛋白酶原的分泌,抑制骨的形成而促进其分解等。临床上使用大剂量的糖皮质激素及其类似物,可用于抗炎、抗过敏、抗毒、抗休克和器官移植抗排异。

2. 盐皮质激素　人体中的盐皮质激素主要为醛固酮,对水盐代谢的作用最强,其次为脱氧皮质醇。醛固酮是调节机体水盐代谢的重要激素,它促进肾远端小管及集合管重吸收钠、水和排出钾,即有保钠、保水和排钾作用。当醛固酮分泌过多时,将使钠和水潴留,引起高血钠、高血压和血钾降低。相反,醛固酮缺乏时则导致钠与水的排出过多,血钠减少,血压降低,而尿钾排出减少,血钾升高。关于醛固酮对肾的作用及其机制,在泌尿系统章节作详细描述。另外,盐皮质激素与糖皮质激素一样,能增强血管平滑肌对儿茶酚胺的敏感性,且作用比糖皮质激素更强。

(二) 肾上腺皮质激素的分泌调节

1. 糖皮质激素分泌的调节 肾上腺皮质分泌皮质激素的束状带及网状带,处于腺垂体对促肾上腺皮质激素(ACTH)的经常性控制之下,无论是糖皮质激素的基础分泌,还是在应激状态下的分泌,都受 ACTH 的调控。ACTH 的分泌呈现日节律波动,入睡后 ACTH 分泌逐渐减少,午夜最低,随后又逐渐增多,至觉醒起床前进入分泌高峰,白天维持在较低水平,入睡时再减少。由于 ACTH 分泌的日节律波动,促糖皮质激素的分泌也出现相应的波动。ACTH 分泌的这种日节律波动,是由下丘脑 CRH 节律性释放所决定的。ACTH 不但刺激糖皮质激素的分泌,也刺激束状带与网状带细胞的生长发育。

2. 盐皮质激素分泌的调节 醛固酮的分泌主要受肾素-血管紧张素系统的调节。另外,血钾、血钠浓度可以直接作用于球状带,影响醛固酮的分泌。

二、肾上腺髓质

肾上腺髓质嗜铬细胞分泌肾上腺素(E)和去甲肾上腺素(NE),两者都是儿茶酚胺激素。

(一) 肾上腺髓质激素的合成与代谢

肾上腺髓质激素的合成与交感神经节后纤维合成去甲肾上腺素的过程基本一致,不同的是在嗜铬细胞胞质中存在大量的苯基乙醇胺-N-甲基移位酶(PNMT),可使去甲肾上腺素甲基化而转化为肾上腺素。合成髓质激素的原料为酪氨酸,其合成过程如下:酪氨酸→多巴→多巴胺→去甲肾上腺素→肾上腺素,各个步骤分别在特异酶,如酪氨酸羟化酶、多巴脱羧酶、多巴胺β-羟化酶及 PNMT 的作用下,最后生成肾上腺素。

肾上腺素与去甲肾上腺素一起储存在髓质细胞的囊泡内,以待释放。髓质中肾上腺素与去甲肾上腺素的比例大约为 4∶1,以肾上腺素为主。在血中去甲肾上腺素除由髓质分泌外,主要来自肾上腺素能神经纤维末梢,而血中肾上腺素主要来自肾上腺髓质。

(二) 肾上腺髓质激素的生物学作用

肾上腺髓质与交感神经系统组成交感-肾上腺髓质系统,或称交感-肾上腺系统,所以,髓质激素的作用与交感神经紧密联系。生理学家 Cannon 认为,机体遭遇特殊情况时,包括畏惧、剧痛、失血、脱水、缺氧以及剧烈运动等,这一系统将立即调动起来,儿茶酚胺(去甲肾上腺素、肾上腺素)的分泌量大大增加。儿茶酚胺作用于中枢神经系统,提高其兴奋性,使机体处于警觉状态,反应灵敏;呼吸加强加快,肺通气量增加;心跳加快,心肌收缩力增强,心输出量增加。血压升高,血液循环加快,内脏血管收缩,骨骼肌血管舒张,同时血流量增多,全身血液重新分配,以利于应急时重要器官得到更多的血液供应;肝糖原分解增加,血糖升高,脂肪分解加强,血中游离脂肪酸增多,葡萄糖与脂肪酸氧化过程增强,以适应在应急情况下对能量的需要。总之,上述一切变化都是在紧急情况下,通过交感-肾上腺髓质系统发生的适应性反应,称之为应急反应。实际上,引起应急反应的各种刺激,也是引起应激反应的刺激,当机体受到这些刺激时,同时引起应急反应与应激反应,两者相辅相成,共同维持机体的适应能力。

（三）肾上腺髓质激素分泌的调节

1. 交感神经　髓质受交感神经胆碱能节前纤维支配,交感神经兴奋时,节前纤维末梢释放乙酰胆碱,作用于髓质嗜铬细胞上的 N 受体,引起肾上腺素与去甲肾上腺素的释放。若交感神经兴奋时间较长,则合成儿茶酚胺所需要的酪氨酸羟化酶、多巴胺 β-羟化酶以及 PNMT 的活性均增强,从而促进儿茶酚胺的合成。

2. ACTH 与糖皮质激素　ACTH 促进髓质合成儿茶酚胺的作用,主要通过糖皮质激素,也可直接作用。肾上腺皮质的血液经髓质后才流回循环系统,这一解剖特点有利于糖皮质激素直接进入髓质,调节儿茶酚胺的合成。

3. 自身反馈调节　去甲肾上腺素或多巴胺在髓质细胞内的量增加到一定数量时,可抑制酪氨酸羟化酶。同样,肾上腺素合成增多时,也能抑制 PNMT 的作用,当肾上腺素与去甲肾上腺素从细胞内释入血液后,胞质内含量减少,解除了上述的负反馈抑制,儿茶酚胺的合成随即增加。

【护考提示】
肾上腺皮质激素的生理作用;肾上腺素的应激生理作用。

第五节　胰　　岛

人类的胰岛细胞按其染色和形态学特点,主要分为 A 细胞、B 细胞、D 细胞及 PP 细胞。A 细胞约占胰岛细胞的 20%,分泌胰高血糖素;B 细胞占胰岛细胞的 60%～70%,分泌胰岛素;D 细胞占胰岛细胞的 10%,分泌生成抑素;PP 细胞数量很少,分泌胰多肽。

一、胰岛素

胰岛素是含有 51 个氨基酸的小分子蛋白质,相对分子质量为 6000。正常人空腹状态下血清胰岛素浓度为 35～145 pmol/L。胰岛素在血中的半衰期只有 5 min,主要在肝灭活,肌肉与肾等组织也能使胰岛素失活。

（一）胰岛素的生理作用

胰岛素是促进合成代谢、调节血糖稳定的主要激素。

1. 对糖代谢的调节　胰岛素促进组织、细胞对葡萄糖的摄取和利用,加速葡萄糖合成为糖原,储存于肝和肌肉中,并抑制糖异生,促进葡萄糖转变为脂肪酸,储存于脂肪组织,导致血糖水平下降。

胰岛素缺乏时,血糖浓度升高,如超过肾糖阈,尿中将出现糖,引起糖尿病。

2. 对脂肪代谢的调节　胰岛素促进肝合成脂肪酸,然后转运到脂肪细胞储存。在胰岛素的作用下,脂肪细胞也能合成少量的脂肪酸。胰岛素还促进葡萄糖进入脂肪细胞,除了用于合成脂肪酸外,还可转化为 α-磷酸甘油,脂肪酸与 α-磷酸甘油形成甘油三酯,储存于脂肪细胞中,同时,胰岛素还可抑制脂肪酶的活性,减少脂肪的分解。

胰岛素缺乏时,出现脂肪代谢紊乱,脂肪分解增强,血脂升高,加速脂肪酸在肝内氧化,生成大量酮体,由于糖氧化过程障碍,不能很好地处理酮体,以致引起酮血症与酸中毒。

3. 对蛋白质代谢的调节　胰岛素促进蛋白质合成过程,其作用可表现在蛋白质合成的各个环节上:①促进氨基酸通过膜的转运进入细胞;②可使细胞核的复制和转录过程

知识拓展
胰岛素的
人工合成

Note

加快,增加 DNA 和 RNA 的生成;③作用于核糖体,加速翻译过程,促进蛋白质合成;另外,胰岛素还可抑制蛋白质分解和肝糖异生。

胰岛素能增强蛋白质的合成过程,所以,它对机体的生长也有促进作用,但胰岛素单独作用时,对生长的促进作用并不很强,只有与生长激素共同作用,才能发挥明显的效应。

（二）胰岛素分泌的调节

1. 血糖的作用　血糖浓度是调节胰岛素分泌的最重要因素,当血糖浓度升高时,胰岛素分泌明显增加,从而促进血糖降低。当血糖浓度下降至正常水平时,胰岛素分泌也迅速恢复到基础水平。在持续高血糖的刺激下,胰岛素的分泌可分为三个阶段:血糖升高 5 min 内,胰岛素的分泌可增加约 10 倍,主要来源于 B 细胞储存的激素释放,因此持续时间不长,5～10 min 后胰岛素的分泌便下降 50%;血糖升高 15 min 后,出现胰岛素分泌的第二次增多,在 2～3 h 达高峰,并持续较长的时间,分泌速度也远大于第一个阶段,这主要是激活了 B 细胞胰岛素合成酶系,促进了胰岛素合成与释放;倘若高血糖持续一周左右,胰岛素的分泌可进一步增加,这是由于长时间的高血糖刺激 B 细胞增生引起的。

2. 氨基酸和脂肪酸的作用　许多氨基酸都有刺激胰岛素分泌的作用,其中以精氨酸和赖氨酸的作用强。在血糖浓度正常时,血中氨基酸含量增加,只能对胰岛素的分泌有轻微的刺激作用,但如果在血糖升高的情况下,过量的氨基酸则可使血糖引起的胰岛素分泌加倍增多。另外,脂肪酸和酮体大量增加时,也可促进胰岛素分泌。

3. 激素的作用　影响胰岛素分泌的激素主要有以下几种:①胃肠激素,如胃泌素、促胰液素、胆囊收缩素和抑胃肽都有促胰岛素分泌的作用,但前三者是在药理剂量时才有促胰岛素分泌作用。抑胃肽（GIP）或称依赖葡萄糖的促胰岛素多肽,在很小剂量时就可对胰岛素的分泌起调节作用。GIP 是由十二指肠和空肠黏膜分泌的,是由 43 个氨基酸组成的直链多肽。实验证明,GIP 刺激胰岛素分泌的作用具有依赖葡萄糖的特性。口服葡萄糖引起的高血糖和 GIP 的分泌是平行的,这种平行关系导致胰岛素迅速而明显地分泌,超过了静脉注射葡萄糖所引起的胰岛素分泌反应。有人给大鼠口吸取葡萄糖并注射 GIP 抗血清,结果发现大鼠血中葡萄浓度升高,而胰岛素水平却没有明显升高,因此可以认为,在肠内吸收葡萄糖期间,GIP 是小肠黏膜分泌的一种主要的肠促胰岛素因子。除了葡萄糖外,小肠吸收氨基酸、脂肪酸及盐酸等也能刺激 GIP 的释放。有人将胃肠激素与胰岛素分泌之间的关系称为"肠-胰岛轴",这一调节作用具有重要的生理意义,使食物尚在肠道中时,胰岛素的分泌便已增多,为即将从小肠吸收的糖、氨基酸和脂肪酸的利用做好准备;②生长激素、皮质醇、甲状腺激素以及胰高血糖素可通过升高血糖浓度而间接刺激胰岛素分泌,因此长期大剂量应用这些激素,有可能使 B 细胞衰竭而导致糖尿病;③D 细胞分泌的生长抑素至少可通过旁分泌作用,抑制胰岛素和胰高血糖的分泌,而胰高血糖素也可直接刺激 B 细胞分泌胰岛素。

4. 神经调节　胰岛受迷走神经与交感神经支配。刺激迷走神经,可通过乙酰胆碱作用于 M 受体,直接促进胰岛素的分泌;迷走神经还可通过刺激胃肠激素的释放,间接促进胰岛素的分泌。交感神经兴奋时,则通过去甲肾上腺素作用于 α_2 受体,抑制胰岛素的分泌。

二、胰高血糖素

人的胰高血糖素是由 29 个氨基酸组成的直链多肽,其相对分子质量为 3485,它是由一个大分子的前体裂解而来。胰高血糖素在血清中的浓度为 $50\sim100$ ng/L,在血浆中的半衰期为 $5\sim10$ min,主要在肝灭活,肾也有降解作用。

（一）胰高血糖素的生理作用

与胰岛素的作用相反,胰高血糖素是一种促进分解代谢的激素。胰高血糖素具有很强的促进糖原分解和糖异生作用,使血糖明显升高,1 mol/L 的激素可使 3×10^{6} mol/L 的葡萄糖迅速从糖原分解出来。胰高血糖素通过 cAMP-PK 系统,激活肝细胞的磷酸化酶,加速糖原分解。糖异生增强是因为激素加速氨基酸进入肝细胞,并激活糖异生过程有关的酶系。胰高血糖素还可激活脂肪酶,促进脂肪分解,同时又能加强脂肪酸氧化,使酮体生成增多。胰高血糖素产生上述代谢效应的靶器官是肝,切除肝或阻断肝血流,这些作用便消失。

另外,胰高血糖素可促进胰岛素和胰岛生长抑素的分泌。药理剂量的胰高血糖素可使心肌细胞内 cAMP 含量增加,心肌收缩增强。

（二）胰高血糖素分泌的调节

影响胰高血糖素分泌的因素很多,血糖浓度是重要的因素。血糖降低时,胰高血糖素分泌增加;血糖升高时,则胰高血糖素分泌减少。氨基酸的作用与葡萄糖相反,能促进胰高血糖素的分泌。蛋白餐或静脉注入各种氨基酸均可使胰高血糖素分泌增多。血中氨基酸增多一方面促进胰岛素释放,可使血糖降低,另一方面还能同时刺激胰高血糖素分泌,这对防止低血糖有一定的生理意义。

胰岛素可通过降低血糖间接刺激胰高血糖素的分泌,但 B 细胞分泌的胰岛素和 D 细胞分泌的生长抑素可直接作用于邻近的 A 细胞,抑制胰高血糖素的分泌。

第六节 其他内分泌腺

一、松果体与褪黑素

松果体细胞是由神经细胞演变而来的,它分泌的激素主要有褪黑素和肽类激素。来自颈上交感神经节后神经末梢与松果体细胞形成突触联系,通过释放去甲肾上腺素控制松果体细胞的活动。

1959 年 Lerner 从牛松果体提取物中分离出一种能使青蛙皮肤褪色的物质,并命名为褪黑素。松果体褪黑素的分泌有明显的昼夜节律变化,白天分泌减少,而黑夜分泌增加,这个节律性可以参与人体多种昼夜节律性的生理活动。褪黑素对下丘脑-垂体-性腺轴与下丘脑-垂体-甲状腺活动均有抑制作用。松果体在青春期有抗性腺功能作用,正常女性血中褪黑素在月经周期的排卵前夕最低,随后在黄体期逐渐升高,月经来潮时达到顶峰,提示女性月经周期的节律与松果体的节律关系密切。褪黑素有抗自由基作用及调节免疫作用,可在一定程度上延缓衰老进程。

二、前列腺与前列腺素

前列腺素(PG)是由一类不饱和脂肪酸组成的具有多种生理作用的活性物质。最早

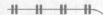

发现存在于人的精液中,当时以为这一物质是由前列腺释放的,因而定名为前列腺素。现已证明精液中的前列腺素主要来自精囊,除此之外,全身许多组织细胞都能产生前列腺素。前列腺素在体内由花生四烯酸合成,按其结构,前列腺素分为 A、B、C、D、E、F、G、H、I 等类型。不同类型的前列腺素具有不同的功能,如前列腺素 E 能舒张支气管平滑肌,降低通气阻力;而前列腺素 F 的作用则相反。前列腺素的半衰期极短(1~2 min),除前列腺素 I_2 外,其他的前列腺素经肺和肝迅速降解,故前列腺素不像典型的激素那样,通过循环影响远距离靶组织的活动,而是在局部产生和释放,对产生前列腺素的细胞本身或对邻近细胞的生理活动发挥调节作用。前列腺素对内分泌、生殖、消化、血液、呼吸、心血管、泌尿和神经系统均有作用。由于前列腺素能引起子宫强烈收缩,故应用于足月妊娠的引产、人工流产以及避孕等方面,取得了一定的效果。前列腺素治疗哮喘、胃肠溃疡病、休克、高血压及心血管疾病,可能有一定疗效,因而引起人们的重视。前列腺素还可参与炎症反应,引起红、肿、热、痛的炎性症状。

(张晓宇)

第十五章　生殖与衰老

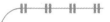

能力目标

1. 掌握:雄激素的生理作用;雌激素、孕激素的生理作用;卵巢的功能;下丘脑-腺体-卵巢轴;衰老的概念、衰老的主要生理变化。

2. 熟悉:睾丸的生精过程;卵巢生卵、排卵过程及月经周期;衰老的心理变化。

3. 了解:睾丸功能的调节;衰老的发生机制。

本章 PPT

生物体生长发育到一定阶段后,能产生与自己相似的子代个体,这种功能称为生殖。它是维持生命延续和种系繁衍的重要生命活动。高等动物的生殖是通过两性生殖器官的活动实现的。这一复杂的过程包括生殖细胞(精子和卵子)的形成、交配与受精、着床、胚胎发育以及分娩等重要环节。人类的生殖不仅是生物学行为,而且还与政治、经济、教育、环境、伦理等有关。进入 21 世纪后,世界卫生组织提出了"2004 年人人享有生殖健康"。因此,学习和掌握好生殖生理基本知识,对于指导临床工作和生殖健康有着十分重要的意义。

第一节　男性生殖

男性的主性器官是睾丸,附性器官包括附睾、输精管、前列腺、精囊、尿道球腺和阴茎等。睾丸具有双重功能,即产生精子和分泌雄性激素。本节主要介绍青春发育期后的睾丸功能。

一、睾丸的功能

睾丸主要由曲细精管和间质细胞组成。曲细精管是精子的生成部位,其管壁由生精细胞和支持细胞构成。间质细胞存在于曲细精管间的结缔组织内,具有合成和分泌雄激素等功能。

(一) 睾丸的生精作用

精子是由生精细胞发育形成的。最原始的生精细胞为精原细胞,再由精原细胞发育为成熟的精子,其分化过程经历了精原细胞→初级精母细胞→次级精母细胞→精子细胞→精子几个阶段。在曲细精管管壁中,生精细胞按发育的顺序自基膜向腔面依次排列镶嵌在支持细胞之间。从青春期开始,精原细胞分阶段持续不断地发育形成精子,进入管

Note

腔,整个生精过程约需两个半月。在精子生成的过程中,支持细胞对各级生精细胞起支持、保护和营养作用。支持细胞紧密连接形成的血睾屏障可阻止某些物质进出生精上皮细胞,形成有利于精子分化发育的"微环境",同时还能防止生精细胞的抗原物质进入血液循环而引起免疫反应。精子生成还需要适宜的温度,阴囊内温度较腹腔内温度低 1～8 ℃,适宜精子的生成。

精子在曲细精管生成后,暂时储存于附睾、输精管等处。在附睾内精子进一步成熟,并获得运动能力。精子于附睾、精囊、前列腺和尿道球腺的分泌物混合形成精液,在性高潮时射出体外。精子也在输精管壶腹部、精囊等处储存,故在输精管结扎术后的一段时间内,射出的精液中还有精子。正常男性每次射出的精液 3～6 mL,每毫升精液含精子两千万到四亿个,少于两千万个时,不易使卵子受精。

（二）睾丸的内分泌作用

睾丸间质细胞可分泌雄激素,支持细胞分泌抑制素。

1. 雄激素　睾丸间质细胞可分泌三种雄激素,即睾酮、雄烯二酮和脱氢异雄酮,其中睾酮的活性最强。肾上腺皮质和卵巢也分泌少量睾酮。

睾酮的生理作用:①促进男性附性器官的生长发育并维持其成熟状态。若切除睾丸后,男性附性器官前列腺、精囊、阴茎等均萎缩,注射睾酮后可使其恢复;②促进男性副性征的出现并维持其正常状态。两性在青春期开始,会出现一系列与性有关的特征,称为副性征或第二性征。男性表现为喉结突出、嗓音低沉、骨骼粗壮、肌肉发达、毛发呈男性型分布。若在青春期前切除睾丸,男性副性征将不出现。可见,副性征和附性器官的发育有赖于主性器官的功能;③维持生精作用。睾酮进入曲细精管可直接转变为活性更强的双氢睾酮,与生精细胞的雄激素受体结合,促进精子的生成;④维持正常的性欲;⑤促进蛋白质合成,特别是肌肉和生殖器官的蛋白质合成;促进骨骼生长及钙、磷沉积;参与水盐代谢,有利于水和钠等电解质在体内的适度潴留。此外,还可刺激促红细胞生成素的生成,促进骨髓造血功能,使红细胞生成增多。

2. 抑制素　抑制素是睾丸支持细胞分泌的一种相对分子质量为 32000 的糖蛋白激素,由 α 和 β 两个亚单位组成。抑制素对腺垂体合成和分泌卵泡刺激素(FSH)有很强的抑制作用,而生理剂量的抑制素对黄体生成素(LH)的分泌无明显影响。此外,在性腺还存在与抑制素结构近似而作用相反的物质,称为激活素,其作用是促进腺垂体分泌 FSH。

3. 雄激素结合蛋白(ABP)　雄激素结合蛋白是睾丸支持细胞在 FSH 的作用下产生的一种对睾酮或双氢睾酮亲和性很强的蛋白质。ABP 与睾酮或双氢睾酮结合后,转运至曲细精管内,提高与维持雄激素在曲细精管的局部浓度,有利于生精过程。

二、睾丸功能的调节

睾丸的生精和内分泌功能主要受下丘脑-腺垂体-睾丸轴的调节(图 15-1)。此外,睾丸内还存在着复杂的局部调节机制。

1. 下丘脑-腺垂体对睾丸的调节　下丘脑分泌的促性腺激素释放激素(GnRH)经垂体门脉系统作用于腺垂体,促进腺垂体合成和分泌 FSH 和 LH。FSH 主要作用于生精细胞与支持细胞,促进精子的生成。LH 主要作用于间质细胞,刺激间质细胞的发育并分泌睾酮,所以 LH 也称为间质细胞刺激素。FSH 和 LH 对生精过程均有调节作用。LH 的作用是通过睾酮实现的。生精过程受 FSH 和睾酮的双重调控。大鼠实验表明,FSH 起着始动生精的作用,而睾酮则有维持生精的作用。切除脑垂体后睾丸萎缩,生精过程

知识拓展
隐睾症

停止,睾酮分泌受抑制。注射 FSH 可使生精过程恢复,注射 LH 可恢复睾酮的分泌。

2. 睾丸激素对下丘脑-腺垂体的负反馈调节 当血中睾酮增多达到一定浓度时,可抑制下丘脑分泌 GnRH,进而抑制腺垂体分泌 LH,通过负反馈调节作用,可使血中睾酮浓度稳定在一定水平(图 15-1)。FSH 能刺激支持细胞分泌抑制素,而抑制素对腺垂体 FSH 的分泌有负反馈调节,从而稳定 FSH 的分泌,保证睾丸生精功能的正常进行。

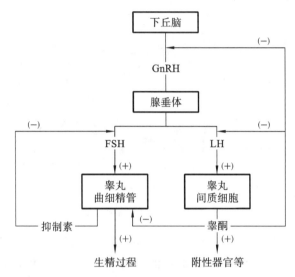

图 15-1 睾丸功能的调节示意图

(＋)表示促进,(－)表示抑制

3. 睾丸内的局部调节 在睾丸支持细胞与生精细胞和间质细胞之间还能通过旁分泌的方式,局部调节睾酮的分泌和生精的过程。如切除动物的垂体,可使生精过程中止,在睾丸局部注入睾酮,该局部可维持生精功能。如注射大量雄激素而不给 FSH 也可使生精过程恢复。

第二节 女 性 生 殖

女性的主性器官是卵巢,附性器官包括输卵管、子宫、阴道、外生殖器等。卵巢具有双重功能:一是产生和排放卵子;二是分泌雌激素和孕激素。

一、卵巢的功能

卵巢由卵泡和结缔组织组成。卵泡由一个卵细胞和包围其周围的卵泡细胞(颗粒细胞)组成。卵细胞是女性生殖细胞,卵泡细胞具有内分泌作用。

(一) 卵巢的生卵作用

卵子由卵巢内的原始卵泡逐渐发育而成。女性出生后两侧卵巢约有数十万个原始卵泡。每个原始卵泡由一个初级卵母细胞及其周围的单层颗粒细胞构成,自青春期起,下丘脑 GnRH 神经元发育成熟,GnRH 的分泌促进腺垂体分泌 FSH 和 LH。在腺垂体促性腺激素的作用下,原始卵泡开始生长发育,经初级卵泡与次级卵泡阶段,最后发育为成熟卵泡。一般每月卵巢内有 15～20 个原始卵泡同时开始发育,但通常只有一个卵泡发育为优势卵泡并成熟,其他卵泡都在发育的不同阶段退化成为闭锁卵泡。故卵巢中可见到大小不等处于各个不同发育阶段的卵泡(图15-2)。在卵泡的成熟过程中,颗粒细胞不断增殖,由单层变为多层的颗粒细胞,其间出现卵泡腔和卵泡液,内含有高浓度的雌激素。最后,初级卵母细胞完成第一次减数分裂,形成一个次级卵母细胞及第一极体,并相继进行第二次减数分裂,且停止于分裂中期,直到受精时才能完成第二次减数分裂。

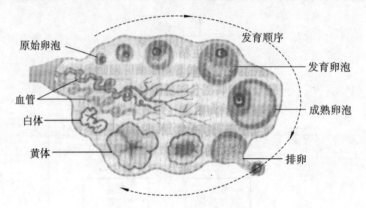

图 15-2　卵泡的发育示意图

卵泡成熟后卵泡壁破裂,次级卵母细胞与附着的透明带、放射冠等随同卵泡液排至腹腔的过程,称为排卵。排卵后,残余的卵泡壁内陷,残留的卵泡细胞转变为黄体细胞,而形成黄体。黄体维持的时间,取决于排出的卵子是否受孕。若排出的卵子未受孕,则黄体在排卵后第9~10天开始退化,此时称为月经黄体,最后被结缔组织取代形成白体。月经黄体的寿命一般为14天。若排出的卵子受孕,黄体则继续生长,称为妊娠黄体,一直维持到妊娠12周,以后便退化为白体。女性在生育年龄期,卵巢内卵泡的生长发育、排卵及黄体形成呈现周期性变化,每月一次,周而复始,称为卵巢周期。卵巢平均约28天排卵一次,一般左右卵巢交替排卵,每次只排出一个卵子,偶尔可见一次排出双卵或多个卵子。女性在一生中,两侧卵巢共能排出300~400个卵子。

(二) 卵巢的内分泌作用

卵巢是一个重要的内分泌腺,主要分泌雌激素和孕激素,此外,还可分泌抑制素和少量雄激素。雌激素由卵泡细胞和黄体细胞所分泌,有雌二醇、雌酮和雌三醇等,其中雌二醇分泌量最大、活性最强。孕激素由黄体细胞分泌,以孕酮作用最强。

1. 雌激素　雌激素的主要生理作用是促进女性生殖器官的发育和副性征的出现,并使其维持在正常状态。此外,雌激素对代谢也有明显的影响。雌激素具体作用有以下几点。

(1) 促进女性附性器官的生长发育并维持其正常功能:①促进卵泡细胞生长发育,诱导排卵前LH峰的出现,促进排卵。②促进子宫发育,使子宫内膜发生增殖期变化,内膜逐渐增厚,血管和腺体增生,但不分泌;促进子宫的收缩,并在分娩前提高其对催产素的敏感性;还可使宫颈腺分泌大量稀薄的黏液,有利于精子穿行。③促进输卵管的运动,有利于精子和卵子的运行。④刺激阴道上皮细胞增生、角化并合成大量糖原,在乳酸杆菌作用下糖原分解,使阴道分泌物呈酸性,增强阴道抵抗细菌的能力。

(2) 促进副性征的出现:雌激素可刺激乳腺导管和结缔组织增生,促进乳腺发育,并使全身脂肪及毛发分布具有女性特征表现,如骨盆宽大、臀部脂肪肥厚、音调较高等。

(3) 对代谢的影响:①促进蛋白质合成,特别是促进生殖器官的细胞增殖与分化,促进生长发育。②影响钙和磷的代谢,增强成骨细胞的活动,加速骨的生长和钙盐沉积,促进骨骺的愈合,因此,在青春期早期女孩的生长一般较男孩快。③促进肾小管对水和Na^+的重吸收,增加细胞外液的量,如某些女性月经前浮肿,可能与此有关。

2. 孕激素　孕激素的主要作用是为孕卵着床做准备和维持妊娠过程的正常进行,它通常在雌激素作用的基础上才能更好地发挥调节作用。

（1）对子宫的作用:①使子宫内膜进一步增生变厚,在增殖期的基础上出现分泌期的改变,腺体增生,且有腺体分泌,以利于受精卵着床;②使子宫平滑肌的兴奋性降低,从而抑制子宫收缩,保证胚胎有一个安静的生长环境;③减少宫颈黏液的分泌量,使黏液变稠,不利于精子穿透,以防止再孕。

（2）对乳腺的作用:在雌激素作用的基础上,促进乳腺腺泡发育,为分娩后泌乳做准备。

（3）产热作用:孕激素促进机体产热,使基础体温在排卵后升高 0.5 ℃左右。

由于在排卵前体温较低,排卵后升高,故临床上常将这一基础体温改变作为判定排卵日期的标志之一。排卵后体温升高的原因可能与孕激素的代谢产物(主要是本胆烷醇酮)的作用有关。

3. 雄激素　女性体内的雄激素,主要来源于肾上腺皮质,卵巢也能分泌少量雄激素。雄激素包括睾酮及雄烯二酮:少量雄激素为正常女性的阴毛、腋毛、肌肉及全身发育所必需,能促进非优势卵泡闭锁,并能提高性欲。

【护考提示】
试比较雌激素、孕激素的生理作用。

二、月经周期

（一）月经周期中子宫内膜的周期性变化

女性自青春期起,性激素的分泌和生殖器官的形态功能每月均发生周期性变化,其中最明显的表现是每月一次的子宫内膜剥落和出血的周期性变化,称为月经周期。月经周期历时 20~40 天,平均约 28 天。女性一般 12~14 岁第一次来月经,称为月经初潮。50 岁左右月经周期停止,此后称为绝经期。月经周期中,由于卵巢激素的周期性分泌,子宫内膜功能层发生周期性的变化,其变化可分为三期。

1. 增殖期　从月经停止起至排卵止,即月经周期第 5~14 天,称为增殖期。在此期内,卵泡不断发育并分泌雌激素。雌激素促使子宫内膜逐渐增殖,血管及腺体增生,但腺体尚不分泌。至此期末,卵巢内有一个卵泡发育成熟,出现排卵。

2. 分泌期　从排卵后到下次月经前,即月经周期第 15~28 天,称分泌期。排卵后的卵泡形成黄体,开始分泌孕激素与雌激素。在雌激素和孕激素的作用下,特别是在孕激素的作用下,子宫内膜在增殖期的基础上进一步增生变厚,血管扩张、腺体迂曲,并具有分泌功能,为受精卵着床和发育做好准备。在此期内,如果受孕,黄体则发育成妊娠黄体继续分泌孕激素和雌激素,使子宫内膜形成蜕膜。如未受孕,黄体萎缩,进入月经期。

3. 月经期　从月经开始到出血停止,即月经周期第 1~4 天,称为月经期。在此期内,由于黄体开始退化、萎缩,血中孕激素和雌激素水平迅速下降。子宫内膜由于失去这两种激素的支持,子宫内膜功能层的螺旋小动脉痉挛,导致内膜脱落与出血,即月经来潮。血量约 100 mL,因其富含纤溶酶而不易凝固。月经期时因子宫腔内膜剥落,表面形成创伤面,如果不注意卫生,容易将细菌引入,使其逆行而上,进入子宫腔内,引起子宫内的感染。故在月经期,应注意经期卫生。

知识拓展

闭经

Note

（二）月经周期形成的机制

月经周期的形成主要是下丘脑-腺垂体-卵巢轴活动的结果（图15-3）。卵巢周期活动包括卵泡期（排卵前期）和黄体期（排卵后期）。月经周期的前两期处于卵巢周期的卵泡期，而分泌期则与黄体期相对应。

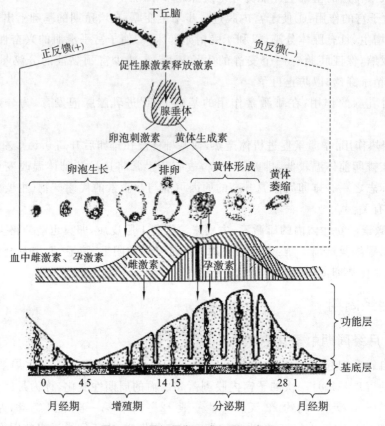

图15-3　月经周期形成机制示意图

1. 卵泡期　此期开始时，卵巢黄体退化，血中雌激素、孕激素的水平迅速下降，导致子宫内膜脱落与出血，即月经来潮。由于血中雌激素和孕激素均处于低水平，对下丘脑和腺垂体的抑制作用解除，FSH 和 LH 在血液中浓度相继增加，FSH 促使卵泡生长发育成熟，并与 LH 共同作用，使卵泡分泌雌激素。在雌激素的作用下，子宫内膜发生增殖期的变化。在增殖期末，即排卵的前 1 天左右，雌激素在血中的浓度达到高峰。

血中雌激素浓度在增殖期末，即达到峰值。通过雌激素的正反馈作用，下丘脑分泌促性腺激素释放激素（GnRH）增多，刺激腺垂体大量分泌 LH 与 FSH，尤其是血中 LH 浓度增加最为明显，形成 LH 峰。高浓度的 LH 在孕激素的配合下，使已经发育成熟的卵泡破裂排卵（图15-3）。

2. 黄体期　排卵后，在 LH 作用下，卵巢内残余的卵泡形成黄体，继续分泌大量孕激素和雌激素。雌激素使黄体细胞上 LH 受体数量增加，进一步促进孕激素的分泌，使黄体分泌孕激素在排卵后 8～10 天出现高峰，雌激素也再次升高，形成第二个高峰（略低于第一次）。在雌激素和孕激素的共同作用下，子宫内膜发生分泌期变化。高浓度的孕激素与雌激素通过负反馈作用，抑制腺垂体 LH 及 FSH 的分泌，于是黄体开始退化、萎缩，导致血中孕激素和雌激素浓度急剧下降至最低水平，一方面形成月经，另一方面解除对下丘脑和腺垂体的抑制作用，使腺垂体 FSH 与 LH 的分泌又开始增加，卵巢中卵泡又开始生长发育,重复新的月经周期。

由此可见,卵巢的周期性变化和月经周期的产生是在大脑皮层控制下的下丘脑-腺垂体-卵巢轴的调控下完成的。卵巢的周期性变化是月经周期形成的基础。

三、妊娠与分娩

妊娠(pregnancy)是指母体内胚胎的形成及胎儿的生长发育过程,包括受精、着床、妊娠的维持、胎儿的生长发育及分娩。

(一) 受精与着床

受精(fertilization)是指精子穿入卵细胞中使两者融合的过程。正常情况下,受精部位一般在输卵管的壶腹部。只有精子和卵子都适时到达输卵管的壶腹部时,受精才能实现。

1. 精子运行 精液进入阴道后,精子靠其尾部的活动和女性生殖道平滑肌收缩与舒张,以及输卵管作用到达受精部位。一次射出的精液中一般含有数亿个精子,但能到达受精部位的只有 15～50 个。这是因为精子在向受精部位运行的过程中,要受多种因素的影响。如宫颈黏液的黏度、阴道内的酸性液体(pH 值为 4)等都对精子的运动有一定影响。精子从阴道运行到受精部位需要 30～90 min。

2. 精子获能 精子与卵子相遇后不能立即结合,精子头部的顶体释放顶体酶,以溶解卵子外周的放射冠和透明带,这一过程称为顶体反应。精子在女性生殖道内停留一段时间后,才能获得使卵子受精的能力,称为精子获能。获能的本质是暴露精子表面与卵子识别的装置,解除对顶体反应的抑制,使精子得以穿入卵子完成受精过程。精子获能的主要部位是子宫和输卵管。精子在附睾内虽已发育成熟,但尚不能使卵子受精。因为附睾和精液中存在某种物质,对精子的受精能力有抑制作用,而女性生殖道内,尤其是子宫和输卵管中,含有解除抑制作用的物质,因此,在正常情况下,精子只有进入女性生殖道后,才能获得受精能力。

3. 受精过程 卵子由卵泡排出后,很快被输卵管伞摄取,依靠输卵管平滑肌的蠕动和上皮细胞纤毛的摆动将卵子运送到受精部位。精子与卵子在女性生殖道中保持受精能力的时间很短,精子为 1～2 天,卵子仅为 6～24 h,故射入女性生殖道内的精子,只在排卵前后 2～3 天,才有受精的机会。顶体反应中释放出的酶,可协助精子进入卵细胞。当精子进入卵细胞后,激发卵母细胞中的颗粒释放,释放物与透明带反应,封锁透明带,使其他精子难以进入。因此,到达受精部位的精子虽然有数十个,但一般只有一个精子能与卵子结合。

4. 着床 胚泡种植于子宫内膜的过程称为着床(nidation),也称为植入。受精卵在移动至子宫腔的途中,一边移动,一边进行细胞分裂形成胚泡。在输卵管的蠕动和上皮纤毛的摆动下,大约在排卵后的 4 天胚泡抵达子宫腔,进入子宫腔的胚泡,开始时处于游离状态,大约在排卵后第 8 天,胚泡吸附在子宫内膜上,通过与子宫内膜的相互作用而逐渐进入子宫内膜,于排卵后 10～13 天,胚泡完全植入子宫内膜中。成功着床的关键在于胚泡与子宫内膜的同步发育。

(二) 胎盘的功能与妊娠的维持

胚泡着床后,其最外层的一部分细胞发育为滋养层,其他大部分细胞发育成为胎儿。滋养层细胞发育很快,不久就形成绒毛膜,其绒毛突起可吸收母体血液中的营养成分以供给胎儿。与此同时,子宫内膜也增生成为蜕膜。这样,属于母体的蜕膜和属于子体的绒毛膜相结合而形成胎盘。

1. 胎盘的物质交换功能 母体和胎儿的血液隔着一层半透膜而不直接相通，这半透膜由毛细血管内皮细胞、绒毛膜滋养层以及其间的基底膜组成。母体与胎儿之间经此半透膜进行物质交换。另外，胎盘还可以起到屏障作用。

2. 胎盘的内分泌作用 人类胎盘可以产生多种激素，主要有人绒毛膜促性腺激素（human chorionic gonadotropin，HCG）、雌激素、孕激素、人绒毛膜生长激素（human chorionic somatomammotropin，HCS）等。因此，胎盘是妊娠期间一个重要的内分泌器官，它所分泌的激素对于调节母体与胎儿的代谢活动及维持正常妊娠起重要作用。

（1）人绒毛膜促性腺激素：人绒毛膜促性腺激素是由胎盘绒毛组织的合体滋养层细胞分泌的一种糖蛋白。人绒毛膜促性腺激素的主要作用：一是与黄体生成素的作用相似，在妊娠早期刺激母体的月经黄体转变为妊娠黄体，并使其继续分泌大量雌激素和孕激素，以维持妊娠的顺利进行；二是可抑制淋巴细胞的活力，防止母体对胎儿产生排斥反应，具有"安胎"的效应。人绒毛膜促性腺激素在受精后第 8～10 天就出现在母体血中，随后其浓度迅速升高，至妊娠 8～10 周血清浓度达到高峰，持续 1～2 周后开始下降，到妊娠 20 周左右降至较低水平，并一直维持到妊娠末期。分娩后，如无胎盘残留，在产后 4 天血中人绒毛膜促性腺激素就消失。由于人绒毛膜促性腺激素在妊娠早期即可出现在母体血中，并由尿中排出，因此，测定血或尿中的人绒毛膜促性腺激素的浓度，可作为妊娠早期诊断的最敏感方法（图 15-4）。

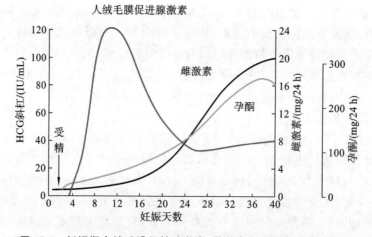

图 15-4 妊娠期人绒毛膜促性腺激素、雌激素和孕激素分泌的变化

（2）雌激素和孕激素：在妊娠 2 个月左右，人绒毛膜促性腺激素的分泌达到高峰，之后开始减少，雌激素和孕激素也减少。此时，胎盘所分泌的雌激素和孕激素维持妊娠，直至分娩。在整个妊娠期内，孕妇血液中雌激素和孕激素都保持在高水平，对下丘脑-腺垂体系统起着负反馈的作用，因此，卵巢内没有卵泡发育、成熟和排卵，妊娠期不来月经。胎盘所分泌的雌激素中，主要成分为雌三醇，其前体大部分来自胎儿。雌三醇是胎儿和胎盘共同参与合成的，故把二者称为胎儿-胎盘单位。如果在妊娠期间胎儿死于子宫内，孕妇的血液和尿中雌三醇会突然减少，因此，检测孕妇血液或尿中雌三醇的浓度，可用来判断胎儿是否存活。

（3）人绒毛膜生长素：人绒毛膜生长素是由合体滋养层细胞分泌的一种单链多肽，含191 个氨基酸残基，其中 96％ 的氨基酸与人生长激素相同，因此具有生长激素样作用。人绒毛膜生长激素的主要作用是调节母体与胎儿的物质代谢过程，包括糖、脂肪和蛋白质的代谢;降低母体对胰岛素的敏感性,抑制葡萄糖的利用,为胎儿提供大量葡萄糖,促进胎儿的生长。妊娠第 6 周母体血中可测出人绒毛膜生长激素,以后稳步增多,到第 3 个月开始维持在高水平直至分娩。它的分泌量与胎盘的重量成正比,可作为监测胎盘功能的指标。

（三）分娩与授乳

1. 分娩　分娩（parturition）是指成熟的胎儿及其附属物从子宫娩出体外的过程。人类的妊娠期约为 280 天（由末次月经第 1 天算起）。妊娠末期,子宫平滑肌的兴奋性逐渐提高,最后引起强烈而有节律的收缩,子宫颈变软,子宫口开放,驱使胎儿离开母体。有关分娩的发动机制目前尚不清楚,但子宫平滑肌节律性收缩是完成分娩的主要力量。催产素、雌激素及前列腺素是调节子宫平滑肌收缩的重要因素。另外,妊娠女性血中可出现一种称为松弛素的肽类激素,由卵巢和妊娠黄体产生,子宫蜕膜和胎盘也可以产生。松弛素的主要作用是使妊娠女性骨盆韧带松弛,胶原纤维疏松,子宫颈松软而有利于分娩的进行。在分娩过程中还存在神经-内分泌的一个正反馈调节。分娩时,子宫颈受刺激后可反射性地引起催产素释放,催产素可加强子宫平滑肌的收缩,使胎儿更有力压向子宫颈使之扩张,这一正反馈逐渐加强,直至胎儿娩出。

2. 授乳　授乳虽然是生殖的最后阶段,但对个体发育的质量十分重要。妊娠后,催乳素、雌激素、孕激素分泌增加,使乳腺导管进一步增生分支,并促进腺泡增生发育,但并不泌乳。因为此时母体血中雌激素、孕激素浓度过高,抑制了催乳素的作用。分娩后,由于胎盘娩出,雌激素和孕激素的浓度大大降低,对催乳素的抑制作用解除,乳腺开始泌乳。在哺乳过程中,婴儿吸吮乳头能刺激乳房中的感觉神经引起排乳反射,促使乳汁排出。

（四）避孕

避孕就是阻止怀孕或终止妊娠。避孕可通过抑制排卵、防止受精、干扰受精卵着床和抑制胚胎发育等方法达到目的。避孕的方法可分为可逆和不可逆两种方式,一般的避孕药和避孕工具都是可逆的,而结扎生殖管道往往是不可逆的。

1. 阻止精子和卵子结合　安全期避孕也就是指避开排卵期,排卵期一般在月经周期的中期,但对于大多数女性来说,这个时间不确定,所以安全期不一定"安全"。屏障避孕是目前普遍使用的方法,主要的避孕工具包括避孕套、阴道隔膜和宫颈帽等。避孕套是使用最广泛的人体男性避孕用具,还可以预防性传播疾病。阴道隔膜和宫颈帽的作用是封闭子宫颈口,防止精子进入。输精管和输卵管结扎被认为是永久性的避孕方法,一般称为绝育手术。输精管结扎后,精子不能从附睾进入射精管,因此射出的精液中不含精子。输卵管结扎后能阻止精子和卵子结合而达到避孕的目的。

2. 改变宫腔环境　将避孕环放置在宫腔内,子宫内膜长期受到异物刺激而引起一种无菌性的炎症反应,白细胞及巨噬细胞增多,子宫液组成随之改变,造成不利于胚泡着床和生存的环境。

3. 抑制卵子或精子生成　随着口服类固醇药物的发展而普遍使用类固醇类避孕药。目前使用的女性避孕药,多为人工合成的高效能性激素,包括雌激素类（如炔雌醇等）和孕激素类（如炔诺酮等）。使用后,血中雌激素和孕激素的浓度明显升高,通过负反馈作用抑制下丘脑-垂体-卵巢轴的功能,从而抑制卵泡发育与排卵;孕激素类药物还使子宫颈黏液的分泌量减少、黏稠度增加,阻碍精子的通过。男性服用棉酚可阻碍精子的产生。

第三节　衰　老

一、人体衰老的表现

衰老(senescence)又称老化，通常指生物体发育成熟后，随着年龄的增加，机能减退，内环境稳定性下降，组织器官结构退行性变化，趋向死亡的不可逆的现象。衰老可分为两类：生理性衰老及病理性衰老，生理性衰老是指成熟期后所出现的生理性退化，即人在体质方面的变化，也称正常衰老；病理性衰老是指在生理性衰老的基础上，由于患某种疾病或某种外来因素所导致的衰老的加速过程，也称异常衰老。人体的衰老过程往往是这两种衰老的综合，衰老的过程是逐渐发生的。

1994 年世界卫生组织提出的年龄划分标准：幼年期为从出生到 5 岁；童年期为 6～11 岁；青春期为 12～17 岁；青年期为 18～24 岁；壮年期为 25～44 岁；中年期为 45～59 岁；准老年期(老年前期)为 60～74 岁；老年期为 75～89 岁；长寿期，指 90 岁以上。

（一）衰老的主要生理变化

1. 外貌、形体和行为上的变化　随着年龄的增长，在外貌和形体上发生明显的变化，老年人牙齿脱落，身高渐减、脊柱弯曲，皮肤失去弹性、颜面皱褶增多，局部皮肤，特别是脸、手等处可见色素沉着，呈大小不等的褐色斑点，称作老年斑。汗腺、皮脂腺分泌减少使皮肤干燥，缺乏光泽。须发灰白、脱发甚至秃顶，眼睑下垂，角膜外周往往出现整环或半环白色狭带，叫作老年环(或老年弓)，由脂质沉积所致。在行为方面，老年人反应迟钝，步履缓慢，面部表情渐趋呆滞，记忆力减退，注意力不集中，语言常喜重复。视力减退，趋于远视。听力也易退化。

2. 心血管系统　老年人心血管的改变，大多由血管硬化引起。在心功能方面，老年人心脏体积增大，在心脏的传导系统中可见起搏细胞的数量减少，窦房结与结间束内纤维组织增加。在动脉方面，内膜也有不同程度的加厚，大动脉血管弹性降低伴有小动脉硬化，管腔变窄，外周血管阻力增加以致动脉压升高和心、脑、肾等重要器官的血液供应减少，也可导致高血压心脏病，致使心肌肥大。在 40～80 岁，男性收缩压约增加 25 mmHg，女性约增加 35 mmHg，舒张压则在 60 岁以后轻微下降。冠状动脉分支在 30 岁后就开始出现内膜的增厚，中膜日趋纤维化，有些平滑肌可能坏死，最突出的衰老变化为弹性纤维板层变薄、断裂，而胶原纤维堆积、钙盐与脂肪沉积。老年人心脏收缩力下降，心输出量是年轻人的 30%～60%，心指数约减少 0.8%。因此，老年人不易做剧烈的运动。

3. 呼吸系统　衰老时，由于骨骼、韧带和胸部肌肉萎缩、硬化，胸廓前后径增大，从而出现"桶状胸"。肺组织萎缩、肺泡扩大、肺泡壁变薄，弹性减少，使得肺容量有所改变，肺通气功能和肺活量降低，而余气量增多，老年人肺通气量只有年轻人的 50%～60%，对组织的供氧量只有年轻人的 1/2。对缺氧和酸碱平衡失调的调节活动降低。呼吸道防御功能明显下降，容易发生呼吸系统感染。

4. 消化系统　衰老时，胃肠平滑肌纤维及腺体萎缩，胃肠黏膜变薄，各种消化酶分泌减少，消化力减弱，结肠及胃扩张，血管硬化，影响小肠对脂肪、钙、铁、维生素 D、维生素 E

和维生素 B_{12} 的吸收,易出现消化不良、便秘及内脏下垂等现象。此外,牙齿及牙齿组织会出现明显的磨损和老化改变,40～50 岁的人,牙齿磨损程度可达髓腔,使牙髓显露。由于牙龈萎缩,牙齿的间隙明显增大,牙周膜也逐渐变薄,这些都使牙齿的动摇性增大。味蕾减少,老年人的味觉发生变化。衰老还可导致肝细胞萎缩,纤维组织增生,肝的解毒能力下降,合成和储备的蛋白质减少;胆囊壁、胆管壁变厚,胆囊变小,弹性降低,胆汁浓缩并含有大量胆固醇和胆红素,容易沉积形成胆石。

5. 泌尿系统　衰老时,肾脏最主要的改变就是肾萎缩、肾单位数量减少。40 岁以上的人,肾小球的滤过率每年平均下降 1% 左右,肾小管也受到动脉硬化的影响。因此,老年人的肾脏清除能力和重吸收的功能有所减低,尿里常可见到微量蛋白质、红细胞,有时还会出现尿糖、尿比重偏低等情况。老年人的肾脏储备力差,在紧急情况下,会发生肾功能不全。

老年人对尿的浓缩能力变差,膀胱的改变主要是肌层萎缩、变薄,容量减小,逼尿肌和括约肌萎缩,以及神经反射功能的改变,可引起夜尿增多和尿频、尿失禁。男性老年人还常有前列腺肥大增生,常导致尿潴留;由于膀胱黏膜萎缩而常发生膀胱炎;由于激素影响,体内肾上腺皮质激素总量上升,胰岛素分泌不足,导致糖尿病发生率较高。

6. 感觉器官　视力随着年龄的增加而减退,晶状体的弹性逐渐降低,其屈光能力逐渐减小,近点远移,形成老视。晶状体在衰老过程中的混浊度逐渐增加,当这种混浊使晶状体的透明性明显降低或丧失时,便会形成白内障。此外,视野范围也随衰老变窄,暗适应的能力在 60 岁以后明显降低。眼对房水重吸收的能力降低,易发生青光眼。听觉从30 岁开始逐渐减退,首先出现的是对 5000 Hz 以上的高音部阈值上升,至 60 岁时除高音部阈值上升外,对于中音部(500～2000 Hz)的阈值也同时上升,最终形成老年性耳聋,从而对日常谈话产生影响。听力减退与鼓膜增厚、弹性减弱以及听神经细胞的衰老变性也有关。

7. 运动系统　骨组织随年龄衰老而钙质渐减,骨质变脆,易骨折,可出现不同程度的骨质增生,创伤愈合也比年轻时缓慢。关节活动能力下降,易患关节炎,脊柱椎体间的纤维软骨垫由于软骨萎缩而变薄,致使脊柱变短。老年人肌重与体重之比下降。肌细胞外的水分、钠与氯化物有增加倾向、细胞内的钾含量则有下降倾向,此外,肌纤维数量下降,直径减小,使整个肌肉显得萎缩,肌力不足。

8. 内分泌与生殖系统　内分泌系统的老化,以性腺最为明显,在更年期,由于性腺功能减退,内分泌平衡紊乱,自主神经功能失调,会引起一系列生理功能的改变,可出现面色潮红、心悸、出汗、头晕、耳鸣、眼花、记忆力减退、焦虑、易激动、血压波动、肥胖、关节肌肉酸痛等表现。这些表现有很大的个体差异,一般以女性最为明显。随着年龄增长,下丘脑和垂体逐渐老化,其他内分泌腺如甲状腺、胸腺、肾上腺皮质、性腺等在结构和功能上也都有不同程度萎缩与降低,血中胰岛素活性变差且细胞膜胰岛素受体减少,导致老年人的代谢率,对有害刺激的抵抗力与耐受力、生殖能力等都降低,并易患糖尿病。

女性 45～50 岁月经停止,雌激素分泌显著下降,男性从 50 岁开始雄激素逐渐减少,性腺功能减退,与此相应的生殖器官及副性器官产生各种萎缩性变化。

9. 神经系统　随着年龄的增长,神经细胞的减少造成人脑重量减轻,一般在 40 岁以后,脑细胞的数量和脑组织的质量逐渐减少,90 岁时人脑重较 20 岁时减轻 10%～20%。老年人后脑膜加厚,脑回缩小,沟、裂宽而深,脑室腔扩大,细胞器膜中不饱和脂肪酸因过氧化作用而产生的脂褐质增多。在功能上神经传导速率减慢,反射时间延长,记忆力下降,生理睡眠时间缩短;感觉功能如温觉、触觉和振动感觉都下降,味觉阈升高,视听敏感度下降。反应能力普遍降低，在要求通过选择做出决定的情况下反应更为迟缓，严重时可出现老年性痴呆。

10. 免疫系统的变化 表现为免疫能力随年龄而下降，对外来抗原的反应减弱。具体表现如下：胸腺在性成熟后逐渐萎缩；T 细胞减少；B 细胞制造抗体能力下降等。细胞免疫力下降，对已知抗原不产生反应，不能识别新抗原，失去保护机体能力。防卫和监督能力的下降，致使癌细胞、细菌、病毒自由活动并增殖，使感染概率增加，肿瘤发生率增高。

（二）衰老的心理变化

随着年龄的增长，机体各种生理功能逐渐衰退、社会角色随之改变，老年人的记忆、思维、感情、意志、气质、性格等心理状态必然会发生一系列改变。

1. 记忆力和思维力衰退 老年人记忆衰退的特点：观察力减退，健忘，近期记忆减退，往事记忆清晰，尤其对人名、地名、数字等没有特殊含义或难以引起联想的事物记忆差；思维敏捷性与创造性降低，注意力不集中，对新事物不易理解接受，但理解力、逻辑性判断力并不减退。

2. 情绪变化 老年人情绪易发生明显的变化。对一些刺激保持冷漠，喜怒哀乐不易表露、反应力降低；对重大刺激，情绪反应强烈，难以抑制，易产生失落、孤独、自卑，甚至情绪抑郁。

3. 性格和行为变化 老年人情绪、性格与行为方面的种种变化称为衰老性人格改变。其性格改变是由视力、听力、味觉、触觉等感知能力减退而逐渐发生的，而且常不为自己所觉察，经常出现老眼昏花，听力下降，容易误听，误解他人谈话的内容或意义，出现抑郁和猜疑；记忆力减退，反应迟钝，思维散漫，抽象概括能力差，说话重复唠叨，抓不住重点；在处理事情上，往往凭老经验办事，固执、刻板，以我为中心；另外，因智力减退而产生注意力不集中，对环境变化的适应力、语言表达能力变差；对健康的自信心下降，对子女或他人的依赖性增强，对衰老和疾病的忧虑和恐惧增多，易激动、恼怒等。

二、衰老的机制

古往今来，人们对衰老发生的原因和机制提出了诸多学说，随着科学技术的飞速发展，对衰老的发生原因和机制也有一定的新认识，但仍未彻底阐明。现代老年医学关于衰老的机制可概括为遗传因素学说、细胞突变学说、差错灾变学说、自由基学说、交联学说、神经内分泌学说、免疫衰老学说、应激学说等。

（一）遗传因素学说

遗传因素学说认为，衰老过程是遗传基因决定的，基因是存在于生物细胞核内储存遗传信息的物质。衰老是机体固有的，是一个随时间推进而退化的过程，即机体的生长、发育、成熟、衰老到死亡都是遵循遗传已规定的程序而发展的必然结果。物种的基因组成不同，遗传程序上规定的"时间计划"不同，寿命的长短也就不同。

（二）细胞突变学说

各组织不断自我更新及组织修复的过程中，体内的细胞会发生分裂，细胞分裂最多见的形式是由一个细胞变成与其相同的两个细胞。细胞突变学说认为，细胞在分裂过程中可有一定的突变率，即新产生的细胞核中遗传信息——脱氧核糖核酸发生了某些变化，这种突变可能因如辐射、污染等环境因素的改变而增加。细胞突变后，其正常的生理功能受到影响，甚至导致部分突变细胞死亡，进而影响整个机体的寿命。

（三）差错灾变学说

蛋白质是组成人体的重要成分，由于组成蛋白质的氨基酸的种类和排列顺序不同，可以组成成千上万种蛋白质。一般情况下，人体摄入的蛋白质经过肠道时必须水解成氨基酸才能被吸收入血，进入血液的氨基酸通过血液循环到达身体各个部位，根据不同器官组织的不同需要，在不同的地方合成不同的蛋白质。衰老的差错灾变学说认为，随着年龄的增长，细胞在合成蛋白质时，可能有个别错误排列的氨基酸嵌入，或遗传分子在基因复制过程中出现了差错，从而改变了细胞的结构与功能，导致细胞衰老。

（四）自由基学说

自由基学说认为，在生物代谢过程中，能不断产生各种自由基，这些自由基可对自身组织产生毒性作用。最常见的自由基有超氧化物自由基、过氧化氢、羟自由基等。这些自由基具有较强的氧化性，可使细胞膜上的脂质过氧化，破坏细胞膜的正常结构，并可使蛋白质羰基化和巯基丢失，从而使酶的活性下降或消失。此外，自由基还可使脱氧核糖核酸(DNA)发生改变。自由基的毒性可导致机体衰老。

（五）交联学说

交联学说认为，人体的胶原可通过组氨酸-苯丙氨酸交联键而形成老化交联，从而使皮肤、血管、关节等硬度增加，物质交换能力下降。弹性蛋白分子可通过类似胶原交联的方式交联而失去弹性，降低动脉血管壁的弹性，减弱心脏的收缩性，降低肺的通气功能和关节的柔韧性等，从而促使机体的老化。

（六）神经内分泌学说

神经内分泌学说认为，神经元及内分泌器官的功能下降是衰老的重要环节。在下丘脑和垂体存在"衰老控制中心"，通过神经内分泌轴和神经递质发送信息，保持内环境的稳态。如去甲肾上腺素和5-羟色胺两者平衡失调，使内环境失去稳态而发生衰老。

（七）免疫衰老学说

近年来的研究发现，免疫器官的功能状态与衰老的发生、发展有密切关系。老年人各种特异性抗体平均低于青壮年，其免疫功能降低，自身免疫性疾病增加，抗体对抗原反应功能发生障碍，对异常抗原的识别减弱，可侵犯自身正常组织，使之发生瓦解和崩溃，导致机体衰老和死亡。

（八）应激学说

该学说认为对机体持续作用的应激原，如寒冷、繁殖生育过多、高原缺氧、放射以及心理学应激可促使机体衰老。许多生活现象和临床观察提示应激与衰老有关。如原发性高血压、冠心病、消化性溃疡、甲亢、支气管哮喘等的发生与慢性应激有关。慢性应激造成的脂氢过氧化物长期蓄积可损害细胞膜，促使细胞发生退行性病变，加速机体的老化。

除以上学说外，关于衰老的机制还有端粒学说、代谢学说等。但目前还没有哪一种学说能令人满意地解释与衰老有关的全部生理现象。

（马 艳）

直通护考
在线答题

参 考 文 献

CANKAOWENXIAN

[1] 冯作化,药立波.生物化学与分子生物学[M].3 版.北京:人民卫生出版社,2015.

[2] 白波.正常人体功能[M].3 版.北京:人民卫生出版社,2014.

[3] 刘义成,王娟.正常人体功能(临床案例版)[M].3 版.武汉:华中科技大学出版社,2016.

[4] 何旭辉.生物化学[M].北京:人民卫生出版社,2014.

[5] 张敏.生理学[M].西安:第四军医大学出版社,2013.

[6] 白波,高明灿.生理学[M].6 版.北京:人民卫生出版社,2010.

[7] 王光亮,乔建卫,周裔春.正常人体功能[M].武汉:华中科技大学出版社,2011.

[8] 彭波,李洪润.正常人体功能[M].北京:高等教育出版社,2014.

[9] 赵汉芬,许劲雄,马平.正常人体功能[M].上海:复旦大学出版社,2011.

[10] 查锡良.生物化学[M].7 版.北京:人民卫生出版社,2013.

[11] 潘文干.生物化学[M].6 版.北京:人民卫生出版社,2009.

[12] 潘文干.生物化学学习指导及习题集[M].北京:人民卫生出版社,2009.

[13] 王庭槐.生理学[M].3 版.北京:人民卫生出版社,2015.

[14] 杜友爱,胡庆.生理学[M].北京:人民军医出版社,2011.

[15] 王光亮,孙玉锦,张敏.生理学[M].武汉:华中科技大学出版社,2012.

[16] 彭波.生理学[M].北京:人民卫生出版社,2014.